Ultraschall in der Gefäßdiagnostik
Therapieorientierter Leitfaden und Atlas

Springer

Berlin
Heidelberg
New York
Barcelona
Budapest
Hongkong
London
Mailand
Paris
Santa Clara
Singapur
Tokio

Wilhelm Schäberle

Ultraschall in der Gefäßdiagnostik

Therapieorientierter Leitfaden und Atlas

Mit 161 Abbildungen in 418 Teilabbildungen, davon 235 in Farbe und 16 Tabellen

Springer

Dr. med. Wilhelm Schäberle
Abteilung für Visceral-, Thorax- und Gefäßchirurgie
Klinik am Eichert
Eichertstraße
73006 Göppingen

ISBN 3-540-63148-8 Springer-Verlag Berlin Heidelberg New York

Die Deutsche Bibliothek – CIP-Einheitsaufnahme

Schäberle, Wilhelm:
Ultraschall in der Gefäßdiagnostik : therapieorientierter Leitfaden und Atlas / Wilhelm Schäberle. – Berlin ; Heidelberg ; New York ; Barcelona ; Budapest ; Hongkong ; London ; Mailand ; Paris ; Santa Clara ; Singapur ; Tokio : Springer, 1998
ISBN 3-540-63148-8

Einbandgestaltung: E. Kirchner, Springer-Verlag Heidelberg
Herstellung: ProduServ GmbH Verlagsservice, Berlin
Satz: Fotosatz-Service Köhler OHG, Würzburg
SPIN: 10541294 35/3020 – 5 4 3 2 1 0 – Gedruckt auf säurefreiem Papier

Vorwort

Die (Farb-)Duplexsonographie hat sich in der Gefäßdiagnostik etabliert und verdrängt als nichtinvasive, jederzeit wiederholbare Methode zunehmend bisherige, für den Patienten belastendere Verfahren. Die Kombination von Grauwertsonographie zur topographischen und morphologischen Beurteilung der Gefäße und dem Dopplerverfahren mit seiner qualitativen und quantitativen Beurteilbarkeit der Durchblutungsverhältnisse ermöglicht eine differenzierte Beurteilung von pathologischen Gefäßveränderungen. Eine wertvolle Ergänzung zu radiologischen Verfahren ist dabei die hämodynamische Beurteilung durch das Dopplerverfahren. Als nichtinvasive, jederzeit wiederholbare Methode ist die Duplexsonographie in der Stufendiagnostik von Gefäßerkrankungen die therapeutisch wegweisende Methode vor invasiven, belastenderen und teureren Untersuchungsmethoden. Mit zunehmendem gerätetechnologischem Fortschritt und wachsender Erfahrung des Ultraschallanwenders werden invasive Verfahren wie Angiographie und Phlebographie ersetzbar.

Die Bedeutung der Duplexsonographie für Angiologen und Gefäßchirurgen findet ihren Niederschlag auch in den entsprechenden Weiterbildungsordnungen. Das vorliegende Buch soll deshalb die diagnostischen Möglichkeiten der (Farb-)Duplexsonographie aller für Angiologen und Gefäßchirurgen therapeutisch relevanten Gefäßareale aufzeigen. Um Anfängern den Zugang zu erleichtern, beginnt jedes Kapitel mit der Gefäßanatomie und der Untersuchungstechnik. Die Diskussion der Meßparameter und der diagnostischen Wertigkeit, die durch Studienergebnisse untermauert ist, soll dem sonographisch schon erfahrenen Untersucher zu diagnostischer Sicherheit verhelfen.

Das einleitende Kapitel über Hämodynamik und physikalisch-technische Grundlagen soll Verständnis für die Möglichkeiten und die Grenzen der Methode eröffnen.

Im Gegensatz zu vielen anderen Ländern wird bei uns die duplexsonographische Untersuchung nicht primär durch Radiologen, sondern durch klinisch tätige Angiologen, Internisten, Neurologen und inzwischen auch Gefäßchirurgen durchgeführt. Ausgehend von der klinischen Untersuchung ermöglicht dies die Fokussierung der Ultraschalluntersuchung auf therapeutisch relevante Fragestellung. Neben der Erstellung eines Gefäßstatus kann die duplexsonographische Untersuchung somit für Fragestellungen bezüglich des therapeutischen und insbesondere auch des operativen Procedere hilfreich sein. Die Duplexsonographie wird in der Hand des diagnostisch und therapeutisch tätigen Arztes verstanden als Fortsetzung der klinischen Untersuchung mit technischen Mitteln. Daher wird in diesem Buch der klinischen und therapeutischen Relevanz des sonographischen Untersuchungsergebnisses ein hoher Stellenwert zugeschrieben. Dementsprechend sind die einzelnen Kapitel nach pragmatischen Gesichtspunkten gegliedert.

Für jedes Gefäßareal folgt dem Textteil ein Atlasteil, in dem in Wort und Bild detailliert auf Normalbefunde, Varianten und pathologische Befunde eingegangen wird. Zur besseren Anschaulichkeit werden insbesondere bei komplexen Befunden dem sonographischen Bild angiographische oder computertomographische Abbildungen gegenübergestellt. Dabei werden auch die Vor- und Nachteile der jeweiligen Methode anschaulich gemacht. Weil viele seltene Gefäßerkrankungen dem geschulten Untersucher duplexsonographisch oft als Blickdiagnose imponieren, wird auf diese in zahlreichen Abbildungen detailliert eingegangen. Einzelne Ultraschallbilder-Serien sollen Untersuchungsablauf und komplexe hämodynamische Veränderungen bei Gefäßerkrankungen zeigen sowie deren klinische Bedeutung und die Veränderungen unter therapeutischen Maßnahmen. Die Legenden sind so detailliert gehalten, daß auch der Atlasteil separat zum Nachschlagen einzelner Gefäßerkrankungen dienen kann.

Der unterschiedlichen Geräteausstattung verschiedener Anwender trägt die differenzierte Diskussion von Möglichkeiten und Grenzen der unterschiedlichen Ultraschall-Modes Rechnung. So ist für die reine Thrombosediagnostik die Grauwertsonographie (Kompressionssonographie) ein valides Verfahren, und die konventionelle Duplexsonographie ist zur Beurteilung von therapeutisch relevanten pathologischen Veränderungen im femoropoplitealen Abschnitt ausreichend. Einige Befunde sind „nur" in konventioneller Duplexsonographie dargestellt und konsequent wird neben der farbduplexsonographischen Abbildung das Dopplerfrequenzspektrum gezeigt, als Hinweis dafür, daß viele Befunde ausschließlich mit der konventionellen Duplexsonographie erhoben werden können. Trotz der Möglichkeiten, die die Farbduplexsonographie zusätzlich eröffnet, muß zur Quantifizierung von Befunden auf das Dopplerfrequenzspektrum zurückgegriffen werden. Obwohl die Farbduplexsonographie den Untersuchungsablauf erleichern kann (Auffinden kleiner Gefäße, Rekanalisation, Differentialdiagnostik) sind Grundkenntnisse der konventionellen Dopplersonographie Voraussetzung für das Verständnis und die Interpretation von farbduplexsonographischen Befunden.

Mein besonderer Dank gilt Herrn Professor R. Eisele für die Förderung der Ultraschalldiagnostik innerhalb der gefäßchirurgischen Abteilung sowie für die wertvollen Ratschläge. Frau G. Rieker und Frau E. Stieger danke ich für die Durchführung der Schreibarbeiten bei der Erstellung des Manuskripts, sowie Frau R. Uhlig für die Herstellung der Fotoarbeiten.

Weiterhin möchte ich dem Springer-Verlag, insbesondere Frau Zech und Frau Dr. Heilmann, für die hervorragende Zusammenarbeit sowie die konstruktive Unterstützung danken.

Göppingen, Dezember 1997 Wilhelm Schäberle

Inhaltsverzeichnis

Kapitel 1

Grundlagen 1

1.1 Physikalisch-technische und methodische Grundlagen

Duplexsonographie ist die kombinierte Anwendung von Real-time-Schnittbild (B-Bild) und Dopplerverfahren. Die Farbdopplersonographie ist eine Weiterentwicklung des Duplexverfahrens. Dabei wird die Dopplershiftfrequenz aus mehreren Meßvolumina innerhalb eines im B-Bild dargestellten Fensters farbig kodiert und simultan flächenhaft auf die Gefäßstrukturen des B-Bilds überlagert.

In der Duplexsonographie bildet die B-Mode-Sonographie die Grundlage für die Gefäßortung. Diagnostische Aufschlüsse bietet sie in der Beurteilung der Gefäßwand (Plaque), des Gefäßlumens (Thromben) und der umgebenden Strukturen (Gefäßkompression).

Die technische Entwicklung der letzten Jahre erlaubt eine wesentliche Verbesserung der Detail- und Kontrastauflösung. Hochfrequente Schallsonden erlauben die Diagnostik von kleineren und oberflächlich gelegenen Gefäßen.

1.1.1 Grauwertbild (B-Bild)

Das B-Bild wird durch viele nebeneinanderliegende Ultraschallinien aufgebaut, die ihrerseits aus mehreren Pulsechozyklen entstehen. Diese nebeneinanderliegenden Ultraschallinien bilden das zweidimensionale Grauwertbild. Je höher die Amplitude ist, desto heller wird die Stelle im Grauwertbild dargestellt.

Die Reflexion von Ultraschall von Schichten mit unterschiedlichem akustischem Widerstand wird im Echoimpulsprinzip ausgenutzt. Die Entfernung des Reflektors vom Schallkopf wird über die Zeit errechnet, die zwischen gesendetem, reflektiertem und empfangenem Schallimpuls vergeht.

Das zweidimensionale Bild entsteht aus *Impedanzsprüngen* zwischen Grenzflächen mit unterschiedlichem akustischem Widerstand im Gewebe. Die Impedanz ist als Produkt von Dichte und Ausbreitungsgeschwindigkeit definiert. Der für das Ultraschallbild reflektierte Schallstrahl gibt also Auskunft über Impedanzsprünge und nicht primär über anatomische Strukturen. Zur Interpretation des Grauwertbildes müssen deshalb akustische Impedanzen in anatomische Strukturen umgesetzt werden. Dies ist wichtig in der Beurteilung von Gefäßreflexen. Der sog. Grenzzonenreflex eines Gefäßes entspricht nicht der Intima, sondern dem Impedanzsprung an der Grenzfläche zwischen Gefäßlumen und Intima.

Die Differenzierung von unterschiedlichen Strukturen sowohl in axialer wie auch in lateraler Richtung ist durch das *Auflösungsvermögen* der Sonde limitiert. Die mögliche Auflösung ist proportional zur Wellenlänge, wobei die axiale Auflösung durch 1/2 λ (Wellenlänge) und die laterale wesentlich schlechter durch 4 λ und somit durch die Frequenz des limitierten Schallstrahls vorgegeben ist. Mit zunehmender Ultraschallfrequenz steigen das axiale wie auch das laterale Auflösungsvermögen. Mit zunehmender Eindringtiefe muß auf Sonden mit niedriger Sendefrequenz zurückgegriffen werden. Bei tieferliegenden Gefäßen müssen deshalb Kompromisse zu Lasten einer ausreichenden Diskriminierung von Gefäßstrukturen gemacht werden.

Die im B-Bild dargestellte Meßtiefe resultiert aus einer Laufzeitbestimmung. Der Ultraschall wird mit zunehmender *Eindringtiefe* (Laufzeit) abgeschwächt. Deshalb muß der reflektierte Schallstrahl, um in gleicher Intensität (also laufzeitunabhängig) dargestellt zu werden, eine Verstärkung erfahren: die *time gain compensation* oder *depth gain compensation.* Neben der Gesamtverstärkung muß die Tiefenregelung entsprechend der Lokalisation des zu untersuchenden Gefäßes eingestellt werden. Dieser Faktor ist neben der Ausgangsenergie und der Signal-Rausch-Grenze entscheidend für die Amplitude oder die Intensität des Signals und muß insbesondere zur Beurteilung von Gefäßwandstrukturen adäquat eingestellt werden.

1.1.2
Dopplerprinzip

Schallwellen ändern ihre Frequenz abhängig von der relativen Bewegung von Sender und Empfänger. Auf die Duplexsonographie bezogen wird von einem Schallkopf eine bestimmte Schallfrequenz ausgesendet. Von den bewegten Blutkörperchen wird die Frequenz mit einer Differenz je nach Bewegungsgeschwindigkeit und Bewegungsrichtung zurückgesendet und vom Schallkopf mit der entsprechenden Dopplershiftfrequenz registriert (Abb. 1.1). Bewegen sich Blutkörperchen und Schallkopf aufeinander zu, so ist die Frequenz zu höheren Frequenzen hin verschoben; wenn sie sich auseinander bewegen, ist die Frequenz niedriger.

Diese Frequenzverschiebung, der sog. Dopplershift, wurde von C. Doppler 1842 mathematisch formuliert:

$$F_d = F_r - F_o = \frac{2\,F_o \cdot V \cdot \cos\alpha}{c},$$

$$V = \frac{(F_r - F_o) \cdot c}{2\,F_o \cdot \cos\alpha}$$

F_d Dopplershiftfrequenz,
F_o Ausgangsfrequenz,

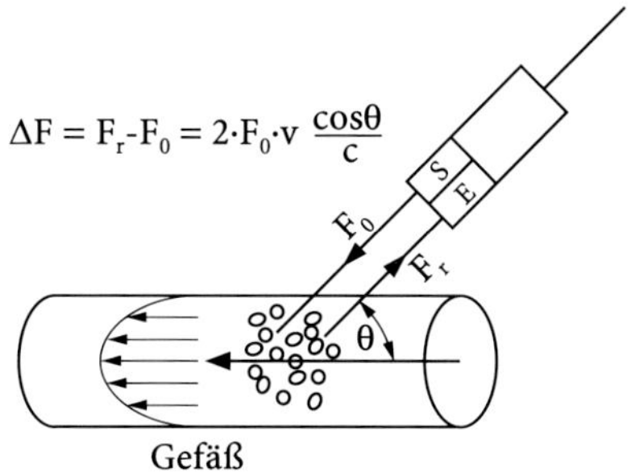

Abb. 1.1. Schematische Darstellung der Dopplersonographie in einem Gefäß mit laminarer Strömung.
Die *Pfeile* im Gefäß symbolisieren die Geschwindigkeitsvektoren mit unterschiedlicher Strömungsgeschwindigkeit. Diese ist im Zentrum des Gefäßes am höchsten und nimmt zur Gefäßwand hin ab. Die Abbildung verdeutlicht den Einfluß des Dopplereinfallswinkels, der in der Kosinusfunktion in die Berechnung der Dopplershiftfrequenz eingeht. Je spitzwinkliger der Einfallswinkel, um so höher ist die Dopplershiftfrequenz (Kosinus 90° = 0). (*E* Empfänger, F_0 Ausgangsfrequenz, F_r reflektierte Frequenz, *S* Sender)

F_r reflektierte Frequenz,
V *mittlere Strömungsgeschwindigkeit* der reflektierenden Blutkörperchen,
c Schallgeschwindigkeit im Weichteilgewebe (ca. 1540 m/s),
α Winkel zwischen Schallstrahl und Blutströmungsrichtung.

Mit Hilfe dieser Formel läßt sich aus dem gemessenen Dopplershift die Blutströmungsgeschwindigkeit in Abhängigkeit von Senderfrequenz und Beschallungswinkel errechnen. Optimale Dopplersignale können nur in spitzwinkeligem Beschallungswinkel abgeleitet werden. Für die quantitative Flußmessung sollte der *Dopplereinfallswinkel* von 60° nicht überschritten werden. Weil der Dopplereinfallswinkel als Kosinusfunktion in die Berechnung der Flußgeschwindigkeit eingeht, führen steile Schallwinkel zu nicht vertretbaren Meßfehlern. Bei Winkeln um 90° lassen sich keine verwertbaren Dopplersignale mehr nachweisen, eine Richtungszuordnung ist nicht mehr möglich. Farbduplexsonographisch kommt es zur Farbauslöschung.

1.1.3 CW-Dopplersonographie

In der Continuous-wave-(CW-)Dopplersonographie (Abb. 1.2) sendet ein Sendekristall kontinuierlich Ultraschallsignale, während eine zweites kontinuierlich die reflektierten Signale empfängt. Aus der Frequenzverschiebung zwischen dem ausgesandten und dem von bewegten Erythrozyten reflektierten und empfangenen Ultraschallsignal wird die Strömungsgeschwindigkeit berechnet.

Alle vom Schallstrahl erfaßten bewegten Reflektoren werden mit der entsprechenden Dopplershiftfrequenz empfangen.

Das bedeutet, daß im Schallstrahl liegende Gefäße nicht differenziert werden können.

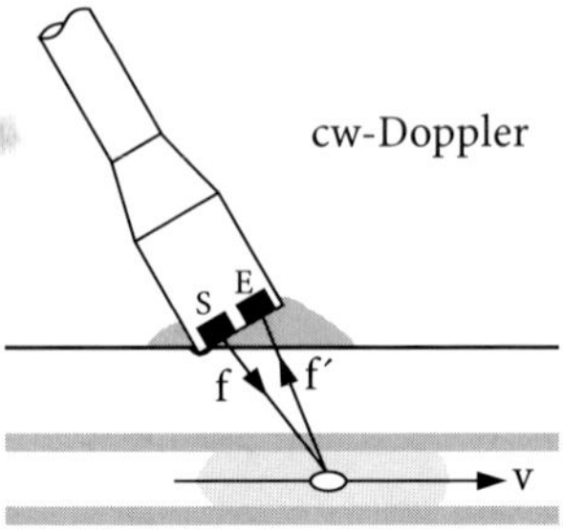

Abb. 1.2. Schematische Darstellung der Continuous-wave-(CW-)Dopplersonographie.
Die Ultraschallsignale werden kontinuierlich vom Sender (*S*) emittiert und von einem Empfänger (*E*) nach Reflexion durch die bewegten Erythrozyten mit der entsprechenden Dopplershiftfrequenz empfangen

1.1.4 *PW-Dopplersonographie*/Duplexsonographie

Bei der gepulsten (PW-)Dopplersonographie (Abb. 1.3) sendet ein Kristall intermittierend kurze gepulste Dopplersignale in rascher Folge, der sog. *Pulsrepetitionsfrequenz* (PRF) aus und empfängt in den dazwischenliegenden Zeitintervallen die reflektierten Signale. Die Ausbreitungsgeschwindigkeit von Schallwellen im Körper beträgt ca. 1540 m/s. Je nach Entfernung ihres Reflexionsortes haben Schallwellen unterschiedliche Laufzeiten. Durch einen Zeitfilter wird die Meßtiefe selektiv festgelegt, und eine elektronische Torschaltung öffnet kurz, um nur die Signale aus einem umschriebenen Meßtor (*Gate*) durchzulassen. Da alle früher oder später eintreffenden Echos verworfen werden, ist es möglich, Dopplersignale aus einem genau definierten Meßvolumen („sample volume") ohne störende Überlagerung zu empfangen. In Kombination mit dem Grauwertbild ist dies die Grundlage des Duplexverfahrens.

Die Erythrozyten bewegen sich in der Blutbahn mit unterschiedlichen Geschwindigkeiten. Durch Empfang dieser unterschiedlichen Dopplershiftfrequenzen entsteht ein Frequenzgemisch. In der am häufigsten verwendeten Fourier-Analyse (FFT = *Fast Fourier Transformation*) wird ein Frequenzgemisch in seine einzelnen Komponenten aufgeteilt und über einen mathematischen Algorithmus annähernd der Echtzeit digitalisiert. Für bestimmte Frequenzwerte lassen sich mit dieser Methode die zugehörigen Amplituden berechnen. Die Amplitude wird als Grauwert graphisch im Dopplerfrequenzspektrum aufgetragen. Daraus ergibt sich ein *Frequenzdichtespektrum* und über die Zeit aufgetragen ein *Frequenzzeitspektrum* (Abb. 1.4). Im Frequenz-

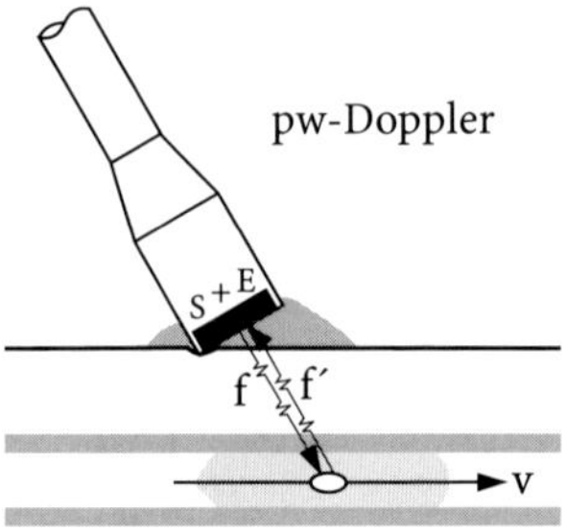

Abb. 1.3. Schematische Darstellung der gepulsten (PW-) Dopplersonographie.
Es werden kurze Ultraschallsignale ausgesandt (*S* Sender) und in definierten Zeitabständen die reflektierten Signale empfangen (*E* Empfänger)

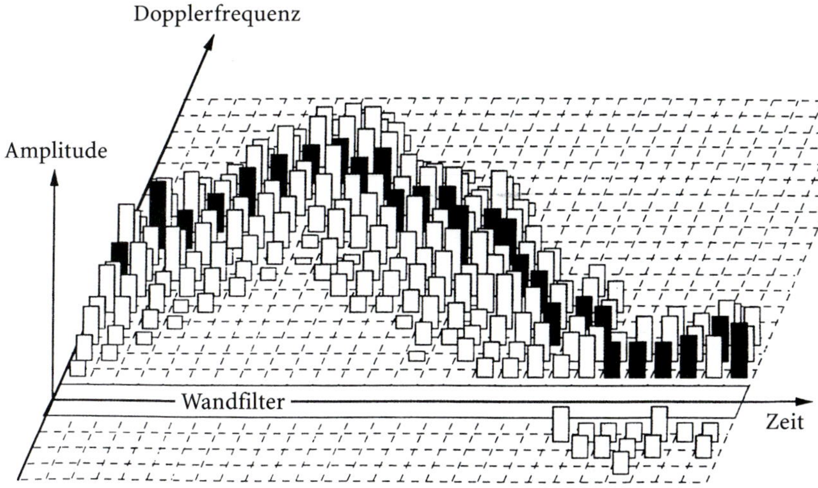

Abb. 1.4. Dreidimensionales Dopplerfrequenz-Zeitspektrum.
Es beinhaltet Informationen über die Häufigkeit einer Dopplerverschiebung (Amplitude), die Strömungsrichtung (oberhalb oder unterhalb der Zeitachse) und die Strömungsgeschwindigkeit (in Abhängigkeit von der Dopplershiftfrequenz). Die Kästchen entsprechen in ihrer Höhe den Amplituden der jeweiligen Dopplerfrequenz. Die Amplitude wird im Dopplerfrequenzspektrum in unterschiedlichen Helligkeitsstufen angezeigt. Die gemittelte Strömungsgeschwindigkeit zu einem bestimmten Zeitpunkt wird in der farbkodierten Duplexsonographie (FKDS: schwarze Kästchen) im Grauwertbild („real time") und zweidimensional, richtungsabhängig farbig kodiert aufgetragen. (Nach P. M. Klews, in Wolf u. Fobbe 1993)

dichtespektrum ist die Häufigkeitsverteilung der empfangenen *Dopplershiftfrequenzen* in einem bestimmten Zeitabschnitt abgebildet.

In den Frequenzspektren sind folgende Informationen über die Gefäßdurchblutung abgebildet (Abb. 1.5):

- Strömungsgeschwindigkeit in der Dopplerfrequenzverschiebung auf der Ordinate,
- zeitliche Änderung der Frequenzverschiebung als Abszisse,
- Anzahl der reflektierten Echosignale, abhängig von den reflektierenden Erythrozyten in Form von Punktdichte bzw. Farbintensität auf einer Ordinate, darstellbar in einem Histogramm.

Quantitative Bestimmungen:

- Aus dem Frequenzzeitspektrum können winkelkorrigiert die systolische und die enddiastolische Maximalgeschwindigkeit bestimmt werden. Über die Signalverarbeitung läßt sich die mittlere Flußgeschwindigkeit berechnen.
- Aus der *mittleren Blutflußgeschwindigkeit* und der *Querschnittsfläche* läßt sich das Flußvolumen nach folgender Formel berechnen:

  Q (ml/min) =
  60 · mittlere Flußgeschwindigkeit (cm/s) · Querschnittsfläche (cm^2).

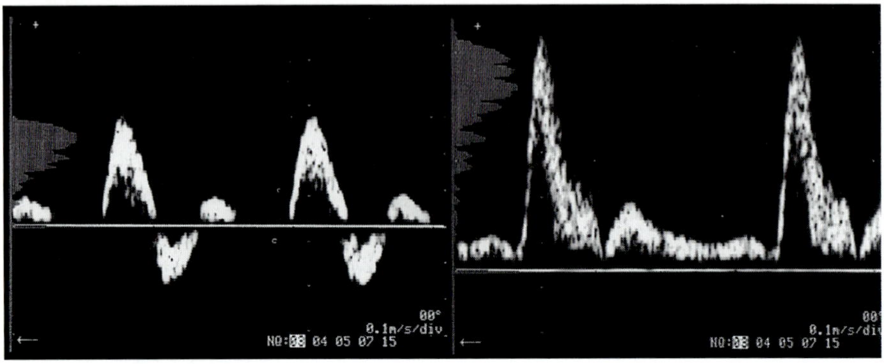

Abb. 1.5. Dopplerfrequenzspektrum, abgeleitet aus der Arteria femoralis superficialis (*linker* Bildteil). Das auf der Ordinate links aufgetragene *Histogramm* zeigt die Häufigkeitsverteilung der Dopplershiftfrequenzen (Amplitude) während der Systole. Im Dopplerfrequenzspektrum drückt sich diese Häufigkeitsverteilung in unterschiedlichen Helligkeitsstufen aus (laminare Strömung). Im *rechten* Bildteil ist in Histogramm (Systole) und Dopplerfrequenzspektrum die Häufigkeitsverteilung (Amplitude) in der A. carotis communis (geringere Pulsatilität) aufgetragen

Für quantitative Berechnungen muß der *Dopplerwinkel* möglichst genau eingestellt werden. Die alleinige Angabe einer *Dopplershiftfrequenz* ermöglicht noch keine Aussage über das Blutflußverhalten. Erst über die Einbeziehung des Dopplereinfallswinkels kann die Blutflußgeschwindigkeit winkelkorrigiert errechnet werden. Der Winkel sollte möglichst spitzwinklig eingestellt sein, weil ein zwangsläufig in der Ultraschalluntersuchung entstehender Winkeleinstellfehler dabei zu relativ geringen Meßfehlern bei der Berechnung der Blutflußgeschwindigkeit führt.

Für quantitative Messungen sollte der Winkel 60° nicht überschreiten.

Ein Winkeleinstellfehler von ± 5° führt in der Flußmessung bei einem Dopplerwinkel von 60° zu einem Meßfehler von ca. 20 %. Bei größerem Dopplereinfallswinkel steigt der Meßfehler überproportional an (Abb. 1.6).

Möglichkeiten zur Verbesserung des Dopplereinfallswinkels sind:

- Verwenden einer einseitigen Wasservorlaufstrecke (Linear-array-Transducer);
- Zuschalten des „*beam steering*“: Durch zeitlich versetzte Erregung der Elemente im Linear-array-Transducer wird die Ultraschallwelle in einem bestimmten Winkel zum Transducer abgestrahlt, wodurch das Farbfenster gekippt erscheint;
- Verschieben und Kippen des Transducers (Sector- und Curved-array-Transducer): Curved-array-Transducer mit kleinem Radius ermöglichen viel Handlungsspielraum, durch Kippen des Transducers gute Dopplerwinkel zu erreichen. Zu beachten ist der Farbumschlag, der durch die relative Änderung der Strömungsrichtung zum sektorartig abgestrahlten Schallstrahl entsteht. Im Gegensatz zum Aliasing ist die Grenzzone zwischen rot und

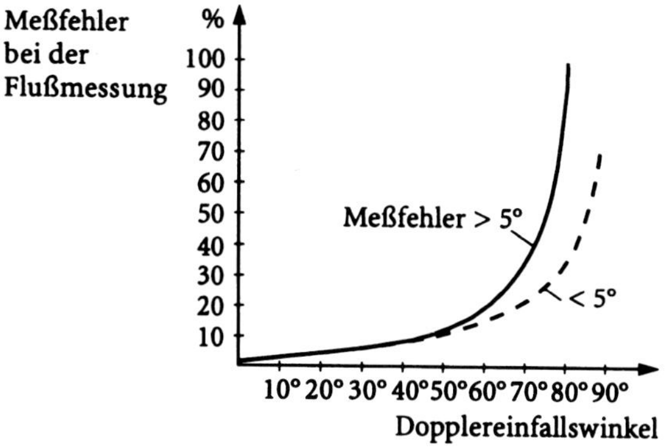

Abb. 1.6. Meßfehler. Bei einem angenommenen Winkeleinstellfehler von ±5% zeigt die Abbildung den Meßfehler bei der Flußmessung, abhängig vom Dopplereinfallswinkel. Der Meßfehler ist bei Überschätzung des Dopplerwinkels höher als bei Unterschätzung

blau nicht gelb, sondern schwarz. In der schwarzen Grenzzone kann keine Dopplershiftfrequenz abgeleitet werden, weil die Gefäßachse 90° zum Schallstrahl steht.

In-vitro-Meßreihen mit 2 Präzisionspumpen, die ein unterschiedliches Strömungsprofil erzeugten, zeigten im Wasserbadversuch eine gute Korrelation von R = 0,98 zwischen duplexsonographisch gemessenem und ausgelitertem Flußvolumen (Schäberle u. Seitz 1991) (Abb. 1.7).

Wenn der Winkeleinstellfehler durch möglichst spitzwinklige Anlotung des Gefäßes minimiert wird, lassen sich sehr gut reproduzierbare Meßergebnisse sogar in abdominellen Gefäßen mit größerer Eindringtiefe erreichen. In der A. mesenterica superior betrug bei einer Messung von 28 nüchternen Probanden morgens die Varianz der Meßergebnisse von Tag zu Tag für die systolische Spitzengeschwindigkeit 11% und die enddiastolische Spitzengeschwindigkeit 9,7% (Abb. 1.8). Der nach der Leading-edge-Methode mehrfach gemessene Gefäßdurchmesser hatte im Vergleich von Tag zu Tag eine Varianz von 2,2% (Schäberle u. Seitz 1991).

Eine weitere Fehlerquelle liegt in einer inadäquat eingestellten Sende- oder Empfangsverstärkung, wodurch eine Über- oder Unterschätzung der mittleren Flußgeschwindigkeit entsteht (Abb. 1.9).

Die Hauptfehlerquelle für Flußmessungen liegt im Meßfehler der Gefäßdurchmesserbestimmung und der daraus resultierenden Ungenauigkeit der Querschnittsflächenberechnung (s. Übersicht und Abb. 1.10). Gefäßwände bilden sich im B-Mode größer ab als in ihrer anatomischen Abmessung. Die starke Reflexion des Ultraschalls an Gewebegrenzen von unterschiedlicher physikalischer Beschaffenheit verursacht hochintensive *Wandreflexe* (sog. Blooming-Effekt) (Abb. 1.11 b).

Die Fehler können minimiert und systematisiert werden, indem die Messungen nach der Leading-edge-Methode bei relativ geringem Gain durchgeführt werden. Nach der *Leading-edge-Methode* wird der Durchmesser zwischen Außenwandreflex und Innenwandreflex gemessen (Abb. 1.11 a). In-vitro-Versuche zeigten dabei eine größere Meßgenauigkeit bei Durchmessern unter 13 mm; die Überschätzung des Durchmessers war geringer als die Unterschätzung bei Durchmesserbestimmung von Innenwand- zu Innenwandreflex (Smith 1984).

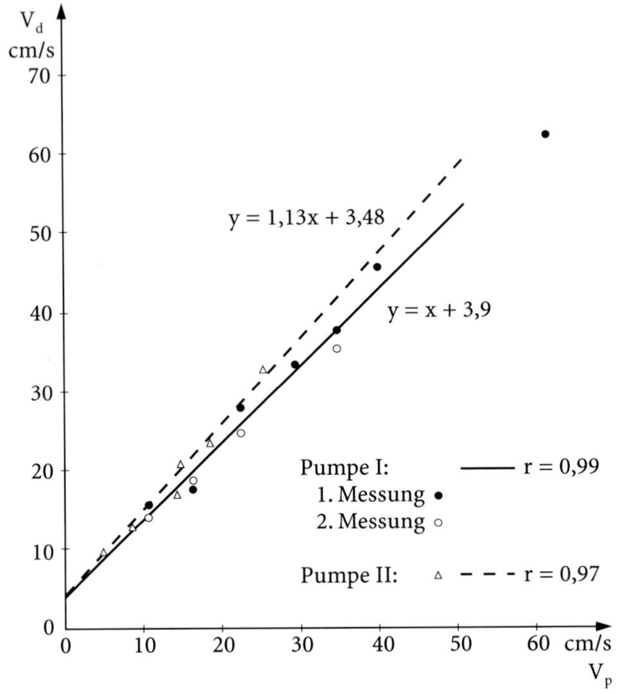

Abb. 1.7. Duplexsonographische Flußmessung (in vitro).
Vergleich zwischen duplexsonographisch (V_d) und durch Auslitern (V_p) ermittelter mittlerer Flußgeschwindigkeit. Die Präzisionspumpen (I und II) erzeugten unterschiedliche Strömungsprofile. Die Achsenverschiebung von im Mittel 3,75 cm/s war ein Softwarefehler des Gerätes mit einer Nullinienverschiebung, die aufgrund unserer Meßergebnisse korrigiert wurde.

V_p: Mittlere, reelle Flußgeschwindigkeit, errechnet aus ausgelitertem Strom-Zeitvolumen/Querschnittsfläche des Schlauches.

V_d: Duplexsonographisch ermittelte mittlere Flußgeschwindigkeit (Mittelwert aus 5 Einzelmessungen). (Schäberle u. Seitz 1991)

Abb. 1.8. Maximale systolische (V_{max} *s*) und spätdiastolische (V_{max} *d*) Spitzengeschwindigkeit in der A. mesenterica superior an 2 aufeinanderfolgenden Tagen, bei nüchternen Patienten gemessen. (n = 28)

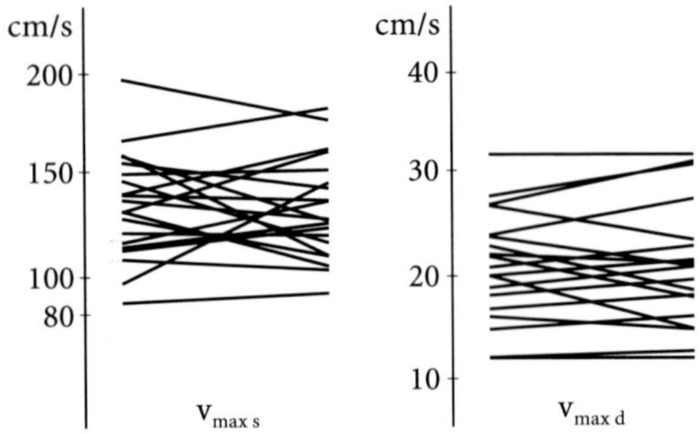

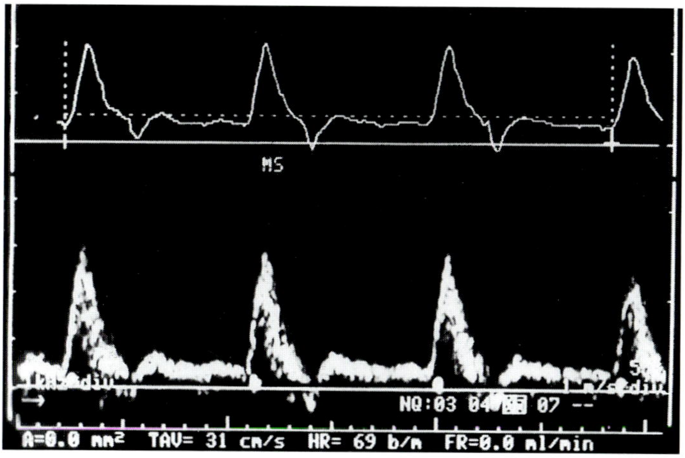

Abb. 1.9. Dopplerfrequenzspektrum, bei adäquater Geräteeinstellung aus der A. mesenterica superior abgeleitet (*unten*).
Oberhalb davon ist die vom Gerät ermittelte mittlere Strömungsgeschwindigkeit über die Zeit abgebildet. Sie ist errechnet über 3 Herzzyklen: 31 cm/s

Fehlermöglichkeiten bei der duplexsonographischen Flußvolumenbestimmung

- Bestimmung der mittleren Strömungsgeschwindigkeit
- Einstellfehler des Dopplereinfallswinkels
- Gefäßquerschnittsmessung
  - Meßgenauigkeit (Blooming-Effekt)
  - Annahme eines runden Querschnitts
  - systolisch-diastolische Querschnittsänderung
  - inspiratorisch-exspiratorische Querschnittsänderung (bei Venen)

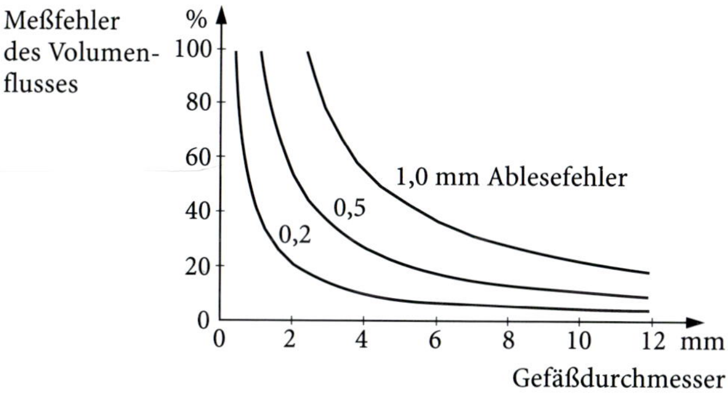

Abb. 1.10. Meßfehler bei der Bestimmung des Volumenflusses in Abhängigkeit vom Gefäßdurchmesser bei unterschiedlicher Meßgenauigkeit (Ablesefehler von 0,2–1 mm)

Abb. 1.11 a, b. Bestimmung des Gefäßdurchmessers. **a** Schematische Darstellung der Leading-edge-Methode. Der Gefäßdurchmesser wird vom Beginn des Ultraschallreflexes an der Gefäßaußenwand zum Beginn des Ultraschallreflexes an der gegenüberliegenden Gefäßinnenwand gemessen.

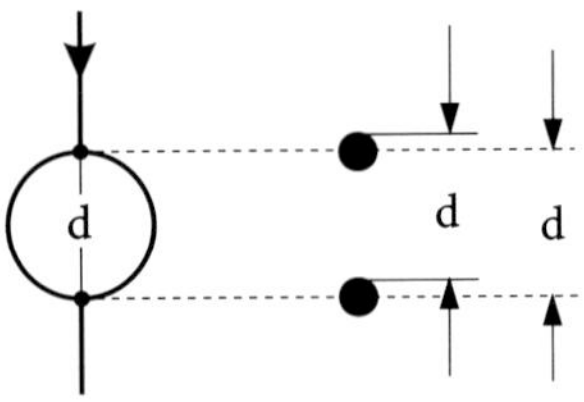

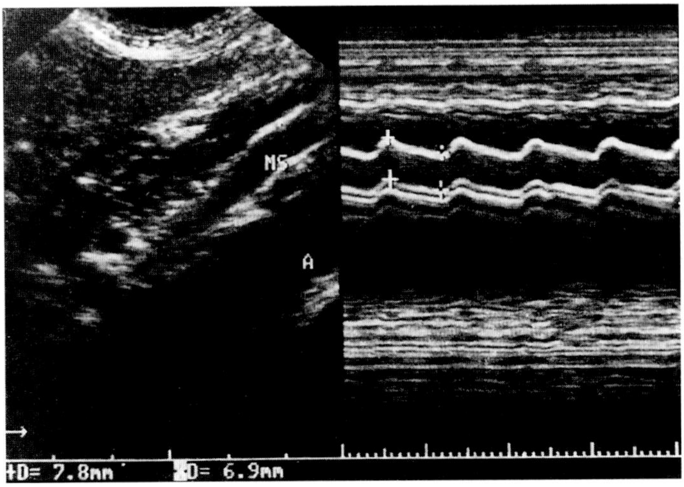

Abb. 1.11 b. Durchmesserbestimmung nach der Leading-edge-Methode in der A. mesenterica superior (*MS*): Die Abbildung verdeutlicht die Überbetonung der Gefäßwand durch den Blooming-Effekt. Systolisch-diastolische Durchmesserschwankung: Im Grauwertbild links ist zufällig die systolische Ausdehnung mit 7,8 mm getroffen, während die Time-motion-Darstellung den zwischen 7,8 mm systolisch und 6,9 mm diastolisch schwankenden Durchmesser zeigt

Weiterhin führt die Messung nach der Leading-edge-Methode zu einer Systematisierung des unvermeidbaren Meßfehlers und damit zu einer größeren Reproduzierbarkeit der Meßwerte.

Systolisch-diastolische Durchmesserschwankungen können durch Messen beider Größen und eine entsprechende Gewichtung berücksichtigt werden.

Unabhängig vom Dopplereinfallswinkel sind die Widerstandsindizes *Pulsatilitätsindex (PI)* und *Resistenzindex (RI)* nach Pourcelot. In den Widerstandsindizes, insbesondere in den Pourcelot-Index, geht neben der Wandelastizität auch der periphere Widerstand des zu versorgenden Organs ein (Abb. 1.12).

Mit zunehmendem peripherem Widerstand steigt der Pourcelot-Index, die enddiastolische Geschwindigkeit verringert sich. Weil Stenosen oder Verschlüsse an peripheren Arterien mit triphasischer Strömung zu einer Veränderung des Dopplerfrequenzspektrums und des Pulsatilitätsindex führen, kann dieser als semiquantitativer Parameter zur Stenosebeurteilung heran-

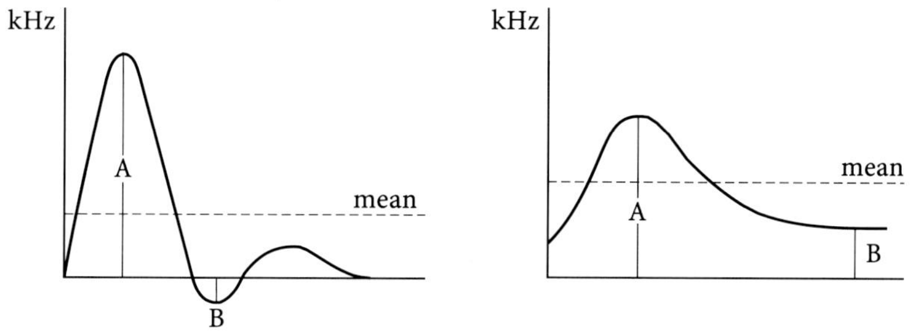

Pulsatilitäts-Index (PI): $\frac{A\text{-}B}{\text{mean}}$ Pourcelot-Index: $\frac{A\text{-}B}{A}$

Abb. 1.12. Schematische Darstellung der Widerstandsindices.
In den Pourcelot-Index gehen nur die systolische und die enddiastolische Spitzengeschwindigkeit ein; der Pulsatilitätsindex ist nur mit einer Geräteausstattung berechenbar, die eine mittlere Flußgeschwindigkeit bestimmt

gezogen werden. Eine relevante Abnahme des Pourcelot-Index in einem parenchymversorgenden Gefäß zwischen dem prästenotischen und poststenotischen Gefäßareal kann als Hinweis auf eine hämodynamisch relevante Stenose gewertet werden, z.B. bei der Suche nach einer Nierenarterienstenose.

1.1.5 Farbduplexsonographie

Bei der farbkodierten Duplexsonographie wird nicht mehr die aus einem definierten Meßvolumen abgeleitete Dopplershiftfrequenz im zeitlichen Ablauf aufgezeichnet, sondern der Farbkode wird dem 2D-Bild in Echtzeit überlagert. Das Ultraschallbild wird aus Doppler- und B-Bildlinien aufgebaut. Entlang der Dopplerlinien wird die Flußgeschwindigkeit des Blutes nach dem Multigate-Dopplerprinzip in einer Vielzahl von Meßvolumina entlang der Scanlinie bestimmt.

Im *Multigate-Dopplerverfahren* sind mehrere Sample volumes entlang der Dopplerlinie angeordnet. Diese mit mehreren Sample volumes ausgestattete Dopplerscanlinie wird dann rasch über das Grauwertbild geschwenkt und trägt flächenhaft die Flußinformation über dem untersuchten Farbfensterausschnitt auf. Bei einem Verhältnis von Dopplerlinien zu B-Bildlinien von 1:2 bis 1:3 werden die fehlenden dazwischenliegenden Geschwindigkeitsbestimmungen interpoliert und dementsprechend farblich kodiert.

In der angewandten *Autokorrelationsmethode* wird nicht wie bei der Fourier-Analyse das Frequenzgemisch in seine einzelnen Anteile aufgesplittet und die maximale und minimale Strömungsgeschwindigkeit dargestellt, sondern der mittlere Dopplershift wird aus dem Vergleich der Phasen- und Frequenzverschiebung mehrerer aufeinanderfolgender Schallwellen ermittelt und zweidimensional im definierten Bildausschnitt überlagert. Aus der Phasen- und Frequenzverschiebung lassen sich die Strömungsrichtung und die mittlere Strömungsgeschwindigkeit farblich kodieren. Weil ein breites Farbfenster eine höhere Anzahl von Farbdopplerscanlinien benötigt, sinken mit zunehmender Breite die mögliche Bildaufbaurate pro Zeiteinheit und die zeitliche Auflösung in der Erfassung von kurzzeitig auftretenden Flußphänomenen.

Das Auftragen der Blutströmung im zweidimensionalen Grauwertbild erlaubt es nicht, die gesamte komplexe Information des Dopplerfrequenzspektrums pro Zeiteinheit in einem bestimmten Bildausschnitt darzustellen. Außerdem würde die sonst übliche Fourier-Analyse zu viel Zeit in Anspruch nehmen, und das Farbbild könnte nicht mit der erforderlichen Schnelligkeit aufgebaut werden. Als Kompromiß wird eine mittlere Dopplershiftfrequenz im Grauwertbild („real time" und zweidimensional) aufgetragen, wobei Richtung und Geschwindigkeit farblich kodiert werden.

1.1.6
Colour velocity imaging (CVI)

Beim CVI werden 2 zeitlich aufeinanderfolgende Echoreflexionsmuster verglichen. Das Grauwertbild wird dabei in viele kleine Flächen aufgeteilt. Ausschnitte ohne bewegte Struktur bleiben im Grauwertbild unverändert. Wenn bewegte Strukturen eine ähnliche Echokonstellation wie im vorausgegangenen Bild haben, jedoch örtlich verschoben sind, werden diese farblich kodiert abgebildet. Bewegte Blutströmung wird nicht dopplerabhängig berechnet, sondern die zeitliche Verschiebung eines durch ein Erythrozytenkonglomerat hervorgerufenes Reflexionsmuster wird als Blutströmungsgeschwindigkeit ausgedrückt.

Weil die Laufzeitdifferenz proportional zur Bewegungsgeschwindigkeit des Blutes ist, erhält man direkt die Verschiebung der Blutsäule und nicht die Dopplerfrequenzverschiebung.

Vorteile der Methode sind:

- die Winkelunabhängigkeit,
- keine Limitierung durch das Nyquist-Limit,
- höhere Bildaufbaurate.

Der Nachteil des technisch noch nicht ausgereiften Verfahrens besteht in der zur Zeit noch hohen Artefaktanfälligkeit, insbesondere in Bewegungsartefakten. Außerdem können Blutströmungsgeschwindigkeiten nicht quantifiziert und Strömungsrichtungen nicht angegeben werden.

1.1.7
Methodische Meßprobleme

Schallstreuung, Schallauslöschung

Vor der duplexsonographischen Untersuchung des Blutflusses sollte B-Bildsonographisch das Gefäß auf Plaque oder Thromben untersucht werden. Dafür ist die adäquate Grauwerteinstellung im B-Bild notwendig. Wenn möglich, sollten

Meßmethodische Probleme beim Duplexverfahren. (Modifiziert nach Seitz u. Kubale 1988; Wolf u. Fobbe 1993)

- Fehler bei der Winkelbestimmung (v. a. bei Winkel > 60°), Meßfehler vor allem an Gefäßkrümmungen und -aufzweigungen
- Fehler bei der Bestimmung des Gefäßdurchmessers (Blooming-Effekt, zyklische Durchmesserschwankungen)
- Limitation der maximalen Geschwindigkeitsmessung (Nyquist-Limit)
- Limitation der minimalen Geschwindigkeitsmessung (Wandfilter, falsche PRF)
- Position und Größe des Meßvolumens
- Zusätzliche Erfassung begleitender Gefäße (bei HPRF, CW-Doppler, großes Meßvolumen)
- Übersteuerung durch ungünstiges Signal-Rausch-Verhältnis (Gain)
- Beeinträchtigung durch schallstreuende Strukturen (Plaque, intestinale Luftansammlung, Ödem)

Strukturen, die den Schallstrahl streuen oder auslöschen (Knochen, Plaque, Darmluft), durch eine entsprechende Transducerpositionierung umgangen werden.

Die aus der Grauwertbild-Sonographie bekannten Spiegelartefakte an stark reflektierenden Strukturen können farbduplexsonographisch durchflossene Gefäßstrukturen vortäuschen, die sich durch schräges Anloten vermeiden lassen (Abb. 1.13).

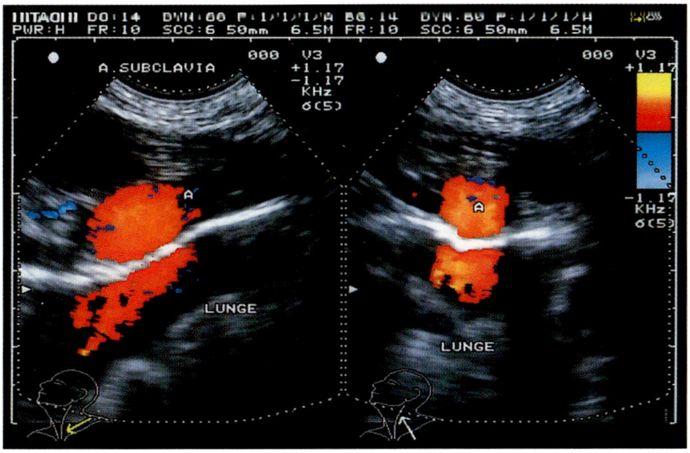

Abb. 1.13. Spiegelartefakt (A. subclavia von supraklaviakulär dargestellt). An stark reflektierenden Strukturen wie der Pleura (heller Reflex) kann es zur Spiegelung von Gefäßstrukturen kommen. Dadurch entsteht der Eindruck einer zweiten Arterie („ghost vessel") dorsal der Arterie (*A*). Die Spiegelbildung entsteht vor allem, wenn der Schallstrahl rechtwinklig auf die stark reflektierende Struktur trifft; durch schräges Anloten kann die Spiegelbildung vermieden werden. (*links* im Bild: Längsschnitt; *rechts*: Querschnitt der A. subclavia)

Maximal detektierbare Geschwindigkeit

In der Stenosediagnostik kann es bei der Erfassung hoher Strömungsgeschwindigkeiten zu einer Limitierung kommen. Bei der gepulsten Dopplersonographie (Verfahren der konventionellen wie auch der Farbduplexsonographie) kann ein erneuter Ultraschallimpuls erst gesendet werden, wenn der vorhergehende in der festgelegten Tiefe (Gate) reflektiert und wieder empfangen wurde. Die Pulsrepetitionsfrequenz ist daher umgekehrt proportional zur Laufzeit im Gewebe und somit zur Eindringtiefe.

Entsprechend der Nyquist-Theorie beträgt die maximale richtig meßbare Dopplerfrequenz höchstens die Hälfte der Pulsrepetitionsfrequenz:

$$\delta\, F_{max} = 1/2\ \mathrm{PRF}\,.$$

Angewandt auf die Dopplergleichung (s. S. 2) ergibt sich daraus die maximale meßbare Strömungsgeschwindigkeit:

$$V_{max} = c/4 \cdot \mathrm{Laufzeit} \cdot F_o \cdot \cos\alpha\,.$$

Die Strömungsgeschwindigkeit ist somit umgekehrt proportional zur Laufzeit T bzw. zur Eindringtiefe und zur Sendefrequenz F_o. Wenn die Pulsrepetitionsfrequenz (PRF) kleiner ist als das Zweifache der zu messenden Dopplerfrequenz, kann das zu erfassende Dopplersignal in bezug auf seine Richtung und seine Strömungsgeschwindigkeit nicht mehr exakt wiedergegeben werden, und es tritt das Aliasing-Phänomen auf (Abb. 1.14–1.16).

Das Dopplerfrequenzspektrum wird abgeschnitten und unter der Nullinie abgebildet, farbduplexsonographisch tritt eine Strömungsumkehr ein (von der

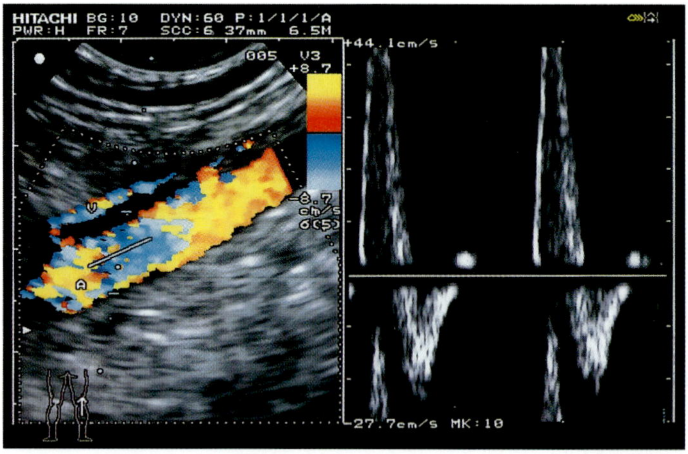

Abb. 1.14. Untersuchung der A. poplitea mit zu niedrig eingestellter Pulsrepetitionsfrequenz. Durch Überschreiten der Nyquist-Frequenz kommt es zum Aliasing-Phänomen. Das Aliasing drückt sich farbduplexsonographisch im Farbumschlag (von hellrot über gelb nach blau) aus. Im Dopplerfrequenzspektrum ist die maximale Geschwindigkeit abgeschnitten, die abgeschnittenen Strömungssignale werden unterhalb der Nullinie abgebildet. Das Aliasing-Phänomen kann durch Verschieben der Nullinie und Erhöhen der Pulsrepetitionsfrequenz vermieden werden

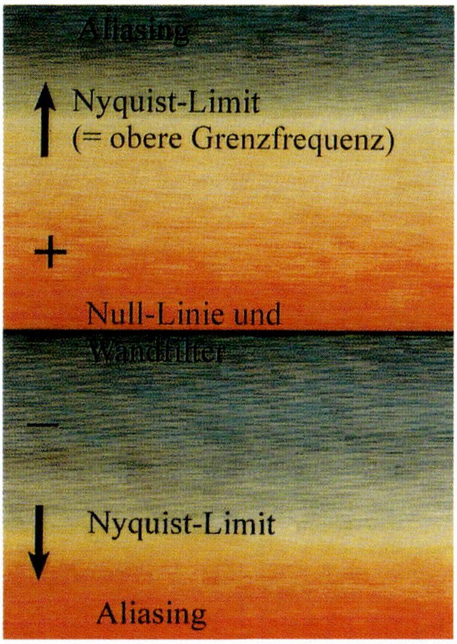

Abb. 1.15. Farbduplexsonographisch wird der positive Dopplershift rotkodiert abgebildet, der negative blaukodiert. Mit höherer Strömungsgeschwindigkeit erscheint der Farbton heller.
Wenn die auf der Farbskala eingestellte obere Grenzgeschwindigkeit überschritten wird, kommt es zum Aliasing, d. h. die schnellere Strömungsgeschwindigkeit wird scheinbar in entgegengesetzter Richtung dargestellt. Der Farbumschlag in die Gegenrichtung geschieht über eine Farbaufhellung (höhere Strömungsgeschwindigkeit) und eine weiß-gelbe Übergangszone. Im Gegensatz dazu ist bei der reellen Strömungsumkehr die farbliche Kodierung dunkel. Die fehlende Farbgebung (schwarz) kann durch einen kurzen Strömungsstopp verursacht sein oder bei relativer Änderung der Strömungsrichtung zum Schallstrahl (Curved-array-Schallköpfe) durch den fehlenden Strömungsnachweis bei schlechtem Dopplereinstrahlwinkel (90° in der Übergangszone)

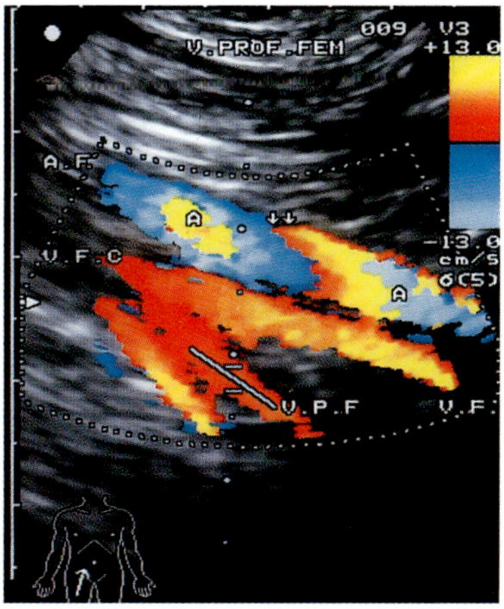

Abb. 1.16. Bei adäquater Einstellung der Pulsrepetitionsfrequenz für venöse Flüsse (anhand der V. profunda femoris) sind die beschriebenen meßmethodischen Probleme in der A. femoralis superficialis abgebildet.
Das gesamte Lumen der V. profunda femoris (doppelt angelegt, *V.P.F.*), in ihrem Mündungsbereich und der V. femoralis superficialis ist durch Strömungssignale farblich kodiert ausgefüllt. Die Strömungsrichtung ist auf den Schallkopf zu (rot).
Oberhalb davon ist im *linken* Bildteil beginnend die A. femoralis superficialis (*A.F.*); mit gegenläufiger Strömungsrichtung (blau) abgebildet. Die für arterielle Strömungssignale zu niedrig eingestellte Pulsrepetitionsfrequenz erzeugt Aliasing-Phänomene (Farbaufhellung, Farbumschlag in gelb-rot).
Durch die langsame Bildaufbaurate (proportional zur Pulsrepetitionsfrequenz) ist in der *Bildmitte* (mit *Pfeilen* markiert) die systolisch-frühdiastolische Änderung der Strömungsrichtung abgebildet. Die geänderte Strömungsrichtung zeigt sich im Farbumschlag von dunkelblau nach dunkelrot. Nach der Änderung der Strömungsrichtung ist nochmals im *rechten* Bildteil das Aliasing-Phänomen sichtbar (von rot über gelb die Gegenfarbe blau). Dabei spielt auch der zunehmend spitzwinkligere Dopplereinfallswinkel eine Rolle, der auch eine Farbaufhellung in der dorsal verlaufenden V. femoralis superficialis verursacht

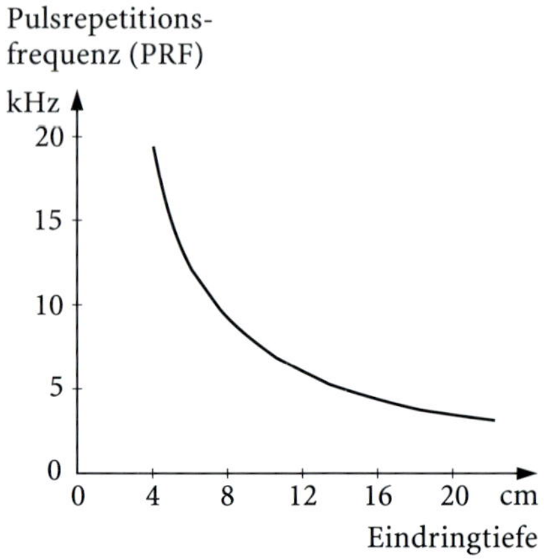

Abb. 1.17. Die duplexsonographische Eindringtiefe ist begrenzt durch die Pulsrepetitionsfrequenz

hellen Farbe in die helle Gegenfarbe: blau – hellblau – weiß/gelb – hellrot – rot). Möglichkeiten, diese Limitation aufzuheben, sind:

- Die Erhöhung der Pulsrepetitionsfrequenz zur Erfassung hoher Dopplerfrequenzen; sie führt jedoch zur Verminderung der Untersuchungstiefe (Abb. 1.17).
- Die Verschiebung der Nullinie sowohl im Dopplerfrequenzspektrum als auch in der Farbskala; somit ist im Extremfall ein Meßbereich von 2 PRF erreichbar; dabei muß auf die Darstellung der Flußphänomene in Gegenrichtung verzichtet werden.
- Einige Geräte bieten ein HPRF-Verfahren (High pulse repetition frequency) für die Detektion höherer Geschwindigkeiten an. Dabei werden Ultraschallimpulse gesendet, bevor die vorhergehenden wieder empfangen wurden. Die Verarbeitung erfolgt durch zusätzliche Meßdoppler, was jedoch eine örtliche Unsicherheit auslöst, weil aus weiteren Toren Dopplershiftfrequenzen in das Frequenzspektrum eingehen.
- Weil der CW-Doppler ein separates Sende- und ein Empfängerkristall hat, das jeweils kontinuierlich sendet bzw. empfängt, tritt die Einschränkung des maximal meßbaren Dopplerfrequenzshifts physikalisch gesehen nicht ein. Bei der Ableitung des Dopplerfrequenzspektrums ist dann jedoch die räumliche Zuordnung des Signals nicht mehr möglich.

Minimal detektierbare Geschwindigkeit (Wandfilter, Bildaufbaurate)

Das aus dem Gefäßlumen abgeleitete Dopplerfrequenzspektrum wird durch Gefäßwandbewegungen von meist niedriger Frequenz und hoher Amplitude gestört.

Wandfilter, einstellbar zwischen 100 und 400 Hz, in manchen Geräten bis 1600 Hz, unterdrücken die niederfrequenten, störenden Signale. Unterhalb dieser eingestellten Grenzfrequenz sind dann jedoch nicht nur Wandbewegungen, sondern auch niedrige Strömungsgeschwindigkeiten ausgefiltert. Insbesondere bei langsamen venösen Strömungen kann bei Untersuchung mit hohen Wandfiltern eine fehlende Blutströmung vorgetäuscht werden (Abb. 1.18).

Die Bildaufbaurate („frame rate") gibt die Anzahl der farbkodierten Ultraschallbilder pro Sekunde an. Von dieser ist die minimal detektierbare Ge-

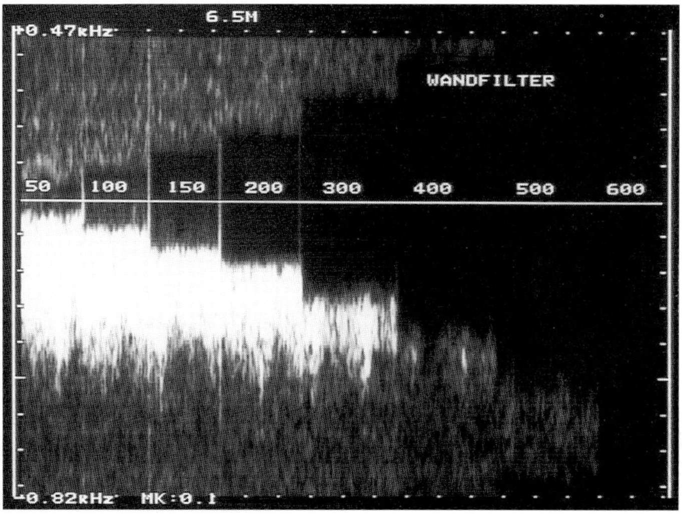

Abb. 1.18. Durch schrittweise Erhöhung des Wandfilters werden zunächst niedrige Dopplershiftfrequenzen abgeschnitten. Die weitere Erhöhung des Wandfilters führt zur Auslöschung des venösen Strömungssignals. Bei einem Wandfilter von 500 Hz ist das venöse Strömungssignal mit maximal 450 Hz ausgelöscht, niedrigere Geschwindigkeiten wären schon bei kleineren Wandfiltern nicht mehr abgebildet

schwindigkeit abhängig. Eine zeitlich gute Auflösung mit hoher Bildaufbaurate ist notwendig, um im Real-time-Bild physiologische und pathologische Strömungsveränderungen zu erkennen.

Langsame Strömungen (z. B. in kleinen peripheren Gefäßen oder in Venen) erfordern langsame Bildaufbauraten, weil über die erhöhte Verweildauer („dwell time") die Dopplersignalaufnahme und somit die Farbwiedergabe der Strömung verbessert ist. Die Aufbaurate ist proportional zur Pulsrepetitionsfrequenz.

Als Nachteil des langsamen Bildaufbaus kommen jedoch rasch wechselnde Flußphänomene nicht zur Darstellung, und eine genaue Beurteilung von Strömungsmustern (z. B. Stenosen) ist limitiert. Hier sollten die Pulsrepetitionsfrequenz relativ hoch und das farbduplexsonographische Fenster möglichst klein gewählt werden, um hohe Bildaufbauraten zu ermöglichen (mehr als 15 Bilder pro Sekunde).

Sende- und Empfangsverstärkung (Gain)

Sowohl im B-Bild als auch im Dopplerfrequenzspektrum und in der überlagerten farbduplexsonographischen Darstellung ist eine Übersteuerung zu vermeiden (Abb. 1.19). Eine hohe Verstärkung kann z. B. durch Farbüberstrahlung in Arterien Plaques und Stenosen, in Venen wandständige Thromben verdecken. Eine zu geringe Verstärkung kann einen fehlenden Blutfluß vortäuschen. (Zur Optimierung der Geräteeinstellung s. Tabelle 1.1).

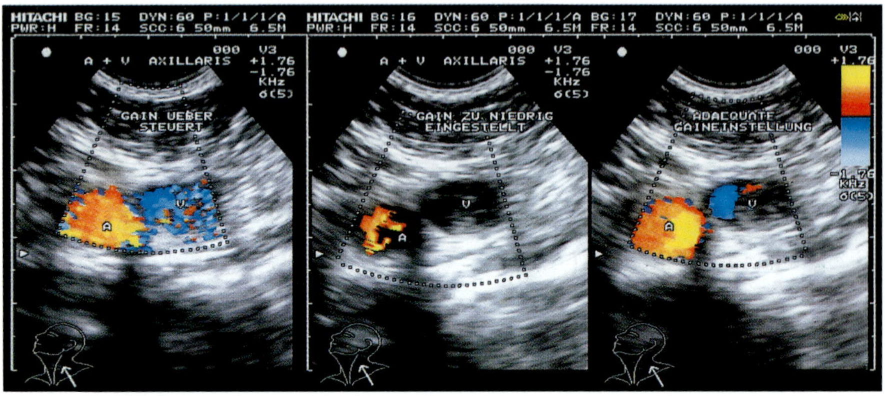

Abb. 1.19. Bei gleicher Pulsrepetitionsfrequenz ist die wandständig thrombosierte V. axillaris mit unterschiedlichem Gain dargestellt.
Im *linken* Bildteil ist bei übersteuertem Gain der wandständige Thrombus durch das durchströmte Lumen überschreitende Artefakte (blau) weitgehend überdeckt.
Im *mittleren* Bildteil ist die Blutströmung entlang dem Thrombus in der V. axillaris durch zu niedrig eingestelltes Gain nicht farblich erfaßt. Auch das Lumen der kranial verlaufenden A. axillaris (rotkodiert) ist durch untersteuertes Gain nicht vollständig farblich ausgefüllt.
Im *rechten* Bildteil ist das Gain adäquat eingestellt. Neben der adäquaten farblichen Kodierung der Arterie (rotkodiert) ist in der V. axillaris ein Thrombus dargestellt, neben dem blaukodiert venöse Flußsignale nachweisbar sind

Tabelle 1.1. Optimierung der Geräteeinstellung entsprechend der Fragestellung

Farbkodierte Duplexsonographie		
Einstellung	Beurteilung des Strömungsmusters Stenosediagnostik	Beurteilung kleiner Gefäße, Messung niedriger Geschwindigkeiten
PRF	Möglichst hoch	Niedrig
Farbfenster	Klein	Relativ groß
Dopplerwinkel	Mittel (30°-60°)	Möglichst klein
Wandfilter	Mittel	Niedrig
Farbverstärker	Mittel	Hoch
Dopplersonographie mit gepulstem Doppler		
Einstellung	Darstellung möglichst schneller Flüsse	Darstellung möglichst langsamer Flüsse
PRF	Maximal steigern	Maximal reduzieren
Wandfilter	Mittel	Niedrig einstellen
Dopplerwinkel	Stumpfwinklige Anlotung	Möglichst spitzwinklige Anlotung
Schallkopf	Niedrigfrequent	Höherfrequent

1.2
Hämodynamische Grundlagen

Die Gesetze der Hämodynamik, die das Strömungsverhalten von Flüssigkeiten in Röhren beschreiben, gelten an sich für wässerige oder ölige Lösungen mit konstanter Viskosität (Newtonsche Flüssigkeit). Das Blut ist jedoch eine Suspension aus zellulären Bestandteilen und Plasma, und elastische Blutgefäße sind nicht mit starren Röhren gleichzusetzen. Dennoch erleichtern hämodynamische Grundbegriffe und Gesetzmäßigkeiten das Verständnis der physiologischen und pathologischen Strömungsbedingungen in Arterien.

Die sog. *kontinuierliche oder stationäre Strömung* zeigt eine konstante Flußgeschwindigkeit über die Zeit. Die Strömung in einem Rohr wird verursacht durch die Druckdifferenz zwischen Anfang und Ende des Rohres. Die Druckdifferenz (P_1–P_2) ist proportional zum *Stromzeitvolumen*. Weiterhin ist das Stromzeitvolumen proportional zum Gefäßdurchmesser (r) und umgekehrt proportional zur Gefäßlänge (l) und zur Viskosität (η). Diese Gesetzmäßigkeit wurde im Hagen-Poiseuille-Gesetz definiert.

$$I = \frac{(P_1 - P_2) \cdot \pi \cdot r^4}{8 \cdot l \cdot \eta} = \frac{P_1 - P_2}{R} .$$

Wenn der *Strömungswiderstand* nach dem Ohmschen Gesetz berechnet wird und die Hagen-Poiseuille-Gleichung eingesetzt wird, ergibt sich der Strömungswiderstand nach der Formel

$$R = \frac{8 \cdot l \cdot \eta}{\pi \cdot r^4} .$$

Der Widerstand ist also proportional zur Rohrlange (l) und zur Viskosität der Flüssigkeit (η); den stärksten Einfluß auf den Gesamtwiderstand hat jedoch der Radius (r), der in der 4. Potenz in die Gleichung eingeht, d. h., wenn sich der Radius im Gefäß halbiert, steigt der Widerstand auf das 16fache an. Der periphere Widerstand im Gefäßsystem wird bedarfsabhängig vor allem vom Tonus der Arteriolen reguliert und spiegelt sich in der Pulsatilität der in großen Gefäßen abgeleiteten Dopplerspektren wider.

Das *Flußprofil* in einer stationären Strömung wird von den Reibungskräften und den Trägheitskräften bestimmt. Die Reibungskräfte verursachen ein laminares, im dreidimensionalen Denkmodell parabolisches Strömungsprofil. Dabei ist die höchste Strömungsgeschwindigkeit im Zentrum des Gefäßes zu beobachten, während die Flüssigkeitsschicht an der Gefäßwand eine geringe, gegen Null gehende Geschwindigkeit aufweist.

Farbduplexsonographisch wird dieses Strömungsprofil durch die helle Farbe im Zentrum (hohe Flußgeschwindigkeit) und die dunkleren Farbtöne in Gefäßwandnähe (niedrige Flußgeschwindigkeit) ausgedrückt (Abb. 1.20). Die Form des Flußprofils wird bestimmt durch:

- die Geschwindigkeit,
- die Viskosität (innere Reibung) und
- die Adhäsion der Flüssigkeit an der Gefäßwand (äußere Reibung).

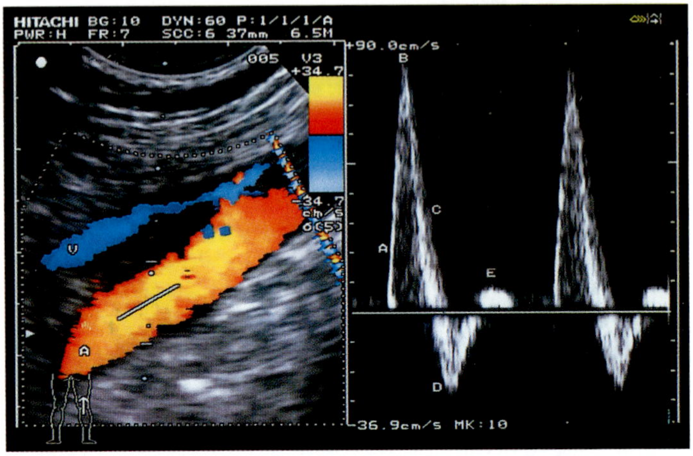

Abb. 1.20. Typisches triphasisches Dopplerfrequenzspektrum in der A. poplitea.
Im farbduplexsonographischen Bild kommt die laminare Strömung in der zentralen Farbaufhellung zum Ausdruck. Langsamere Flußgeschwindigkeiten im Randbereich sind dunkler abgebildet. Die rote Farbe zeigt die Blutströmung auf den Schallkopf zu, die blaue Farbe in der schallkopfnäheren Vene eine Blutströmung vom Schallkopf weg.
Das triphasische Frequenzspektrum besteht aus einer steilen Akzelerationsphase (*A*), einer Dezelerationsphase (*C*) nach Erreichen der systolischen Spitzengeschwindigkeit (*B*), einem kurzen, frühdiastolischen Rückstrom (*D*) und einer mittel- bis enddiastolischen Vorwärtsströmung (*E*). Vom peripheren Widerstand hängt Höhe und Dauer der diastolischen Vorwärtsströmung (*E*) ab.
Oberhalb der Nullinie sind Flußströmungen auf den Schallkopf zu aufgezeichnet, unterhalb der Nullinie Blutströmungen vom Schallkopf weg. Der Dopplereinfallswinkel ist 59° und die maximale Strömungsgeschwindigkeit beträgt systolisch 85 cm/s. Die Intensitätsunterschiede der einzelnen Pixel (im Dopplerfrequenzspektrum) drücken die Anzahl der Erythrozyten in einem bestimmten Zeitpunkt aus. Diese Amplitude läßt sich in einem Histogramm darstellen

Die Viskosität hängt ab vom Hämatokritwert, der Plasmaviskosität und der Erythrozytenverformbarkeit.

Eine Reduktion der Querschnittsfläche im Verlauf eines Gefäßabschnitts führt nach dem Kontinuitätsgesetz zu einer Erhöhung der mittleren Flußgeschwindigkeit. Ein Kalibersprung des Gefäßlumens führt bei Eintritt in den engeren Gefäßabschnitt zu einem flachen Strömungsprofil (Kolbenprofil). Das typische parabolische Profil kann sich erst durch die Einwirkung der Reibungskräfte nach einer bestimmten Strecke ausbilden. Diese Konstellation kommt physiologisch beim Übertritt vom linken Ventrikel in die Aorta ascendens vor. Beim Kolbenprofil haben alle Flüssigkeitsschichten bis auf eine dünne wandnahe Grenzschicht die gleiche Geschwindigkeit. Dieser sprunghafte Anstieg der Flußgeschwindigkeit zwischen der dünnen, wandnahen Grenzschicht und zentraleren Anteilen führt beim Kolbenprofil zu einem hohen Schergrad (Abb. 1.21).

Bei einer plötzlichen Zunahme des Gefäßdurchmessers wird das Strömungsprofil verlängert, die Differenz der Flußgeschwindigkeiten zwischen zentralen

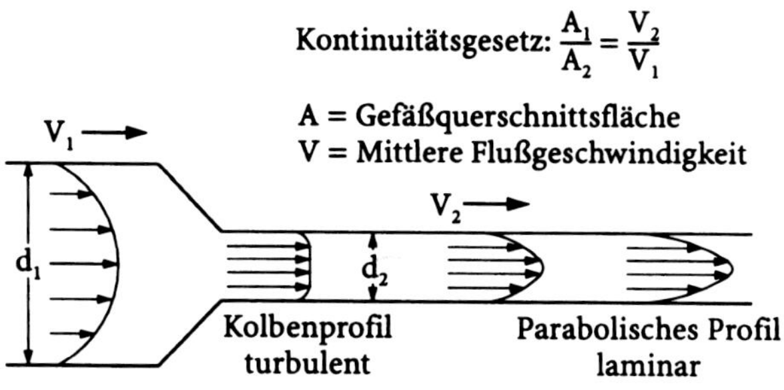

Abb. 1.21. Bei Eintritt der Flüssigkeit in ein engeres Lumen wird das parabole Strömungsprofil kolbenförmig. Erst nach einer bestimmten Länge wird das Flußprofil unter Einfluß der Reibungskräfte wieder parabolisch. Nach dem Kontinuitätsgesetz nimmt die Flußgeschwindigkeit entsprechend der Durchmesserreduktion zu

und wandständigen Anteilen nimmt zu. Wenn der Kalibersprung zwischen engem und weitem Gefäßabschnitt ein bestimmtes Maß überschreitet, kommt es zu randständigen *Flußseparationen* und Wirbelbildungen. Flußseparationen können auch in Randbereichen von Gefäßaufteilungen entstehen (Abb. 1.22). Am eindrucksvollsten zeigt sich farbduplexsonographisch das Phänomen der Flußseparation am Abgang der A. carotis interna als Kombination der beiden Effekte (Gefäßerweiterung im Bulbus, Gefäßaufteilung) (s. Abb. 5.2). Flußseparationen können auch distal von Gefäßstenosen durch die abrupte Zunahme des Gefäßquerschnitts beobachtet werden (s. Abb. 1.25).

Eine plötzliche Querschnittsreduktion des Gefäßes durch eine Stenose und die dadurch bedingte Zunahme der Strömungsgeschwindigkeit wird über die zunehmende Störung des laminaren Flusses zu einer turbulenten Strömung. Die oberhalb einer kritischen Strömungsgeschwindigkeit auftretende turbulente Strömung zeichnet sich durch unterschiedliche Strömungsrichtungen im Gefäß aus; farbduplexsonographisch ist dies an einem mosaikartigen Flußmuster zu erkennen. Der Übergang von einer laminaren in eine turbulente Strö-

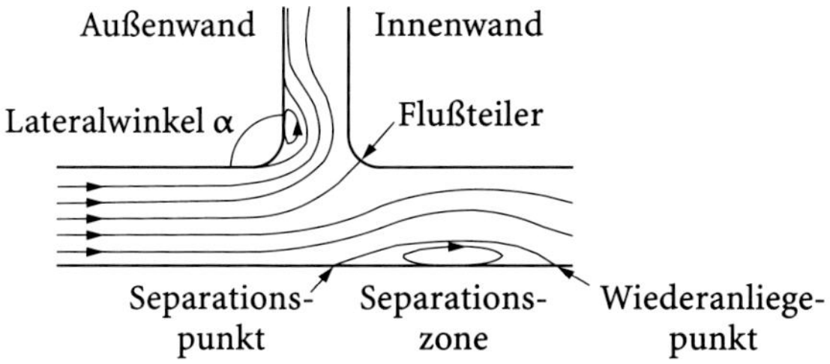

Abb. 1.22. Strömungsverlauf in Höhe einer Gefäßaufzweigung.
Schubspannung und Schergrad sind an der Innenwand der Gefäßaufteilung am höchsten. An der Außenwand führt die relativ geringe Schubspannung zu Separationszonen. Typischerweise ist die Flußseparation im Karotisbulbus (s. Abb. 5.2) darstellbar. (Nach Lanzer u. Yoganathan 1991)

mung ist durch die dimensionslose Reynold-Zahl errechenbar. Sie ist abhängig von der mittleren Strömungsgeschwindigkeit (v), dem Gefäßdurchmesser (d), der Dichte der Flüssigkeit (p) und der Viskosität (η):

$$Re = \frac{v \cdot d \cdot p}{\eta} .$$

Ein Wert von über 2000 führt zu turbulenten Strömungen. Stenosebedingte Kaliberschwankungen führen zu turbulentem Blutfluß, wobei die genannten komplexen Zusammenhänge in der duplexsonographischen Stenosediagnostik nicht detailliert beachtet werden müssen.

1.2.1
Pulsatiler Fluß

Im Gegensatz zum kontinuierlichen Fluß zeigt der pulsatile Fluß eine periodische Änderung in Abhängigkeit von der Zeit. Je nach Druckänderung zeigt die pulsatile Strömung Akzelerations- und Dezelerationsphasen. Die durch den linken Ventrikel geschaffene Druckamplitude wird durch die Windkesselfunktion der Aorta und der großen Gefäße reduziert. Durch diese Elastizität der großen Gefäße wird ein kontinuierlicher Fluß hervorgerufen, der obendrein vom peripheren Gefäßwiderstand beeinflußt wird. Abhängig vom peripheren Widerstand beeinflussen unterschiedlich starke Reflexionen die Form der Pulswelle.

Eine Wellenform von hoher Pulsatilität zeigen die Extremitätenarterien mit ihrem hohen peripheren Widerstand unter Ruhebedingungen. Die Vasokonstriktion der Arteriolen bei geringem Blutbedarf in Ruhe führt zur typischen triphasischen Flußkurve. Ein steigender peripherer Blutbedarf führt zur Vasodilatation der Arteriolen und, bedingt durch den erniedrigten peripheren Widerstand, zu einer Veränderung im Flußmuster des Dopplerfrequenzspektrums. Die Abnahme des peripheren Widerstands unter physiologischen (Muskelarbeit) oder pathologischen Bedingungen (lokale Entzündung, postokklusiv ischämisch, Tumordurchblutung) führt zu einer Zunahme des diastolischen Flußanteils. Ebenso beeinflussen zentrale Regulationsvorgänge (Steigerung der Herzfrequenz, Blutdruck) oder die Wandelastizität der Gefäße (Diabetes mellitus) den Charakter der Strompulskurve. Weil der periphere Widerstand die Strompulskurve entscheidend beeinflußt, unterscheidet man einen Hochwiderstandsfluß und einen Niedrigwiderstandsfluß (Abb. 1.23).

Niedrigwiderstandsfluß (Low resistance flow)

Für parenchym- und hirnversorgende Arterien ist aufgrund des niedrigen peripheren Widerstands eine relativ kontinuierliche Blutströmung charakteristisch. Nach einem gedämpften systolischen Anstieg kommt es zu einem anhaltenden diastolischen Fluß bis in die Enddiastole. Dieses Strömungsprofil ist typisch für die A. renalis, A. hepatica, A. lienalis, A. carotis interna und A. vertebralis.

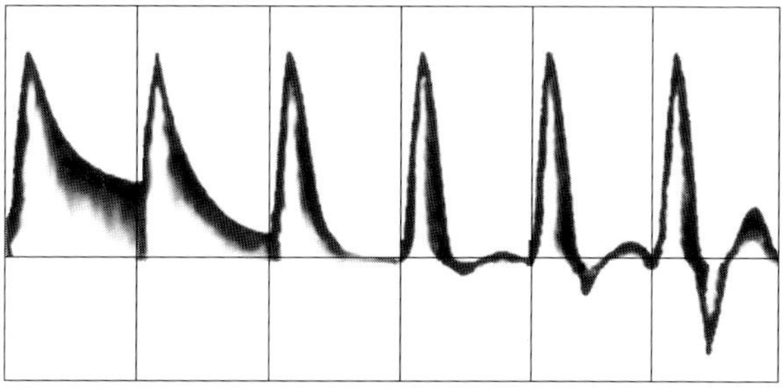

Abb. 1.23. Einfluß des peripheren Widerstands auf das Dopplerfrequenzspektrum. Mit Zunahme des peripheren Widerstands steigt die Pulsatilität

Hochwiderstandsfluß (High resistance flow)
Der durch die Arteriolen gesteuerte hohe periphere Widerstand führt zu einem pulsatileren Fluß mit steilem systolischem Anstieg in der Akzelerationsphase; anschließend an die Dezelerationsphase zu einem signifikanten Rückfluß in der frühen Diastole und zu einem kurzen antegraden Fluß in der mittleren Diastole. In der Enddiastole ist meist ein Nullfluß zu beobachten. Dieses Flußmuster wird triphasisch genannt.

Es ist typisch für muskel- oder hautversorgende Gefäße wie Beinarterien, Armarterien und die A. carotis externa. Je nach Verhältnis von Haut- zu Muskelversorgung schwankt der Vorwärtsfluß in der Diastole. Bei erhöhtem peripherem Bedarf kommt es, gesteuert durch die Arteriolen, zu einem niedrigen peripheren Widerstand und somit zu einer Zunahme vor allem des diastolischen Flußanteils (Muskelarbeit, Entzündung).

Durch physiologische und pathologische Veränderungen entstehen fließende Übergänge zwischen den beiden Flußprofilen. Daneben gibt es Gefäße vom „Mischtyp". Zu diesen gehört die A. mesenterica superior mit einem pulsatilen Strömungscharakter wie in Extremitätenarterien, jedoch einem bedeutenden enddiastolischen Flußanteil. Iatrogen kann in einem Gefäß der Hochwiderstandsfluß in einen Niedrigwiderstandsfluß durch eine AV-Fistel verändert werden. Die Veränderung von einem Niedrigwiderstandsfluß in einen Hochwiderstandsfluß in der A. renalis spielt in der Diagnose der Nierentransplantat-Abstoßung eine Rolle.

1.2.2 Stenosegradbestimmung

Nach dem Kontinuitätsgesetz ist das Stromzeitvolumen (Querschnittsfläche mal mittlere Flußgeschwindigkeit) in jedem Gefäßabschnitt gleich. Eine plötzliche Reduktion des Gefäßdurchmessers führt zwangsläufig zu einer Erhöhung der Blutströmungsgeschwindigkeit (eine 50%ige Durchmesserreduktion, entsprechend einer 75%igen Flächenreduktion, erhöht die Flußgeschwindigkeit um das Vierfache). Das Strömungsprofil wird bei Eintritt in eine derartige Verengung flacher (Kolbenprofil). Aus der Flußgeschwindigkeitszunahme kann prinzipiell nach der Kontinuitätsgleichung der Stenosegrad ermittelt werden:

$$X = 100 \cdot \left(1 - \frac{V_1}{V_2}\right)$$

X Stenosegrad in % (Flächenreduktion),
V_1 prästenotische Geschwindigkeit,
V_2 intrastenotische Geschwindigkeit.

Mit dieser Bestimmung des Stenosegrades wird der Einfluß von systemischen Faktoren (Blutdruck, Wandelastizität, peripherer Widerstand) auf die sonographische Graduierung vermieden.

Dabei ist jedoch zu berücksichtigen, daß durch Reibungsverluste in der Stenose der gemessene Stenosewert geringer als der zu erwartende ist. Wenn hochgradige Stenosen stromzeitvolumenreduzierend werden, ist dadurch schon die prästenotische Strömungsgeschwindigkeit reduziert. Dadurch ist die intrastenotische Geschwindigkeitszunahme geringer, als nach der Durchmesserreduktion erwartet. Die maximale intrastenotische Geschwindigkeit kann deshalb in hochgradigen, stromzeitvolumenreduzierenden Stenosen geringer sein als in weniger flußreduzierenden mittelgradigen Stenosen. Die maximale Geschwindigkeit wird in der Systole intrastenotisch bzw. im farbduplexsonographisch dargestellten Stenosejet registriert. Hochgradige Stenosen führen durch die intrastenotische Zunahme der Strömungsgeschwindigkeit zu einem Anstieg der Reynold-Zahl. Dies verursacht eine turbulente Strömung mit den farbduplexsonographisch typischen mosaikartigen Farbmustern um den zentralen Stenosejet. Gefäßwandnahe kommt es zu retrograden Strömungen. Je nach Höhe der Flußgeschwindigkeit sind diese Wirbelbildungen poststenotisch über mehrere Zentimeter darstellbar (Abb. 1.24a).

Der Jet wird nach der Stenose schmäler, und die Turbulenzen breiten sich zunehmend über dem gesamten Gefäßabschnitt aus. Weiter distal der Stenose bekommt die Strömung wieder einen laminaren Charakter. Der Druckabfall über einer Stenose ist bedingt durch die Länge und den Grad der Stenose. Neben den poststenotischen Turbulenzen bestimmen sie den Verlust der kinetischen Energie. Die Höhe des Druckabfalls über Stenosen korreliert mit der im Stenosejet vorhandenen kinetischen Druckenergie. Durch Messung des Stenosejets kann nach der vereinfachten Bernoulli-Gleichung (Vernachlässigung der prästenotischen Flußgeschwindigkeit) der Druckabfall über der Stenose errechnet werden. Diese errechnet sich dann nach der Formel $P_1 - P_2 = 4 \cdot V_2^2$ (Jetgeschwindigkeit). Besonders bei exzentrischen Stenosen verläuft der Jet nicht parallel zur Gefäßwand. Bei farbduplexsonographischer Darstellung des Stenosejets kann der Dopplereinfallswinkel korrekt korrigiert und so die Jetgeschwindigkeit relativ genau bestimmt werden (Abb. 1.25).

Unter Vernachlässigung der viskösen Reibungsverluste und der Energieverluste durch poststenotische Turbulenzen wurde nach vorausgegangenen Modellrechnungen der invasiv gemessene mittlere Katheterdruckgradient über einer Stenose mit dem duplexsonographisch aus dem Stenosejet bestimmten

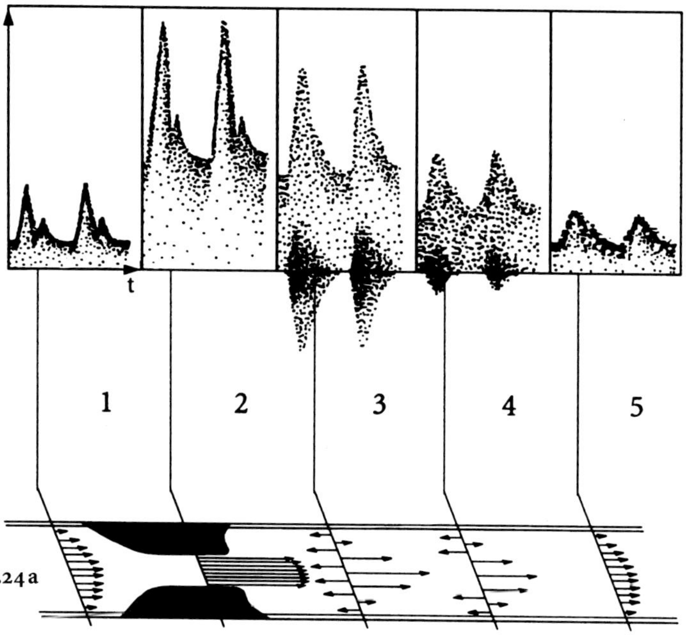

1.24a

Abb. 1.24a–f.
a Einfluß der peri- und intrastenotischen Strömungsverhältnisse auf das Dopplerfrequenzspektrum:
1 Prästenotisch (laminar, pulsatil);
2 intrastenotisch (Kolbenprofil; maximale, von der Durchmesserreduktion abhängige Strömungsbeschleunigung);
3 direkt poststenotisch (ausgeprägte Turbulenzen, Strömungsbeschleunigung);
4 poststenotisch (Rückgang der Strömungsbeschleunigung; Restturbulenzen);
5 distal der Stenose (Strömungsprofil wird wieder laminar, jedoch Reduktion der Pulsatilität; abgeflachte Strompulskurve mit erhöhtem diastolischem Anteil)

Druckgradienten korreliert (Strauß et al. 1993). Für Stenosen über der A. iliaca ergab sich eine Korrelation von R = 0,77.

In-vitro-Messungen am pulsatilen peripheren Strömungsmodell haben bei unterschiedlichem Stenosegrad eine hohe Übereinstimmung zwischen dem invasiv gemessenen und dem dopplersonographisch bestimmten Druckabfall über der Stenose (Korrelation R = 0,98) gezeigt (Strauss et al. 1990; Weber et al. 1992).

Vor einer alleinigen Stenosequantifizierung aufgrund absoluter Werte von maximalen intrastenotischen Frequenzverschiebungen bzw. Flußgeschwindigkeiten ist jedoch zu warnen, weil die Höhe der intrastenotischen Flußgeschwindigkeit auch von zentralen Regulationsmechanismen (Blutdruck) und vom Kollateralfluß um die Stenose sowie vom peripheren Widerstand poststenotisch beeinflußt ist.

Nach empirischen Ergebnissen wird eine Stenose in Form von klinischen Symptomen hämodynamisch relevant, wenn die Durchmesserreduktion über 50% (Flächenreduktion über 75%) wird. Dabei ist zu beachten, daß die Ernied-

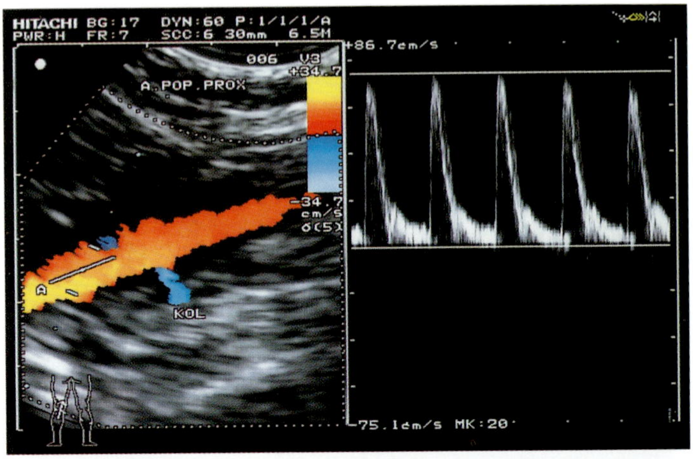

1.24 b

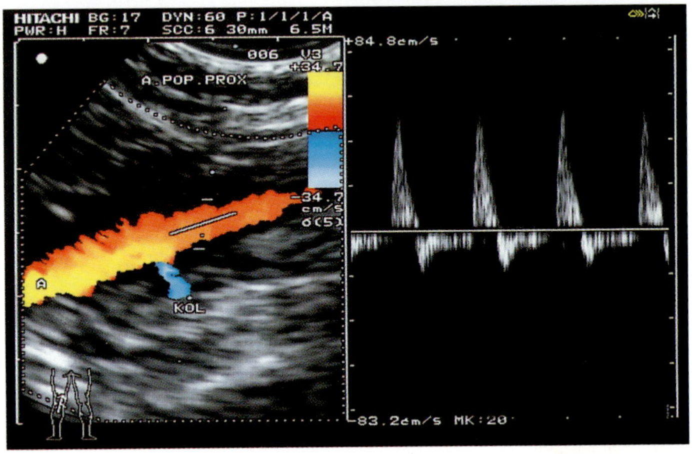

1.24 c

Abb. 1.24 b–c. Die in **a** schematisch in der A. carotis im Verlauf einer Stenose dargestellten Dopplerfrequenzspektren sind im Prinzip mit den Spektren im Verlauf einer Stenose von Extremitätenarterien vergleichbar (s. Tabelle 2.1). Der Unterschied besteht in der höheren Pulsatilität der Extremitätenarterien.
b Proximal des Abgangs von hämodynamisch relevanten Umgehungskreisläufen um eine stenosierte Arterie kann der normalerweise dreiphasige prästenotische Fluß eine reduzierte Pulsatilität zeigen. Die reduzierte Pulsatilität ist abhängig vom Lumen der Kollateralen und von der poststenotischen ischämisch bedingten Weitstellung der Arterien und Arteriolen. Bei Plazieren des Sample volumes vor Abgang einer Kollateralen (*KOL*) zeigt das Dopplerfrequenzspektrum nur eine angedeutete Inzisur in der frühen Diastole und einen anhaltenden Blutfluß bis in die Enddiastole. Schallkopffern geht eine Kollaterale aus der A. poplitea ab, die als bedeutender Umgehungskreislauf fungiert. Selten läßt sich die kollateralbedingte Hämodynamik so eindrücklich darstellen.
c Nach Abgang der Kollateralen drückt die erhöhte Pulsatilität den Strömungswiderstand in der A. poplitea direkt prästenotisch aus. Die stenosebedingten Strömungsverhältnisse in der Diastole sind neben dem peripheren stenosebedingten Widerstand auch von der Elastizität des Gefäßes bestimmt. Proximal des Sample volumes ist blaukodiert die hämodynamisch relevante Kollaterale (*KOL*) aus der A. poplitea dargestellt. Der stenosierte Poplitealarterienabschnitt ist rechts außerhalb des Bildausschnitts zu erwarten

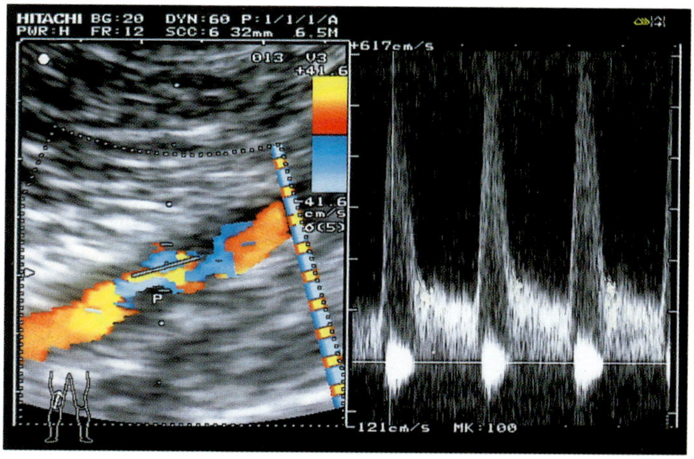

1.24 d

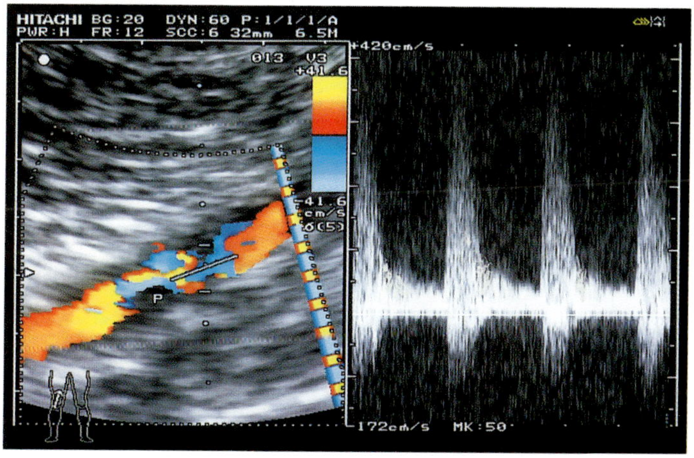

1.24 e

Abb. 1.24 d–e.
d die hochgradige Stenose, bedingt durch eine echoarme Plaque, führt farbduplexsonographisch zum Aliasing und im Dopplerfrequenzspektrum zu einer Strömungsbeschleunigung auf über 600 cm/s (vgl. *2* in **a**).
In der B-Bild-Schnittebene erscheint die Poplitealarterienstenose, bedingt durch die Plaquemorphologie mit betonter Lokalisation an der lateralen Arterienwand, geringer als im Dopplerfrequenzspektrum, das die hämodynamische Relevanz der Stenose ausdrückt (s. Abb. 5.4.b). Wie bei der Angiographie wird im B-Bild das dreidimensionale Lumen auf eine zweidimensionale Ebene im Längsschnitt reduziert; bei zufälliger Wahl der Schnittebene kann die Ausdehnung der Stenosierung durch die Plaques unterbewertet werden, und es können diskrepante Befunde zwischen der Stenose im Grauwertbild und im Dopplerfrequenzspektrum entstehen.
e Direkt poststenotisch überwiegen die Turbulenzen sowohl farbduplexsonographisch als auch im Dopplerfrequenzspektrum. Die systolische Spitzengeschwindigkeit ist mit 300 cm/s noch erhöht (vgl. *3* in **a**)

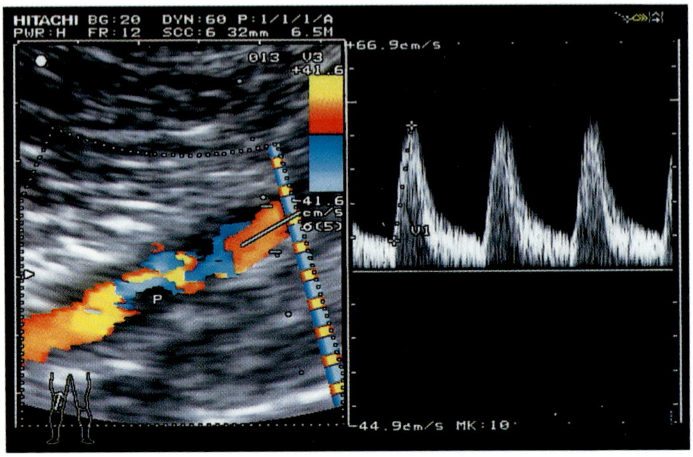

Abb. 1.24 f. 3 cm nach der Stenose ist das Strömungssignal monophasisch, der systolische Anstieg verzögert und die systolische Spitzengeschwindigkeit reduziert (vgl. 5 in **a**)

rigung des peripheren Widerstands z. B. durch Muskelarbeit zu einer relativen Zunahme des Stenosegrades führt. Die Zunahme des in der Peripherie benötigten Blutvolumens pro Zeiteinheit führt bei einem bestimmten Stenosegrad zu einer relativen Zunahme der Blutflußreduktion durch die Stenose. Die Diskrepanz des in der Peripherie benötigten Stromzeitvolumens und des Stromzeitvolumens, das die Stenose passieren kann, vergrößert sich. Diese Hämodynamik wird in einer Zunahme des Stenosegrades in der Spektralanalyse ausgedrückt (s. Abb. 2.7b).

Für die Reduktion der Pulsatilität ist vor allem der hohe Druckgradient über eine relative kurze Distanz der Lumeneinengung verantwortlich. Die proximal der Gefäßobstruktion erkennbaren Veränderungen im Dopplerfrequenzspektrum sind abhängig von der Kollateralisation und der Distanz zwischen Meßort und Gefäßläsion. Kurz vor der Gefäßläsion erhöht sich die Pulsatilität durch den hohen Widerstand. Befindet sich der Meßort proximal des Abgangs von relevanten Kollateralen, reduziert der periphere Widerstand die Pulsatilität im Dopplerfrequenzspektrum (Abb. 1.23). Die durch den reduzierten Tonus in den Ateriolen (Weitstellung durch grenzwertige Blutversorgung) veränderte Hämodynamik wirkt sich über die Kollateralgefäße bis in das Leitgefäß prästenotisch aus.

Poststenotisch führt der verlangsamte systolische Druckaufbau durch die Stenose zu einer Abnahme der systolischen Anstiegssteilheit (Akzeleration) im Dopplerfrequenzspektrum. Nach hochgradigen Stenosen führt der fehlende Druckausgleich zwischen zentral und peripher (prä- und poststenotisch) während eines Herzzyklus zu einem anhaltenden diastolischen Fluß. Eine weitere Ursache für die postokklusive Erhöhung des diastolischen Flusses ist die Abnahme des peripheren Widerstands durch Weitstellung der Arteriolen als Reaktion auf die reduzierte Durchblutung. Die orientierende Ableitung des Dopplerfrequenzspektrums an bestimmten Meßorten und der Vergleich nach

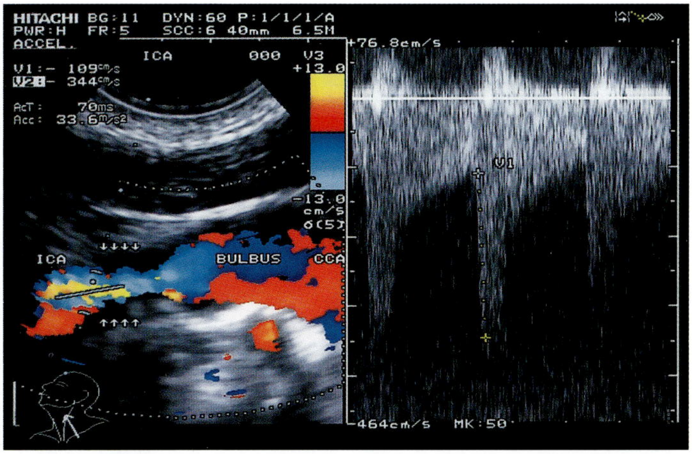

Abb. 1.25. In der exzentrischen, hochgradigen A.-carotis-interna-Stenose differieren der Stenosejet und der parallel zur Gefäßwand eingestellte Dopplereinfallswinkel um ca. 10°. Der Geschwindigkeitsjet aus der hochgradigen exzentrischen Stenose ist in Form des Aliasing innerhalb des blaukodierten Blutstroms (vom Schallkopf weg) erkennbar. Distal der echoarmen Plaque ist schallkopffern durch Flußseparationen und Wirbelbildungen die Blutströ mung retrograd (rotkodiert) dargestellt.
Der Farbumschwung in der A. carotis communis und im Bulbus (rot-blau) ist bedingt durch die relative Änderung der Strömungsrichtung bezogen auf den Schallstrahl (auf den Schallkopf zu - vom Schallkopf weg) und durch Flußseparation im Bulbus (blau). Eine adäquate Einstellung des Dopplereinfallswinkels entsprechend dem Stenosejet hätte zu einer höheren Strömungsbeschleunigung geführt. Die Turbulenzen im Stenosejet werden im Dopplerfrequenzspektrum adäquater wiedergegeben

prä- und poststenotischen Kriterien kann den Untersuchungsablauf zeitlich verkürzen.

Bei Berechnung des Schweregrads von Abgasstenosen (A. carotis interna, A. profunda femoris, Nierenarterie) muß auf empirische Daten zurückgegriffen werden, weil im Bereich von Gefäßaufzweigungen die Verwendung der Kontinuitätsgleichung nicht möglich ist. Die exakte, prozentuale Quantifizierung einer Gefäßstenose ist für klinische Fragestellungen meist nicht erforderlich, weil bei nachgewiesener hämodynamischer Relevanz einer Stenose die klinische Symptomatik und die Lokalisation der Stenose das therapeutische Procedere bestimmen.

1.3 Geräteeinstellung

Die richtige Einstellung des Ultraschallgerätes ist bei der farbkodierten Duplexsonographie von hervorragender Bedeutung. Sie muß, insbesondere wenn Dopplerstrompulskurven abgeleitet werden, der Situation angepaßt für jedes Gefäß adjustiert werden. Im folgenden sind einige wesentliche Punkte zusammengefaßt.

Schallkopf

- Auswahl der geeigneten Frequenz
- Wahl des geeigneten Presets (Vergrößerung, Verstärkung, Fokussierung, PRF, Wandfilter usw.)

Einstellung des B-Bildes

- Ortung des Gefäßes im Querschnitt
- Durch Drehung des Schallkopfes um 90° im Uhrzeigersinn Darstellung des Gefäßes im Längsschnitt
- Optimierung der Bildgröße
- Optimierung des Gains und der TGC-Kurve: Gefäßlumen schwarz, Wände scharf abgrenzbar

Farbdoppler

- Möglichst gekippte Anlotung des im Längsverlauf dargestellten Gefäßes (Verbesserung des Anlotwinkels)
- Farbbox so positionieren und evtl. angulieren (Parallelscanner), daß ein möglichst spitzer Winkel zur Gefäßachse resultiert
- Größe der Farbbox so wählen, daß ein genügend schneller Bildaufbau erfolgt
- Gain optimieren
- PRF adaptieren:
  - erhöhen bei Aliasing
  - erniedrigen bei fehlendem Flußnachweis, wenn niedrige Flußgeschwindigkeiten erwartet werden
- Hochpaßfilter adjustieren (selten notwendig, da meist an PRF gekoppelt):
  - erniedrigen, wenn sehr langsame Flüsse nachgewiesen werden sollen
  - erhöhen bei Bewegungsartefakten
- Wenn keine suffiziente Farbfüllung des Gefäßes möglich ist, sollte wegen der besseren Eindringtiefe ein *Schallkopf mit niederer Frequenz* gewählt werden. Die hiermit verbundene verminderte Ortsauflösung spielt im farbkodierten Bild keine wesentliche Rolle und wird durch das bessere Farbsignal ausgeglichen.

Gepulster Doppler

- Dopplertor im farbkodierten Suchlauf im Winkel < 70° zur Gefäßlängsachse zentral in das Lumen plazieren
- Durchführen der Winkelkorrektur
- Optimierung der Dopplertorweite im Verhältnis zum Gefäßlumen (muß das gesamte Lumen umfassen)
- Bei schlechtem Signal im Dopplerfrequenzspektrum sollte im Triplex-Mode das farbkodierte Bild angehalten werden, um ein erhöhtes Auflösungsvermögen mit der gepulsten Dopplereinheit zu erreichen.
- Optimierung der spektralen Dopplerstrompulskurve
  - Gain:
    - fehlende oder schemenhafte Kurve: *Gain* ⇑

  - übersteuerte Kurve (vollständige Ausfüllung des systolischen Schallfensters, Spiegelbild): *Gain* ⇓
- PRF:
  - Dopplerfrequenzspektrum abgeschnitten (Aliasing): *PRF* ⇑
  - Kurve zu „klein“: *PRF* ⇓
- Filter:
  - Darstellung niedriger Geschwindigkeiten erwünscht: *HPF* ⇓
  - Ausschaltung niedriger Störfrequenzen erwünscht: *HPF* ⇑

Die optimale Kurve wird an der angeloteten Stelle durch minimale Positionsänderungen erreicht, wobei neben der Beachtung der Dopplerstrompulskurve dem *akustischen Dopplersignal* große Bedeutung zukommt: häufig ist ein pathologisches Signal zu hören, das sich bei der vorliegenden Geräteeinstellung jedoch noch nicht graphisch darstellen läßt (insbesondere bei plaquebedingter Schallstreuung).

Wichtig: im Bereich hochgradiger Stenosen dominieren wegen der ausgeprägten Turbulenzen energiereiche langsame Frequenzen. Für die Graduierung des Stenosegrades ist jedoch die Erfassung der häufig energiearmen, in einem schmalen Jet konzentrierten, hohen Flußgeschwindigkeiten wesentlich. Deshalb sollte zur *Bestimmung der Maximalgeschwindigkeit in hochgradigen Stenosen*

1. die PRF hoch eingestellt werden,
2. die Kurve durch Hochdrehen des Gains übersteuert werden (hiermit werden auch die energieschwachen hohen Dopplerfrequenzen darstellbar),
3. der oft schmale Jet durch eine minimale, sorgsame Änderung der Schallkopfposition unter akustischer und optischer Kontrolle aufgespürt werden.

Kapitel 2

Extremitätenarterien 2

Mit zunehmender Lebenserwartung steigt die klinische Relevanz arteriosklerotischer Verschlußprozesse nicht nur in den Koronarien und hirnversorgenden Gefäßen, sondern auch in den Extremitätenarterien. Die Folge arteriosklerotischer Verschlußprozesse führt nicht nur zu reduzierter Lebensqualität, sondern auch zu Immobilität, Pflegebedürftigkeit und einer Verringerung der Lebenserwartung. Die zunehmenden therapeutischen Möglichkeiten, besonders auch die interventionellen perkutanen Maßnahmen, können durch Rekonstruktion oder Wiedereröffnung von Verschlußprozessen den Extremitätenverlust vermeiden und durch frühzeitigen Einsatz geeigneter Verfahren mit Beseitigung von Stenoseprozessen die Lebensqualität steigern. Für die richtige therapeutische Weichenstellung ist eine frühe Diagnostik wichtig; die Duplexsonographie als nichtinvasives Verfahren bietet dafür eine effiziente und risikoarme Primärdiagnostik an.

2.1 Becken- und Beinarterien

2.1.1 Gefäßanatomie

Beckenarterien

In Höhe von LWK 4/5 teilt sich die Bauchaorta in die beiden Aa. iliacae communes auf. Dies entspricht bei einer Untersuchung von ventral etwa der Nabelhöhe. Die *A. iliaca communis* taucht bogenförmig in das kleine Becken ab und bildet etwa am dorsalsten Punkt die Iliakalarterienbifurkation. Die *A. iliaca interna* geht in Höhe des Iliosakralgelenks nach dorsal ab und versorgt Beckenorgane, Beckenwand und Gesäßregion. Als Verlängerung der A. iliaca communis zieht die *A. iliaca externa* bogenförmig zur Lacuna vasorum unter dem Leistenband. Sie verläuft medial des M. iliopsoas. Kurz vor dem Leistenband zweigen die A. epigastrica inferior und die A. circumflexa ileum profunda ab, die bei Beckenarterienverschlüssen eine Kollateralfunktion einnehmen können.

Der arterielle Durchmesser in der A. iliaca communis beträgt zwischen 0,6 und 1,4 cm, in der A. iliaca externa zwischen 0,5 und 1 cm und in der A. iliaca interna zwischen 0,4 und 0,8 cm.

Beinarterien
Unterhalb des Leistenbandes zweigt sich die ca. 2–4 cm lange *A. femoralis communis* in die meist dorsolateral abgehende A. profunda femoris und die A. femoralis superficialis auf.

Der Abgang der *A. profunda femoris* ist variabel, so können mehrere Profundaäste direkt aus der A. femoralis communis abgehen, oder der Abgang selbst kann nach dorsal oder medial gerichtet sein. Sie ist das wichtigste Kollateralgefäß bei Verschlüssen im femoropoplitealen Abschnitt. Etwas distal der Femoralisgabel ist die Konfluenz von *Profundavenen* und der *V. femoralis superficialis* lokalisiert. Die Profundavenen ziehen durch die Femoralisgabel. Die V. femoralis superficialis begleitet die Arterie dorsalseitig zum distalen Oberschenkel. Das Gefäßnervenbündel tritt in Höhe des sog. Adduktorenkanals durch die Membrana vasoadductoria nach dorsal, und die A. femoralis superficialis geht in das proximale Segment (P1) der *A. poplitea* über.

Aus radiologisch interventioneller und gefäßchirurgischer Sicht wird die A. poplitea in 3 Segmente aufgeteilt, wobei in der Angiographie die obere Patellakante den Übergang zum P2-Segment darstellt und der Kniegelenkspalt den Übergang zum P3-Segment, das bis zum Abgang der A. tibialis anterior reicht. Zunächst zweigt die *A. tibialis anterior* nach ventral ab und durchtritt am Unterrand des M. popliteus die Membrana interossea. Sie zieht in der Extensorenloge ventral der Membrana interossea bis zum oberen Sprunggelenk und verläuft im proximalen Abschnitt relativ fibulanahe. Die A. poplitea setzt sich sehr variabel mit etwa 1–5 cm Länge als *Tractus tibiofibularis* fort und zweigt sich dann in die A. tibialis posterior und die A. fibularis auf. Die *A. tibialis posterior* verläuft zwischen den oberflächlichen und den tiefen Beugemuskeln in der Fascia cruris profunda. Die *A. fibularis* findet sich dorsomedial der Fibula, ebenfalls auf dem Niveau der Fascia cruris profunda.

Die Kaliberstärke der Unterschenkelarterien ist sehr variabel. Bei Hypoplasie (sehr selten sogar Aplasie) übernehmen die anderen Arterien über Kollateralen die Funktion. Bei arteriosklerotischen Verschlußprozessen oder Hypoplasien ist die Kollateralisation über das Rete malleolare in Höhe des oberen Sprunggelenks bedeutsam.

2.1.2 Untersuchungsablauf und Untersuchungstechnik

Beckenarterien
Entsprechend der notwendigen Eindringtiefe muß bei Untersuchung der Beckenarterien auf *3,5- bis 5-MHz-Konvexschallköpfe* zurückgegriffen werden. Die Pulsrepetitionsfrequenz muß an gesunden Gefäßarealen adäquat eingestellt (kein Aliasing) und die Empfindlichkeit optimiert werden. Untersucht wird in Rückenlage und nach ausreichender Ruhepause, um keine durch eine reaktive Hyperämie bedingten falsch-positiven Befunde zu bekommen. Bei arteriosklerotischen Verschlußprozessen klingt die Hyperämiephase nach Belastung langsamer ab.

Ein erster Überblick über hämodynamisch wirksame Stenosen oberhalb des Leistungsbandes kann mit relativ geringem Zeitaufwand durch die Ableitung des Dopplerfrequenzspektrums in der A. femoralis communis erreicht werden. Bei einem triphasischen Spektrum mit einer maximalen systolischen Geschwindigkeit von mehr als 70 cm/s sind höhergradige Stenosen in der Beckenetage nicht anzunehmen.

In der genauen Untersuchung wird dann die Aortenbifurkation im Querschnitt aufgesucht und die Aa. iliaca communis und externa im Längsschnitt auf Stenoseprozesse untersucht. Darmschlingen, insbesondere luftgefüllte, führen zu einer deutlichen Schallstreuung und *Schallabschwächung*, wodurch die kontinuierliche Untersuchung der Beckengefäße erschwert ist. Durch kontinuierliche Kompression mit dem Schallkopf können luftgefüllte Darmschlingen aus dem Schallfeld verdrängt werden. Weiterhin kann durch Verschieben des Transducers eine Umgehung schallabschwächender Strukturen erreicht werden.

Die Iliakalarterien verlaufen bogenförmig durch das kleine Becken; dies erschwert die spitzwinklige Einstellung des Dopplerstrahls zum Gefäß. Durch Verschieben des Transducers nach proximal oder distal entlang des Gefäßverlaufs und durch Kippen des Schallkopfes muß der Dopplerwinkel optimiert werden. Bei schlechten Schallbedingungen sollten zumindest die A. iliaca communis am Abgang aus der Aorta, die A. iliaca externa nach der Bifurkation und knapp proximal des Leistenbandes dargestellt und das Dopplerfrequenzspektrum abgeleitet werden. Dies sind *Pädilektionsorte für Stenosen* der Beckenarterien, und neben der Analyse des Dopplerfrequenzspektrums nach bekannten Stenosekriterien kann der Vergleich der an verschiedenen Orten abgeleiteten Spektren auch Hinweise für dazwischenliegende stenotische Prozesse liefern.

Beinarterien

Wegen des oberflächlichen Verlaufs der Beinarterien kann die Untersuchung mit relativ hochfrequenten Schallköpfen von *5–7,5 MHz* durchgeführt werden. A. femoralis und A. tibialis anterior werden in Rückenlage untersucht, die übrigen Unterschenkelarterien und die A. poplitea in Bauchlage, mit leicht angehobenem distalem Unterschenkel (Unterlage in Knöchelregion).

Prinzipiell werden Gefäße in *2 Ebenen* dargestellt, die Gefäßlokalisation beginnt im *Transversalabschnitt.* Pulsrepetitionsfrequenz und Gain werden so eingestellt, daß im Arterienlumen eine satte Farbkodierung ohne Aliasing auftritt. Wenn im Transversalschnitt eine orientierende Untersuchung durchgeführt werden soll, muß der Schallkopf nach distal oder kranial gekippt werden, um eine spitzwinklige Anlotung im Querschnitt zu erreichen. Die orientierende Untersuchung im Querschnitt hat den Vorteil, daß sich bei adäquater Geräteeinstellung relativ rasch aneurysmatische Gefäßerweiterungen, Stenosen die zum Aliasing führen, und Verschlüsse erfassen lassen. Der pathologische Befund muß jedoch im *Longitudinalschnitt* bestätigt und quantifiziert werden. Die spitzwinklige Anlotung des Gefäßes und die im B-Bild kontrollierte Einstellung des Dopplereinfallswinkels sind für quantitative Aussagen in der Stenosediagnostik notwendig. Wie in der Grauwertsonographie wird in der Gefäßsonographie im Longitudinalschnitt das Gefäß so eingestellt, daß das kraniale Gefäßsegment linksseitig und das distale Gefäßsegment rechtsseitig auf dem Monitor erscheinen.

Nach Einhaltung einer ausreichenden Ruhezeit wird in Rückenlage zunächst die A. femoralis communis im Querschnitt identifiziert und bis zur Bifurkation verfolgt. Durch die geeignete Plazierung des Schallkopfes (meist von medialseitig am Oberschenkel) wird die Bifurkation so eingestellt, daß die meist dorsolateral abgehende A. profunda femoris hinter der A. femoralis superficialis zum Liegen kommt; nach Drehen des Schallkopfs in den Längsschnitt kann so die Bifurkation als Gabel dargestellt werden. Dies erleichtert die exakte Einstellung des Dopplerwinkels zur genauen Beurteilung einer Profundaabgangsstenose. Die A. profunda femoris sollte vor allem bei Verschlüssen im femoropoplitealen Abschnitt bis in die Äste zweiter Ordnung hinein verfolgt und auf distaler gelegene Stenosen untersucht werden. Die A. femoralis superficialis wird am Oberschenkel von medial im Längsschnitt nach distal verfolgt. Schallstreuung und Schallabschwächung durch Bindegewebsstrukturen können im Adduktorenkanal ein Nachregulieren von Sende- und Empfangsempfindlichkeit erfordern.

Im Adduktorenkanal läßt sich der Gefäßverlauf leichter am außenrotierten Bein mit geringer Beugung im Kniegelenk untersuchen. Die A. poplitea und die V. poplitea werden am einfachsten in Bauchlage untersucht, wobei die V. poplitea dorsal der A. poplitea verläuft. Durch das variable Höhenniveau kann der ventrolaterale Abgang der A. tibialis anterior aus der A. poplitea schwierig zu lokalisieren sein. Nach Durchtritt durch die Membrana interossea wird sie von ventrolateral im Längsschnitt nach distal verfolgt.

Die Aufteilung des Tractus tibiofibularis in A. tibialis posterior und A. fibularis wird im Querschnitt identifiziert. Die Gefäße werden im Längsschnitt nach distal kontinuierlich auf Stenosen oder Verschlußprozesse untersucht. Bei Verlust des Gefäßes aus der Schallebene kann es durch Drehen des Transducers in den Querschnitt rasch wieder aufgefunden werden. Als Landmarken dienen Tibia und Fibula mit ihrer Schallauslöschung. Als echoreiches Band kann die Fascia cruris profunda ebenfalls zur Orientierung dienen. Bei entsprechenden Schallbedingungen sind die Unterschenkelarterien bis zur Knöchelregion untersuchbar. Zur Zeitersparnis kann das Frequenzspektrum in der proximalen und distalen Unterschenkelarterie abgeleitet werden und bei gleichem Strömungsprofil und adäquater systolischer Spitzengeschwindigkeit ein hämodynamisch wirksamer Verschlußprozeß dazwischen im allgemeinen ausgeschlossen werden.

2.1.3 Pathologische Befunde im sonographischen Bild: Meßparameter und diagnostische Wertigkeit

Arterielle Embolie

Die Ischämie durch eine arterielle Embolie ist meist (zu 80–90 %) kardialer Genese, die übrigen Fälle sind arterioarterielle Embolien, meist von partiell thrombosierten Aneurysmen oder selten von arteriosklerotischen Läsionen ausgehend.

Im Dopplerfrequenzspektrum oder farbduplexsonographisch werden die Verschlußlokalisation und die Verschlußlänge durch den Embolus anhand des fehlenden Strömungssignals nachgewiesen. Bei selteneren, subtotalen Verschlüssen kann ein Restfluß entlang des echoarmen Thrombembolus in Form von wandständigen Flußsignalen detektiert werden (s. Abb. 2.19). Relativ echoarmes, homogenes Verschlußmaterial bei guter Wandabgrenzbarkeit und erhaltener, glatter Wandkontur sowie fehlenden Plaques sind Zeichen eines embolischen Verschlusses.

Häufige Lokalisation von embolischen Verschlüssen sind Gefäßbifurkationen, wobei sich der Gefäßverschluß thrombotisch nach proximal bis zum nächsten hämodynamisch relevanten Gefäßabgang fortsetzen kann. Zur Lokalisation des distalen Verschlußendes muß die Untersuchung mit niedriger Pulsrepetitionsfrequenz und hohem Gain durchgeführt werden, weil wegen der ungenügenden Kollateralisation distal nur geringe Strömungsgeschwindigkeiten vorherrschen. Neben der Diagnose des embolischen Gefäßverschlusses ist die Suche nach der Emboliequelle integraler Bestandteil der Untersuchung.

Arteriosklerotische Obstruktion: Stenose und Verschluß

Arteriosklerotische Veränderungen betreffen mit etwa 40% vor allem die Oberschenkeletage, gefolgt von Beckenetage und Unterschenkelgefäßen mit jeweils etwa 20–30% (Schoop 1988). Mehretagenobstruktionen liegen jedoch schon bei über 20% der Patienten bei Diagnosestellung vor; bedingt durch die generalisierte Vasosklerose sind meist beide Extremitäten, jedoch oft in unterschiedlicher Ausprägung, betroffen.

Bereits im Grauwertbild sind arteriosklerotische Gefäßveränderungen an Unregelmäßigkeiten der Wandkontur, Wandverdickungen oder arteriosklerotischen Plaques nachweisbar. Bei entsprechender Plaquemorphologie (echogen, nicht kalzifiziert) läßt sich in größeren Gefäßen schon im B-Bild die Lumeneinengung abschätzen. Mit duplexsonographischer Geräteausstattung ist die hämodynamische Wirksamkeit von Lumeneinengungen quantifizierbar (Tabelle 2.1).

Die *Mediasklerose bei Diabetikern* führt durch diffuse Kalkeinlagerungen in der Gefäßmedia zu unregelmäßigen, echoinhomogenen Wandverdickungen mit Schallstreuung und Schallauslöschung. Neben der Schallauslöschung im Grauwertbild erschweren sie auch die Ableitung von (farb-)duplexsonographischen Strömungssignalen aus dem Gefäßlumen.

Bei Gefäßverschlüssen deuten ausgeprägte Plaques im Gefäßlumen bei nicht abgrenzbarer Wandkontur auf eine arteriosklerotische Genese hin. Die Gefäßwand komprimierende Strukturen können im Grauwertbild erkannt, identifiziert und von arteriosklerotischen Stenosen differenziert werden. Mit duplexsonographischer Geräteausstattung läßt sich die hämodynamische Wirksamkeit von Lumeneinengungen quantifizieren (Tabelle 2.1).

In Extremitätenarterien führt der hohe periphere Widerstand zu einer pulsatilen, annähernd laminaren Strömung, die sich im Dopplerfrequenzspektrum als schmales Frequenzband mit spektralem systolischem Fenster dokumentieren läßt. Das typische triphasige Frequenzspektrum hat nach einem steilen, systolischen Anstieg mit Wiederabfall einen kurzen, frühdiastolischen Rückstrom und, je nach zu versorgendem Gefäßareal, eine mehr oder weniger hohe und mehr oder weniger anhaltende diastolische Vorwärtsströmung. An Gefäßabgängen und Gefäßkrümmungen kann es physiologisch zu Störungen des laminaren Strömungsprofils kommen. Eine Strömungsbehinderung (Stenose, Ge-

Tabelle 2.1. Einteilung des Schweregrads peripher arterieller Gefäßstenosen (vgl. Abb. 1.24). Der Stenosegrad ist als prozentuale Querschnittsflächenreduktion definiert. Die Angaben gelten nur bedingt für im Bereich von Gefäßaufzweigungen gelegene Obstruktionen. Wegen der komplexen Abhängigkeit der Stenosehämodynamik von zahlreichen Faktoren sind die Übergänge zwischen den angegebenen Stenosegraden fließend. (Mod. nach Wolf u. Fobbe 1993; Crossmann et al. 1989; Polak et al. 1991)

Stenosegrad	(Farb-)Duplexsonographie (intrastenotisch)	(Farb-)Duplexsonographie (direkt post-stenotisch)	Spektrum weit distal der Läsion	Spektrum proximal der Läsion	Ratio[a]
Keine Stenose	Triphasisches Frequenzspektrum V_{max} < 150 cm/s	Spektrales Fenster Keine Spektralverbreiterung Deutliche Pulsatilität Steiler systolischer Anstieg	Unverändert	Unverändert	< 1,5
20–50% geringgradige Stenose	Erhöhung von V_{max} 150–200 cm/s	Keine wesentlichen Turbulenzen evtl. geringe Spektralverbreiterung	Wie prästenotisch	Normal	1,5–2
51–75% mittelgradige Stenose	Stärkere Erhöhung V_{max} 200–380 cm/s Geringe Reduktion der Pulsatilität	Strömungsverwirbelung evtl. geringe Turbulenz, Verkleinerung des spektralen Fensters	Gering reduzierte Pulsatilität	Normal	2–4
76–95% hochgradige Stenose	Sehr starke Erhöhung von V_{max} > 380 cm/s, Reduktion der Pulsatilität	Erhebliche Turbulenz Geschlossenes spektrales Fenster	Reduzierte systolische Anstiegsgeschwindigkeit Reduzierte Pulsatilität	Normal oder gering reduzierte Amplitude (Seitenvergleich) Vor Abgang von Kollateralen: Pulsatilität evtl. etwas reduziert	> 4

Tabelle 2.1 (Fortsetzung)

> 95% filiforme Stenose	Nahezu aufgehobene Pulsatilität deutliche Steigerung der systolischen und diastolischen Spitzengeschwindigkeit	Ausgeprägte Turbulenz Geschlossenes spektrales Fenster	Abflachung des systolischen Gipfels Erheblich reduzierte Pulsatilität	Reduzierte Amplitude Pulsatilität direkt vor Stenose erhöht. Pulsatilität prästenotisch, aber vor Abgang von Kollateralen reduziert	> 4
Verschluß	Kein Flußsignal	Im distalen Anschlußgefäß geringer Fluß Stark gedämpftes Spektrum	Sehr flacher systolischer Gipfel	Niedrige Amplitude Stumpfsignal direkt vor Verschluß: erhöhte Pulsatilität, schmaler Komplex mit relativ hohem negativen Anteil. Pulsatilität vor Abgang von Kollateralen reduziert	

[a] Ratio: Quotient aus systolischer Maximalgeschwindigkeit in Stenose/vor Stenose.

fäßkompression) führt mit zunehmender Reduktion der Querschnittsfläche zu einer Strömungsbeschleunigung, die mit Turbulenzen und Strömungsverwirbelungen einhergeht.

Die Strömungsbeschleunigung beginnt geringfügig schon bei einer 20- bis 50%igen Lumeneinengung. Eine relevante periphere arterielle Blutdruckreduktion ist noch nicht oder nur unter Belastung zu erwarten. In geringgradigen Stenosen (unter 50%) kommt es zu keiner wesentlichen Veränderung des Strömungsprofils. Mit Zunahme der Stenose wird die Pulsatilität zunehmend abgeschwächt, und es entwickeln sich poststenotische Wirbel und Turbulenzen. Eine über 75%ige Querschnittsreduktion (> 50%ige Durchmesserreduktion) führt zu einer weiteren Zunahme der intrastenotischen Strömungsgeschwindigkeit um über 100% gegenüber dem prästenotischen Gefäßareal (Jäger et al. 1985; Moneta et al. 1992) und zu einer zunehmenden Reduktion der Pulsatilität, so daß bei hochgradigen Stenosen ein monophasisches Dopplerfrequenzspektrum intrastenotisch wie auch poststenotisch charakteristisch ist (Crossmann et al. 1989; Polak et al. 1991; Kohler et al. 1991).

Farbduplexsonographisch ist die beginnende Strömungsbeschleunigung bei gering- bis mittelgradigen Stenosen in einer Aufhellung der Farbkodierung (vor allem im Stenosejet) zu erkennen. Bei zunehmendem Stenosegrad können die retrograden Flußanteile in Wirbelbildungen und Flußseparationen am Farbumschlag nachgewiesen werden. Hochgradige Stenosen mit Turbulenzen führen zu einem mosaikartigen Farbmuster und Aliasingphänomen. Bei adäquater Geräteeinstellung können so relativ rasch Aussagen über die Lokalisierung und den Grad von Stenosen gewonnen werden.

Zur genaueren Quantifizierung einer Stenose muß jedoch das *Dopplerfrequenzspektrum* abgeleitet werden. Dieses zeigt sehr sensibel die veränderte Hämodynamik an, die eine Stenose im prästenotischen, intrastenotischen und poststenotischen Gefäßsystem verursacht.

Prästenotisch kann es vor hochgradigen Stenosen durch die Veränderung des peripheren Widerstands zu einer Reduzierung der pulsatilen Strömung kommen. Im Frequenzspektrum bleibt der systolische Anstieg jedoch präokklusiv (im Gegensatz zu postokklusiv) steil. Je näher das Dopplerfrequenzspektrum vor einer hochgradigen Stenose (oder einem Verschluß) abgeleitet wird, desto weniger kommt der Kollateralfluß im Dopplerfrequenzspektrum zum Tragen. Wenn zwischen Stenose (oder Verschluß) und der Ableitungsstelle für das Dopplerfrequenzspektrum keine hämodynamisch bedeutenden Kollateralen mehr abgehen, nimmt die Pulsatilität im Frequenzspektrum zu; dies kann bis zum *Pendelfluß* führen (Stumpfsignal).

Nach Zunahme der Strömungsgeschwindigkeit in der Stenose (bedingt durch das Kontinuitätsgesetz) und Aufhebung des triphasischen Flusses bei höhergradigen Stenosen kommt es *poststenotisch* neben der Fortführung des monophasischen Frequenzspektrums zu poststenotischen Turbulenzen. Abhängig vom Stenosegrad sind poststenotisch die systolische Spitzengeschwindigkeit reduziert, der Anstieg bis zum Erreichen der systolischen Spitzengeschwindigkeit (Akzeleration) verlangsamt und die Pulsatilität reduziert.

Die Aufhebung der Pulsatilität bis hin zu monophasischen Strömungsverläufen nach hochgradigen Stenosen und Verschlüssen ist einerseits durch die

Veränderung der Hämodynamik (Weitstellung von Kollateralgefäßen, Reduktion des Tonus in Arteriolen) in der Peripherie mit Reduktion des peripheren Widerstands verursacht, andererseits kommt es über hochgradige Stenosen zum Druckabfall; die Druckdifferenz zwischen Herz und Peripherie wird während eines Zyklus nicht mehr ausgeglichen, und je nach Stenosegrad fließt bis in die Enddiastole hinein ein entsprechend hoher diastolischer Fluß.

Mehrere Arbeitsgruppen (Crossmann et al. 1989; Kohler et al. 1987; Polak et al. 1991; Mulligan et al. 1991) zeigen in Vergleichsstudien zwischen Duplexsonographie und Angiographie sowie zwischen Farbduplexsonographie und Angiographie bei Patienten mit peripherer AVK eine gute Übereinstimmung. Die Sensitivität im Nachweis einer höhergradigen Stenose (>50%) beträgt im femoropoplitealen Bereich zwischen 82 und 100%. Die Ergebnisse jüngerer Studien liegen über 90%, jedoch zeigen auch schon ältere, ausschließlich mit konventioneller Duplexsonographie durchgeführte Untersuchungen überraschend gute Ergebnisse: Jäger et al. berichteten bereits in einer 1986 durchgeführten Studie über eine 96%ige Sensitivität und eine 81%ige Spezifität im duplexsonographischen Nachweis pathologischer Veränderungen in der Becken-Bein-Strombahn im Vergleich zur Angiographie. Überraschenderweise war die Sensitivität dabei genauso gut und die Spezifität besser als der Grad der Übereinstimmung zweier Radiologen in der Beurteilung derselben Angiographie (Sensitivität 97%, Spezifität 68%).

In einer eigenen (farb-)duplexsonographischen Untersuchung betrugen, verglichen mit der Angiographie, im Nachweis von hämodynamisch relevanten Stenosen oder Verschlüssen bei 125 Patienten mit AVK-typischen Beschwerden (AVK II bis IV) die Sensitivität 96%, die Spezifität 98% und die Treffsicherheit 97%. In 31% war der femoropopliteale Abschnitt betroffen, in 12% die Beckenetage, in 18% die Unterschenkelarterien und in 39% mehrere Etagen (Tabelle 2.2).

Strauß et al. (1995) haben für die A. iliaca externa die duplexsonographisch gemessene Strömungsgeschwindigkeit mit verschiedenen Parametern korreliert:

- densitometrisch gemessene Querschnittsreduktion, verglichen mit dem aus dem Verhältnis der prästenotischen zur intrastenotischen Flußgeschwindigkeit errechneten hämodynamischen Stenosegrad (r = 0,64);
- systolische maximale Geschwindigkeit, verglichen mit densitometrisch gemessener Querschnittsreduktion (r = 0,56);

Tabelle 2.2. Treffsicherheit der Duplexsonographie bezüglich arterieller Stenosen oder Verschlüsse der Beinarterien bei AVK im Vergleich mit der arteriellen Angiographie

Autoren	Patientenzahl	Sensitivität [%]	Spezifität [%]	Treffsicherheit [%]
Koennecke	53[a]	97	97	97
Landwehr	52[a]	92	99	96
Polak	17	88	95	93
eigene Ergebnisse	125[a]	96	98	97

[a] Mitbeurteilung der Unterschenkelarterien.

- farbduplexsonographisch ermittelte Strömungsgeschwindigkeit und daraus mittels Bernoulli-Gleichung (S. 24 und S. 79) errechneter Druckabfall gegenüber mit Katheter gemessenem Druckabfall (r = 0,86).

Der sonographisch aus der maximalen Strömungsgeschwindigkeit über die Bernoulli-Gleichung berechnete Druckabfall zeigt die beste Übereinstimmung mit dem intraarteriell gemessenen Druckabfall über der Stenose. Der Korrelationskoeffizient betrug zwischen dem invasiv und dem nichtinvasiv bestimmten Druckabfall über der Beckenarterienstenose R = 0,86 (Graphik 2.1). Das Ausmaß der Kollateralisierung ist bei dem Druckabfall insofern schon berücksichtigt, als kollateralisierte Beckenarterienstenosen bei gleichem Stenosegrad geringere transstenotische Flußgeschwindigkeit aufweisen und dementsprechend auch ein geringerer Druckabfall über der Stenose gemessen und errechnet wurde als bei schlecht kollateralisierten Iliakalstenosen.

Der Vergleich zweier Untersuchungsmethoden mit unterschiedlichen Bewertungskriterien führt zwangsläufig zu einer gewissen Befunddiskrepanz. Die Angiographie (wie auch i. allg. DSA, Röntgendensitometrie) wertet primär morphologische Befunde aus, während die Duplexsonographie die Funktion bzw. die hämodynamische Relevanz von Stenosen beurteilt. Gegenüber neu eingeführten Methoden ist weiterhin die selektive Angiographie der Goldstandard. Es muß jedoch berücksichtigt werden, daß auch angiographische Methoden Probleme bei der Definition des Stenosegrads aufweisen, weil sie nur das perfundierte Lumen, nicht jedoch die Gefäßwand abbilden und das dreidimensionale Lumen auf die zweidimensionale Filmebene reduzieren. Vor allem in der Beckenetage häufig auftretende Hinterwandplaques können in der anteriorposterioren Ebene unterschätzt werden.

Die Beurteilung des Stenosegrades durch den Vergleich der intrastenotischen mit der prästenotischen Flußgeschwindigkeit ist bei Abgangsstenosen relativ unzuverlässig, weil das prästenotische Areal physiologisch eine andere Hämodynamik besitzt und der Gefäßquerschnitt differiert.

Graphik 2.1. Korrelation (R = 0,86) zwischen farbduplexsonographisch mittels Bernoulli-Gleichung errechnetem und mit dem Katheter gemessenem mittlerem Druckabfall über Beckenarterienstenosen. (Strauß et al. 1995)

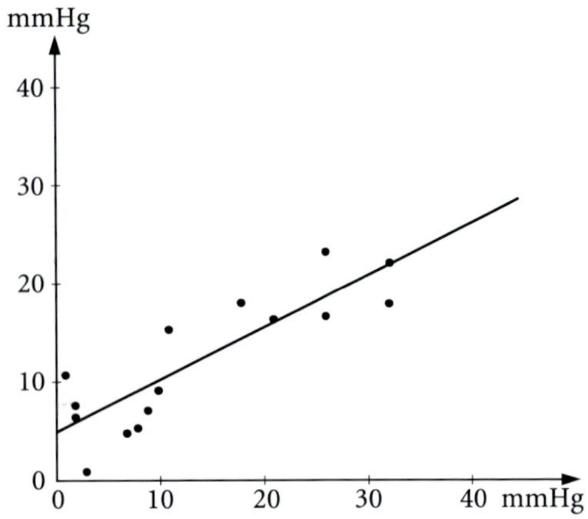

Je distaler okklusive Prozesse sind, um so mehr muß die Kollateralfunktion des gemessenen Gefäßes mit einbezogen werden. So kann die A. profunda femoris als Hauptkollateralgefäß bei Superficialisverschlüssen schon eine über 100 %ige Zunahme der mittleren Flußgeschwindigkeit im Abgangsbereich ohne jegliche Stenosierung dieser Arterie zeigen. Ebenso verursacht die Kollateralfunktion bei okklusiven Prozessen durch die Abnahme des peripheren Widerstands eine Reduktion der Pulsatilität der Flußgeschwindigkeitskurve. Daher können hier nur eine Zunahme der Maximalgeschwindigkeit über Normwerte und die monophasische Veränderung des Dopplerfrequenzspektrums herangezogen werden.

Studien zur Untersuchung der Normalwerte in Becken- und Beinarterien (Jäger et al. 1985; Kohler 1990; Karasch et al. 1990; Polak et al. 1992) zeigen jedoch eine große Streubreite sowohl zwischen einzelnen Untersuchergruppen als auch zwischen unterschiedlichen Probanden innerhalb einer Untersuchergruppe (große Varianz). Dadurch ist es schwierig, eine systolische Grenzgeschwindigkeit zu bestimmen, ab der von einer hämodynamisch wirksamen Stenose auszugehen ist, wie sich dies in der Diagnose der Karotisstenose und der Nierenarterienstenose etabliert hat. Dennoch ist ab einer Verdopplung der durchschnittlich bestimmten Normalgeschwindigkeit im entsprechenden Gefäßareal von einer hämodynamisch wirksamen Stenose auszugehen. Die in Tabelle 2.3 aufgeführten Normwerte aus der eigenen Studie sind trotz der beschriebenen Streubreite mit den Ergebnissen anderer Studiengruppen (Jäger et al. 1985; Kohler et al. 1990) vergleichbar.

Als bedeutendste Kollaterale bei Verschlüssen oder Stenosen der A. femoralis superficialis kommt dem *Hauptstamm der A. profunda femoris* eine besondere Bedeutung für die Diagnose zu. Sie ist in etwa einem Drittel der Fälle einer Obstruktion der A. femoralis superficialis mitbefallen; die Verbesserung der Blutversorgung des Unterschenkels kann durch einen relativ kleinen chirurgischen Eingriff (TEA) verbessert werden. Neben der klinischen Bedeutung des Profundaabgangs ist dieser eine Schwachstelle in der angiographischen Diagnostik. Es kommt häufig zu Gefäßüberlagerungen, und eine sichere Beurteilung des Profundaabganges ist nur durch eine *zusätzliche Schrägprojektion* möglich.

In einer eigenen Arbeitsgruppe (Strauß u. Schäberle 1988) wurde die Hämodynamik am Abgang der A. profunda femoris untersucht und anhand der systolischen Spitzengeschwindigkeit der Stenosegrad beurteilt. Im Vergleich zur

Tabelle 2.3. Normalwerte für Gefäßdurchmesser (*D*) und systolische Maximalgeschwindigkeit (V_{max}) (einschließlich Standardabweichung) an den Arterien der unteren Extremitäten an 30 gesunden Probanden

	D (cm)	V_{max} (cm/s)
A. iliaca externa	0,85 ± 0,11	116 ± 29,7
A. femoralis communis	0,81 ± 0,17	112,2 ± 22,7
A. femoralis superficialis proximal	0,65 ± 0,14	93,95 ± 15,9
A. femoralis profunda	0,55 ± 0,14	95,1 ± 21,5
A. poplitea	0,58 ± 0,12	71,6 ± 12,4

Angiographie als Referenzmethode betrug der positive Vorhersagewert 86% und der negative Vorhersagewert 91%. In ROC-Kurven („receiver operating characteristic curve") war die systolische Spitzengeschwindigkeit von 180 cm/s der beste Grenzwert zur Differenzierung von Normalbefunden und geringgradigen Stenosen zu höhergradigen (> 50%) Stenosen (Graphik 2.2).

Farbduplexsonographisch und dopplersonographisch ist bei adäquater Geräteeinstellung ein Gefäßverschluß anhand des fehlenden Strömungsnachweises zu diagnostizieren. Die falsche Geräteeinstellung (Gain, PRF) kann zu falsch-positiven Ergebnissen führen.

Die *Verschlußlänge* läßt sich duplexsonographisch sehr genau bestimmen; eine eigene Untersuchung bei 40 Extremitäten mit Verschluß im femoropoplitealen Abschnitt ergab eine Korrelation von 0,96 zwischen angiographisch und duplexsonographisch ermittelter Verschlußlänge. Die Verschlußlänge war zu 21% kleiner als 5 cm, zu 54% zwischen 5 und 10 cm und zu 25% länger als 10 cm. Bei Beckenarterienverschlüssen (n = 30) konnte in allen Fällen der Verschluß duplexsonographisch richtig erkannt werden; die Verschlußlänge wurde jedoch bei schlechteren Schallbedingungen manchmal peripher um einige Zentimeter überbewertet („Totwasserzone"). Diese Überschätzung der Verschlußlänge wird durch die langsamen Flußgeschwindigkeiten distal des Verschlußendes verursacht, insbesondere bei schlechter Kollateralisation. Die Blutflußzunahme nach distal durch weitere Kollateraleinmündungen verbessert die duplexsonographische Darstellbarkeit. In schwer untersuchbaren Regionen kann die Gabe von Echokontrastmitteln intravenös eine Verbesserung des detektierenbaren Blutflusses erwirken (Langholz et al. 1992). Der Einsatz bleibt in der klinischen Routinediagnostik jedoch Einzelfällen vorbehalten.

Um das distale Verschlußende genau lokalisieren zu können, muß mit für arterielle Untersuchungen relativ niedriger Pulsrepetitionsfrequenz und hohem Gain gearbeitet werden, weil niedrige Flußgeschwindigkeiten nach dem Verschluß sonst nicht detektiert werden.

Wie hochgradige Stenosen verändern auch Verschlüsse das Dopplerfrequenzspektrum prä- und postokklusiv. Bei Duplexeinheiten ohne Farbe kann

Graphik 2.2. Profundastenose: ROC-Kurve („receiver operating characteristic curve") zur Bestimmung von Sensitivität und Spezifität bei verschiedenen Grenzgeschwindigkeiten in der A. profunda femoris, duplexsonographisch gemessen und angiographisch kontrolliert

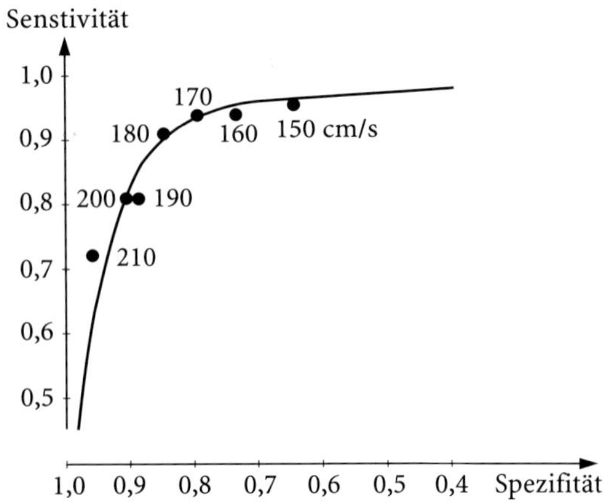

man sich durch Ableiten des Dopplerfrequenzspektrums prä- und postokklusiv an die Verschlußzone herantasten. Signale aus parallel verlaufenden Kollateralen können fälschlicherweise schon kurz vor der wiederaufgefüllten Arterie als offenes Gefäß gedeutet werden und so eine Unterschätzung der Verschlußlänge bewirken. Kollateraleinmündungen können durch den veränderten Dopplerwinkel an plötzlichen Flußbeschleunigungen und vor allem an der Richtungsänderung im Dopplersignal erkannt werden. Beim Identifizieren von Abgang oder Mündung der Kollateralarterien kann unter adäquater Einstellung des Dopplereinstrahlwinkels über die Ableitung des Dopplerfrequenzspektrums eine Stenose diagnostiziert werden. Neben der Beurteilung des postokklusiven Flusses können auch Hinweise auf das therapeutische Procedere (konservativ oder rekonstruktiv) gewonnen werden.

Bei okklusiven Mehretagenveränderungen mit hintereinandergeschalteten Stenosen oder Verschlüssen kann die Anwendung der aufgeführten Stenosekriterien zur Fehlbeurteilung führen. Bei der Beurteilung des Stenosegrades einer zweiten, nachgeschalteten Stenose muß die Bedeutung der Hämodynamik durch die vorausgehende Stenose mit einbezogen werden. Die Veränderung der Pulsatilität durch die vorausgegangene Stenose muß berücksichtigt werden: Die postokklusive Geschwindigkeitsreduktion führt in der nachgeschalteten Stenose zu einem geringeren Anstieg der systolischen Spitzengeschwindigkeit. Eine Stenose ist als hämodynamisch relevant zu werten, wenn die systolische Spitzengeschwindigkeit von zwischen den Stenosen zur nachgeschalteten Stenose im Vergleich auf das Doppelte angestiegen ist.

Außerdem sinkt die Durchflußrate nach Mehretagenverschlüssen bei schlechter Kollateralisierung gelegentlich so stark ab, daß trotz hochauflösender Geräte und adäquater Geräteeinstellung die untere Nachweisgrenze der (Farb-)Duplexsonographie erreicht wird. Bei fehlendem Strömungsnachweis in der Farbduplexsonographie kann oft noch ein Strömungssignal im Dopplerfrequenzspektrum mit hohem Gain und hoher Pulsrepetitionsfrequenz abgeleitet werden.

Bei farbduplexsonographisch nicht einsehbarem Stenosebereich (Schallauslöschung durch kalzifizierte Plaques) müssen die Dopplerfrequenzspektren proximal und distal verglichen werden. Wenn Spitzengeschwindigkeit und Charakter des Dopplerfrequenzspektrums sich nicht ändern, verursacht die Plaque keine hämodynamisch relevante Einengung.

Aneurysma

Prädilektionsort für Aneurysmen ist neben der Aorta die A. poplitea. Vor allem bei einer dilatativen Angiopathie können sie jedoch auch im femoralen oder iliakalen Abschnitt vorkommen (Schuler et al. 1993). Durch die umschriebene Erweiterung des Gefäßlumens (Querschnittszunahme) fallen sie in der Grauwertsonographie sakkulär oder spindelförmig auf. Wandständige Thromben im Aneurysma sind oft an der gegenüber dem durchflossenen Lumen erhöhten Echogenität erkennbar. Die Bestätigung liefert die *Farbduplexsonographie* durch die intraluminäre Aussparung der Farbe im thrombosierten Areal. Diese Auflagerungen können zu Stenosierungen, vor allem bei Plaques am Ende des Aneurysmas, führen. Bei einer kompletten Thrombosierung des Aneurysmas fehlt der Strömungsnachweis. Die Angiographie kann bei Aneurysmen *keine* Referenzmethode sein. Morphologie und Ausdehnung, nicht aber die Hämodynamik, können im *CT* mitbeurteilt werden. Bei isolierten Gefäßverschlüssen im Poplitealsegment sollte vor einer radiologisch-interventionellen Maßnahme zum Ausschluß eines thrombosierten Aneurysmas eine Sonographie durchgeführt werden.

Poplitealarterienaneurysmen manifestieren sich nicht selten bilateral und sind in 25–30% mit dem abdominellen Aortenaneurysma assoziiert. Neben dem Verschluß und der Ruptur neigen Aneurysmen mit thrombotischen Auflagerungen zu Embolisationen in die Peripherie und zwingen daher nicht selten zur Amputation.

Das *Aneurysma spurium* ist eine typische Komplikation nach arteriellen Punktionen bei diagnostischen Angiographien oder interventionellen Eingriffen. Es tritt in bis zu 4% nach einer PTA oder Herzkatheteruntersuchung auf (Hust et al. 1992, Moll et al. 1991). Die zweite Ursache ist das Nahtaneurysma nach chirurgischen Gefäßeingriffen, vor allem bei Bypassoperationen.

Differentialdiagnostisch relevant, aber klinisch nicht sicher differenzierbar ist die Unterscheidung zwischen einem Aneurysma spurium und einer fortgeleiteten Pulsation bei einem paravasalen Hämatom (Thomas et al. 1989). Die Abgrenzung zwischen einem Aneurysma und einer echoarmen, perivaskulären Struktur wie Hämatom, Serom, Lymphozele (s. Übersicht) ist duplexsonographisch eine Blickdiagnose. Der Pendelfluß im Aneurysmahals, bedingt durch die wechselnden Druckverhältnisse, ist der Beweis für das Aneurysma spurium und macht eine Angiographie überflüssig. Durch den hohen intraluminären Druck in der Systole fließt Blut mit relativ hoher Flußgeschwindigkeit durch den engen Aneurysmahals in das Aneurysma spurium und in der Diastole bei umgekehrten Druckverhältnissen mit einem etwas niedrigeren holosystolischen, meist turbulenten Rückfluß mit dem Aneurysmasack in das Gefäßlumen zurück (Pendelfluß).

Bevor man sonographisch den Aneurysmahals in Beziehung zur Hautoberfläche exakt orten konnte, war die Therapie der Wahl die chirurgische Übernähung des Aneurysma spurium. Bei exakter Darstellung des Aneurysmahalses läßt sich dieser nun durch eine gezielte, farbduplexsonographisch gesteuerte Kompression in über 90% verschleißen (Fellmeth et al. 1991, Hust et al.

Sonographische Differentialdiagnose echoarmer vaskulärer und perivaskulärer Strukturen in der Fossa poplitea

- Aneurysma der A. poplitea (verum/spurium)
- Hämatom, Serom, Abszeß
- Hämangiom
- Baker-Zyste
- Zystische Adventitiadegeneration
- Tumor
- Venenaneurysma

1992). Dies führt zur Thrombosierung des Aneurysmas. Die Kompressionsdauer liegt zwischen 10 und 30 min.

Stenosierende, nicht arteriosklerotische Arterienerkrankungen: zystische Adventitiadegeneration, Entrapmentsyndrom (Prädilektionsort: A. poplitea)
Neben arteriosklerotisch bedingten Gefäßstenosen und arteriosklerotisch und embolisch bedingten Verschlüssen ist die A. poplitea Prädilektionsort für seltene Gefäßerkrankungen, insbesondere *Kompressionssyndrome*. Die Ursache der Gefäßkompression kann dem Goldstandard Phlebographie oder Angiographie diagnostische Schwierigkeiten bereiten, vor allem dann, wenn es schon zum Gefäßverschluß gekommen ist.

Zum Poplitealarterienverschluß kann ebenfalls ein komplett thrombosiertes Aneurysma führen. In der Inzidenz des Aneurysmas nimmt die A. poplitea nach der Aorta die zweite Stelle ein. Eine Untersuchung von 1190 Patienten mit einer AVK im Stadium II–IV nach Fontaine ergab angiographisch bei 51 Patienten isolierte Poplitealarterienverschlüsse.

In der konsekutiven sonographischen Untersuchung dieser Verschlüsse konnten als Verschlußursache zu 47% arteriosklerotische Veränderungen mit ausgeprägten Plaques gefunden werden. 21,5% waren nach sonographischen Kriterien embolisch bedingt mit relativ homogenem Inhalt des verschlossenen Gefäßlumens, guter Abgrenzbarkeit der Wand, ohne wesentliche Plaques. 27,5% der isolierten Poplitealarterienverschlüsse waren durch ein thrombosiertes Poplitealarterienaneurysma und 4% durch ein Entrapmentsyndrom verursacht.

In einer eigenen Auswertung von 9800 duplexsonographischen Untersuchungen der Fossa poplitea bei Patienten mit Thromboseverdacht oder AVK-typischen Beschwerden wurden neben den arteriosklerotischen und embolischen Gefäßveränderungen und dem Aneurysma verum in der A. poplitea und neben der chronisch venösen Insuffizienz und der Venenthrombose als pathologische Veränderung der V. poplitea folgende seltene Gefäßerkrankungen gefunden:

- Entrapmentsyndrom
  - mit verschlossener A. poplitea: 2 Fälle;
  - mit Kompression der A. poplitea in Plantarflexion: 2 Fälle;
  - mit Kompression von A. und V. poplitea: 1 Fall.
- Zystische Adventitiadegeneration: 2 Fälle.
- Aneurysma spurium (iatrogen nach Arthroskopie): 1 Fall
- Intimadissektion (nach Trauma): 1 Fall
- Aneurysma der V. poplitea: 7 Fälle (davon in 2 Fällen sakkulär mit partiell wandständiger Thrombosierung und Lungenembolie, einmal sakkulär ohne Thromben und in 4 Fällen spindelförmig).
- Kompression der V. poplitea durch Baker-Zyste, zum Teil rupturiert: 15 Fälle.
- Kompression der V. poplitea durch Poplitealarterienaneurysma: 12 Fälle.

Zystische Adventitiadegeneration
Die zystische Adventitiadegeneration ist ein seltenes Krankheitsbild, bei dem zystische Strukturen in der Adventitia gelenknaher Arterien (Leu et al. 1977) oder sehr selten auch Venen diese je nach Füllungszustand stenosieren können.

Die Durchsicht der Literatur und bisheriger Sammelstatistiken ergab 196 Fallbeschreibungen (Schäberle, Eisele 1996). In über 90% ist die A. poplitea betroffen (Dunant et al. 1973; Flanigan et al. 1979; Flückiger et al. 1991).

Die Zysten können ein- oder mehrkammerig sein, solitär oder multipel vorkommen. Sehr wechselhaft können der klinische Befund und die Ischämiebeschwerden sein. Innerhalb kurzer Zeit wird manchmal ein Wechsel zwischen beschwerdefreien Intervallen und einer deutlichen Begrenzung der Gehstrecke auf wenige Meter beobachtet. Ursache der unterschiedlichen Symptomatik ist der wechselnde Füllungszustand der Zysten und damit das wechselnde Ausmaß der Gefäßkompression durch die Zysten. Die in der Angiographie typischerweise beschriebene sanduhrförmige Stenose kann in beschwerdefreien Intervallen fehlen oder nur diskret durch eine geringgradige Impression angedeutet sein.

In der Literatur werden bezüglich der Ätiologie und des pathologisch-anatomischen Substrats der zystischen Adventitiadegeneration verschiedene Auffassungen vertreten. In histologischen Schnitten hat die Adventitia Zonen mukoider Degeneration. Sowohl der Zysteninhalt als auch die Gefäßwand sind histologisch denen eines Gefäßganglions ähnlich. Sonographisch lassen sich die klinische und die angiographische Verdachtsdiagnose durch den direkten Zystennachweis verifizieren. Auch im beschwerdefreien Intervall, ohne wesentliche Gefäßkompression, lassen sich die Zysten darstellen und der genaue Stenosegrad durch Ableitung des Frequenzspektrums bestimmen. So kann das therapeutische Procedere festgelegt werden.

Therapie der Wahl ist die chirurgische Resektion; bei fehlender Operationsfähigkeit oder Operationswilligkeit des Patienten kann eine sonographisch gesteuerte Aspiration des Zysteninhaltes durchgeführt werden (Schäberle u. Eisele 1996).

Entrapmentsyndrom

Die A. poplitea läuft zusammen mit der V. poplitea und dem N. tibialis zentral durch die Fossa intercondylica. Während des Verlaufs durch die Fossa poplitea gibt die Arterie eine wechselnde Anzahl von Ästen ab (A. suralis). Infolge einer Malformation der A. und evtl. auch der V. poplitea einerseits oder der muskulären Strukturen, insbesondere des medialen Gastroknemiuskopfs andererseits kann bei Muskelkontraktion eine Kompression der Gefäße auftreten.

Durch die Plantarflexion wird die A. poplitea komprimiert und dadurch die Durchblutung des Unterschenkels intermittierend reduziert, was zu einer Claudicatio intermittens führen kann. Sekundär können Gefäßwandschädigungen mit Proliferation der Intima und Media auftreten. Die Intimaschädigung kann zu wandständigen Thrombosen und zum vollständigen Gefäßverschluß führen, die Kompression der Arterie zu poststenotischen Dilatationen. Die in der Aneurysmawand entstehenden muralen Thromben können arterio-arterielle Embolien mit peripheren Verschlüssen verursachen. Um die genannten Komplikationen zu vermeiden, ist eine frühzeitige operative Behandlung mit Durchtrennung der gefäßkomprimierenden Struktur indiziert.

Nach Insua et al. (1970) wird das Kompressionssyndrom in 4 Typen eingeteilt, je nach Beziehung zwischen Arterie und Muskel:

- Bei *Typ I* und *Typ Ia* verläuft die A. poplitea medialseitig um den medialen Gastroknemiuskopf. Dabei handelt es sich beim Typ I um eine Malformation der Arterie, beim Type Ia um eine Malformation des medialen Gastroknemiuskopfes, der lateraler und kranialer als normal am Femur ansetzt und die Arterie zum atypischen Verlauf zwingt. In der Ultraschalldiagnostik ist für Typ I und Typ Ia pathognomisch wegweisend, daß Arterien und Venen nicht gemeinsam durch die Fossa poplitea verlaufen, sondern eine muskuläre Struktur zwischen den Gefäßen sichtbar wird.
- Beim *Typ II* und *Typ IIa* verlaufen Arterie und Vene zwar in normaler Position, sie werden jedoch durch in der Fossa poplitea kreuzende Strukturen komprimiert (abnormal einsetzender lateraler Ausläufer des medialen Gastroknemiuskopfs, abnormal verlaufender M. plantaris).

Selten kann auch eine exzessive Hypertrophie des M. gastronemius zu einer Claudicatio intermittens führen. Die hypertrophen Muskelköpfe komprimieren bei der Kontraktion die A. poplitea und selten auch die V. poplitea.

Claudikatiotypische Beschwerden bei jüngeren Personen sollten auf ein Kompressionssyndrom überprüft werden. In der sonographischen Untersuchung sollte hier genau der Gefäßverlauf in seinem Bezug zu den muskulären Strukturen untersucht werden und dabei insbesondere der Provokationstest in Form einer Plantarflexion durchgeführt werden. Isolierte Poplitealarterienverschlüsse können vor allem bei jüngeren Personen durch ein Entrapmentsyndrom verursacht sein. Aneurysmatische Veränderungen der A. poplitea können aus einer poststenotischen Dilatation eines Entrapmentsyndroms entstehen.

Therapeutisch muß die gefäßkomprimierende Struktur durchtrennt und die A. poplitea rekonstruiert werden, wenn es sekundär zum Gefäßverschluß kam (Steckmeier et al. 1989). Beim Typ I nach Insua muß der atypisch ansetzende mediale Gastroknemiuskopf durchtrennt werden.

2.1.4 Probleme und Fehlermöglichkeiten

Kalzifizierte Plaques behindern die sonographische Gefäßbeurteilung. Durch Schallauslöschung werden im B-Bild Gefäß- wie auch dorsal davon liegende Strukturen nicht beurteilbar, und es kommt zur *Farbauslöschung* in der Angiodynographie. Bei langstreckigen, kalzifizierten Plaque kann auch mit höherem Gain das Stenosesignal dopplersonographisch nicht ausreichend ableitbar sein. In diesen Fällen muß die Stenose in der Veränderung des Charakters im Dopplerfrequenzspektrum im vor- und nachgeschalteten Gefäßsegment beurteilt werden. Bei gleichbleibender systolischer Spitzengeschwindigkeit und unverändertem Charakter im Dopplerfrequenzspektrum (dreiphasig) führt die Plaque zu keiner höhergradigen Stenose.

Die Abhängigkeit vom Dopplerwinkel in der Quantifizierung von Stenosen kann trotz einer Veränderung der Transducerposition Schwierigkeiten bereiten. Vor allem der bogenförmige Verlauf in der A. iliaca communis am Übergang zur A. iliaca externa kann eine gute Einstellung des Dopplerwinkels erschweren. Andererseits kann bei orthograd abgehenden Gefäßen, besonders bei großer Eindringtiefe (A. iliaca interna) ein Aliasing nicht mehr verhindert werden, und die systolische Spitzengeschwindigkeit wird abgeschnitten.

Länger bestehende Gefäßstenosen können zu einer ausgeprägten Kollateralisierung führen. Dies wiederum kann aufgrund der veränderten Hämodynamik in der ursprünglichen Leitarterie durch den verringerten Blutfluß (Flußvolumen wird zwischen Kollateralen und Leitarterie aufgeteilt) zu einer *Unterschätzung der Stenose* führen, weil sich die Stenosediagnostik in der Duplexsonographie ausschließlich auf hämodynamische Parameter bezieht.

Farbduplexsonographisch können mit hochauflösenden Geräten zwar auch die Kollateralisierung, insbesondere bei kurzstreckigen Verschlüssen, beurteilt und Mündungsstenosen der Kollateralen detektiert werden. Die komplette Kollateralisierung eines Verschlußprozesses läßt sich sonographisch jedoch schlechter als angiographisch erfassen. Hinweise über die Qualität der Kollateralisierung kann die Beurteilung der Hämodynamik nach dem Verschlußprozeß bringen. Eine relative hohe systolische Spitzengeschwindigkeit im postokklusiven Gefäßbezirk nach Einmündung der Kollateralen spricht für eine gute Kollateralisierung. Dieses Kriterium darf jedoch nicht überbewertet werden: z. B. führt die Mediasklerose bei Diabetikern, bedingt durch die fehlende Elastizität der Arterienwand, schon zu einer gewissen Erhöhung der systolischen Spitzengeschwindigkeit.

Bei 2 oder mehreren hintereinandergeschalteten Stenosen kann insbesondere der Grad der distaleren nachgeschalteten Stenosen unterschätzt werden. Vor allem die *diabetische Makroangiopathie* mit ihrem in der Angiographie gänsegurgelartig erscheinenden Bild von nacheinandergeschalteten Gefäßeinengungen erschwert die Beurteilung der hämodynamischen Relevanz von distaler gelegenen Stenosen. Die durch die diabetische Makro- und Mirkoangiopathie (Mediasklerose und periphere Gefäßverschlüsse) *veränderte Hämodynamik* erschwert zusätzlich die auf hämodynamischen Parametern beruhende duplexsonographische Stenosebeurteilung.

Wenn sonographisch Diagnostik und Gefäßrekonstruktion durch unterschiedliche Personen oder gar in unterschiedlichen Abteilungen durchgeführt werden, erschwert die fehlende Möglichkeit einer kontinuierlichen *Gefäßdokumentation* – insbesondere bei komplexen Durchblutungsstörungen – die Übermittlung des pathologischen Gefäßstatus und der für das therapeutische Procedere wichtigen Informationen an den Chirurgen. Unschätzbaren Wert hat der Transducer jedoch in der Hand des Therapeuten (Radiologe, Gefäßchirurg) durch die zusätzliche Information über die Hämodynamik neben den morphologischen Aussagen zur Stenose. Rechnung getragen werden muß auch der großen Untersucherabhängigkeit dieser Untersuchungsmethode.

Besonders der erfahrene Untersucher kann mit hochauflösenden Schallköpfen auch Unterschenkelarterien im gesamten Verlauf beurteilen. Einzelne Verschlußprozesse und Stenosen können mit entsprechendem Zeitaufwand dargestellt werden. Die Methode ist jedoch in der Beurteilung komplexerer

Indikationen zur (Farb-)Duplexsonographie der peripheren Arterien

- Stufendiagnostik der AVK
  - Lokalisation des Strombahnhindernisses (Oberschenkel-, Unterschenkel-, Beckentyp, Abgangsstenose)
  - Charakterisierung des Strombahnhindernisses (Stenose, Verschluß)
  - Länge des Strombahnhindernisses (Verschlußlänge, hintereinandergeschaltete Stenosen)
  - Graduierung von Stenosen (hoch-, geringgradig)
  - Verschlußursache (embolisch, arteriosklerotisch, traumatisch, Kompression, Dissektion)
- Aneurysmadiagnostik
  - Lokalisation (aortal, popliteal)
  - Charakterisierung (sakkulär, spindelförmig, spurium)
  - Ausdehnung (infrarenal, aortoiliakal, popliteal)
  - Thrombosierung (partiell, komplett)
  - Therapeutisch: Kompressionstherapie des Aneurysma spurium
- Arterienkompression
  - Entrapmentsyndrom
  - Zystische Adventitiadegeneration
  - Thoracic outlet syndrom
  - Tumorkompression
- Fistel arteriovenös
  - Lokalisation
  - Fistelvolumen
- Therapiekontrolle nach Gefäßrekonstruktion
  - Bypass (Anastomosenstenose, Nahtaneurysma, Infekt, Verschluß, Flußvolumen: Prognose)
  - PTA (Reststenose, Re-Stenose, Punktionsaneurysma, Hämatom)
  - Endoluminale Stents (Durchgängigkeit, Stenose)

Durchblutungsstörungen mit multiplen Verschlüssen der verschiedenen Unterschenkelarterien und gegenseitiger Kollateralisierung und insbesondere in einer Aussage über die periphere Ausflußbahn überfordert.

2.1.5
Wertigkeit der (Farb-)duplexsonographie vor und nach Gefäßrekonstruktionen

Im diagnostischen Stufenprogramm der peripheren AVK sollte nach Anamnese, klinischer Untersuchung mit Erheben des Pulsstatus und nach Messen der Dopplerverschlußdrücke die Duplexsonographie als nichtinvasives Verfahren vor der Angiographie als invasivem Verfahren angewendet werden (s. Tabelle 2.3). Je nach dem klinischem Stadium der AVK und dem diagnostizierten Gefäßprozeß können die Weichen für das therapeutische Procedere gestellt bzw. weitere Untersuchungen gezielt eingesetzt werden.

So kann bei einer Stenose im iliakalen oder femoropoplitealen Segment eine Angiographie in PTA-Bereitschaft durchgeführt werden. Bei längerstreckigen Gefäßverschlüssen der Beckenarterien oder Oberschenkelarterien bei sonographisch diagnostizierter guter Ausstrombahn mit offenem Poplitealsegment und offenen Unterschenkelarterien kann, abhängig von der klinischen Situation, die Indikation zum Bypass ohne weitere Angiographie gestellt werden. Gleiches gilt für Aneurysmen, bei denen die Angiographie keine zusätzliche Information liefert.

Wurde sonographisch eine Gefäßkompression (Entrapmentsyndrom, zystische Adventitiadegeneration) diagnostiziert, kann das entsprechende chirurgische Vorgehen ohne Angiographie erfolgen; letztere hat hier nur dokumentarischen Charakter und liefert keine zusätzlichen Informationen. Durch ihre ausschließliche Darstellung des Gefäßlumens ist die Angiographie der Sonographie in der Mitbeurteilung der Umgebungsstrukturen unterlegen. Ein weiterer Mangel des „Goldstandards" Angiographie liegt in der Reduktion des dreidimensionalen Gefäßlumens auf die zweidimensionale Filmebene.

Durch die monoplane Abbildung der Gefäßachse ist die in einer Ebene dargestellte Durchmesserreduktion aufgrund der unterschiedlichen Morphologie der Gefäßwandveränderung (konzentrisch – exzentrisch, regelmäßig – unregelmäßig) relativ zufällig gewählt und entspricht nicht zwingend der effektiven Querschnittsreduktion durch die Stenose. Dadurch können sich Differenzen zu anderen Untersuchungsmethoden ergeben, die die Stenose nach hämodynamischen Parametern (Dopplersonographie) beurteilen. Dieselbe Diskrepanz von Befunden kann der Vergleich zwischen morphologischen Gefäßwandveränderungen im Grauwertbild-Longitudinalschnitt mit der plaquebedingten Aussparung der farblichen Kodierung im Lumen einerseits und der hämodynamischen Beurteilung im Dopplerfrequenzspektrum mit der entsprechenden Strömungsbeschleunigung andererseits zeigen (s. Abb. 1.24d). Sowohl in der sonographischen Beurteilung der Plaquemorphologie als auch in angiographischen Verfahren muß daher die Stenose konsequent in mehreren Ebenen dargestellt werden, um Fehlbeurteilungen zu vermeiden.

Nach eigenen Erfahrungen erfolgt eine angiographische Fehlbeurteilung von Stenosen insbesondere im Beckenabschnitt, wo auf Stenosierung durch nicht selten auftretende Hinterwandplaques in der Anterior-posterior-Ebene nicht adäquat zur Darstellung kommt. Weiterhin erschwert die Überlagerung der Gefäße am Profundaabgang die angiographische Beurteilung einer Profundaabgangsstenose. Bei adäquater Winkeleinstellung ist die Sonographie hier überlegen. Von 30 nach sonographischer Diagnose einer hochgradigen Stenose durchgeführten Thrombendarteriektomien der A. profunda femoris zur Verbesserung der Kollateralisierung bei Superficialisverschluß zeigte die Angiographie die Stenose, die intraoperativ verifiziert wurde, eindeutig nur in 70%, und dabei mit erheblichen Differenzen in der Beurteilung des Stenosegrads in der Angiographie durch unterschiedliche Untersucher.

Diagnostische Angiographien sind nur noch bei unklaren Befunden oder vor gefäßchirurgischen Eingriffen, insbesondere wenn der krurale Abschnitt mitbetroffen ist, notwendig (Graphik 2.3).

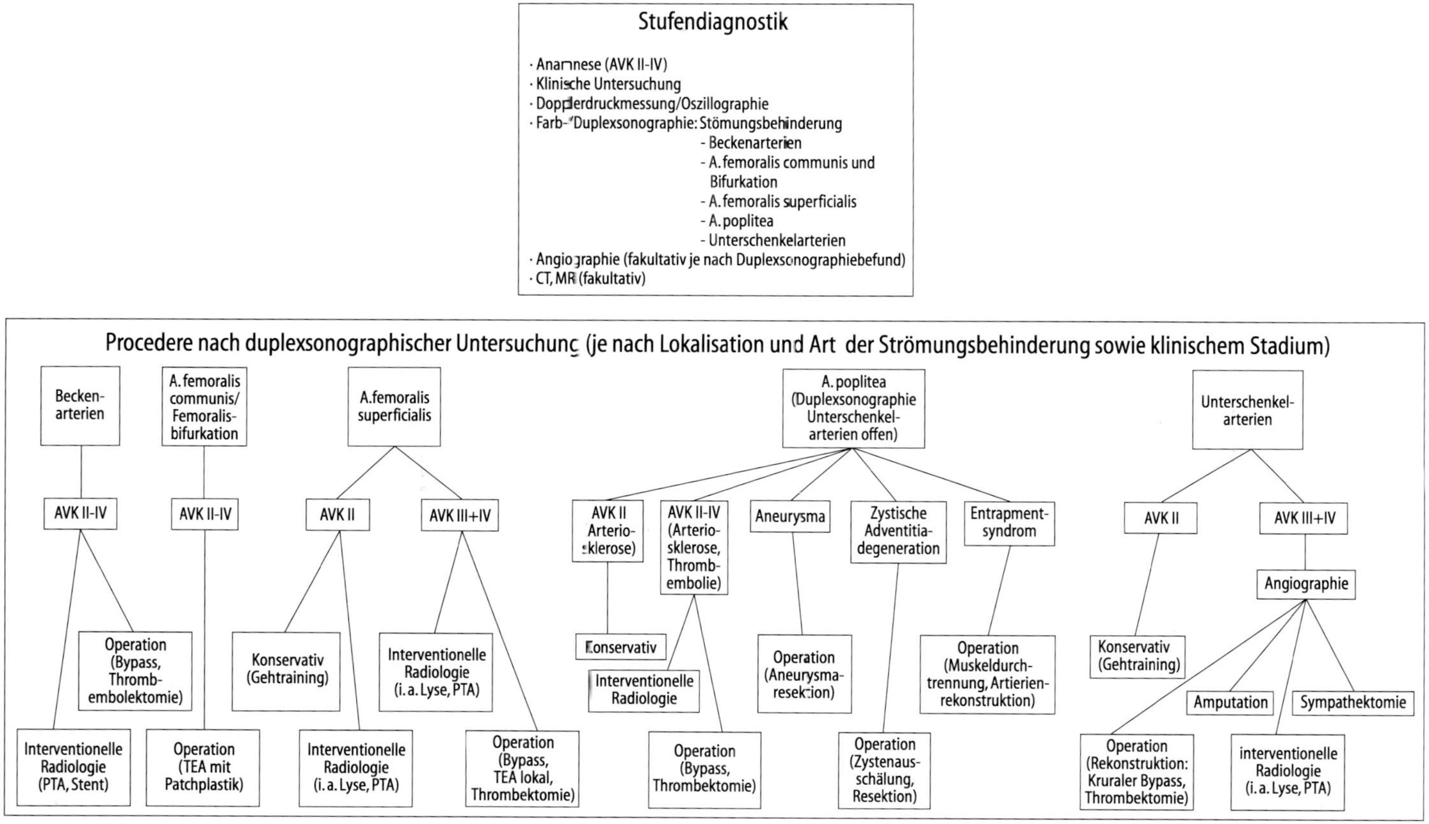

Graphik 2.3. Stufendiagnostik und diagnostisches und therapeutisches Procedere je nach Klinik und Lokalisation der duplexsonographisch festgestellten Strömungsbehinderung

Sonographische Kontrollen können die rekonstruktiven Ergebnisse beurteilen. Durch Verlaufskontrollen sollten rechtzeitig eventuelle Interventionen bei Restenosen oder stenosierten Bypassanastomosen eingeleitet werden.

PTA

Die *Angioplastie* dient der Wiedereröffnung einer Gefäßobstruktion zur Verbesserung der peripheren Durchblutung. Bei Verschlüssen kann durch Bestimmung der Verschlußlänge das therapeutische Procedere (perkutane transluminale Angioplastie oder Bypassoperation) im voraus festgelegt werden. Bei einer Angioplastie werden in das Lumen hineinragende arteriosklerotische Plaques fragmentiert und in die Gefäßwand gepreßt, wodurch es meist zu Einrissen in die Intima oder Media kommt. Die unregelmäßige Gefäßoberfläche kann zu thrombotischen Auflagerungen führen. Weiterhin können Rezidivstenosen durch fragmentierte, ins Lumen vorragende Plaques, Dissektionen oder die Lumeneinengung durch elastische Rückstellkräfte sowie im weiteren Verlauf durch eine Intimahyperplasie oder eine fortschreitende Arteriosklerose verursacht werden. Wenn nach einer intraarteriellen Lysetherapie nach Auflösung des Thrombusmaterials durch Plasminaktivatoren Reststenosen verbleiben, müssen diese ebenfalls dilatiert werden. Als weitere interventionelle Verfahren kommen neben der Standard-PTA die Arteriektomie, die Rotationsangioplastie und die Laserangioplastie zum Einsatz.

Indikationen für die *Duplexsonographie* bestehen nach interventionellen radiologischen Therapiemaßnahmen sowohl im Erkennen von Komplikationen (Dissektion, Aneurysma, Perforation) wie auch in der Diagnose von Rest- oder Rezidivstenosen durch thrombotische Auflagerungen oder fragmentierte, in das Gefäßlumen ragende Plaques. Neben morphologischen Untersuchungen der Gefäßwand im dilatierten Bereich ist insbesondere die hämodynamische Beurteilung hinsichtlich einer Restenose bedeutend. Subintimale Einblutungen durch Intima- oder Mediaeinrisse können sonographisch als echoarme Wandverdickungen im dilatierten Bereich imponieren, thrombotische Auflagerungen als echoarme, nicht farbkodierte Aussparungen im Lumen. Zur Beurteilung des Blutflusses in implantierten Stents muß meist die Farbempfindlichkeit erhöht werden. Durch ihre erhöhte Echogenität sind sie im Grauwertbild leicht auffindbar. Zeichen eines nicht exakt anliegenden Stents sind Wirbelbildungen und Turbulenzen im proximalen und distalen Übergang, die die Entwicklung von Stenosen fördern.

Um Rezidivstenosen nach Angioplastien frühzeitig zu erkennen, sind Verlaufsuntersuchungen sinnvoll; die Duplexsonographie bietet sich dafür als Methode der Wahl an.

Thrombendarteriektomie (TEA)

Vor allem Stenosen in der Bifurkation der A. femoralis sind ein Indikationsgebiet der TEA. Bei der guten Einschallbarkeit dieses Gefäßabschnitts kann die Indikation zur TEA duplexsonographisch gestellt werden. Ebenso kann in der Verlaufskontrolle postoperativ der therapeutische Erfolg beurteilt werden. Die Kollateralfunktion der A. profunda femoris läßt sich nach der operativen Beseitigung einer Produndastenose bei Superficialisverschluß in der verbesserten

Durchströmung in der wiederaufgefüllten A. poplitea durch eine Zunahme der systolischen und diastolischen Spitzengeschwindigkeit nachweisen.

Bypass

Die unterschiedliche Beschaffenheit des Bypassmaterials führt zu einem unterschiedlichen sonographischen Bild.

Die dünne Venenwand der *autologen* Venenbypässe läßt sich beim Verschluß kaum abgrenzen. Angaben über den Verlauf des Bypasses (anatomisch, extraanatomisch) erleichtern deshalb besonders bei älteren Bypassverschlüssen eines autologen Venenbypasses das Auffinden. Bei der Verlaufskontrolle eines Venenbypasses muß nicht nur die Anastomose, sondern der gesamte Abschnitt des Bypasses untersucht werden, weil ehemalige Venenklappen zu Stenosen führen können. Dies ist insbesondere der Fall, wenn bei In-situ-Bypässen die Venenklappen nicht vollständig mit dem Valvulotom zerstört wurden. Nichtligierte Perforansvenen können zu AV-Fisteln führen, die farbduplexsonographisch und in perivaskulären Vibrationsartefakten auffallen.

Im Gegensatz zum autologen Venenbypass läßt sich die Wand von *synthetischen* Bypässen immer gut abgrenzen. PTFE (Polytetrofluoroäthylen-)Prothesen zeigen die typische echogene Doppelkontur, Dacronbypässe eine sägezahnartige Struktur. Bei Kunststoffbypässen müssen postoperativ und im Verlauf die Anastomosen auf Stenosen hin untersucht werden. Im Bypass selbst kommt es erst später durch hyperplastische Neointima zu Einengungen.

Für den Bypassverschluß kommen je nach Zeitpunkt nach Anlage unterschiedliche Faktoren in Betracht:

- Beim *Sofortverschluß* in den ersten Tagen ist neben operationstechnischen Mängeln wie Anastomosenstenosen oft eine mangelnde Ausstrombahn verantwortlich. Distal des Bypasses kann das Abnehmergefäß auf Offenheit und Hämodynamik untersucht werden.
- Für den *Frühverschluß* innerhalb des ersten Jahres verantwortlich ist vornehmlich die Intimahyperplasie mit Stenosierung der proximalen oder distalen Anastomose oder aber eine Progression der arteriosklerotischen Veränderungen distal des Bypasses mit Verschlechterung der Ausstrombahn. Eine Verschlechterung des Einstromes durch arteriosklerotische Veränderungen der vorgeschalteten Arterie als Ursache für den Bypassverschluß muß bei Aufhebung des dreiphasigen Frequenzspektrums sonographisch gezielt aufgesucht werden.
- Für den *Spätverschluß* ist vor allem die Progression der arteriosklerotischen Veränderungen verantwortlich.

Liquide Strukturen um den Bypass können insbesondere bei klinischen Zeichen eines Infekts sonographisch gesteuert, gezielt punktiert und mikrobiologisch untersucht werden. Zuvor sollte farbduplexsonographisch ein Nahtaneurysma ausgeschlossen werden.

Auch die Differenzierung zwischen Hämatom, Serom und Nahtaneurysma sollte bei pulsierenden Vorwölbungen im Anastomosenbereich farbduplexsonographisch vorgenommen werden.

Die Kriterien zur Stenosegraduierung orientieren sich an der Beurteilung der peripheren Arterien. Bedingt durch die veränderte Hämodynamik ist im

Bypass jedoch manchmal kein triphasisches, sondern ein monophasisches Frequenzspektrum ohne pathologische Relevanz detektierbar. Strömungsverwirbelungen insbesondere um die Anastomosen führen unter Normalbedingungen zu einer Spektralverbreiterung.

Die normale Spitzengeschwindigkeit ist abhängig von der Relation der Querschnitte von Bypass, vor- und nachgeschaltetem Gefäß. Die komplexen Beziehungen lassen sich schwer in Grenzgeschwindigkeiten ausdrücken; bei adäquater Wahl des Bypasses durch den Gefäßchirurgen ist unter einer systolischen Spitzengeschwindigkeit von 2 m/s jedoch nicht von einer hämodynamisch relevanten Stenose auszugehen. Bei einer systolischen Spitzengeschwindigkeit von mehr als 2,5 m/s ist von einer über 60%igen Stenose auszugehen (Bandyk et al. 1991; Polak 1992; Stierli et al. 1992). Da Stenosen an Kunststoffbypässen vornehmlich an den Anastomosen lokalisiert sind, läßt sich der von verschiedenen Autoren angeführte Quotient zwischen systolischer Maximalgeschwindigkeit in der Stenose im Vergleich zu vor der Stenose wegen des unterschiedlichen Gefäßquerschnitts von Bypass und vorgeschaltetem Gefäß sowie der unterschiedlichen Elastizitätseigenschaften der Gefäßwand nur mit Einschränkungen verwerten. Unter diesen Einschränkungen lassen Quotienten von über 2,5 auf eine über 60%ige Stenose schließen. Bedingt durch die Kaliberschwankungen zwischen Bypass und Abnehmergefäß, insbesondere bei infragenualen Bypassanastomosen, kommt es nach der distalen Anastomose häufig zu Strömungsbeschleunigungen. Hier muß dieser Quotient noch höher (>3) veranschlagt werden, um falsch-positive Befunde zu vermeiden (Polak 1992).

Bypässe sollten halbjährlich kontrolliert werden, um hämodynamisch relevante Stenosen frühzeitig chirurgisch zu beheben.

2.2 Armarterien

2.2.1 Anatomie

Der Truncus brachiocephalicus entspringt rechts aus dem Aortenbogen und teilt sich hinter dem Sternoklavikulargelenk in die A. subclavia und die A. carotis communis auf. Links entspringt die *A. subclavia* direkt aus dem Aortenbogen, proximal davon geht die *A. carotis* communis links ab. In ihrem Verlauf gibt sie zunächst die *A. vertebralis* nach kranial ab. Mit dem Plexus brachialis zieht sie gemeinsam durch die Skalenuslücke (zwischen Mm. scaleni anterior et medius) und geht bogenförmig oberhalb der Lungenkuppe, die Klavikula unterkreuzend, in die *A. axillaris* über.

Die Äste der A. axillaris gehen ausgedehnte Kollateralverbindungen mit den Ästen der A. subclavia ein und versorgen den Schultergürtel. Die A. axillaris verläuft am Unterrand des M. pectoralis durch die Achselhöhle und setzt sich in die *A. brachialis* fort, die im Sulcus bicipitalis medialis humerusnah zur Ellenbeuge zieht und sich hier in die A. radialis und die A. ulnaris aufteilt. Als Variante gibt die *A. brachialis* die A. radialis schon am Oberarm ab. Die A. radialis zieht am Unterarm ulnarseitig des Radius zum Handgelenk und bildet mit dem tiefen Ast der A. ulnaris den tiefen Hohlhandboden.

2.2.2
Untersuchungsablauf und Untersuchungstechnik

Zur Beurteilung der A. subclavia und A. axiallaris werden *5- bis 7,5-MHz-Schallköpfe* benötigt, nach distal können bei zunehmend oberflächlichem Arterienverlauf höherfrequente Schallköpfe eingesetzt werden. Die Digitalarterien können mit *10-MHz-Schallköpfen* reproduzierbar dargestellt und die Dopplerfrequenzspektren abgeleitet werden.

Die A. subclavia läßt sich proximal von supraklavikulär beschallen; besonderes Gewicht sollte bei der Beurteilung der supraaortalen Äste der Abgang der A. vertebralis finden. Von der A. vertebralis muß der Truncus thyreocervicalis differenziert werden. Bei rhythmischem Beklopfen der A. vertebralis subokzipital kann die proximale A. vertebralis durch die entsprechende Fortleitung im Dopplerfrequenzspektrum identifiziert werden.

Die A. axillaris wird in der Mohrenheim-Grube aufgesucht und bis in die Achselhöhle verfolgt. Die A. brachialis wird von medial am Oberarm untersucht.

Je nach klinischer Fragestellung ist insbesondere auf Aneurysmen oder Gefäßstenosen zu achten. Bei farbduplexsonographisch unklaren Befunden wird das Dopplerfrequenzspektrum abgeleitet. Die A. subclavia wie auch die A. axillaris und A. brachialis zeigen im Normalfall als Extremitätenarterien (durch die Weichteil- und Hautversorgung mit entsprechend hohem peripherem Widerstand) einen dreiphasigen Fluß.

2.2.3
Klinisch relevante Krankheitsbilder

Stenose oder Verschluß der A. subclavia

Prädilektionsort arteriosklerotischer Prozesse der Armarterien ist die proximale A. subclavia. Bei Lokalisation direkt am Aortenbogen läßt sich das Stenosesignal manchmal nicht direkt nachweisen, sondern nur die typischen Zeichen des poststenotischen Flusses: erniedrigter und verzögerter systolischer Anstieg, aufgehobene Dreiphasigkeit und anhaltender diastolischer Fluß sowie deutliche Turbulenzen. Im Falle einer Subklaviastenose oder eines Subklaviaverschlusses sollte immer die A. vertebralis mitbeurteilt werden mit der Frage einer Flußumkehr und eines Subclavian-steal-Syndroms.

Kompressionssyndrome

Im Verlauf nach distal durchquert die A. subclavia 3 physiologische Engen: die vordere Skalenus-Lücke, die Enge zwischen 1. Rippe und Klavikula sowie die Enge unter dem M. pectoralis minor an seinem Ansatz am Processus coracoideus. Durch anatomische Varianten oder pathologische Veränderungen können diese vorgegebenen physiologischen Engen weiter eingeengt werden und eine mechanische Irritation oder Kompression der Gefäße und Nerven hervorrufen. Bei länger andauernder Einengung kann es zu einer poststenotischen Dilatation kommen. In dieser aneurysmatischen Erweiterung können sich wandständige Thrombosierungen bilden, die zu Embolien in die Armarterien führen.

Unter dem angloamerikanischen Terminus *Thoracic-outlet-Syndrom* werden 3 Kompressionssyndrome nach topischen Gesichtspunkten unterschieden:

- *Skalenus- bzw. Halswirbelsyndrom:* Hier ist neben dem Plexus brachialis vor allem die A. subclavia von einer Druckschädigung betroffen. Die Enge wird durch eine Verdickung oder abnormale Position des M. scalenus anterior oder medius am Ansatz zur 1. Rippe oder durch eine Exostose der 1. Rippe oder eine Halsrippe hervorgerufen. Durch die vordere Skalenuslücke laufen der Plexus brachialis und die Arterie; durch den Verlauf der Vene ventral des M. scalenus anterior ist diese nicht in die Enge miteinbezogen.
- *Kostoklaviciläres Kompressionssyndrom:* Die Enge besteht zwischen der Klavikula und der 1. Rippe. Diese Enge ist Prädilektionsort für eine venöse Kompression bei Schwächung von Schultermuskulatur, Rippenkallus oder Exostosen. Die A. subclavia und der Plexus brachialis sind hier selten kompressionsgeschädigt.
- *Hyperabduktionssyndrom:* In der 3. Engstelle dominiert im Rahmen des sog. Hyperabduktionssyndroms eine mechanische Nervenschädigung durch Kompression des Gefäßnervenstranges unter der Sehne des M. pectorialis minor bzw. des Processus coracoideus bei Abduktion und Elevation des Armes.

Provokationstests

Bei entsprechender Anamnese und klinischer Symptomatik wird die sonographische Untersuchung der jeweiligen Engen unter Durchführung der Provokationstests durchgeführt:

- *Skalenustest* (Adson) zur Prüfung einer Enge in der Skalenuslücke (arterielle Kompression): Drehen des nach dorsal geneigten Kopfes zur ipsilateralen Seite (Schoop 1987) mit Anspannung der Halsmuskulatur und evtl. einer zusätzlichen Hyperabduktion und Rotation des Armes.
- *Kostoklavikular- oder Hyperabduktionstest* zur Prüfung der kostoklavikulären Enge (venöse Kompression): Hyperabduktion des Armes. Das Gleiten der Klavikula über der 1. Rippe engt die Lücke ein und führt zur Venenkompression. Die häufigere Ursache einer schwachen Schultermuskulatur kann jedoch besser durch Zug am nach dorsal gedrehten Arm geprüft werden (Zurücknahme der Schultern, Inspiration).

Bei Auftreten einer Venenkompression und entsprechender klinischer Symptomatik ist zur Stärkung der Schultermuskulatur Krankengymnastik indiziert, bei Vorliegen knöcherner Abnormitäten (Halsrippe, Exostose) die Resektion.

Unter den Provokationstests wird das Dopplerfrequenzspektrum zunächst distal der erwarteten Enge durchgeführt und beobachtet, ob es zu einer pathologischen Veränderung des Dopplerfrequenzspektrums kommt. Bei Veränderung des Dopplerfrequenzspektrums wird im Verlauf nach proximal die Enge aufgesucht. Wichtig ist, vor allem wenn es zu distalen Unterarmarterien- oder Fingerarterienverschlüssen gekommen ist, die Suche nach aneurysmatischen Erweiterungen mit wandständiger Thrombosierung.

Aneurysmen oder klinisch relevante Stenosen kommen in den Unterarmarterien selten vor. Die Stenose einer Unterarmarterie hat bei suffizientem Hohlhandbogen keine klinische Relevanz. Die Suffizienz des Hohlhandbogens kann bei der Kompression einer Unterarmarterie in der Strömungsumkehr des abgeleiteten Dopplerfrequenzspektrums der distalen Unterarmarterie/Hohlhandbogen nachgewiesen werden.

2.3 Atlasteil: Extremitätenarterien

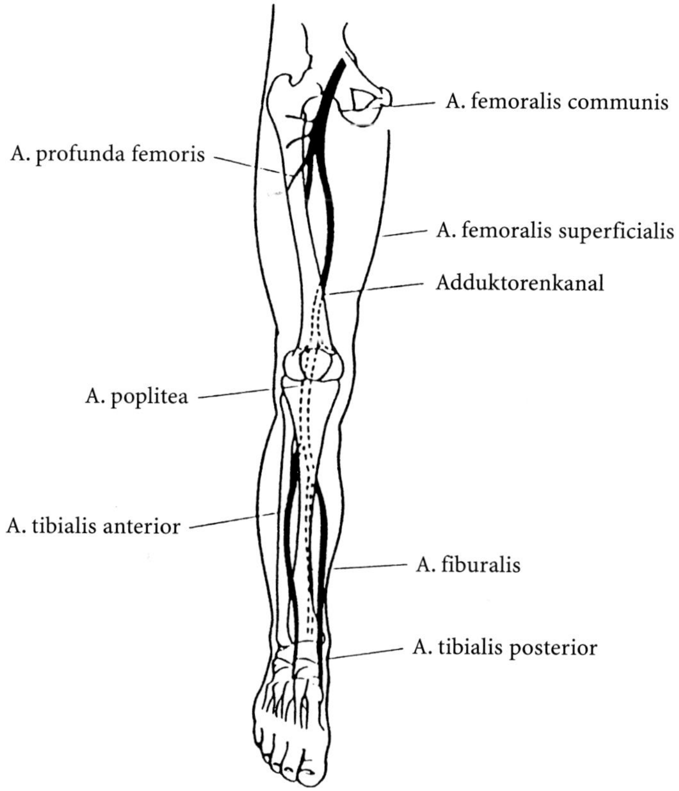

Abb. 2.1. Schematische Darstellung der Becken- und Beinarterien.

2.3.1
Normalbefund und Einflußgrößen auf die Durchblutung

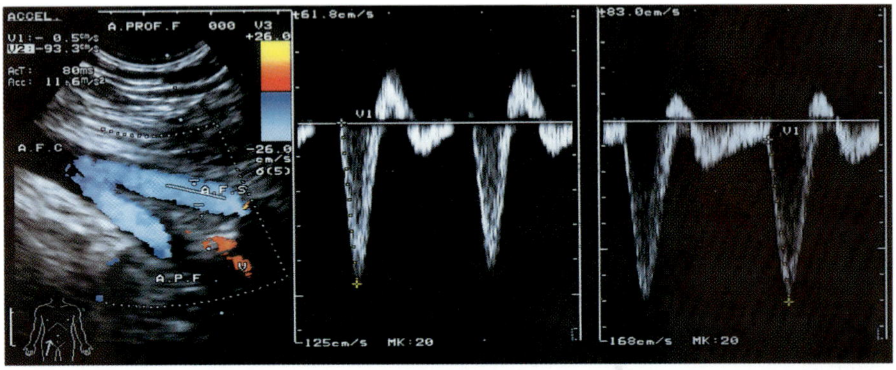

2.2 a

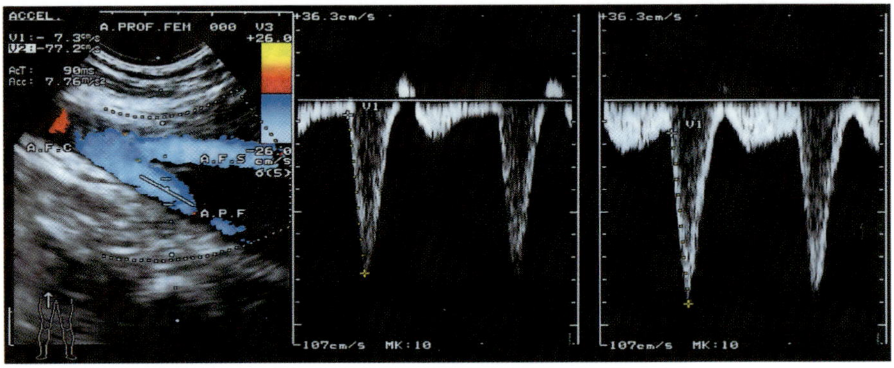

2.2 b

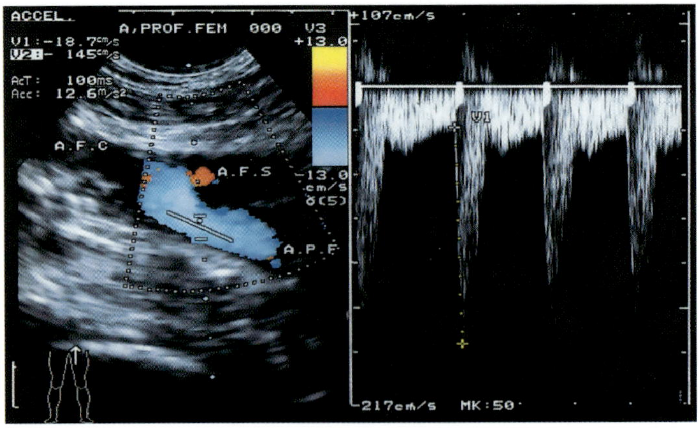

2.2 c

Abb. 2.2 a – d.
Femoralarterienbifurkation – normale Durchblutung

a Grauwertbild und Farbdopplerbild ergänzen sich: Je nach Arterienverlauf lassen sich einzelne Abschnitte besser mit dem Echoimpuls – (B-Bild-) oder dem Dopplerverfahren darstellen: Mehr spitzwinklig getroffene Arterienabschnitte (hier: A. F. S. und A. P. F., A. P. F. bewegt sich aus der Schnittebene) kommen farbcodiert besser zur Darstellung, während senkrecht getroffene Wandstrukturen (hier: A. F. C., links im Bild) im B-Bild besser erkennbar sind. Wenn Echoimpulse senkrecht auf die Gefäßwand treffen, entsteht eine detaillierte Darstellung der Wandstruktur mit Grenzzonenreflex. Für das Dopplerverfahren ist dieser Winkel jedoch ungünstig und erst bei spitzem Winkel zwischen durchflossenem Gefäßlumen und Dopplerstrahl sind die Strömungsverhältnisse genau beurteilbar.
Obwohl alle Extremitätenarterien, bedingt durch den relativ hohen peripheren Widerstand in Ruhe, bei einem Gefäßgesunden einen dreiphasigen pulsatilen Fluß zeigen, lassen sich je nach dem zu versorgenden Areal unterschiedliche Strompulskurven ableiten. Die Versorgung von relativ viel Haut und Subkutangewebe im Vergleich zur relativ geringen Muskelmasse führt in der A. femoralis superficialis durch den hohen peripheren Widerstand zu einem dreiphasigen Fluß mit ausgeprägter Pulsatilität und einem Nullfluß in der Enddiastole.
Die Abbildung zeigt die Femoralisbifurkation, das Sample volume liegt in der A. femoralis superficialis (*A.F.S*). Blaukodiert ist die arterielle Blutströmung vom Schallkopf weg gerichtet, rot kodiert ist auf den Schallkopf zu die V. femoralis superficialis angeschnitten. Die Dopplerspektren spiegeln die Hämodynamik in Ruhe (*linkes* Dopplerfrequenzspektrum) und nach Belastung (*rechtes* Spektrum) wider. Die maximale systolische Spitzengeschwindigkeit steigt von 90 cm/s in Ruhe auf 141 cm/s nach Belastung (10 Zehenstände).
Durch die Regulation der muskulären Blutzirkulation bei Belastung kommt es vor allem zu einem Anstieg der enddiastolischen Flußgeschwindigkeit von 0 (*linkes* Spektrum) auf 16 cm/s (*rechtes* Spektrum), bedingt durch die Reduzierung des peripheren Widerstandes. (*A.P.F* A. profunda femoris, *A.F.C* A. femoralis communis).

b Femoralisbifurkation (Längsschnitt): Die A. profunda femoris (*A.P.F*) zeigt, bedingt durch den höheren Anteil an muskulärer Versorgung, eine etwas geringere Pulsatilität der Flußgeschwindigkeitskurve, jedoch weiter einen dreiphasigen Fluß. In Ruhe (*linkes* Dopplerfrequenzspektrum) ist die Spitzengeschwindigkeit systolisch 77 cm/s und enddiastolisch 7 cm/s).
Nach Belastung (*rechtes* Dopplerfrequenzspektrum) steigt die Blutflußgeschwindigkeit systolisch auf 90 cm/s, enddiastolisch verdoppelt sie sich auf 15 cm/s. Der farbduplexsonographische Farbumschlag von rot über schwarz nach blau ist Ausdruck der relativen Änderung der Strömungsrichtung gegenüber dem Schallstrahl (auf den Schallkopf zu: rot; vom Schallkopf weg: blau) dargestellt. (*A.F.S* A. femoralis superior, *A.F.C* A. femoralis communis).

c Bei Verschluß der A. femoralis superficialis (*A.F.S*) ist die A. profunda femoris die Hauptkollaterale zur Versorgung des Superficialisstromgebiets. Die Erhöhung des Blutstroms im Profundastromgebiet drückt sich in der Zunahme der Flußgeschwindigkeit aus. Ohne Nachweis einer Profundaabgangsstenose kann eine hundertprozentige Flußgeschwindigkeitszunahme resultieren.
Im Dopplerfrequenzspektrum der A. profunda femoris (*A.P.F*) sind die maximale systolische Spitzengeschwindigkeit mit 145 cm/s und die enddiastolische Spitzengeschwindigkeit mit 18 cm/s bei Superficialisverschluß exemplarisch dokumentiert. Die Aufhellung der Blaukodierung zeigt am Abgang der A. profunda femoris eine relative Strömungsbeschleunigung, ohne daß jedoch eine Stenose dargestellt ist. Durch Wirbelbildung ist am Abgang der verschlossenen A. femoralis superficialis ein Rückstromanteil rotkodiert dargestellt.

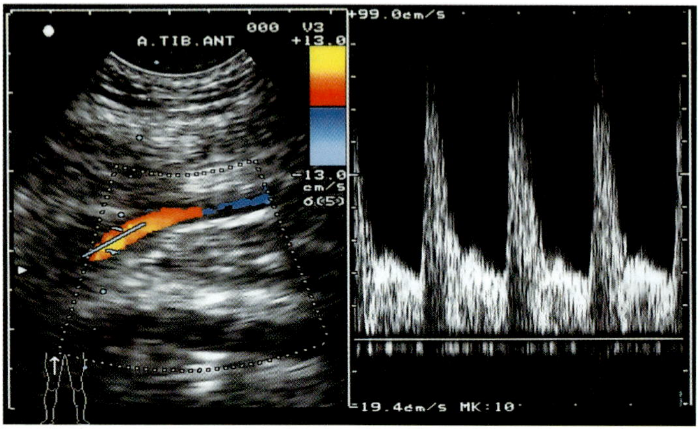

2.2 d

2.3.2
Stenosen und Verschlüsse der unteren Extremität

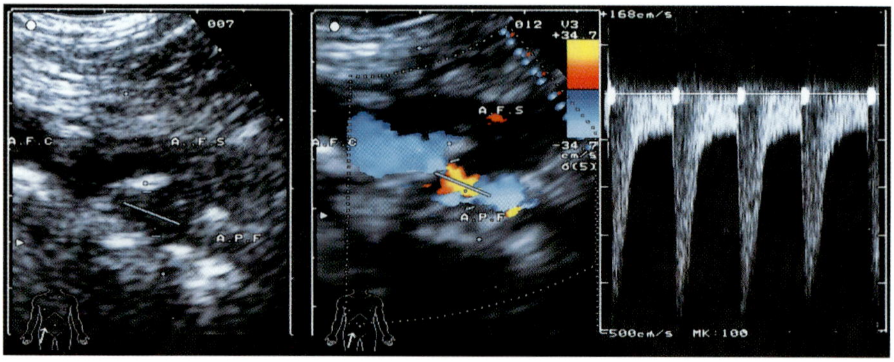

2.3 a

Abb. 2.2.
Hyperämie

d Der Charakter des Dopplerfrequenzspektrums kann sich neben der erhöhten Durchströmung im betroffenen Gefäß durch belastungsabhängige Hyperämie oder Kollateralfunktion auch durch periphere entzündliche Prozesse verändern. Eine Fußphlegmone verursachte ein monophasisches Spektrum mit reduzierter Pulsatilität und relativ hoher enddiastolischer Strömungsgeschwindigkeit von 22 cm/s. Eine vorgeschaltete Stenose bestand nicht: Der steile systolische Anstieg drückt dies aus. Demgegenüber zeigt eine normaldurchströmte A. tibialis anterior einen dreiphasigen Fluß mit einem nur kurzen diastolischen Vorwärtsfluß nach der Inzisur und mit einem enddiastolischen Nullfluß (ähnlich dem Flußprofil der A. femoralis superficialis).

Abb. 2.3 a–d.
Profundaabgangsstenose – TEA

a Die hochgradige Stenose in der A. profunda femoris (*A.P.F*) führt zu einem monophasischen Flußprofil mit einer Zunahme der Spitzengeschwindigkeit auf systolisch 480 cm/s und enddiastolisch 90 cm/s. Farbduplexsonographisch (*Bildmitte*) führt die Strömungsbeschleunigung zum Aliasing (Farbumschlag nach gelb). Die A. femoralis superficialis (*A.F.S*) ist verschlossen; bedingt durch die langsamen Strömungsgeschwindigkeiten ist bei hohem PRF im noch offenen, ca. 1 cm langen Stumpf kein Strömungssignal detektierbar, lediglich am Ende ist als Stumpfsignal ein retrograder Strömungsanteil (rotkodiert) detektierbar. Im Grauwertbild (*linker* Bildteil) führen die Plaques von unterschiedlicher Echogenität zu den ausgeprägten Wandunregelmäßigkeiten. Die Plaques bewirken eine partielle dorsale Schallauslöschung. (*A.F.C.* A. femoralis communis).

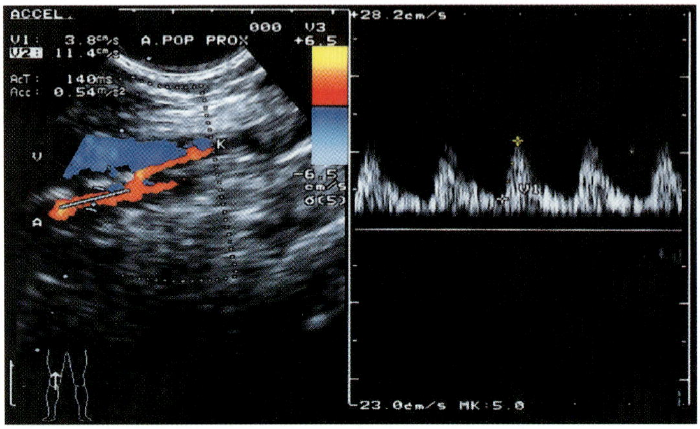
ACCEL.
V1: 3.8cm/s A.POP PROX
V2: 11.4cm/s
AcT: 140ms
Acc: 0.54m/s2
000 V3
+6.5
-6.5
cm/s
σ(5)
+28.2cm/s
-23.0cm/s MK:5.0

2.3b

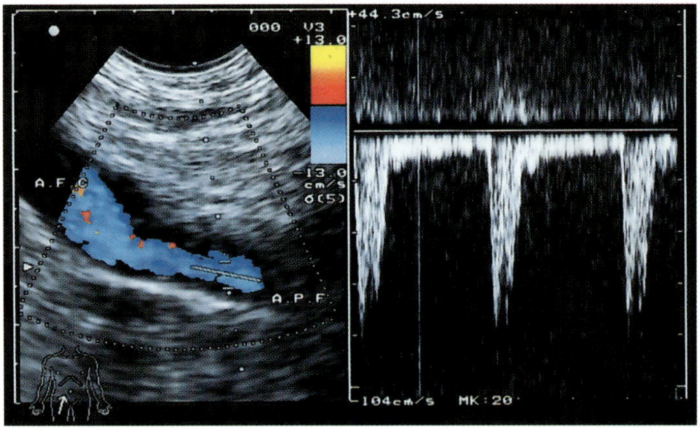
000 V3
+13.0
-13.0
cm/s
σ(5)
A.F.C
A.P.F.
+44.3cm/s
-104cm/s MK:20

2.3c

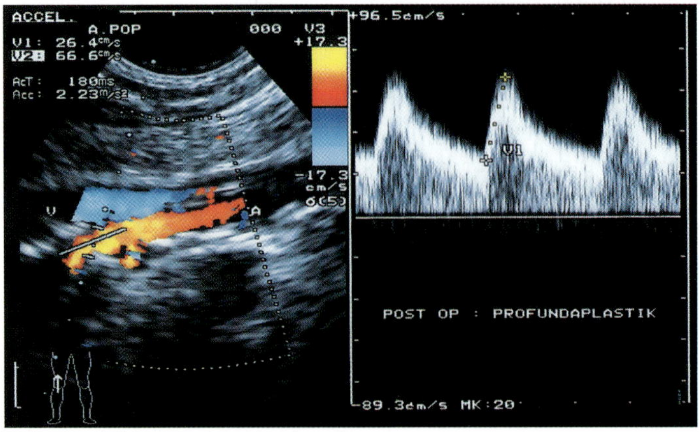
ACCEL.
A.POP
V1: 26.4cm/s
V2: 66.6cm/s
AcT: 180ms
Acc: 2.23m/s2
000 V3
+17.3
-17.3
cm/s
σ(5)
+96.5cm/s
POST OP : PROFUNDAPLASTIK
-89.3cm/s MK:20

2.3d

Abb. 2.3 b – d.

b Durch den proximalen Verschluß der A. femoralis superficialis und die hochgradige Stenose in der Hauptkollaterale (A. profunda femoris) kommt es in der wiederaufgefüllten A. poplitea zu einem sehr reduzierten Blutflußvolumen. Dies drückt sich in der geringen Lumenweite der A. poplitea bei chronischem Verschlußprozeß und der sehr reduzierten Blutflußgeschwindigkeit im Dopplerfrequenzspektrum (systolisch Spitzengeschwindigkeit 11 cm/s, enddiastolisch 3 cm/s) aus. Das Gefäß bewegt sich aus der Ebene des Schallstrahls. Von der Fossa poplitea aus beschallt geht nach dorsal eine Kollaterale (*K*) ab, und blaukodiert ist die Vena poplitea (*V*) dorsal der A. poplitea (*A*) erkennbar.

c Nach einer Profundaexzisionsplastik (mit gleichseitigem Absetzen der A. femoralis superficialis) ist die Stenose beseitigt. Die A. profunda femoris (*A.P.F*) zeigt im Bereich der Patchplastik eine Spitzengeschwindigkeit von systolisch 80 cm/s und enddiastolisch 10 cm/s. Der diastolische Strömungsanteil und die reduzierte Pulsatilität sind durch die Kollateralfunktion der Profundastrombahn und die veränderte Wandelastizität im Bereich der Patchplastik bedingt. (*A.F.C* A. femoralis communis).

d Die verbesserte Durchblutung durch die Profundaexzisionsplastik bei verschlossener A. femoralis superficialis läßt sich durch die Ableitung der Strompulskurve in der wiederaufgefüllten A. poplitea dokumentieren. An ungefähr der gleichen Stelle wie oben präoperativ dokumentiert beträgt jetzt postoperativ die Spitzengeschwindigkeit systolisch 66 cm/s und enddiastolisch 26 cm/s. Der postokklusive Strömungscharakter bleibt erhalten (Superficialis-

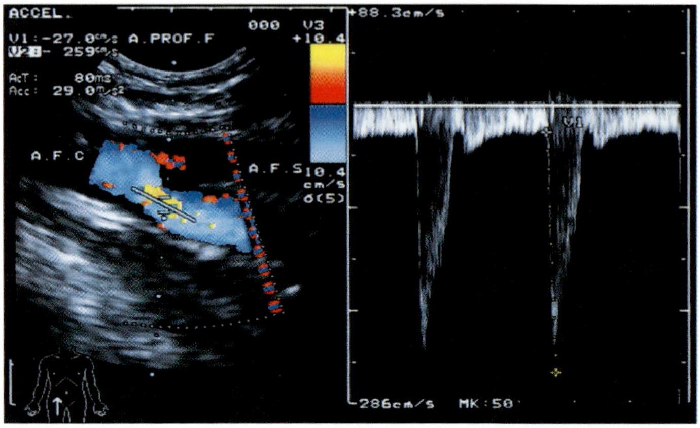
ACCEL.
V1: -27.0cm/s A.PROF.F
V2: - 259cm/s
AcT: 80ms
Acc: 29.0m/s2
000 V3
+10.4
A.F.C
A.F.S
10.4
cm/s
+88.3cm/s
V1
286cm/s MK:50

2.4a

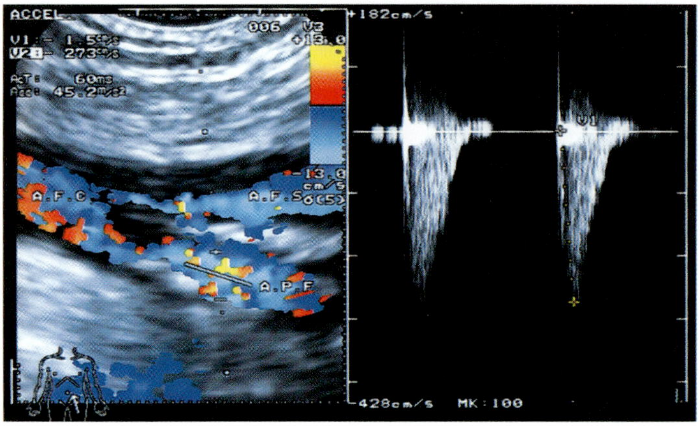
ACCEL.
V1: - 1.5cm/s
V2: - 273cm/s
AcT: 60ms
Acc: 45.2m/s2
006 V3
+13.0
-13.0
cm/s
A.F.C
A.F.S
A.P.F
+182cm/s
V1
428cm/s MK:100

2.4b

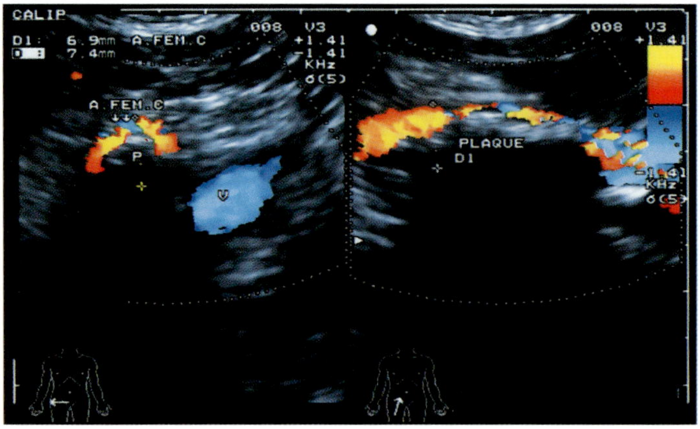
CALIP
D1: 6.9mm A.FEM.C
D: 7.4mm
008 V3
+1.41
-1.41
KHz
A.FEM.C
P
V
PLAQUE
D1

2.5a

Abb. 2.4 a, b.
Profundaabgangsstenose

In den Charakter der Strompulskurve geht neben dem peripheren Widerstand auch die Gefäßwandelastizität ein. Bei einer jeweils angiographisch bestätigten Profundaabgangsstenose von 50–70% zeigt das Dopplerfrequenzspektrum in **a** eine Beschleunigung der systolischen Spitzengeschwindigkeit auf 260 cm/s und in **b** auf 273 cm/s. In **a** beträgt die enddiastolische Spitzengeschwindigkeit 27 cm/s, in **b** ist enddiastolisch kein Flußnachweis.

a Im Grauwertbild mit Farbkodierung sind eine relativ glatte Gefäßwand und eine echoarme stenosierende Plaque dargestellt; die Strömungsbeschleunigung ist im Aliasing (gelb) dokumentiert.

b Die Plaque verursacht durch eine sehr unregelmäßige Oberfläche ausgeprägte Turbulenzen und Rückstromanteile, sowohl in der Farbkodierung als auch im Dopplerfrequenzspektrum sichtbar. Der trotz Stenose fehlende Flußnachweis in der Enddiastole erklärt sich in der reduzierten Wandelastizität durch eine Mediasklerose bei dem diabetischen Patienten. Die A. femoralis superficialis (*A.F.S*) ist in **a** am Abgang verschlossen, in **b** 5 cm nach Abgang aus der A. femoralis communis (*A.F.C*).

Abb. 2.5 a–g.
A. femoralis communis Stenose

a Die hochgradige Stenose der A. femoralis communis unter Einbeziehung der Bifurkation ist verursacht durch eine kalzifizierte Plaque (*P*), die in das Gefäßlumen vorragt und eine dorsale Schallauslöschung verursacht. Die A. femoralis communis ist *links* im Querschnitt und *rechts* im Längsschnitt dargestellt. Die V. femoralis communis (*V*) liegt medial der Arterie blaukodiert. Der Farbumschwung von rot über gelb nach blau (Aliasing) drückt die Hochgradigkeit der Stenose hämodynamisch aus.

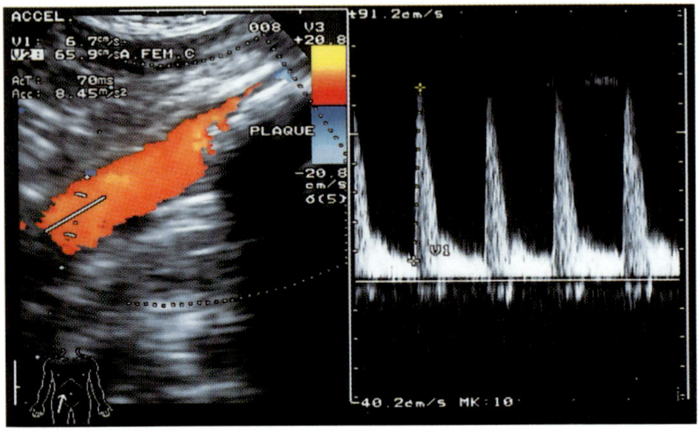
ACCEL.
A.FEM.C
AcT: 70ms
008
V3
+20.8
PLAQUE
-20.8
cm/s
+91.2cm/s
V1
-40.2cm/s MK:10

2.5b

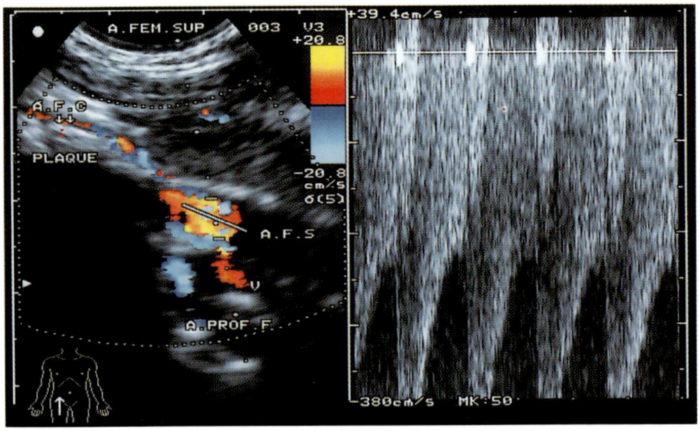
A.FEM.SUP
003
V3
+20.8
A.F.C
PLAQUE
-20.8
cm/s
A.F.S
V
A.PROF.F.
+39.4cm/s
-380cm/s MK:50

2.5c

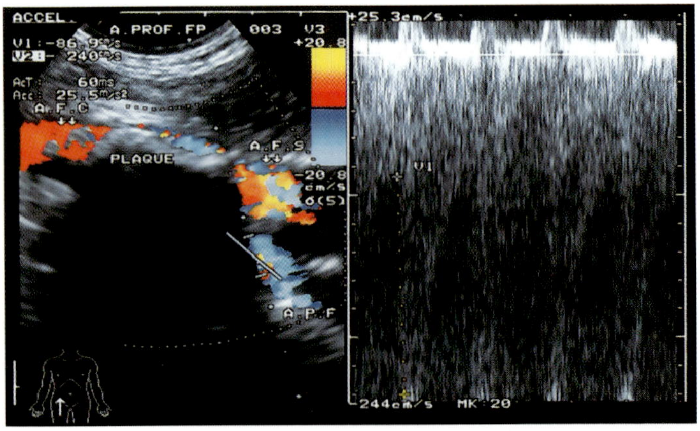
ACCEL.
A.PROF.FP
003
V3
+20.8
AcT: 60ms
A.F.C
PLAQUE
A.F.S
-20.8
cm/s
A.P.F
+25.3cm/s
V1
-244cm/s MK:20

2.5d

Abb. 2.5 b – d.
b Die Auswirkungen der hochgradigen Stenose auf das prästenotische Flußprofil (Pulsatilität) in der A. iliaca externa sind geprägt von den prästenotisch abgehenden Kollateralen (A. circumflexa iliaca profunda und A. epigastrica inferior).

c Das Dopplerfrequenzspektrum in der proximalen A. femoralis superficialis (*A.F.S*) direkt nach der Plaque zeigt die hochgradige Bifurkationsstenose. Die Spitzengeschwindigkeit ist systolisch durch Aliasing abgeschnitten und beträgt über 380 cm/s, die enddiastolische Geschwindigkeit über 200 cm/s. Rotkodiert ist dorsal der Arterie die Vene (*V*) dargestellt, noch weiter dorsal die A. profunda femoris (*A.PROF.F*, blaukodiert).

d Bedingt durch die Schallauslöschung der Plaque läßt sich die in den Profundaabgang hineinragende Stenosierung schwer verifizieren. Die kalzifizierte Plaque führt sowohl im Grauwertbild als auch in der Farbkodierung zur Schallauslöschung. Im Dopplerfrequenzspektrum läßt sich das Stenosesignal nur mit sehr hohem Gain detektieren. Der monophasische Fluß hat eine Spitzengeschwindigkeit von systolisch 240 cm/s und enddiastolisch 86 cm/s.

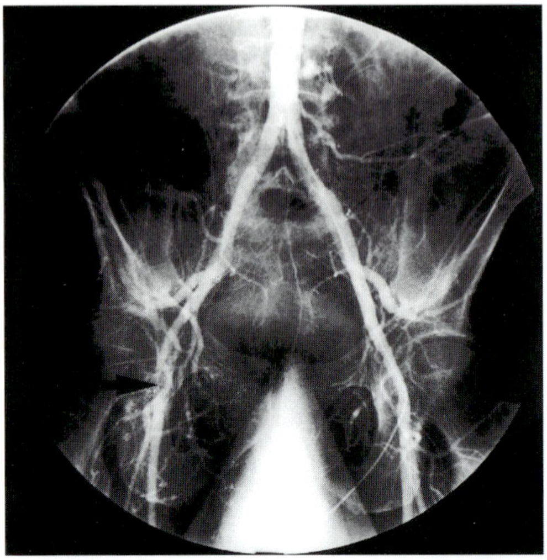

2.5e

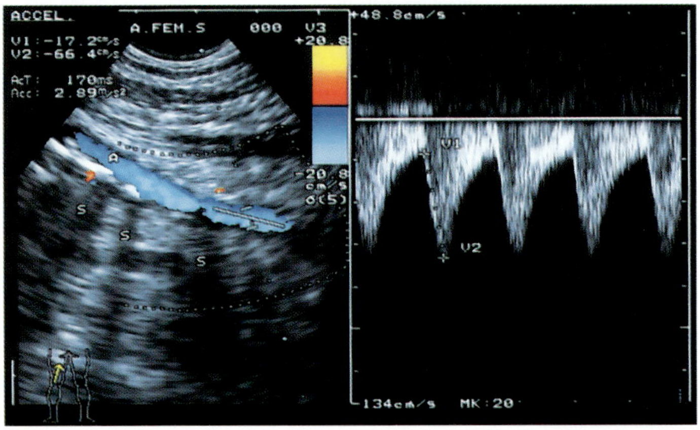
ACCEL.
A.FEM.S
000
V3
V1: -17.2cm/s
V2: -66.4cm/s
AcT: 170ms
Acc: 2.89m/s2
+20.8
-20.8
cm/s
0(5)
+48.8cm/s
V1
V2
A
S
134cm/s
MK:20

2.5f

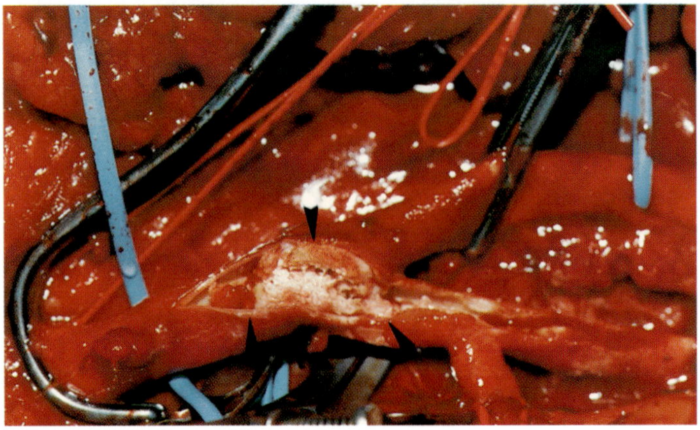

2.5g

Abb. 2.5 e–g.
e Angiographie: Die hochgradige Stenose in der rechten A. femoralis communis führt zu einer reichhaltigen Kollateralisierung im Seitenvergleich. Der Stenosegrad durch die Hinterwandplaque läßt sich in der a.-p.-Aufnahme schwer einschätzen; eine 2. Ebene wäre notwendig.

f Das Strömungsprofil hat in der A. femoralis superficialis den typischen poststenotischen Charakter. Die Pulsatilität ist erheblich reduziert, der systolische Anstieg verzögert und reduziert, der Fluß ist monophasisch. Im Grauwertbild links zeigen sich die arteriosklerotischen Veränderungen im Gefäß an den echoreichen Plaques mit der Schallauslöschung (*S*), die jedoch zu keiner Stenosierung führt.

g Bei duplexsonographischem Ausschluß einer Beckenarterienstenose und nachgewiesener freier Strombahn bis in die A. poplitea kann die indizierte Thrombendarteriektomie mit Patchplastik der Femoralisbifurkation prinzipiell ohne Angiographie durchgeführt werden. Wie in unserem Beispiel gezeigt, bringt sie keine zusätzliche, therapeutisch relevante Information und dient nur der Dokumentation.
Das intraoperative Bild bestätigt die hochgradige Stenose durch die kalzifizierten Plaques (*Pfeile*). Das Gefäß ist von der A. femoralis communis in die A. profunda femoris hinein längs eröffnet. Der Abgang der A. femoralis superficialis mit noch eingeengtem Lumen ist mit einer geraden Klemme abgeklemmt, um die A. femoralis communis liegt proximal eine gekrümmte Klemme.

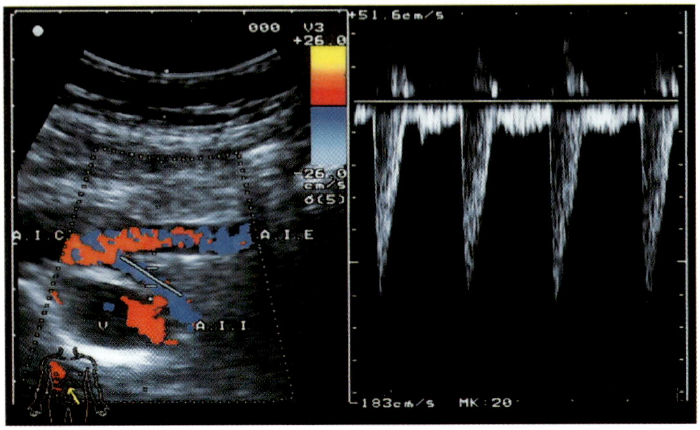
000 V3
+26.0
-26.0
cm/s
6(5)
A.I.C
A.I.E
A.I.I
V
+51.6cm/s
183cm/s MK:20

2.6 a

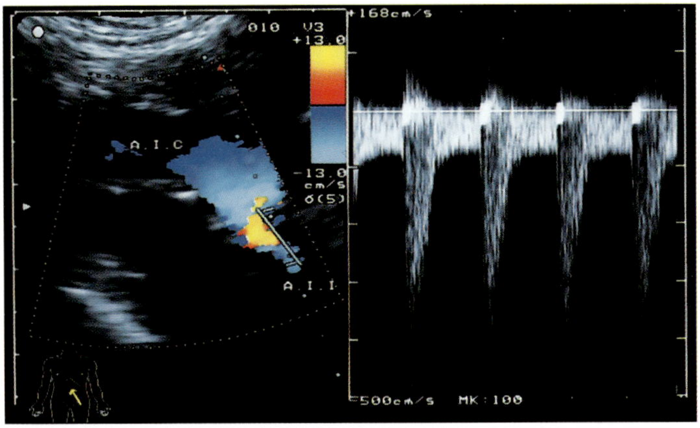
010 V3
+13.0
-13.0
cm/s
6(5)
A.I.C
A.I.I
+168cm/s
500cm/s MK:100

2.6 b

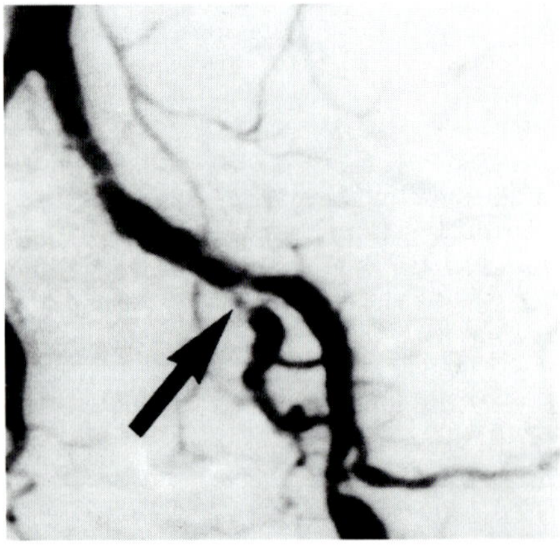

2.6 c

Abb. 2.6 a–c.
A. iliaca interna

a Durch den bogigen Verlauf kann die Einstellung eines spitzen Dopplerwinkels in der Iliakabifurkation Schwierigkeiten bereiten. Vor allem bei korpulenten Patienten ist dies trotz Verschieben des Transducers nach kranial oder kaudal erschwert, insbesondere wenn bei Positionierung des Schallkopfs noch störenden intestinalen Luftansammlungen ausgewichen werden muß.
Grauwertbild und Farbdopplerbild ergänzen sich: Je nach Arterienverlauf lassen sich einzelne Abschnitte besser mit dem Echoimpuls – (B-Bild-) oder dem Dopplerverfahren darstellen: Mehr orthograd getroffene Arterienabschnitte (hier: *A. I. I.*) kommen farbcodiert besser zur Darstellung, während senkrecht getroffene Wandstrukturen (*A. I. E.*) im B-Bild besser erkennbar sind. Wenn Echoimpulse senkrecht auf die Gefäßwand treffen, entsteht eine detaillierte Darstellung der Wandstruktur mit Grenzzonenreflex. Für das Dopplerverfahren ist dieser Winkel jedoch ungünstig und erst bei spitzem Winkel zwischen durchflossenem Gefäßlumen und Dopplerstrahl sind die Strömungsverhältnisse genau beurteilbar.
Das Beispiel zeigt in der A. iliaca externa (*A.I.E*) am Abgang sowohl rot- als auch blaukodierte Strömungssignale. Eine eindeutige Strömungsrichtung wird durch die senkrechte Stellung des Farbfensters zur Gefäßachse nicht erkennbar. Eine daraus abgeleitete Dopplerfrequenzkurve würde bei einem Winkel von fast 90° ein irreguläres Dopplerfrequenzspektrum bds. der Nullinie mit nicht verwertbarer Flußgeschwindigkeit zeigen.
Die A. iliaca interna (*A.I.I*) zeigt bei verwertbarem Winkel von 60° eine blaukodierte pulsatile Strömung mit einer Spitzengeschwindigkeit von systolisch 120 cm/s und enddiastolisch 18 cm/s. Dorsal der A. iliaca interna ist rotkodiert die Vene (*V*) dargestellt.

b Das Aliasing der A. iliaca interna mit Farbumschlag über gelb auf rot zeigt eine Stenose der A. iliaca interna (*A.I.I*) an. Das daraus abgeleitete Dopplerfrequenzspektrum ergibt eine reduzierte Pulsatilität und eine Beschleunigung der Flußgeschwindigkeit auf systolisch 400 cm/s und enddiastolisch 80 cm/s.

c Angiographie: Abgangsstenose der A. iliaca interna.

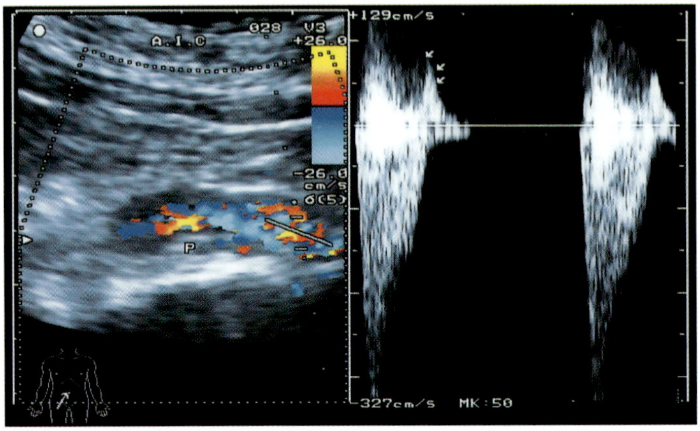
A.I.C
028
V3
+26.0
-26.0
cm/s
+129cm/s
P
327cm/s
MK:50

2.7 a

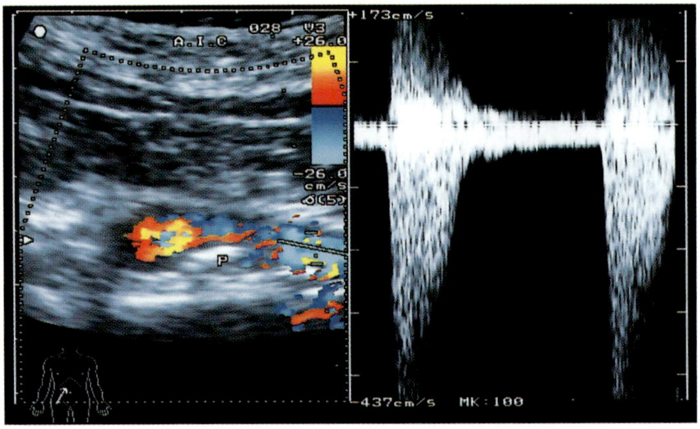
A.I.C
028
V3
+26.0
-26.0
cm/s
+173cm/s
P
437cm/s
MK:100

2.7 b

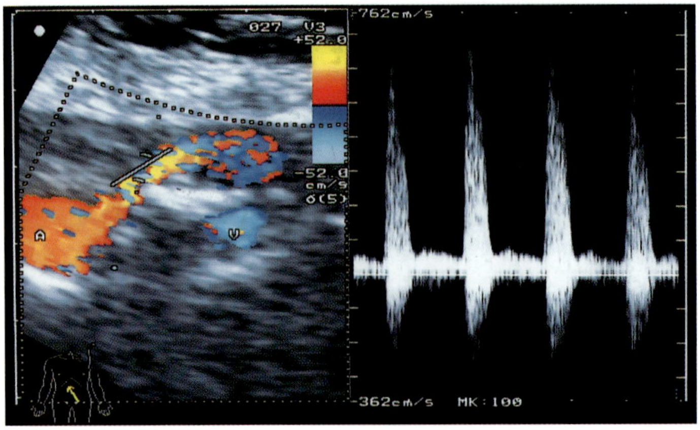
027
V3
+52.0
-52.0
cm/s
762cm/s
A
V
362cm/s
MK:100

2.7 c

Abb. 2.7 a – d.
Beckenarterienstenose

a Hohe Eindringtiefe, schlechtere Auflösung durch niedrigfrequente Schallköpfe und schallstreuende Strukturen ermöglichen in den meisten Fällen keine gefäßmorphologische Beurteilung der Beckenstrombahn. Die Stenosediagnostik kann sich hier nur auf hämodynamische Parameter stützen. Eine ca. 60 %ige Stenose im mittleren Drittel der A. iliaca communis führt neben einem Aliasing in der Farbduplexsonographie zu einer systolischen Strömungsbeschleunigung auf 330 cm/s bei jedoch noch erhaltener Pulsatilität. Die frühdiastolische Inzisur (Pfeile) ist durch retrograde Strömungsanteile in der Systole (Turbulenzen) schlecht erkennbar.

b Die Erniedrigung des peripheren Widerstands bei Belastung führt zu einer Zunahme der Flußgeschwindigkeit (systolisch über 440 cm/s und enddiastolisch 30 cm/s). Das Spektrum und die reduzierte Pulsatilität drücken eine hochgradige Stenose aus. Der durch den erhöhten peripheren Bedarf erhöhte Blutfluß in der Arterie verändert die hämodynamische Wirksamkeit der Stenose von einer mittelgradigen in eine hochgradige Stenose. Der insgesamt relativ niedrige diastolische Fluß ist bedingt durch Gefäßveränderungen bei Diabetes mellitus.

c Eine 80- bis 90 %ige A.-iliaca-communis-Abgangsstenose (Querschnittsreduktion) führt zu einer Strömungsbeschleunigung auf systolisch über 600 cm/s. Die Pulsatilität ist weitgehend aufgehoben, das spektrale Fenster ist geschlossen und Rückstromanteile zeigen erhebliche Turbulenzen. Farbduplexsonographisch ist die hochgradige Stenose durch das Aliasing sichtbar.
In beiden Beispielen, wie auch schon im Beispiel der A. iliaca-interna-Stenose (s. Abb. 2.6 b) ist die Lumeneinengung im farbduplexsonographisch überlagerten Grauwertbild schlecht erkennbar (s. Abb. 5.4 b). Die stenosebedingten Vibrationen in Gefäßwandnähe führen zu einer farblichen Überlagerung der lumeneinengenden Plaque. Dies wird noch verstärkt durch ein relativ hohes Gain, das eingestellt werden muß, um farblich kodierte Blutströmungsinformationen aus tieferen Regionen zu erhalten.

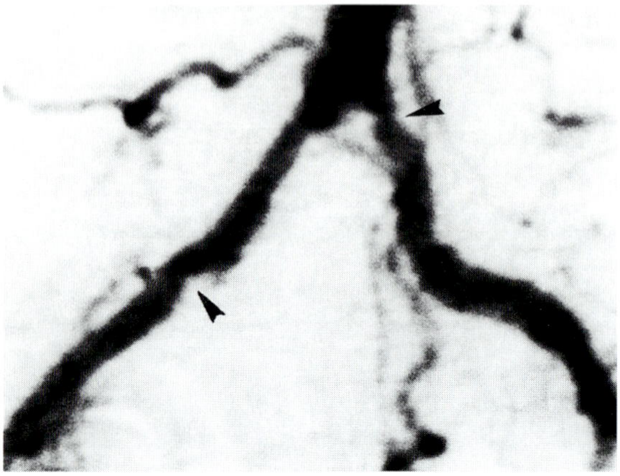

2.7 d

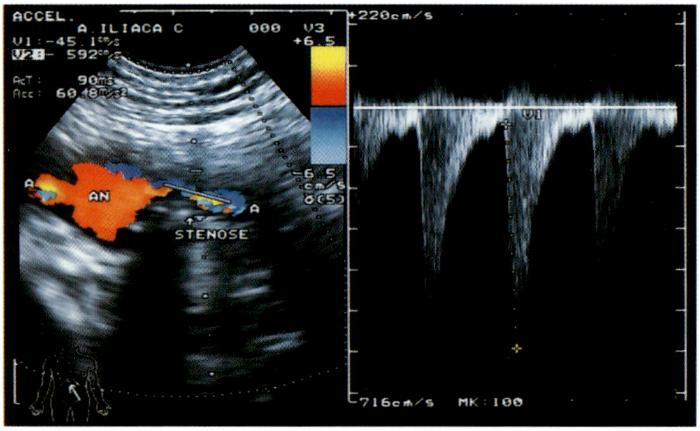
ACCEL.
A.ILIACA C
000 V3
V1: -45.1 cm/s
V2 - 592 cm/s
AcT: 90ms
+6.5
-6.5
cm/s
A
AN
A
STENOSE
+220cm/s
V1
716cm/s MK:100

2.8 a

Abb. 2.7.
d Angiographie: Die hochgradige A.-iliaca-communis-Abgangsstenose links und die mittelgradige Stenose im mittleren Drittel der A. iliaca communis rechts dokumentieren radiologisch die Stenosen in **b** und **c**. Die Hinterwandplaques (s. Sonographiebefund) führen in der a.-p.-Ebene zur Unterschätzung der Stenosen.

Abb. 2.8 a, b.
Iliacalarterienaneurysma

a Die A. iliaca communis zeigt am Abgang aus der Aorta (*links* im Bild) eine umschriebene Gefäßerweiterung (rotkodiert, auf den Schallkopf zu). Nach dem Aneurysma (*AN*) von 2,5 cm Durchmesser ohne Abscheidungsthrombus ist farbduplexsonographisch ein Aliasing detektierbar. Die A. iliaca communis (*rechts* im Bild) ist im weiteren Verlauf blaukodiert (vom Schallkopf weg). Die Spitzengeschwindigkeit beträgt systolisch 590 cm/s und enddiastolisch 45 cm/s; bei monophasischem Strömungsprofil spricht dies für eine hochgradige Stenose am Abgang aus dem Aneurysma.

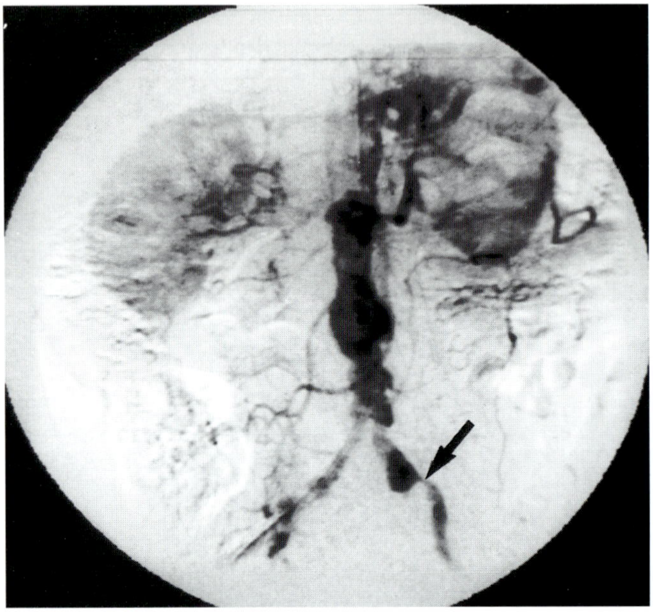

2.8 b

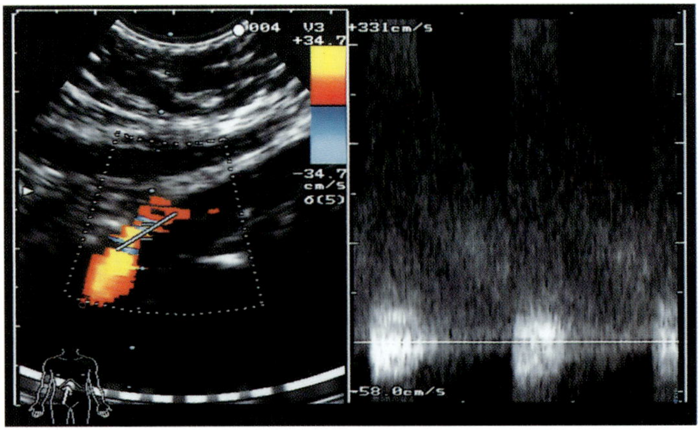

2.9 a

Abb. 2.8.
b Angiographie: Aortenaneurysma und Aneurysma am Abgang der A. iliaca communis mit nachgeschalteter Stenose.

Abb. 2.9 a – f.
Mehretagenobstruktion

a Bei mehreren hintereinandergeschalteten Stenosen ist die Strömungsbeschleunigung auf einen Grenzwert kein zuverlässiges Stenosekriterium. Durch den Druckabfall nach einer hochgradigen Stenose ist die maximale Strömungsgeschwindigkeit poststenotisch reduziert und für die Einschätzung des Stenosegrades in einer zweiten, nachgeschalteten Stenose muß dies mit berücksichtigt werden. Die hämodynamische Relevanz einer Stenose zeigt sich an einer Zunahme der systolischen Spitzengeschwindigkeit um 100 % im Vergleich zur Geschwindigkeit im selben Gefäß vor der Stenose.
Im Schrägschnitt ist die hochgradige Abgangsstenose der A. iliaca communis durch das Aliasing farbduplexsonographisch wie auch in der Strömungsbeschleunigung im Dopplerfrequenzspektrum dokumentiert. Durch Aliasing ist die systolische Spitzengeschwindigkeit abgeschnitten, sie beträgt interpoliert etwa 4,5 m/s. Nach der Berechnung über die vereinfachte Bernoulli-Gleichung $P = 4 \cdot V_{max}^2$ kommt es zu einem maximalen Druckabfall von 81 mm Hg über der Stenose. Bedingt durch diesen Druckabfall kommt es zur Reduktion der systolischen Flußgeschwindigkeit poststenotisch.

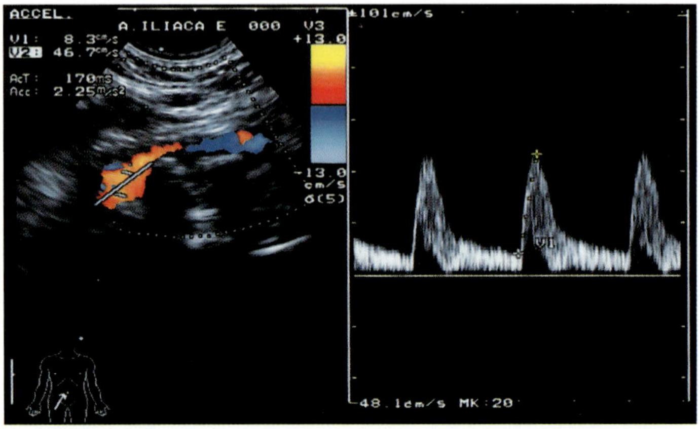
ACCEL.
A.ILIACA E
V1: 8.3cm/s
V2: 46.7cm/s
AcT: 170ms
Acc: 2.25m/s2
+101cm/s
48.1cm/s MK:20

2.9 b

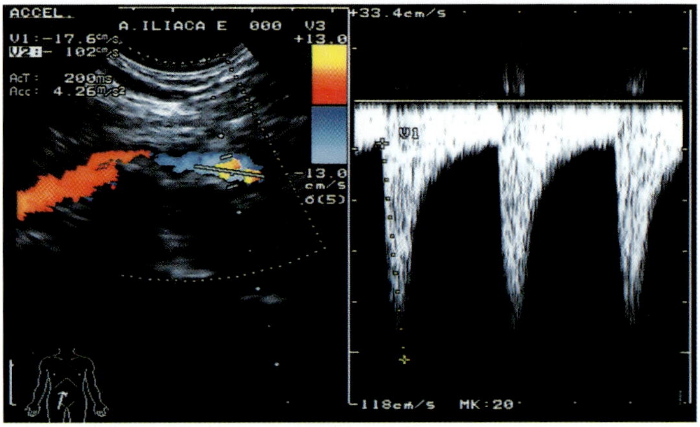
ACCEL.
A.ILIACA E
V1:-17.6cm/s
V2:- 102cm/s
AcT: 200ms
Acc: 4.26m/s2
+33.4cm/s
118cm/s MK:20

2.9 c

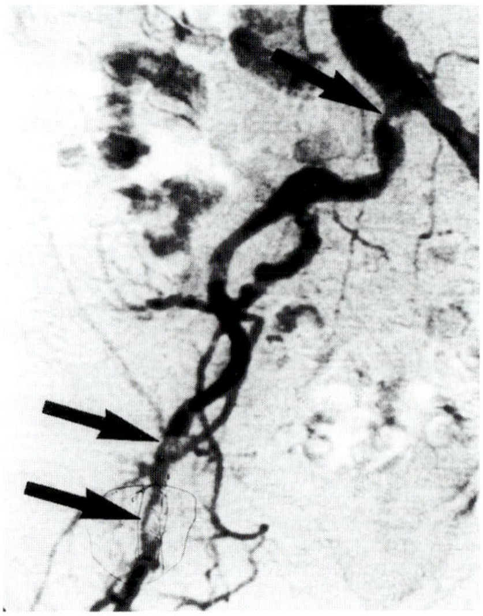

2.9 d

Abb. 2.9 b – d.
b Poststenotisch hat die A. iliaca externa eine maximale Strömungsgeschwindigkeit von 46 cm/s in der Systole. Im B-Bild ist das Sample volume vor einer stenosierenden Plaque in der distalen A. iliaca externa plaziert.

c Durch die Plaque kommt es zu einer Strömungsbeschleunigung auf 102 cm/s systolisch. Dies entspricht einer Zunahme der systolischen Spitzengeschwindigkeit gegenüber prästenotisch um den Faktor 2,2 und drückt die hämodynamische Relevanz der Stenose aus, obwohl der absolute Wert der systolischen Spitzengeschwindigkeit noch im Normbereich für die distale A. iliaca externa am Übergang zur A. iliaca communis wäre. Prä- und poststenotisch ist der Fluß monophasisch schon bedingt durch den Druckabfall über der Stenose in der A. iliaca communis.

d Angiographie: Die Stenose ist durch die Hinterwandplaque in der distalen A. iliaca externa am Übergang zur A. iliaca communis nur unbefriedigend dargestellt. Es kommt nur zu einer Aufhellung der Kontrastierung (*mittlerer Pfeil*). Die A.-iliaca-communis-Stenose ist mit dem *proximalen Pfeil* markiert. Weiterhin besteht eine Stenose in der A. femoralis communis (*distaler Pfeil*).

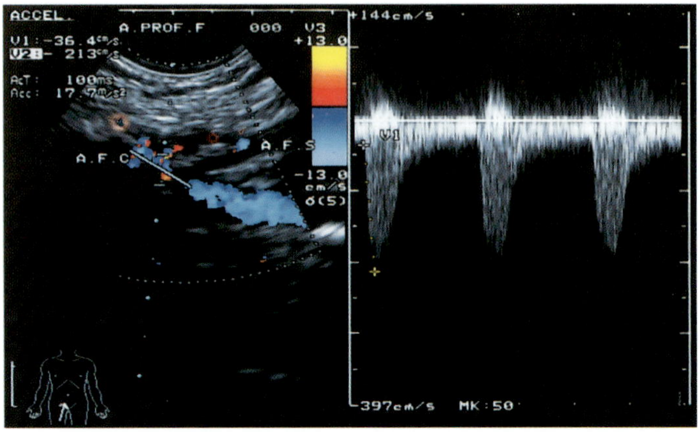
ACCEL.
A.PROF.F
A.F.C
A.F.S
+144cm/s
397cm/s MK:50

2.9 e

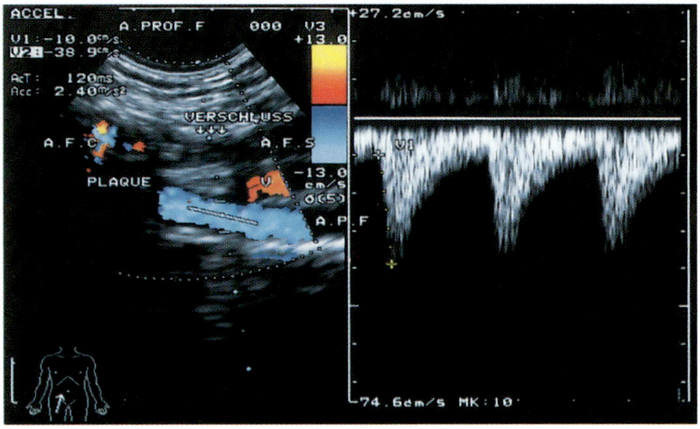
ACCEL.
A.PROF.F
VERSCHLUSS
A.F.C
A.F.S
PLAQUE
A.P.F
+27.2cm/s
74.6cm/s MK:10

2.9 f

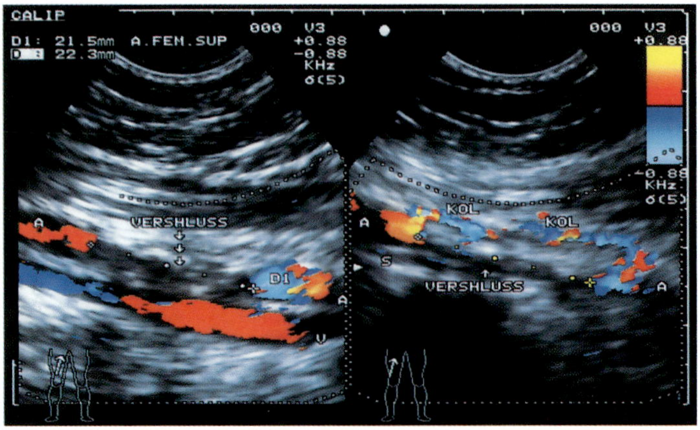
CALIP
D1: 21.5mm A.FEM.SUP
VERSHLUSS
KOL
KOL
VERSHLUSS

2.10 a

Abb. 2.9 e–f.
e Die Stenose in der A. femoralis communis (*A.F.C*) am Übergang zur A. profunda femoris führt zu einer Strömungsbeschleunigung auf 213 cm/s systolisch und 26 cm/s enddiastolisch. Kalzifizierte Plaques löschen sowohl das Echomuster im Grauwertbild als auch in der Farbkodierung aus. Schallkopfnah ist die verschlossene A. femoralis superficialis (*A.F.S*) abgebildet.

f Poststenotisch zeigt sich in der A. profunda femoris (*A.P.F*) das typische monophasische Dopplerfrequenzspektrum mit reduzierter Strömungsgeschwindigkeit und verlangsamtem systolischem Anstieg. Die Spitzengeschwindigkeit beträgt systolisch 38,9 cm/s und enddiastolisch 10 cm/s. Ventral der blaukodierten A. profunda femoris ist rotkodiert die V. femoralis superficialis (*V*) angeschnitten und ventral davon die verschlossene A. femoralis superficialis (*A.F.S*). Die A. femoralis communis (*A.F.C*) kommt durch die schallabsorbierenden Plaques nur rudimentär, jedoch mit Aliasing zur Darstellung.

Abb. 2.10 a–g.
Femoralarterienverschluß

a Eine Bereicherung der Farbduplexsonographie gegenüber der konventionellen Duplexsonographie sind das rasche Auffinden von Arterienverschlüssen und die relativ exakte Verschlußlängenbestimmung.
Die distale A. femoralis ist knapp oberhalb des Adduktorenkanals über eine Länge von 2 cm verschlossen. Links ist das proximale und distale Verschlußende dargestellt mit fehlendem Strömungssignal dazwischen. Daß der fehlende Nachweis von Strömungssignalen nicht durch eine falsche Geräteeinstellung oder die Schallauslöschung durch kalzifizierte Plaques bedingt ist, beweist die dorsal davon abgebildete V. femoralis mit Strömungssignalen von entgegengesetzter Strömungsrichtung.
Durch Parallelverschiebung des Transducers gerät die V. femoralis aus der Schallebene; die Kollaterale mit Abgang aus der A. femoralis vor Verschluß und Mündung in die A. femoralis nach dem Verschluß kommt zur Abbildung. Die Kollaterale (*KOL*) ist farblich kodiert schallkopfnäher als der Verschluß dargestellt. In dieser Ebene führen Plaques der verschlossenen Arterie zu einer dorsalen Schallauslöschung.

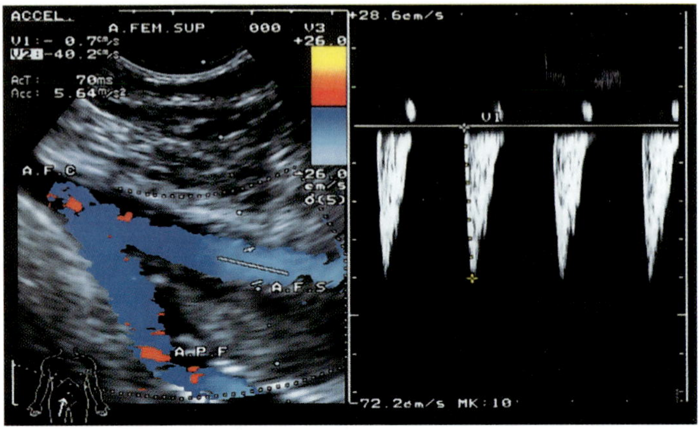

2.10 b

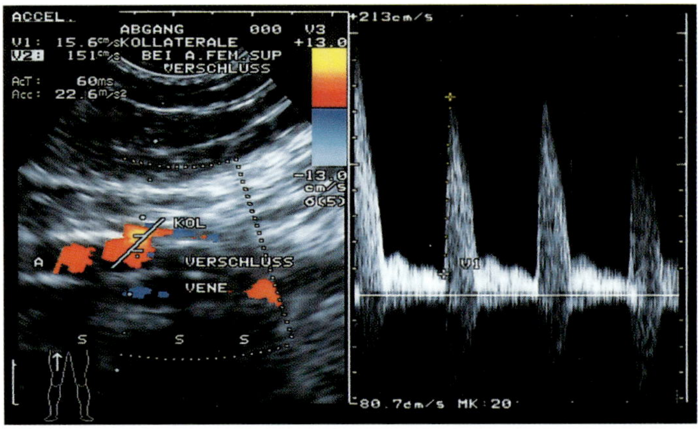

2.10 c

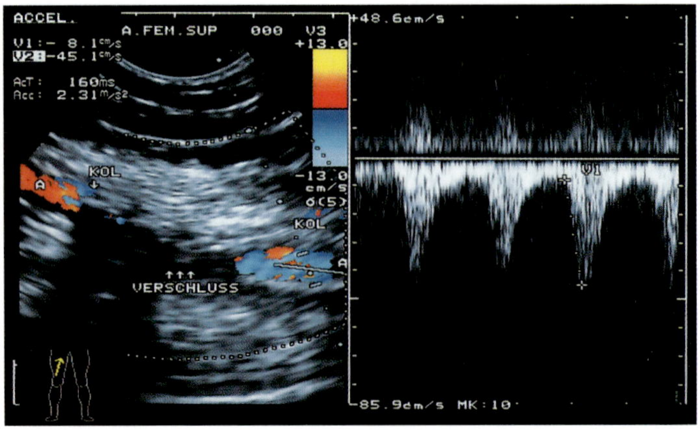

2.10 d

Abb. 2.10 b – d.

b Femoralisbifurkation: Schon das in der proximalen A. femoralis superficialis abgeleitete Dopplerfrequenzspektrum weist auf eine distalere Strömungsbehinderung hin. Dem pulsatilen Fluß fehlt der meist vorhandene frühdiastolische Vorwärtsfluß nach der Inzisur. Das Strömungsprofil ist in diesem Fall nicht durch einen Diabetes mellitus mit Mediasklerose erklärbar. Weiterhin ist die systolische Spitzengeschwindigkeit mit 40 cm/s reduziert, obwohl keine proximal gelegen Stenose vorliegt. Die Kollateralisierung geht insbesondere über die A. profunda femoris (s. Angiographie).

c Superficialisverschluß: Das am Abgang der Kollaterale (*KOL*) aus der A. femoralis superficialis kurz vor dem Verschluß abgeleitete Dopplerfrequenzspektrum zeigt eine Spitzengeschwindigkeit von 150 cm/s. Der Anstieg der Strömungsgeschwindigkeit zur A. femoralis superficialis ist nicht durch eine Abgangsstenose bedingt, sondern erklärt sich durch die Kaliberschwankung der Gefäße. Dorsal der Kollaterale ist die verschlossene A. femoralis superficialis abgebildet und dorsal davon die Vene. Plaques führen zu einer partiellen Unterbrechung der farbkodierten Blutsäule in Arterie und Vene (*S*).

d Die wiedergefüllte A. femoralis superficialis hat nach dem Verschluß ein monophasisches Dopplerfrequenzspektrum mit einer systolischen Spitzengeschwindigkeit von 45 cm/s.

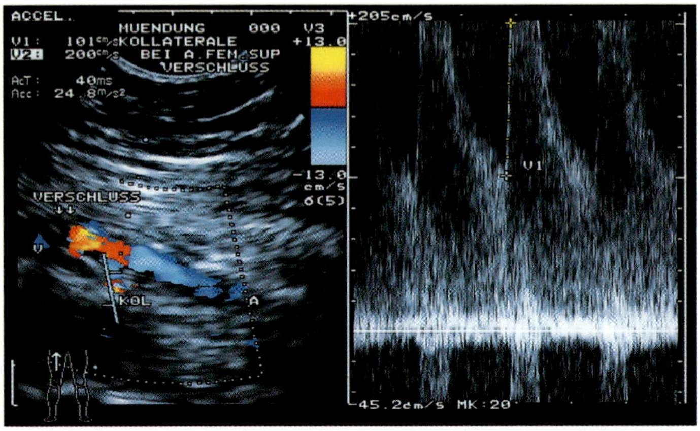

2.10 e

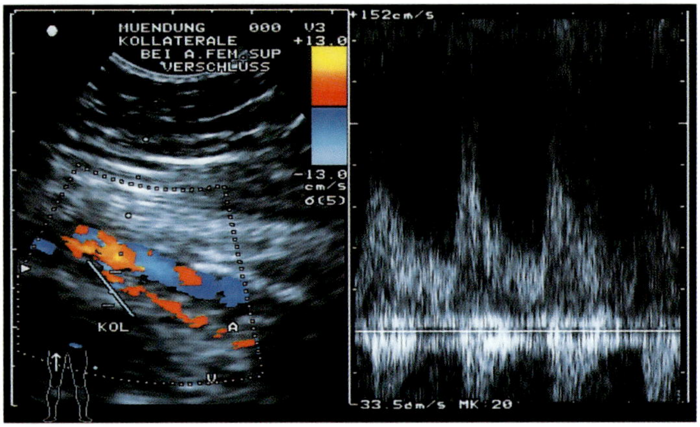

2.10 f

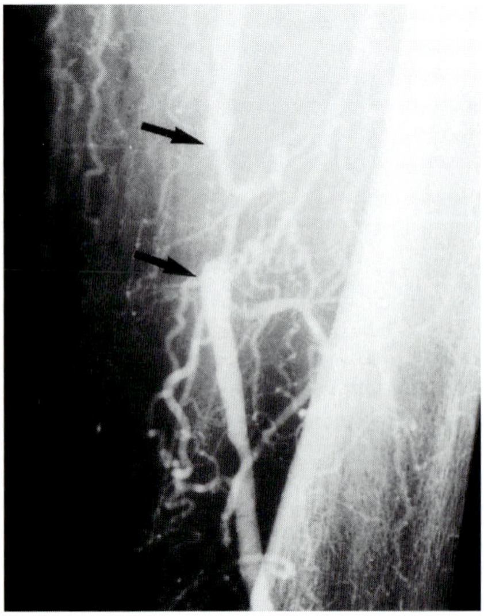

2.10 g

Abb. 2.10 e–g.
e, f Kurz nach Wiederauffüllung kommen von dorsal 2 weitere Kollateralen (*KOL*), die mit Flußrichtung auf den Schallkopf zu die A. femoralis superficialis speisen. In **f** dargestellt ist rotkodiert langstreckig die Kollaterale im Gegensatz zur blaukodierten (vom Schallkopf wegführende Flußrichtung) A. femoralis superficialis. Sie zeigt mit einer systolischen Spitzengeschwindigkeit von 95 cm/s keine Stenose. Demgegenüber zeigt die etwas weiter proximal und medial mündende Kollaterale farbduplexsonographisch und im Dopplerfrequenzspektrum die Kriterien einer Mündungsstenose (Aliasing, maximale Strömungsgeschwindigkeit enddiastolisch 100 cm/s, systolisch über 250 cm/s). Der Verschluß ist *links* im Bild markiert. Rotkodiert sind retrograde Strömungsanteile in der A. femoralis superficialis.

g Angiographie: Bestätigung des 2 cm langen Verschlusses der A. femoralis superficialis. Abgebildet sind auch die ventrale, den Verschluß kurzstreckig überbrückende Kollaterale und die 2 von dorsal kommenden Kollateralen (*distaler Pfeil*), die über Profundakollateralen gespeist werden.

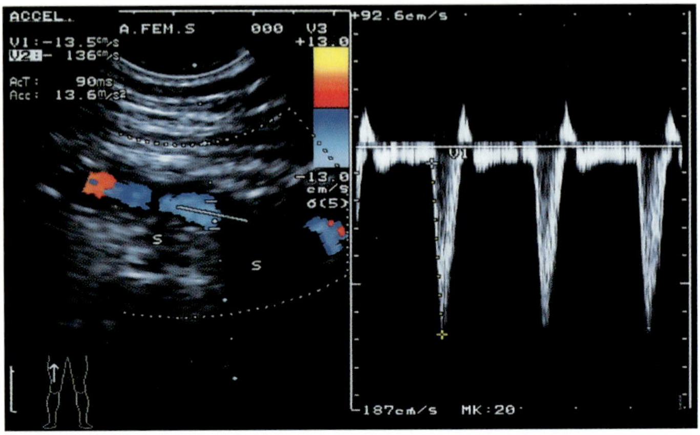

2.11 a

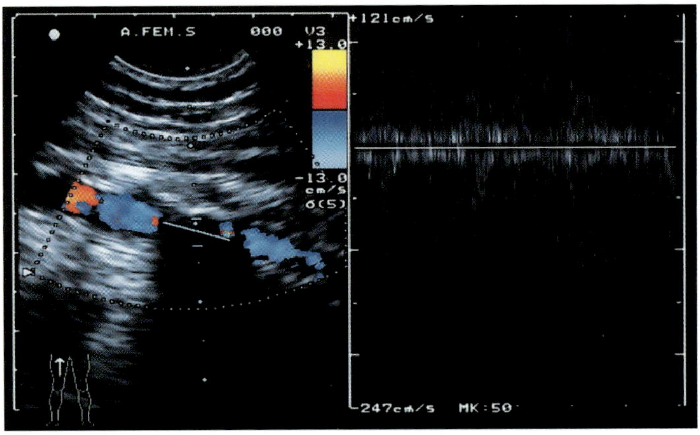

2.11 b

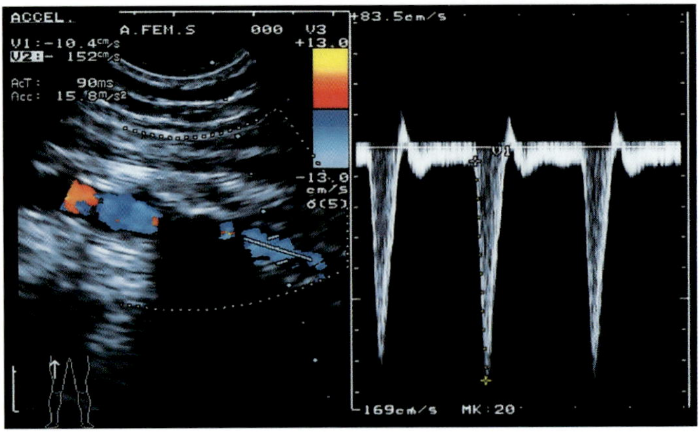

2.11 c

Abb. 2.11 a–c.
Artefakt durch Schallauslöschung

a Gegenüber dem Beispiel von Abb. 2.10 ist der fehlende Flußnachweis in der A. femoralis superficialis über eine Länge von 1 cm nicht verschlußbedingt, sondern durch die Schallauslöschung einer kalzifizierten Plaque verursacht. Die A. femoralis superficialis zeigt kurz vor dem Areal ohne Strömungsnachweis einen pulsatilen, dreiphasigen Fluß mit einer systolischen Spitzengeschwindigkeit von 136 cm/s.

b Im Bereich der Schallauslöschung ist kein Strömungssignal nachweisbar, weder farbduplexsonographisch noch im Dopplerfrequenzspektrum.

c Nach dem durch Schallauslöschung nicht abgebildeten Gefäßabschnitt ist das Dopplerfrequenzspektrum unverändert im Vergleich zur Ableitung proximal davon. Dadurch ist eine höhergradige Stenose oder ein Verschluß im nicht einsehbaren Abschnitt ausgeschlossen. Die geringe Strömungsbeschleunigung auf 152 cm/s kann durch eine geringere Lumenreduktion oder durch einen Meßfehler des Dopplereinfallswinkels bedingt sein.

2.3.3 Verlaufskontrollen nach Rekonstruktion

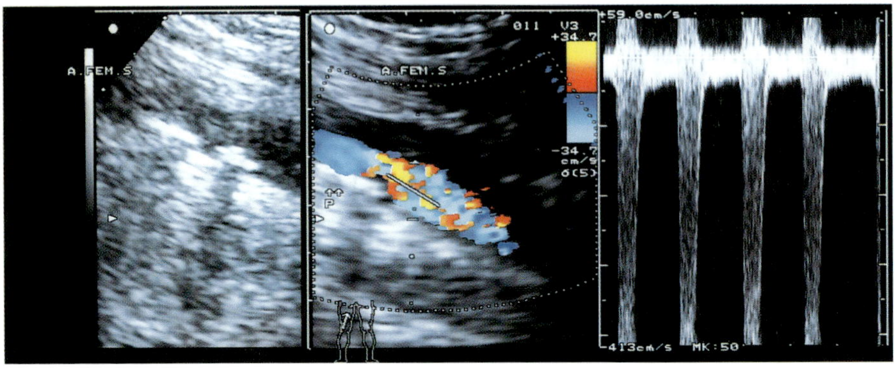

2.12 a

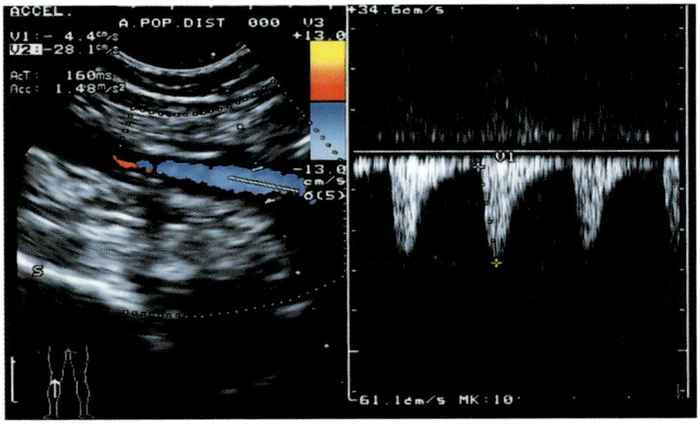

2.12 b

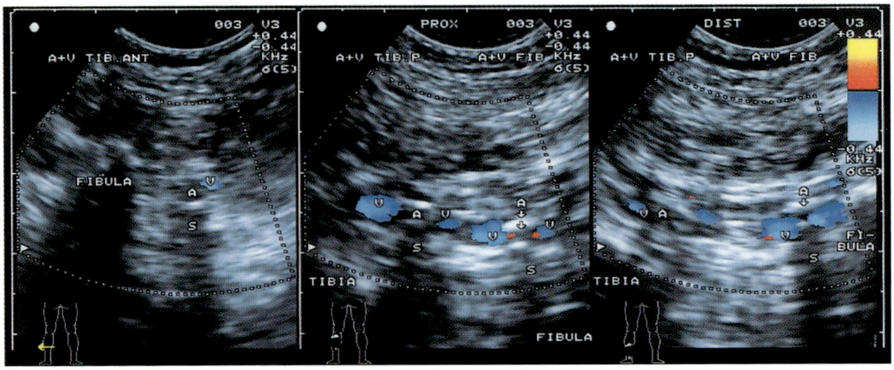

2.12 c

Abb. 2.12 d–f.
d Um die Offenheit der A. fibularis zu verifizieren, muß das Gefäß im Längsschnitt eingestellt und bei adäquatem Dopplerwinkel das Dopplerfrequenzspektrum abgeleitet werden. Durch Verschieben und Drehen des Transducers wurde versucht, die plaquebedingte Schallauslöschung zu umgehen, so daß auch noch in der distalen A. fibularis Strömungssignale nachgewiesen werden konnten.
Trotz adäquater Geräteeinstellung mit niedriger PRF und hohem Gain läßt sich nur eine spärliche Farbfüllung des arteriellen Lumens erzielen. Ventral und kaudal der Arterie sind bei dieser Ableitung in der distalen A. fibularis die Begleitvenen rotkodiert dargestellt. Im Dopplerfrequenzspektrum ist das arterielle Flußspektrum nach unten (vom Schallkopf weg) abgebildet. Es zeigt poststenotisch einen nahezu venösen Flußcharakter. Oberhalb der Nullinie ist auf den Schallkopf zu ein durch die Begleitvene bedingtes venöses Strömungssignal abgebildet.

e Angiographie: Die distal offene A. fibularis ist mit einem *Pfeil* markiert. Die A. tibialis posterior ist verschlossen, die A. tibialis anterior nur kurzstreckig im mittleren Abschnitt durch Kollateralen von der A. fibularis aufgefüllt.

f Die Duplexsonographie eignet sich hervorragend zur Verlaufskontrolle nach interventionellen Gefäßeingriffen. Nach der Angioplastie beträgt im ehemals stenosierten Bereich (siehe **a**) die systolische Spitzengeschwindigkeit 88 cm/s. Die Plaques sind fragmentiert (*Pfeile*); die echoarme Wandverdickung kann die Folge einer subintimalen Einblutung sein.

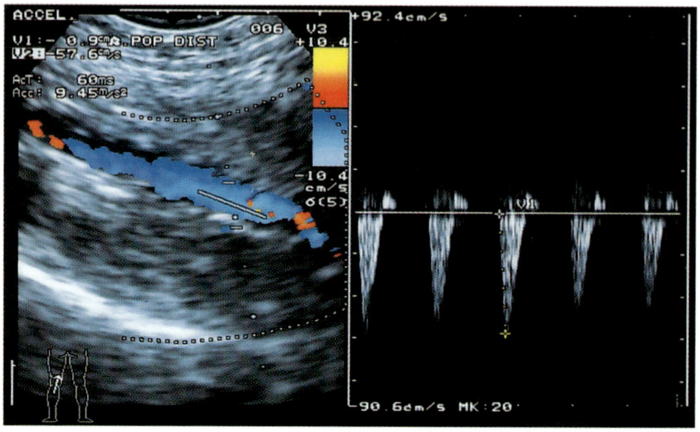

2.12 g

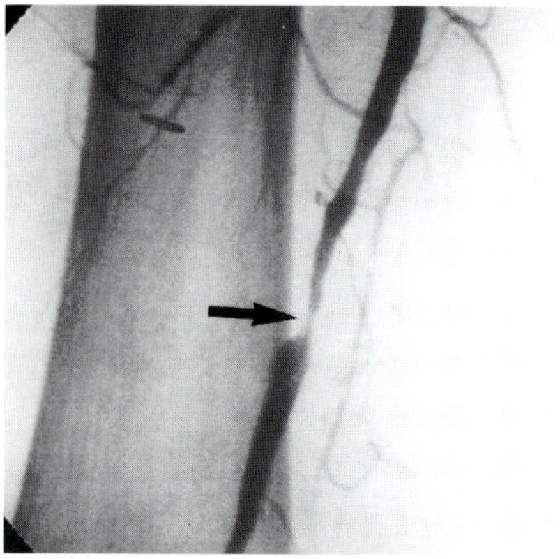

2.12 h

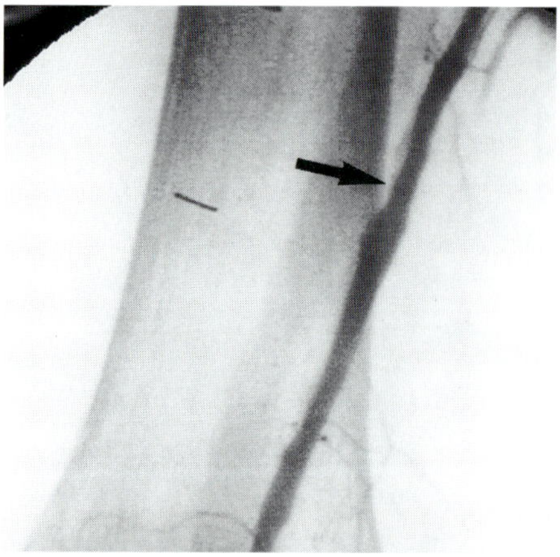

2.12 i

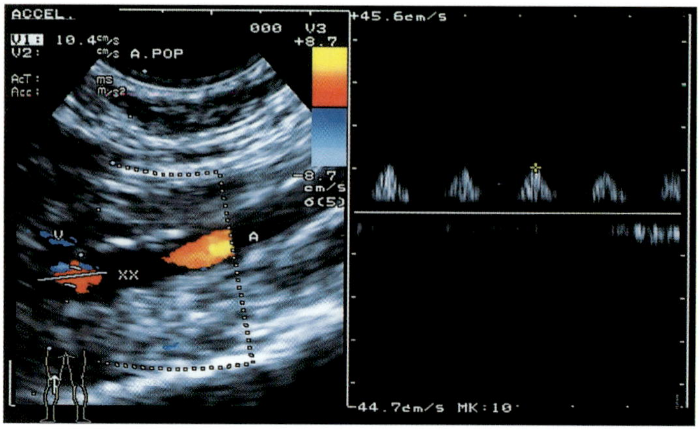

2.13 a

Abb. 2.12 g–i.
g In der distalen A. poplitea ist im Vergleich zum Dopplerfrequenzspektrum vor Angioplastie (**b**) jetzt ein pulsatiler Fluß mit steilem, systolischem Flußanstieg darstellbar. Das Spektrum spricht gegen eine vorgeschaltete, hämodynamisch wirksame Stenose.

h Angiographie: Hochgradige Stenose am femoropoplitealen Übergang.

i Die Angiographie nach Angioplastie der Stenose am femoropoplitealen Übergang (*Pfeil*) dokumentiert das gute Dilatationsergebnis. Das Bild entspricht dem in **f** dargestellten duplexsonographischen Befund.

Abb. 2.13 a–g.
Hämodynamik nach Bypassimplantation

a Nach einem Superficialisverschluß füllt sich bei einer Patientin mit Diabetes mellitus die A. poplitea wieder auf, zeigt jedoch mehrere kurzstreckige Verschlüsse. Das pathologische Dopplerfrequenzspektrum zwischen vor- und nachgeschalteten Verschlüssen zeigt sowohl prä- wie auch poststenotische Kriterien. Im farbduplexsonographischen Bild *links* ist die fehlende farbliche Kodierung des Lumens nicht durch eine Schallauslöschung bedingt; die gute Darstellung des Grauwertbildes dorsal des ohne Strömungssignal abgebildeten Arterienlumens (XX) zeigt einen Verschluß an.

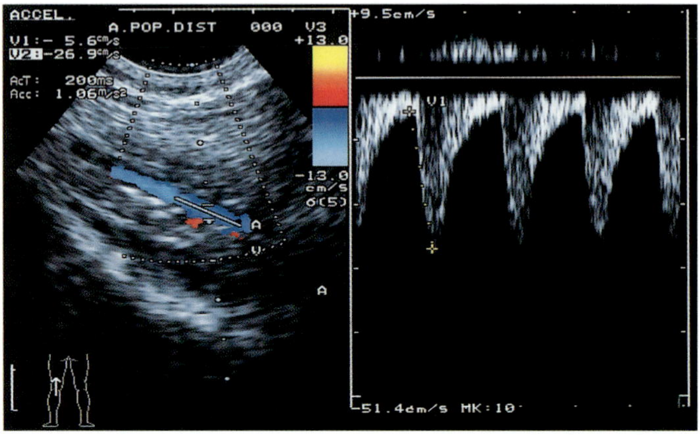

2.13 b

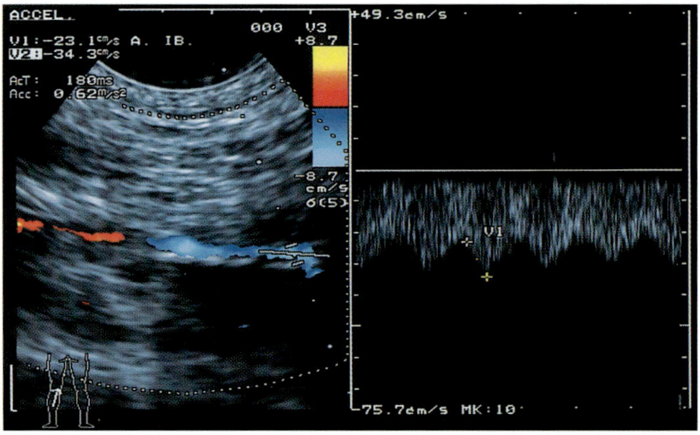

2.13 c

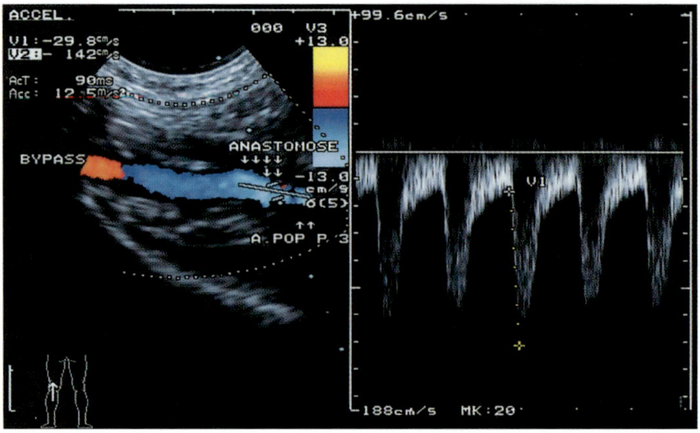

2.13 d

Abb. 2.13. b – d.

b Wiederaufgefüllt und ohne wesentliche kalkhaltige Plaques ist die A. poplitea distal. Das Grauwertbild läßt auf ein für einen femoropoplitealen Bypass anschließbares Segment in der distalen A. poplitea (Segment 3) schließen.

c Im kontinuierlichen Beschallen der Gefäße nach distal ist nur die A. fibularis offen. Das farbduplexsonographische Bild zeigt den Farbumschlag von rot nach blau über schwarz, bedingt durch die Strömungsrichtung relativ zum Schallkopf. Mit 34 cm/s (in einem nichtstenosierten Bereich) zeigt die Unterschenkelarterie nach multiplen proximalen Verschlüssen eine noch relativ hohe systolische Spitzengeschwindigkeit, die sich auch bis zum distalen Unterschenkel in dem Gefäß nachweisen läßt.
Der ebenfalls relativ hohe diastolische Anteil mit 23 cm/s spricht im distalen Unterschenkelgefäß für eine befriedigende Ausstrombahn. Die Einschätzung der Hämodynamik in den Unterschenkelarterien ist bedeutungsvoll für die Prognose eines eventuellen Bypasses.

d Nach Implantation eines femoropoplitealen Bypasses auf das Segment P3 eignet sich die Duplexsonographie ideal zur Verlaufskontrolle. *Links* im Bild ist der Bypass dargestellt, sichtbar an der angedeuteten Doppelkontur (PTFE-Bypass); der Farbumschlag ist wiederum bedingt durch die Änderung der Flußrichtung relativ zum Schallstrahl. Eine Anastomosenstenose besteht nicht (maximale systolische Spitzengeschwindigkeit 142 cm/s). Der steile systolische Anstieg spricht gegen das Vorliegen einer vorgeschalteten Stenose. Der monophasische Flußverlauf ist bedingt durch die veränderte Elastizität der Bypasswand und durch den veränderten peripheren Widerstand bei nur einer offenen Unterschenkelarterie mit Kollateralfunktion. Die Anastomose ist mit *Pfeilen* markiert; intraoperativ bestätigte sich das Arteriensegment mit relativ wenig Plaque und somit für einen Bypass anschließbar.

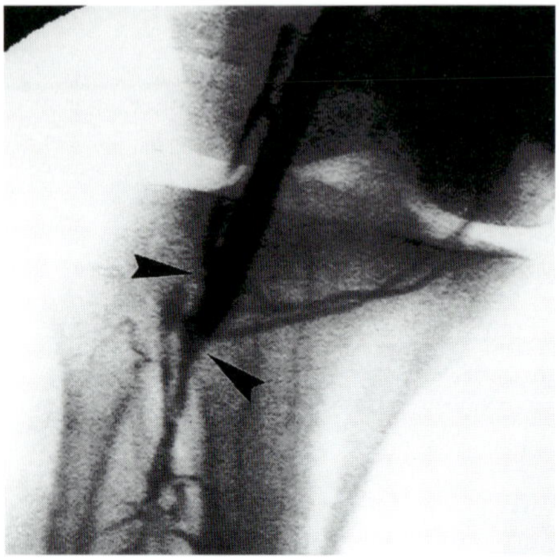

2.13 e

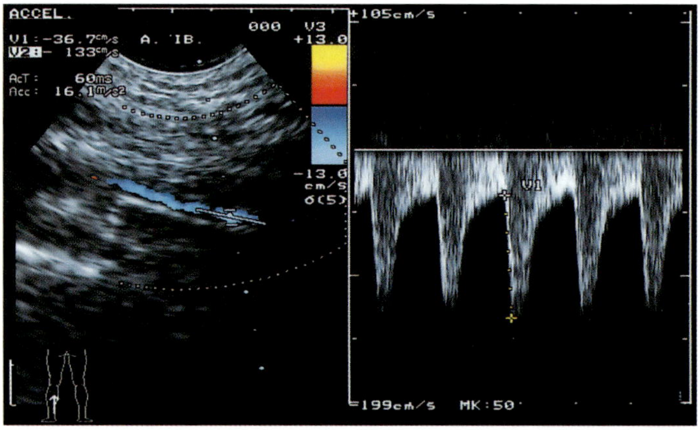

2.13 f

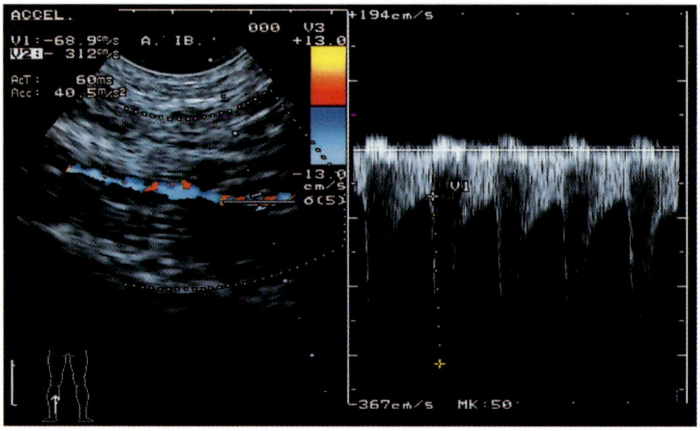

2.13 g

Abb. 2.13 e–g.
e Intraoperative Angiographie: Sie zeigt *rechts* kaliberstark den Bypass und *links* kaliberschwach die durch Verschlüsse unterbrochene A. poplitea. Der 1 cm lang dargestellte Verschluß in Höhe des Kniegelenkspalts entspricht dem in **a** duplexsonographisch dargestellten Verschluß. Die Anastomose (*Pfeil-Pfeil*) zeigt keine Stenose. (Artefakt von rechts durch Anschlingen der Gefäße.)

f Nach Bypassimplantation zeigt das Dopplerfrequenzspektrum in der A. fibularis eindrucksvoll die im Vergleich zu **c** (präoperativ) verbesserte Durchblutung. (Spitzengeschwindigkeit systolisch 133 cm/s und enddiastolisch 36 cm/s; Flußspektrum ähnelt dem in der Anastomose gemessenen und in **d** dargestellten.)
Die relativ hohe Flußgeschwindigkeit ist bedingt durch den Kalibersprung zwischen Bypass und A. fibularis als einziges offenes Unterschenkelgefäß.

g 12 cm oberhalb des Sprunggelenks kommt es zu einer umschriebenen Strömungsbeschleunigung auf systolisch 312 cm/s und enddiastolisch 68 cm/s. Der Quotient aus systolischer Maximalgeschwindigkeit in der Stenose zu der vor der Stenose ist 2,3; dies entspricht einer hämodynamisch relevanten Stenose mit einem Stenosegrad zwischen 50 und 75%.

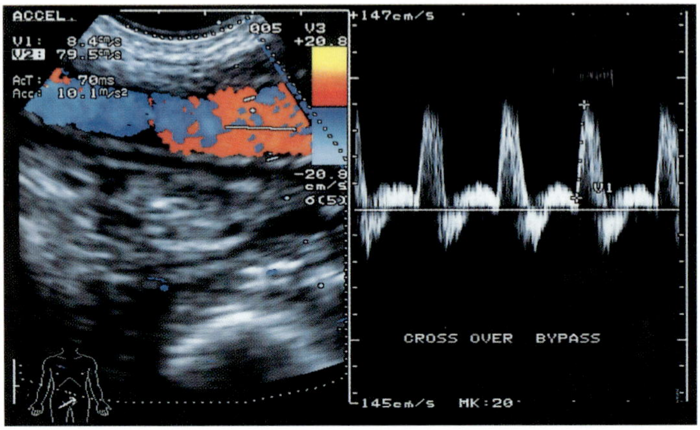

2.14 a

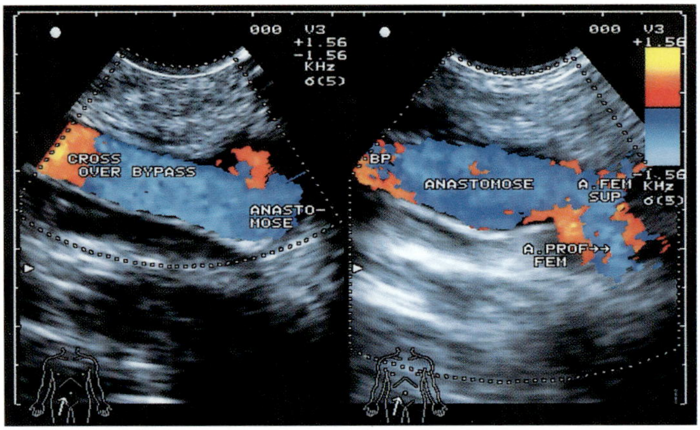

2.14 b

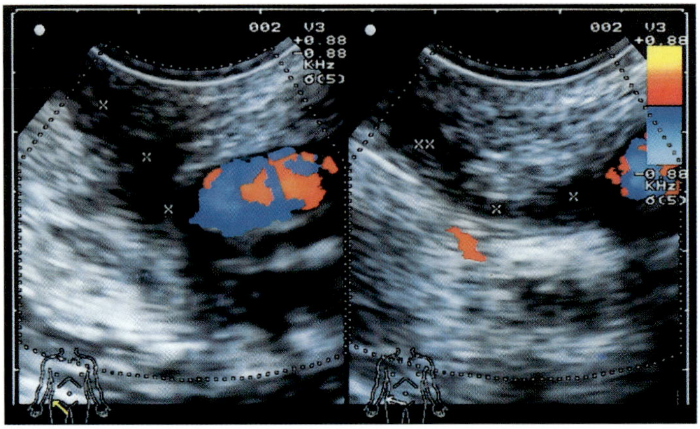

2.14 c

Abb. 2.14 a – c.
Bypassinfekt

a In der Verlaufskontrolle nach Bypassimplantation gibt es für die Duplexsonographie mehrere Indikationen, die anhand des Cross-over-Bypasses gezeigt werden.
Sehr langsame Strömungsgeschwindigkeiten signalisieren einen drohenden Bypassverschluß. Demgegenüber ist die Prognose des Cross-over-Bypasses mit einem unauffälligen, dreiphasigen Strömungsprofil und einer maximalen Strömungsgeschwindigkeit von 80 cm/s als gut zu werten. Der Farbumschlag von rot nach blau ohne Farbaufhellung ist Ausdruck der sich ändernden Strömungsrichtung relativ zum Schallkopf und somit technisch bedingt.

b *Links* im Bild ist der Bypass kurz vor der Anastomose mit homogener farblicher Kodierung abgebildet. *Rechts* im Bild kommt es bei Anastomosierung auf die Femoralisbifurkation zu Wirbelbildungen und retrograden Strömungsanteilen, die kein Ausdruck einer Stenose sind. Der Farbumschlag geschieht nicht durch Aliasing. Das farbduplexsonographische Ergebnis kann durch Ableiten des Dopplerfrequenzspektrums verifiziert werden.

c Im Bereich der Anastomose zeigt sich 6 Tage nach Implantation des Cross-over-Bypasses eine echoarme Fistel (X) zum Subkutangewebe. Die Haut ist im Narbenbereich nur diskret gerötet. In der sonographisch gesteuerten Punktion läßt sich trübe Flüssigkeit aspirieren, die im Keimnachweis den Erreger Staphylococcus aureus ergibt.
Der geringste klinische Verdacht auf einen Bypassinfekt sollte zur sonographischen Kontrolle führen, um Komplikationen zu vermeiden und eine frühzeitige Bypassrevision einzuleiten.

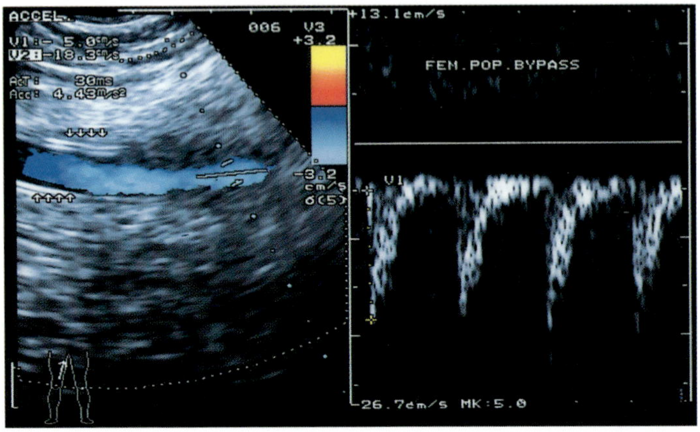

2.15 a

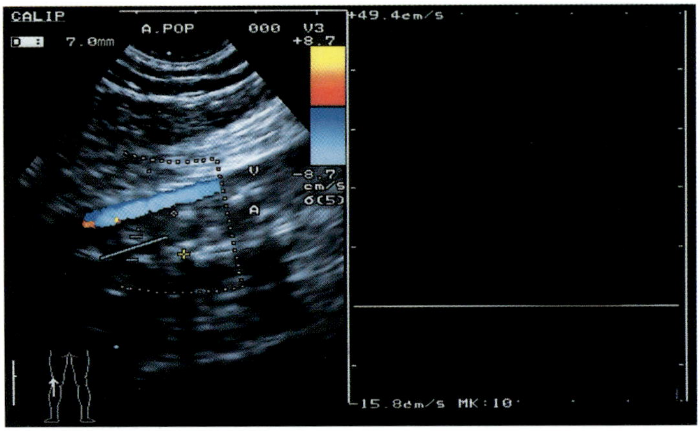

2.15 b

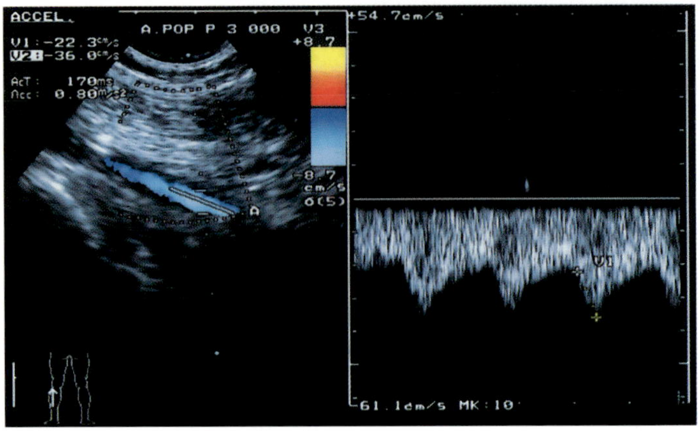

2.15 c

Abb. 2.15 a – j.
Bypassverschluß

a Die deutlich reduzierte systolische Spitzengeschwindigkeit von 18 cm/s deutet im PTFE-Bypass (Doppelkontur) auf einen drohenden Bypassverschluß hin (Grenzgeschwindigkeit 35 – 40 cm/s). Zu berücksichtigen ist dabei die adäquate (bezogen auf das Stromgebiet) Wahl des Bypassdurchmessers durch den Gefäßchirurgen.

b Ursache für die langsame Strömungsgeschwindigkeit im femoropoplitealen Bypass, der auf die proximale A. poplitea anastomosiert wurde, ist der distal der Anastomose gelegene, neu aufgetretene Verschluß der A. poplitea (*A*) 3 Jahre nach Bypassimplantation. Die schlechte Abgrenzbarkeit der Arterie vom umliegenden Gewebe durch Plaques, die partiell zur Schallauslöschung führen, weist auf ein Fortschreiten der arteriosklerotischen Veränderungen als Verschlußursache hin. Ein Thrombektomieversuch wäre hier nicht erfolgversprechend; dagegen ist die Suche nach einem anschlußfähigen Segment für eine Bypassverlängerung indiziert.

c Die A. poplitea ist im Niveau P 3 wiederaufgefüllt mit dem typischen postokklusiven Dopplerfrequenzspektrum (sehr verlangsamter systolischer Anstieg und reduzierte Spitzengeschwindigkeit von 36 cm/s).

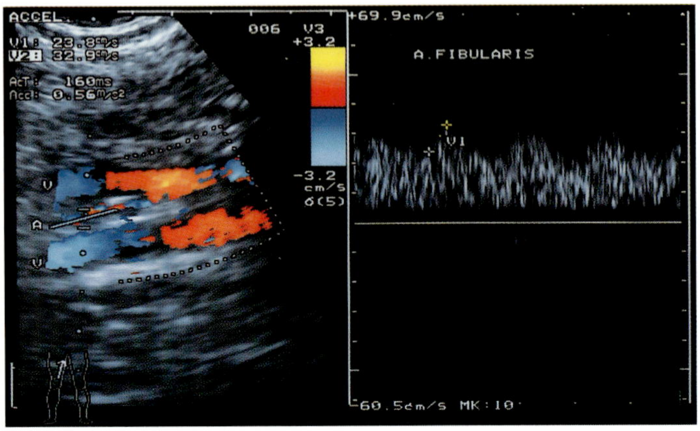
ACCEL
V1: 23.8cm/s
V2: 32.9cm/s
AcT: 160ms
Acc: 0.56m/s2
006 V3
+3.2
-3.2
cm/s
δ(5)
V
A
V
+69.9cm/s
A.FIBULARIS
V1
60.5cm/s MK:10

2.15 d

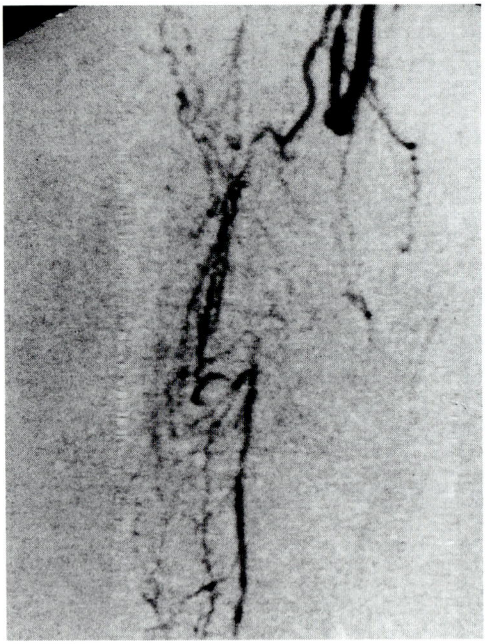

2.15 e

Abb. 2.15 d–e.
d In der duplexsonographischen Untersuchung der Ausflußbahn ist die A. fibularis die einzige offene, durchgängige Leitarterie. Trotz adäquater Geräteeinstellung (sichtbar an der guten farblichen Ausfüllung des durchflossenen Venenlumens in den parallel verlaufenden Leitvenen) sind aus der Arterie nur wenige Strömungssignale detektierbar.
Neben der niedrigen Strömungsgeschwindigkeit von maximal 32 cm/s kommt die geringe Amplitude auch im Dopplerfrequenzspektrum bei eher übersteuertem Gain zum Tragen. Das Spektrum erinnert sehr an ein venöses Flußspektrum, ist jedoch arterientypisch auf den Schallkopf zu nach distal gerichtet (Dopplereinfallswinkel 70°). Auf Höhe des Sample volume ist der Blutfluß in den Venen blaukodiert und damit vom Schallkopf weg gerichtet (Farbumschlag durch Richtungsumkehr bezogen auf den Schallkopf).

e Kontrollangiographie: Bei verschlossener A. poplitea füllt der Bypass (*rechts oben*) die A. femoralis superficialis (*links daneben*) retrograd auf. Aus der A. femoralis superficialis gehen Kollateralen zur Überbrückung der verschlossenen A. poplitea ab und füllen die distale A. poplitea sowie die A. fibularis wieder auf.

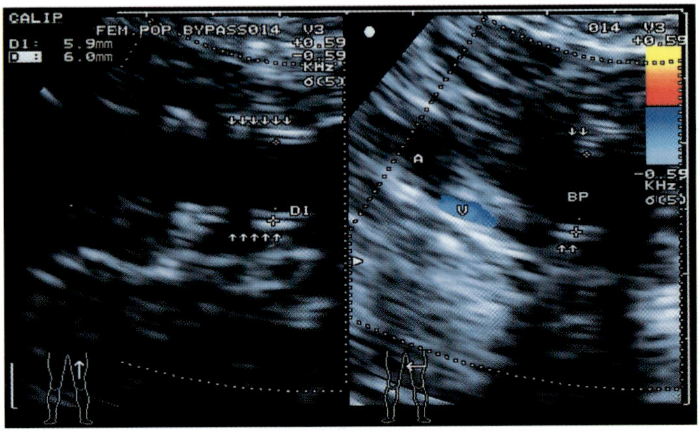

2.15 f

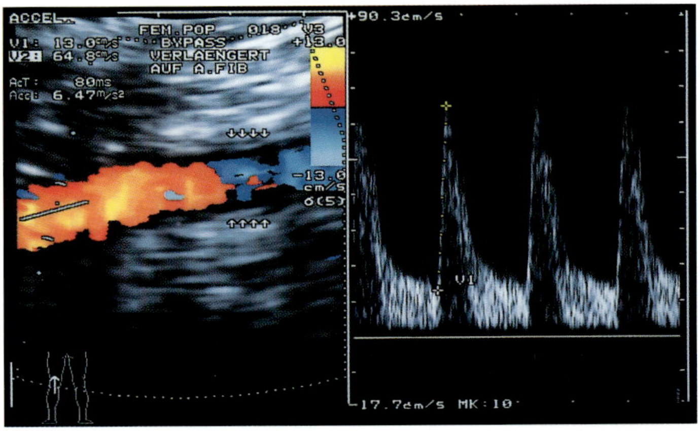

2.15 g

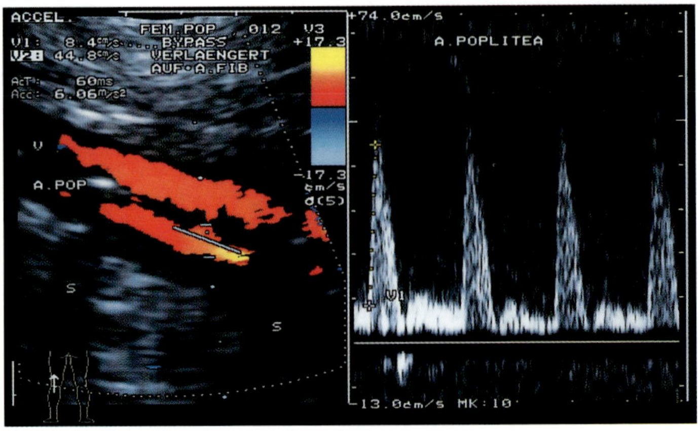

2.15 h

Abb. 2.15 f–h.
f Wenige Tage später kommt es zum Bypassverschluß. *Links* im Längsschnitt ist kein Strömungssignal detektierbar, im *rechten* Bildteil (Querschnitt) ist links neben dem verschlossenen Bypass (*BP*) die Vene blaukodiert (*V*) zu sehen und ventral davon die ebenfalls verschlossene proximale A. femoralis superficialis (*A*).

g Nach Thrombektomie des femoropoplitealen Bypasses und seiner Verlängerung auf den Tractus tibiofibularis ist im Bypass selbst sowohl farbduplexsonographisch als auch im Dopplerfrequenzspektrum ein guter Fluß nachweisbar mit einer systolischen Spitzengeschwindigkeit von 64 cm/s. Das monophasische Dopplerfrequenzspektrum ist bei steilem systolischem Anstieg im Bypass *kein* Kriterium für eine Stenose.

h In der distalen A. poplitea ist nach der Bypassverlängerung auf den Tractus tibiofibularis eine retrograde Blutströmung (rotkodiert auf den Schallkopf zu, wie die Begleitvene) zu detektieren. In der A. poplitea ist ein dreiphasiger pulsatiler Fluß ableitbar.

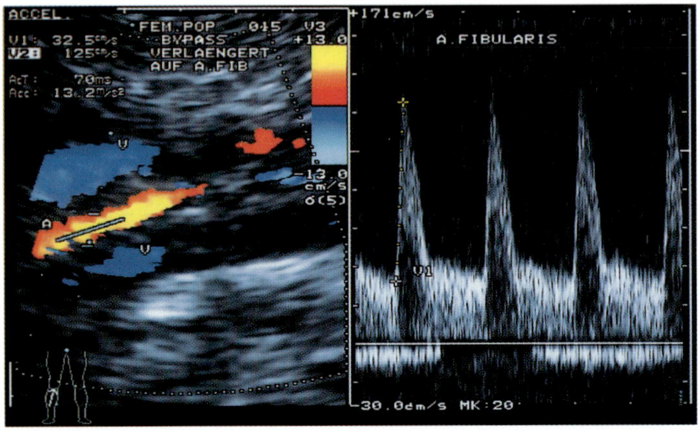

2.15 i

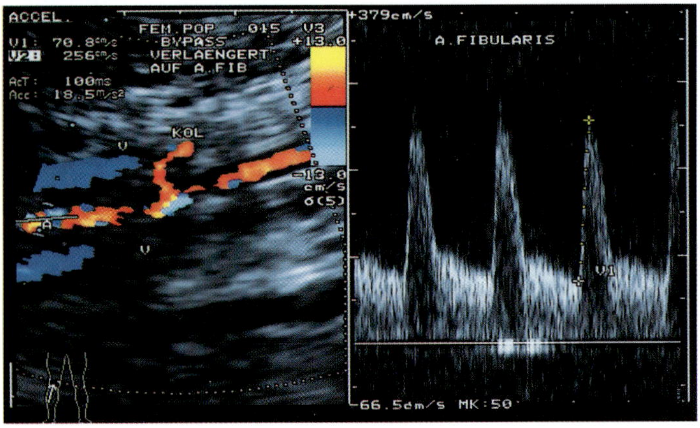

2.15 j

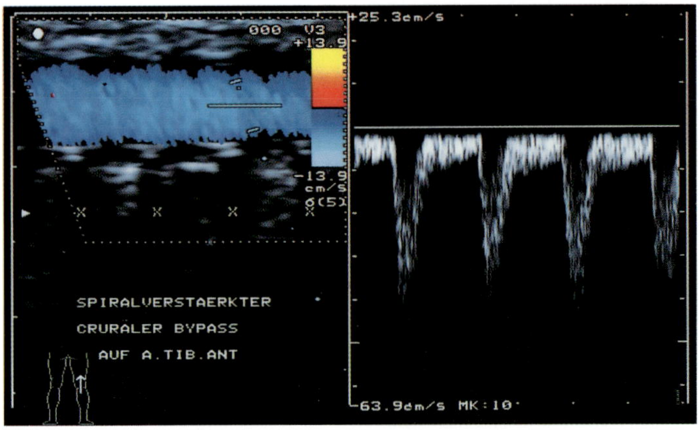

2.16 a

Abb. 2.15 i–j.
i Nach der Bypassverlängerung ist in der A. fibularis proximal ein relativ hohes Strömungssignal mit einer maximalen systolischen Spitzengeschwindigkeit von 125 cm/s und einer enddiastolischen Geschwindigkeit von 30 cm/s ableitbar. Diese Strömungsgeschwindigkeit ist nicht umschrieben, sondern langstreckig detektierbar. Sie ist daher kein Ausdruck einer Stenose, sondern bedingt durch den Kalibersprung zwischen Bypass und A. fibularis als einziger offener Unterschenkelarterie mit Kollateralarterienfunktion.

j In der distalen A. fibularis kommt es jedoch zum Aliasing-Phänomen in der farbduplexsonographischen Darstellung (Farbumschlag von rot über gelb nach blau) und zu einer Strömungsbeschleunigung auf systolisch maximal 256 cm/s. Die umschriebene Strömungsbeschleunigung auf das Doppelte der prästenotischen A. fibularis spricht für eine hämodynamisch wirksame periphere Stenose. Neben der blaukodierten V. fibularis (Strömungsrichtung vom Schallkopf weg) ist rotkodiert (auf den Schallkopf zu) noch eine Kollaterale (*KOL*) abgebildet, die das Stromgebiet der verschlossenen A. tibialis posterior distal versorgt.

Abb. 2.16 a, b.
Anastomosenstenose

a Ein spiralverstärkter kruraler Bypass auf die A. tibialis anterior hat intraluminär eine relativ geringe Strömungsgeschwindigkeit mit systolisch 45 cm/s und enddiastolisch 8 cm/s. Die Spiralverstärkung des Bypasses ist durch die Schallauslöschung (X) erkennbar. Ursache der geringen Strömungsgeschwindigkeit kann der Kalibersprung zwischen dem Bypassdurchmesser (6 mm) und der kaliberschwachen A. tibialis anterior sein. Eine distale Stenose muß jedoch ausgeschlossen werden.

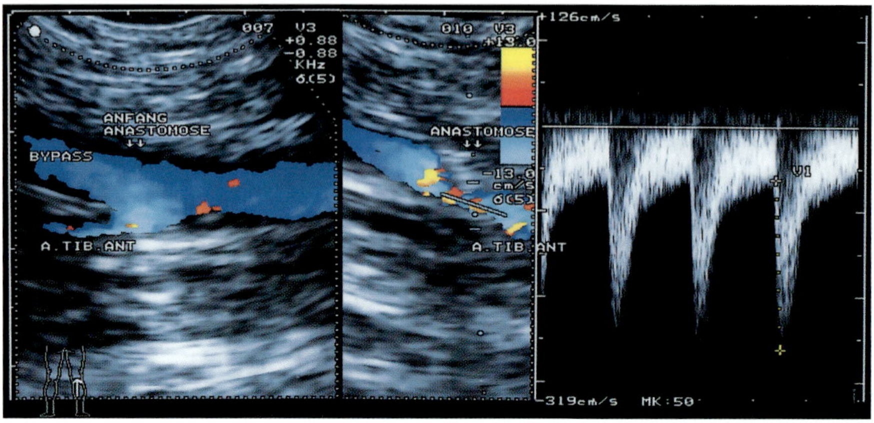

2.16 b

2.3.4
Iatrogene Komplikationen: Aneurysma spurium und AV-Fistel

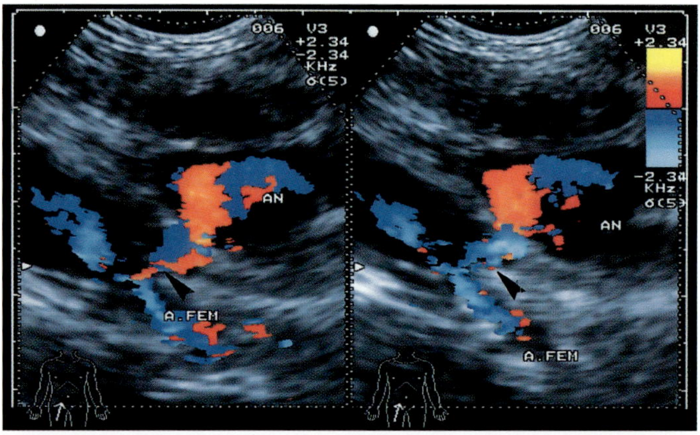

2.17 a

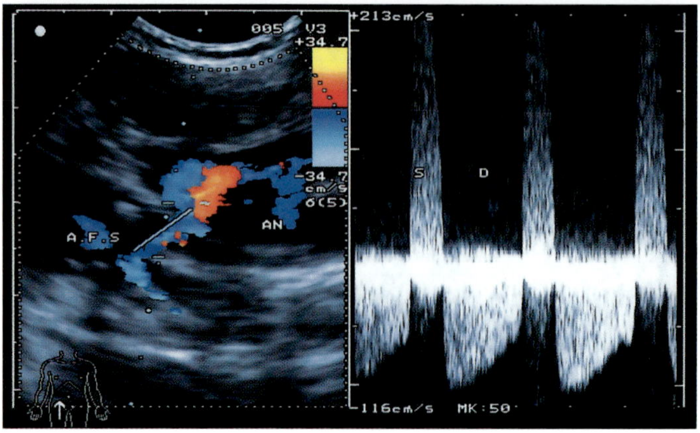

2.17 b

Abb. 2.16.

b Der Bypass wurde langstreckig auf die A. tibialis anterior angeschlossen. Im *linken* Bildteil ist der Anastomosenanfang auf die A. tibialis anterior mit *Pfeilen* markiert. Die A. tibialis anterior geht dorsal des Bypasses ab und ist nach proximal retrograd durchströmt. Prädilektionsort für Anastomosenstenosen ist das distale Ende der langstreckigen End-zu-Seit-Anastomose des kruralen Bypasses. Bei gekipptem Transducer (um einen besseren Dopplereinfallswinkel zu erreichen) ist in *Bildmitte* der Übergang des Bypasses auf die A. tibialis anterior dargestellt. Am distalen Ende tritt ein Aliasing auf, und die Strömungsbeschleunigung läßt sich duplexsonographisch verifizieren (Spitzengeschwindigkeit systolisch 260 cm/s und enddiastolisch 63 cm/s). Die Zunahme der Strömungsgeschwindigkeit auf über 2,5 m/s spricht für eine hämodynamisch wirksame Anastomosenstenose.

Abb. 2.17 a–e.
Aneurysma spurium

a Mit zunehmendem Durchmesser der Punktionskanüle bzw. der Schleuse steigt die Komplikationsrate eines Aneurysma spurium bei einer transfemoralen Angiographie oder radiologischen Interventionen. Das Aneurysma spurium kann klinisch symptomlos bleiben, sich spontan verschließen oder zu einer ausgeprägten pulsierenden Schwellung am Oberschenkel führen. Bei transfemoraler Stentimplantation in die A. iliaca ist bei einer Routinekontrolle farbduplexsonographisch ein 1,5 × 2 cm großes Aneurysma spurium (*AN*) aufgefallen. Aus der A. femoralis am Übergang von der Communis zur Superficialis (*A. fem.*) fließt über einen schmalen Aneurysmahals (*Pfeil*) in der Systole Blut in das Aneurysma (rotkodiert, *linke* Bildhälfte) und in der Diastole durch Umkehrung der Druckverhältnisse aus dem Aneurysma in die A. femoralis zurück (blaukodiert, *rechte* Bildhälfte).

b Mit dem gepulsten Doppler kann nach Plazieren des Sample volume im Aneurysmahals ein typischer Pendelfluß detektiert werden. Nach einem Blutfluß mit hoher holosystolischer Flußgeschwindigkeit (Aliasing) in den Aneurysmasack hinein kommt es in der Diastole bei umgekehrten Druckverhältnissen zu einer Blutströmung in das Gefäß zurück mit einer turbulenten, etwas niedrigeren, holosystolischen Strömungsgeschwindigkeit.

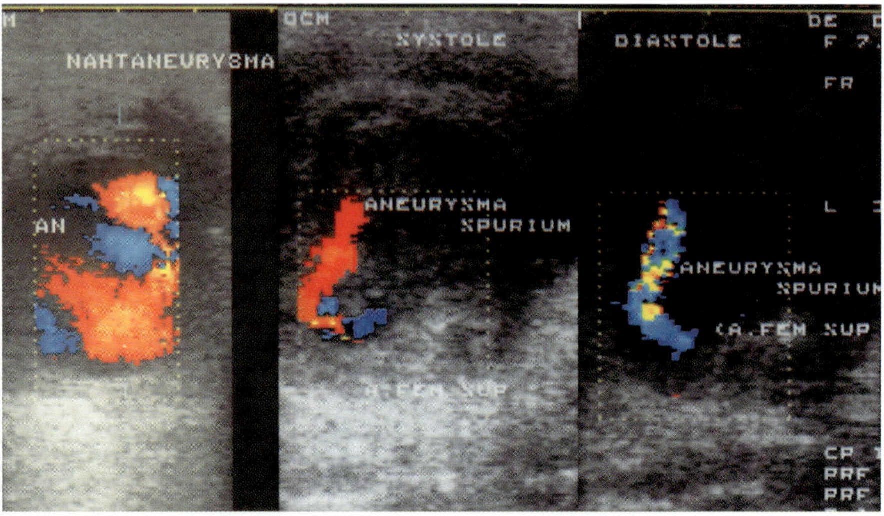

2.17 c

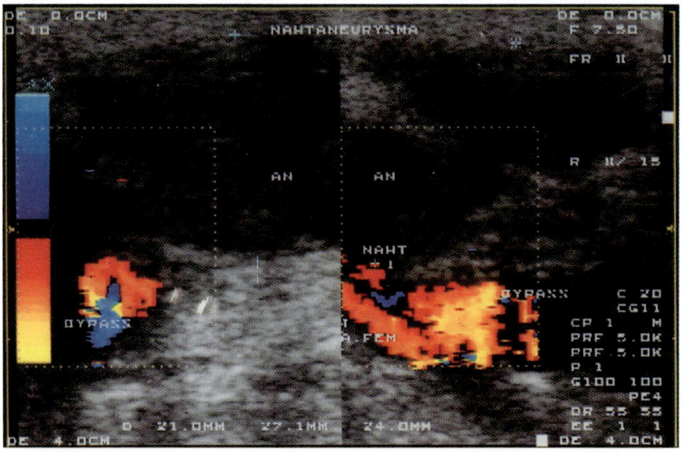

2.17 d

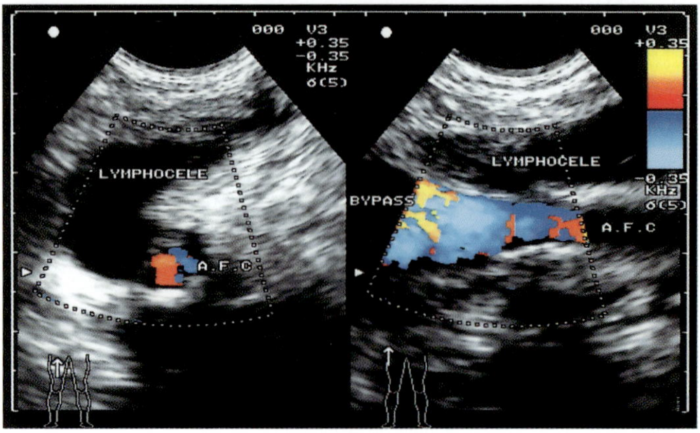

2.17 e

Abb. 2.17 c–e.
c Eine pulsierende Vorwölbung in der linken Leiste nach Implantation eines femoropoplitealen Bypasses erweist sich farbduplexsonographisch als Aneurysma mit partieller Thrombosierung. Der Abscheidungsthrombus ist gekennzeichnet durch echoarme Areale im Aneurysma, die farbduplexsonographisch keine Strömungssignale zeigen. Bei Punktionsaneurysmen in der Leiste kann durch gezielte Kompression mit dem Schallkopf auf den Hals des Aneurysma spurium dieses zum Thrombosieren gebracht werden.
Bei Nahtaneurysmen, wie im angeführten Fall, ist dieser Therapieversuch meist nicht erfolgversprechend. Weiterhin muß berücksichtigt werden, daß eine Ursache des Nahtaneurysmas die Infektion sein kann. Weil der Patient eine Operation ablehnte, wurde im vorliegenden Fall nach Darstellung des Aneurysmas *links* im Bild (*AN*) der Versuch einer Kompressionstherapie unternommen.
In der *Bildmitte* und *rechts* im Bild ist das Aneurysma nach der Kompression dargestellt. Es ist weitgehend thrombosiert, zeigt jedoch nach der Dekompression noch den typischen systolisch-diastolischen Pendelfluß zwischen einem offenen Restlumen und der A. femoralis. In der *Bildmitte* ist im Transversalabschnitt der Flutfluß rotkodiert aus der A. femoralis (am Übergang zum Bypass) in das noch offene Aneurysmalumen dargestellt. Die A. femoralis communis selbst ist blaukodiert. Aufgrund des positiven Druckgradienten in der Systole fließt das Blut mit hoher Geschwindigkeit in das Aneurysma hinein.
Während der Diastole kehren sich die Druckverhältnisse um, und das Blut fließt aus dem Aneurysma in die A. femoralis zurück (blaukodiert).

d Nach einer weiteren sonographisch gesteuerten Kompression auf den Verbindungskanal des Nahtaneurysmas kommt es zu einer kompletten Thrombosierung. Im Querschnitt *links* und im Längsschnitt *rechts* ist die Anastomose dargestellt. Die Stelle des Nahtaneurysmas ist markiert (*Naht*); *rechts* im Bild beginnt der Bypass, *links* ist die A. femoralis communis angeschnitten. Im *linken* Bildteil (Querschnitt) geht der Bypass im Anastomosenbereich nach ventral ab, nach dorsal blaukodiert ist die A. femoralis abgebildet.

e Pulsierende Vorwölbungen in der Leiste können auch durch Serome, Hämatome, Lymphozelen oder Abszesse nach einer Bypassimplantation verursacht sein, wobei die Pulsation der Arterie über die Flüssigkeit zur Hautoberfläche fortgeleitet wird. Die Differenzierung geschieht sonographisch. *Links* im Bild (Querschnitt) ist eine Lymphozele abgebildet, die bis zur Anastomose zwischen A. femoralis communis und Bypass nach Implantation eines iliakofemoralen Bypasses zieht. Im echoarmen bzw. echofreien Lumen läßt sich im Gegensatz zu einem Aneurysma kein Strömungssignal nachweisen.
Im *rechten* Bildabschnitt (Längsschnitt) sind links der Bypass und rechts die A. femoralis communis abgebildet, etwa in Bildmitte die Anastomose. Schallkopfnah liegt die Lymphozele. Da es sich differentialdiagnostisch um infizierte Flüssigkeit bzw. einen Abszeß handeln kann, der in diesem Fall bis zur Bypassanastomose ziehen würde, muß die Flüssigkeit sonographisch gesteuert punktiert und bakteriologisch untersucht werden. Gleichzeitig sollte dabei versucht werden, die gesamte Flüssigkeitsmenge zu aspirieren.

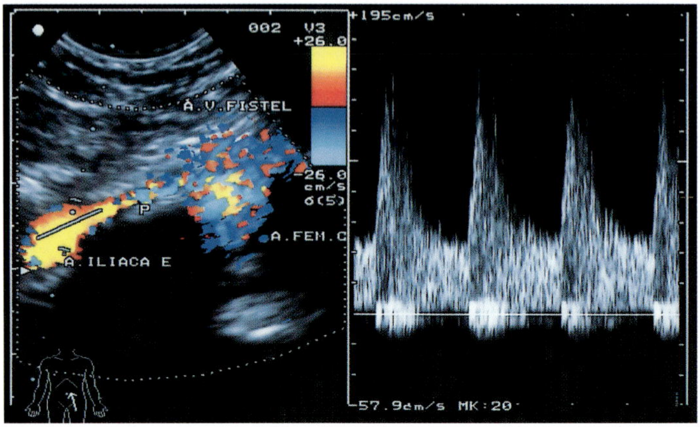

2.18 a

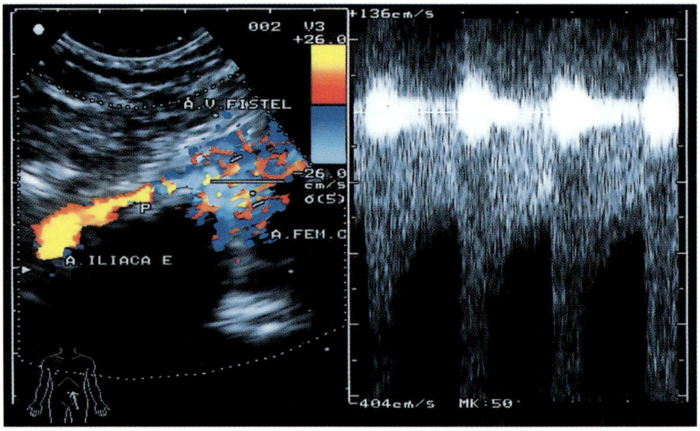

2.18 b

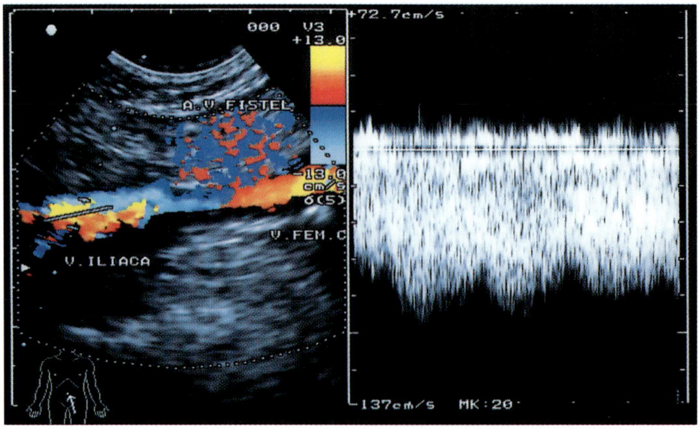

2.18 c

Abb. 2.18 a – e.
Arteriovenöse Fistel

a Nach einer Punktion in der linken Leiste fällt bei dem Patienten mit einer AVK IV farbduplexsonographisch eine mosaikartige „Farbwolke" am Übergang von der A. iliaca externa in die A. femoralis communis auf. Die distale A. iliaca externa zeigt den typischen hochfrequenten Fluß einer fistelspeisenden Arterie mit einer Spitzengeschwindigkeit von systolisch 160 cm/s und enddiastolisch 50 cm/s (monophasisch).

b Direkt vor der fisteltypischen „Farbwolke" findet sich eine kalzifizierte, stenosierende Plaque mit dorsaler Schallauslöschung. Aus dem Areal der mosaikartigen „Farbwolke" ist ein hochfrequentes Strömungssignal ableitbar (enddiastolisch 80 cm/s, systolisch > 400 cm/s), das sowohl stenose- als auch fistelbedingt sein kann. Zur Klärung dieser Frage müssen der venöse Abstrom und die A. femoralis distal der mosaikartigen „Farbwolke" untersucht werden.

c In der V. iliaca ist das typische venöse Strömungssignal nach einer AV-Fistel ableitbar: hochfrequent (winkelkorrigiert 90 cm/s) mit pulsatilen Schwankungen. Die Anpassung der PRF an venöse Flußgeschwindigkeiten führt zum Aliasing (*links* im Bild).

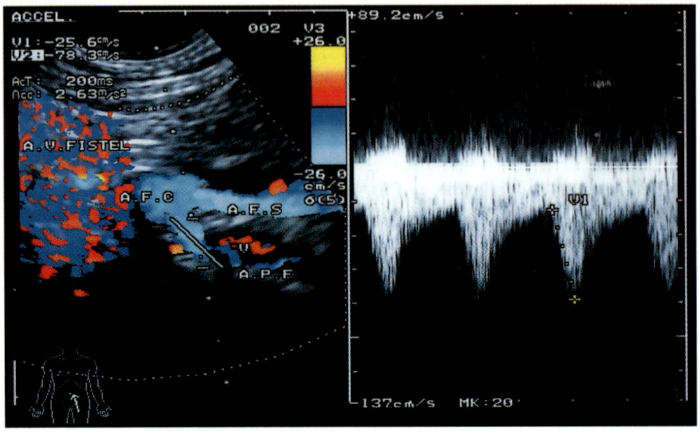
ACCEL.
V1: -25.6cm/s
V2: -78.3cm/s
AcT: 200ms
Acc: 2.63m/s2
002
V3
+26.0
-26.0
cm/s
A.V.FISTEL
A.F.C
A.F.S
V
A.P.F
+89.2cm/s
V1
137cm/s
MK:20

2.18 d

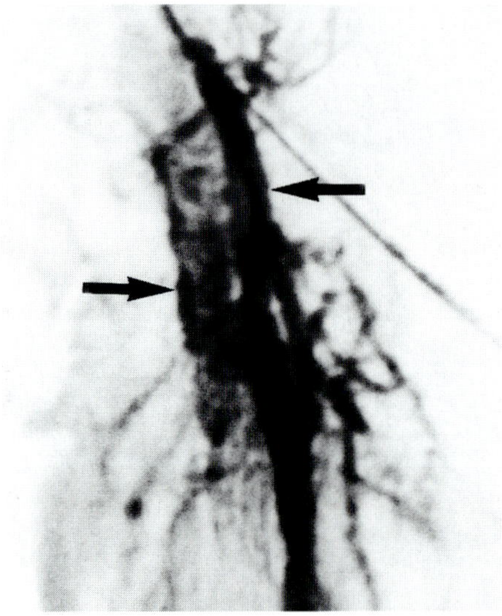

2.18 e

Abb. 2.18 d–e.
d Das Dopplerfrequenzspektrum in der A. profunda femoris distal der AV-Fistel hat einen verzögerten, abgeflachten systolischen Anstieg und einen monophasischen Strömungsverlauf mit relativ hohem diastolischem Flußanteil. Vom Aspekt ist er typisch poststenotisch. Ursächlich dafür ist neben der punktionsbedingten AV-Fistel eine hochgradige Stenose durch die in **a** abgebildeten Plaques. Bei den perivaskulären Gefäßvibrationen muß zur Differenzierung das nachgeschaltete Stromgebiet (Fistel: venös, Stenose: arteriell) untersucht werden. Neben der Fistel kann die Gefäßmanipulation (Punktion) auch durch Ablösen einer Plaque von der Gefäßwand einer Stenose erzeugen.

e Angiographie: Fisteltypischer Kontrastmittelabstrom in der V. iliaca. Die genaue Fistellokalisation ist angiographisch schwer möglich, ebensowenig eine Aussage, ob in diesem Bereich zusätzlich eine Stenose vorliegt.

2.3.5
Differentialdiagnose pathologischer Befunde in der A. poplitea: arteriosklerotischer und embolischer Verschluß, Aneurysma, Entrapmentsyndrom, zystische Adventitiadegeneration, Dissektion

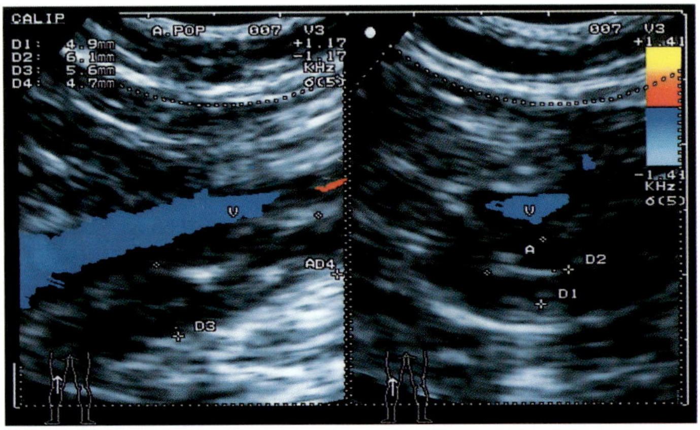

2.19 a

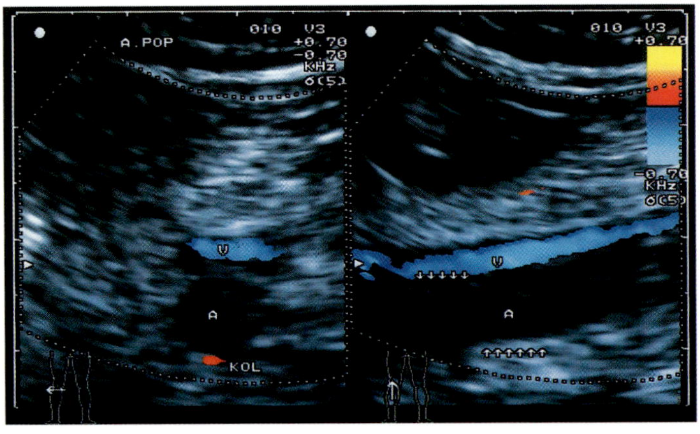

2.19 b

Abb. 2.19 a–g.
Poplitealarterienverschluß

a Arteriosklerotisch bedingter Verschluß der A. poplitea *links* im Längsschnitt, *rechts* im Querschnitt. Schallkopfnah ist blaukodiert die V. poplitea abgebildet. Deutliche Plaques im gesamten Verlauf und schlechte Abgrenzbarkeit der Wandkontur sowie das inhomogene, z. T. sehr echoreiche Gefäßlumen sprechen für einen arteriosklerotisch bedingten Verschluß. Vom sonographischen Bild her ist eine Katheterlyse mit eventueller PTA hier nicht erfolgversprechend, sondern eine Bypassoperation in Abhängigkeit von der klinischen Notwendigkeit indiziert.

b Embolischer Verschluß: Das Lumen der A. poplitea ist durch einen echoarmen Thrombus oder Embolus homogen ausgefüllt. Die Gefäßwand ist gut abgrenzbar, ohne Zeichen von Plaque. Ventral ist die V. poplitea blaukodiert zu sehen und dorsal rotkodiert eine arterielle Kollaterale (*KOL*).

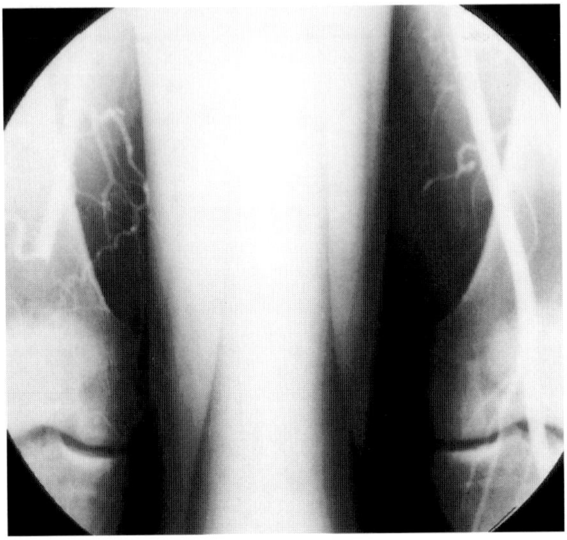

2.19 c

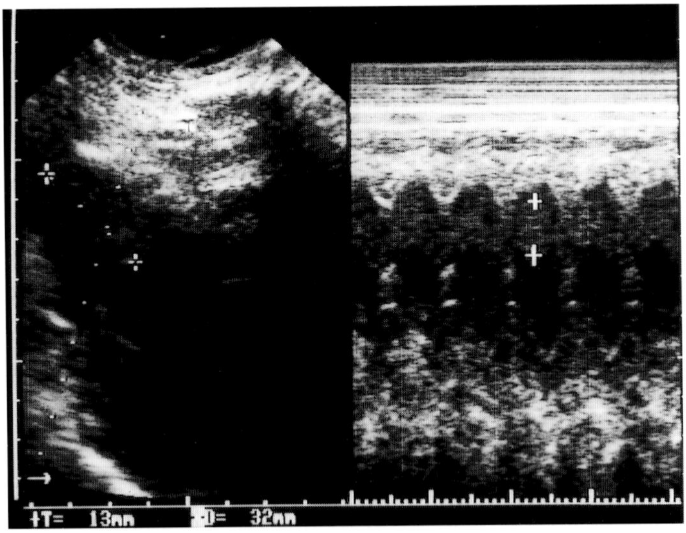

2.19 d

Abb. 2.19 c – d.
c Angiographie: Poplitealarterienverschluß.

d Die weitere Diagnostik zeigt als Ursache des embolischen Verschlusses einen Ventrikelthrombus an der Spitze des linken Ventrikels. Der flottierende Thrombus ist *links* im zweidimensionalen Bild und *rechts* in der Time-motion-Darstellung markiert (+).

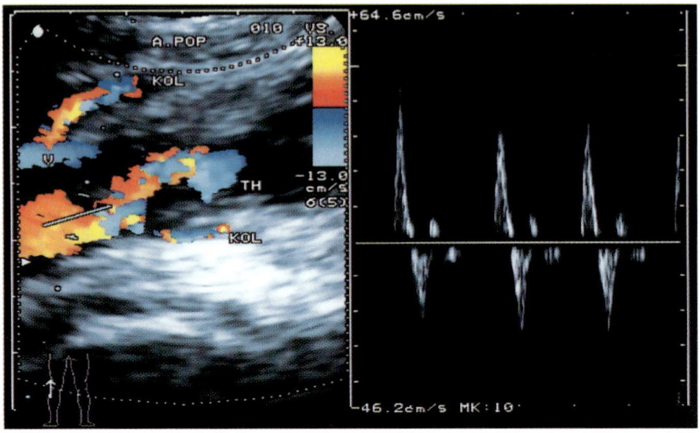

2.19 e

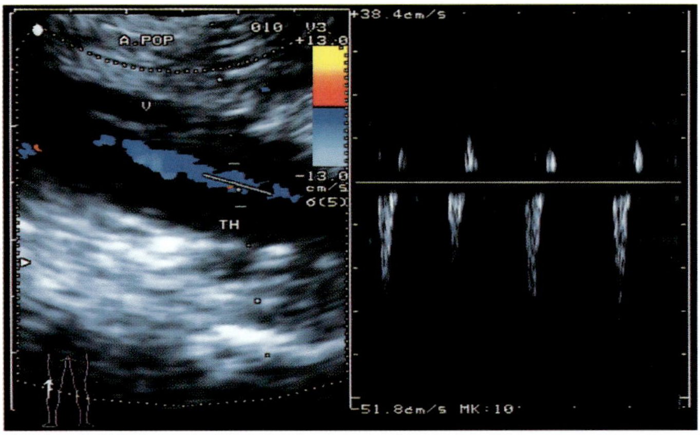

2.19 f

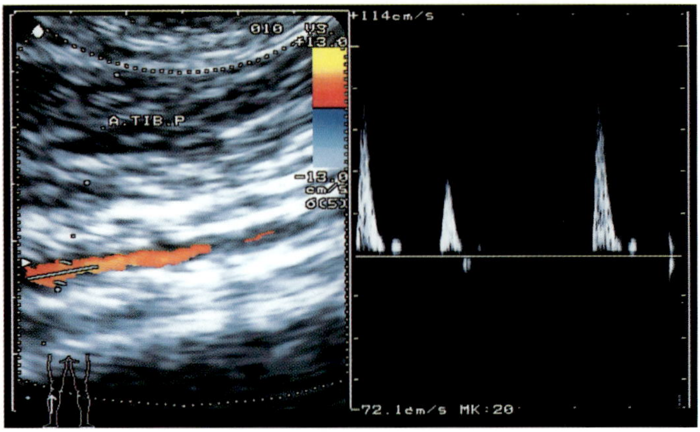

2.19 g

Abb. 2.19 e – g.
e Zwei Tage nach einem embolischen Poplitealarterienverschluß kommt es zu einer beginnenden spontanen Teilrekanalisation. Nach ventral und dorsal gehen Kollateralen (*KOL*) ab. *Links* im Bild ist die A. poplitea komplett rekanalisiert, in der *Bildmitte* beginnt das Thrombusende. Im Dopplerfrequenzspektrum ist die Pulsatilität erhöht, verursacht durch die thrombusbedingte Strömungsbehinderung.

f Der Poplitealarterienthrombus (abgebildet ist die distale A. poplitea) ist nach weiteren 2 Tagen wandständig umflossen; das Dopplerfrequenzspektrum ist dreiphasig, jedoch mit reduzierter Flußgeschwindigkeit.

g Trotz Strömungsbehinderung durch den umflossenen Poplitealarterienthrombus ist in den offenen Unterschenkelarterien (exemplarisch ist die distale A. tibialis posterior abgebildet) das Dopplerfrequenzspektrum (Arrhythmie) dreiphasig. Zusammen mit dem Kollateralfluß wirkt die Strömungsbehinderung durch den umflossenen Thrombus in der A. poplitea für die Peripherie nicht mehr wesentlich einschränkend.
Nach weiteren 2 Tagen war unter Heparintherapie die A. poplitea durch Autolyse komplett rekanalisiert.

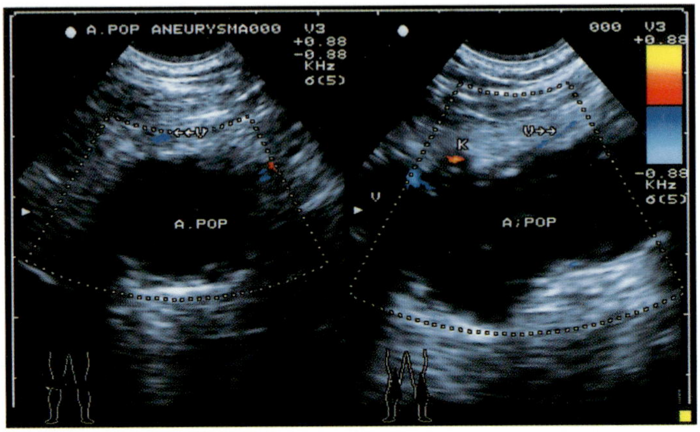

2.20 a

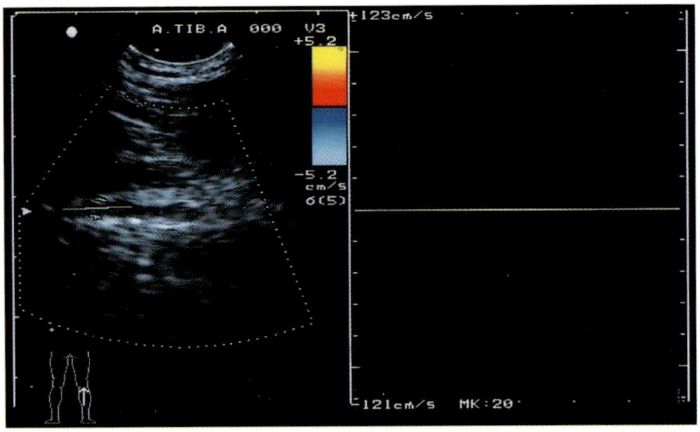

2.20 b

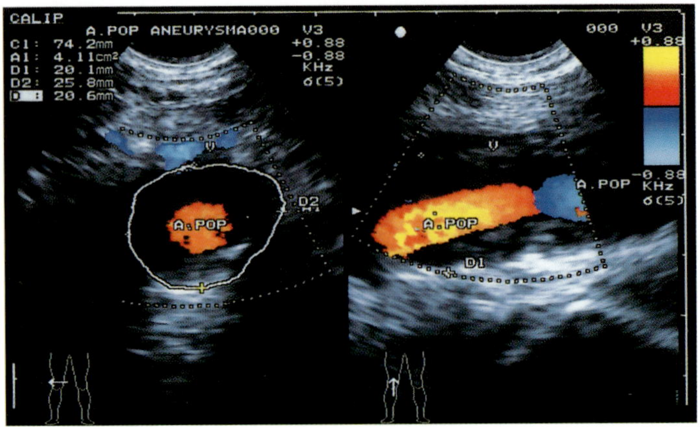

2.20 c

Abb. 2.20 a–e.
Aneurysma

a Ursache ischämischer Ruheschmerzen ist ein Poplitealarterienverschluß durch ein vollständig thrombosiertes Aneurysma. Schallkopfnah ist abschnittsweise die komprimierte Vene blaukodiert zu sehen. Im Lumen des Poplitealarterienaneurysmas lassen sich keine Strömungssignale finden. Das Aneurysma ist *links* im Querschnitt (*A.POP*) und *rechts* im Längsschnitt abgebildet.

b Neben der Gefahr der Perforation eines Poplitealarterienaneurysmas neigen diese bei partieller Thrombosierung zur Embolisierung in distale Gefäßabschnitte. Die chronisch rezidivierende Embolisierung führt zum Verschluß der Leitarterien am Unterschenkel, wie dies exemplarisch in der A. tibialis anterior im mittleren Drittel dargestellt ist. Weder farbduplexsonographisch noch im Dopplerfrequenzspektrum zeigt sich ein Strömungssignal. Durch die embolisch bedingte Verschlechterung der Ausstrombahn wird die Prognose eines femoropoplitealen oder kruralen Bypasses zur Überbrückung des Aneurysmas ungünstig.

c Auf der kontralateralen Seite ist die A. poplitea offen, um das dargestellte offene Lumen (rotkodiert) zeigt sich echoarm die wandständige Auflagerung des partiell thrombosierten Poplitealarterienaneurysmas. Im Querschnitt *links* und im Längsschnitt *rechts* verbleibt zentral im wandständig thrombosierten Aneurysma ein offenes Lumen vom Durchmesser einer normal durchströmten A. poplitea. Die Ausdehnung des Aneurysmas ist *links* umfahren.

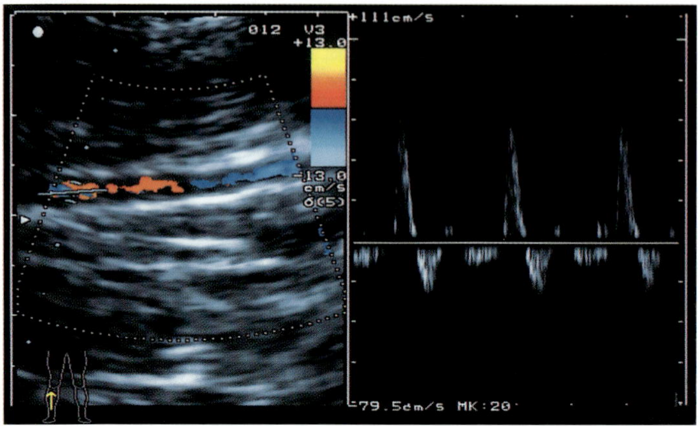

2.20 d

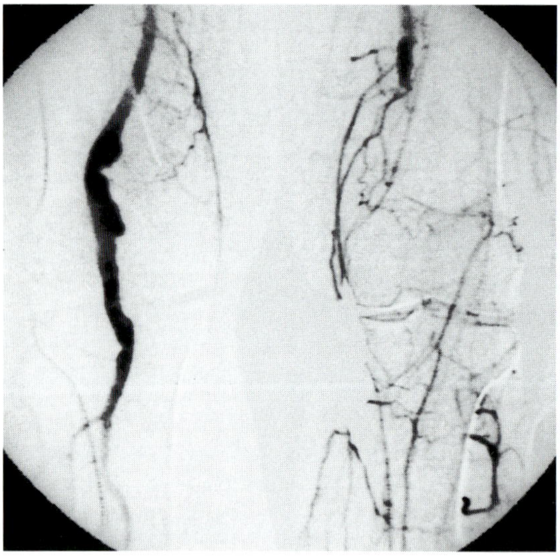

2.20 e

Abb. 2.20 d–e.
d Im Vergleich zur Gegenseite ist die A. tibialis anterior offen und dreiphasig durchströmt. Die Strömungsumkehr ist durch verschiedene Phänomene bedingt:
Der langsame Bildaufbau (um niedrige Strömungsgeschwindigkeiten zu erfassen) zeigt bei niedriger PRF den systolisch-diastolischen Wechsel. Der proximale Farbumschlag (*links* im Bild) von blau nach rot ist bedingt durch diesen diastolisch-systolischen Wechsel (blau: diastolisch nach proximal, vom Schallkopf weg gerichtet; rot: systolisch auf den Schallkopf zu nach peripher gerichtet).
Der zweite Farbumschlag von rot nach blau ist als Richtungsartefakt zu interpretieren: Durch den sich relativ zum Schallstrahl ändernden Winkel der Gefäßachse entsteht ein Farbumschlag von rot über schwarz nach blau (rechts vom Schallkopf weg, nach distal) und farbduplexsonographisch somit der Eindruck einer scheinbaren Strömungsumkehr (Sondenartefakt).

e Angiographie: Poplitealarterienverschluß links, aneurysmatische Erweiterung der A. poplitea rechts. Angaben zu Längenausdehnung und Durchmesser des Aneurysmas sind nicht möglich.

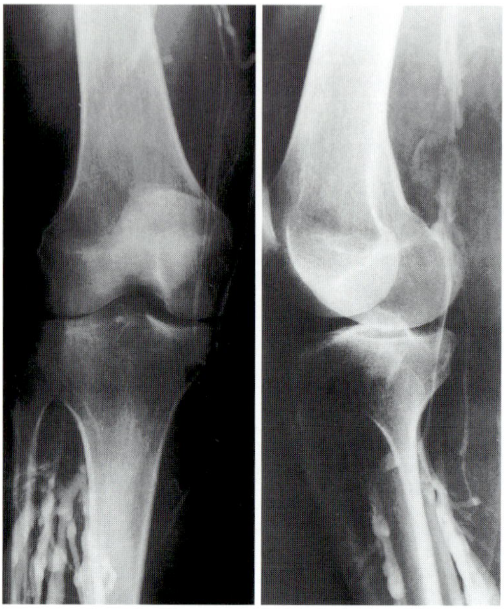

2.21 a

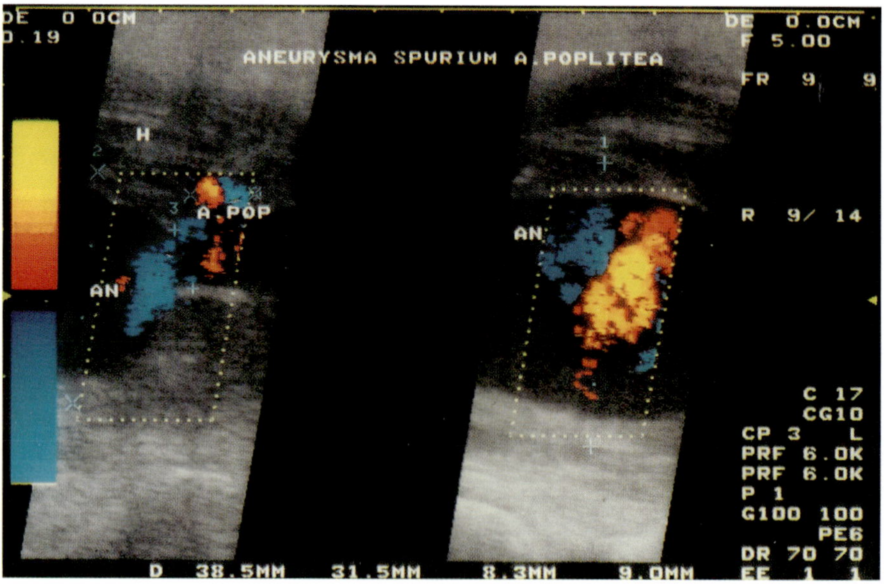
ANEURYSMA SPURIUM A.POPLITEA
A.POP
AN
AN
H
D 38.5MM 31.5MM 8.3MM 9.0MM
R 9/ 14
C 17
CG10
CP 3 L
PRF 6.0K
PRF 6.0K
P 1
G100 100
PE6
DR 70 70

2.21 b

Abb. 2.21 a – d.
Aneurysma spurium

a Iatrogene Verletzungen der Gefäße in der Fossa poplitea sind seltene, jedoch schwerwiegende Komplikationen der Kniegelenkarthroskopie. Eine ambulant durchgeführte Arthroskopie mit medialer Meniskusteilresektion verursachte ein großes Aneurysma spurium. Es wurde in einer wegen Wadenschwellung durchgeführten Phlebographie mit Kontrastmittelaussparung in der V. poplitea fälschlicherweise als Poplitealvenenthrombose diagnostiziert.

b Nach Einleitung der Antikoagulation zeigte eine spätere Duplexsonographie das Aneurysma spurium. Im Aneurysma sind Strömungsanteile auf den Schallkopf zu und vom Schallkopf weg (im *rechten* Bildteil) zu finden. Schwarze Abschnitte ohne Strömungssignal zeigen entweder einen Abschnitt im Aneurysma mit weitgehender Stase oder sind technisch bedingt, weil Strömungsgeschwindigkeiten mit einem Fluß von 90° zum Ultraschallstrahl kein Strömungssignal ergeben (Cos. 90° = 0).
Im *linken* Bildteil ist der Kanal zwischen A. poplitea (*A.POP*) und dem Aneurysma (*AN*) mit dem Strömungssignal blaukodiert von der Arterie ins Aneurysma abgebildet. Das Aneurysma ist von einem Hämatom (*H*) umgeben. Die V. poplitea war sonographisch nicht thrombosiert sondern durch das Aneurysma komprimiert.

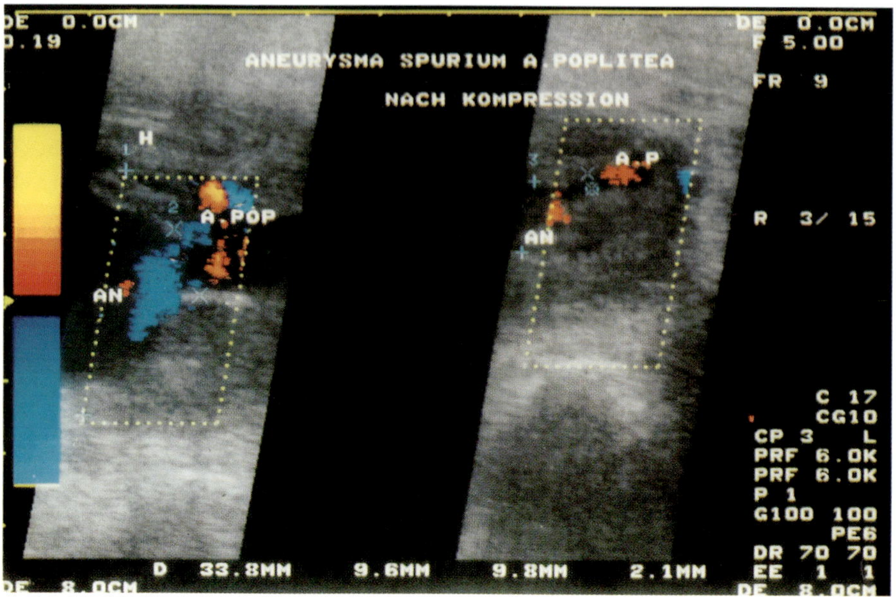
ANEURYSMA SPURIUM A.POPLITEA
NACH KOMPRESSION
H
A.POP
AN
A.P
AN
DE 0.0CM
F 5.00
FR 9
R 3/ 15
C 17
CG10
CP 3 L
PRF 6.0K
PRF 6.0K
P 1
G100 100
PE6
DR 70 70
EE 1 1
D 33.8MM 9.6MM 9.8MM 2.1MM

2.21 c

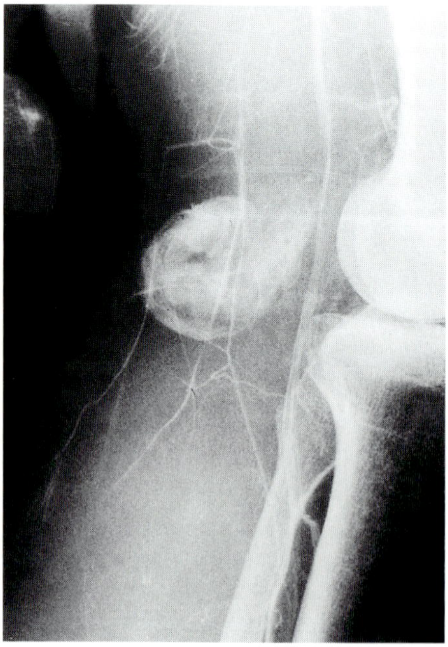

2.21 d

Abb. 2.21 c–d.
c Der Versuch, das Aneurysma durch Kompression des Verbindungskanals zwischen Arterie und offenem Aneurysmalumen zu thrombosieren, mißlingt; der Aneurysmahals ist zu breit, und es fehlt ein Widerlager. Die Verhältnisse nach Kompression mit fortbestehenden Strömungssignalen spiegelt die Abbildung im *rechten* Bildteil wider.

d Angiographie: Aneurysma spurium der A. poplitea.

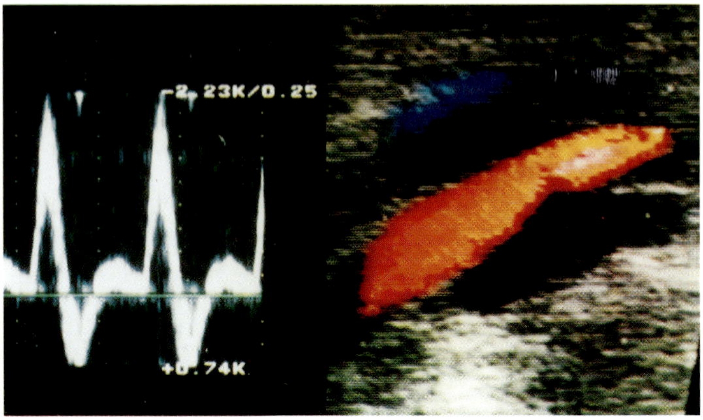

2.22 a

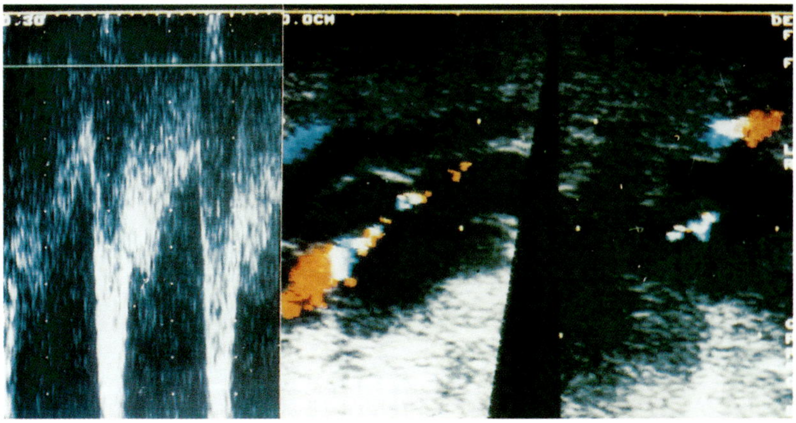
2.22 b

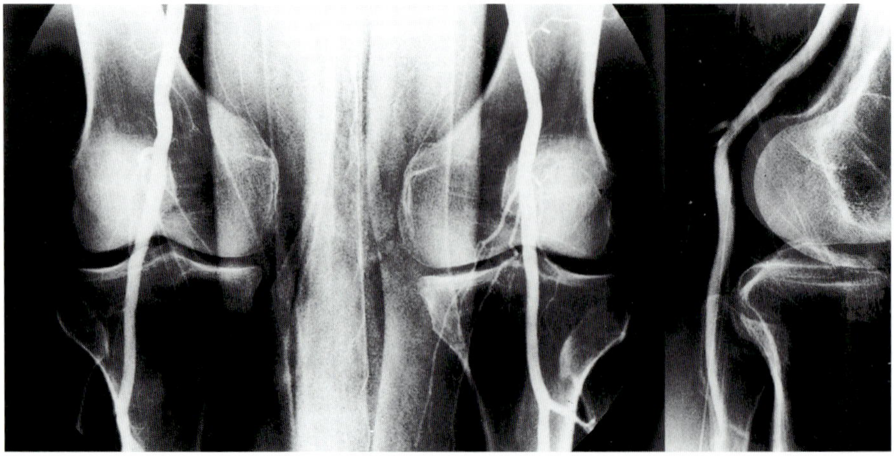
2.22 c

Abb. 2.22 a–d.
Zystische Adventitiadegeneration

a Um die A. poplitea (rotkodiert) bestehen zystische echoarme Strukturen, die eine geringe Impression des durchflossenen Lumens, jedoch keine hämodynamisch wirksame Stenosierung anzeigen. Im Dopplerfrequenzspektrum ist der Fluß dreiphasig. Der Patient berichtet über intermittierende, klaudikatiotypische Beschwerden mit stark wechselnder Einschränkung der Gehstrecke.

b 7 Tage nach der Erstuntersuchung hat der Patient deutliche klaudikatiotypische Beschwerden; die maximale Gehstrecke beträgt 30 m. Sonographisch zeigt sich eine deutliche Zunahme des Zystenvolumens mit einer hochgradigen Stenose der A. poplitea (*Bildmitte*: Längsschnitt, *rechte* Bildhälfte: Querschnitt). Farbduplexsonographisch ist zwischen den Zysten ein dünnes Restlumen mit Strömungsbeschleunigung und Aliasing sichtbar. Bedingt durch die Umkehrung der Strömungsrichtung (Geräteeinstellung: „Inverted") ist das Strömungssignal nach unten gerichtet. Es zeigt ein Stenosesignal mit monophasischem Fluß und eine Strömungsbeschleunigung auf über 3 m/s.

c Angiographie: 14 Tage danach ist die A. poplitea weitgehend unauffällig mit nur diskreter Impression von ventral bei genauer Inspektion (seitliche Aufnahme). Die zu diesem Zeitpunkt durchgeführte Duplexsonographie zeigt wiederum eine deutliche Abnahme des Zysteninhalts; die Restzysten verursachen keine hämodynamisch wirksame Stenose und zeigen ein Bild wie in **a**.

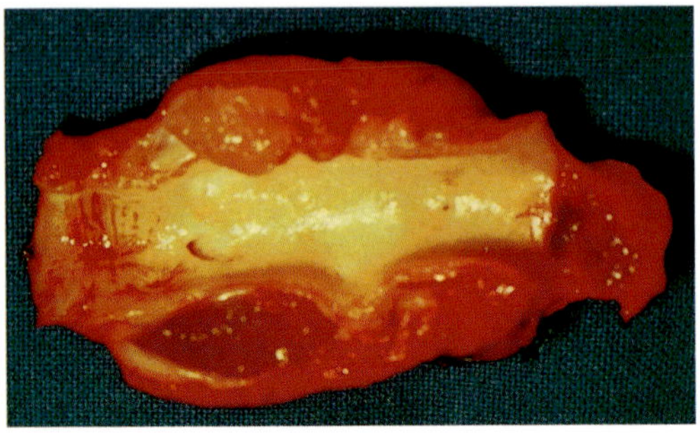

2.22 d

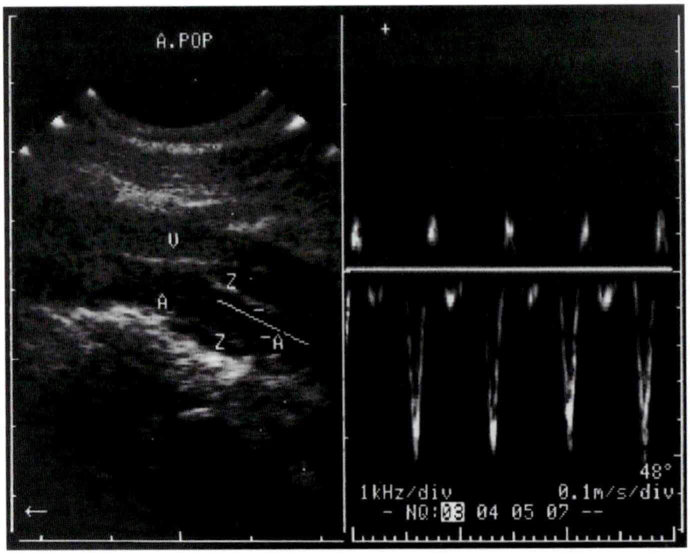

2.23 a

Abb. 2.22.
d Therapie der Wahl ist die chirurgische Resektion des betroffenen Arterienabschnitts oder die Ausschälung der Zysten aus der Arterienwand, wenn sie noch keine sekundäre Schädigung der Intima verursachen. Makroskopisch sind die Zysten in der Adventitia mit einer gallertartigen Masse gefüllt. (Bild: Schwilden)

Abb. 2.23 a, b.
a Der 44jährige Patient mit 2 Zysten um die A. poplitea berichtet über intermittierende klaudikatiotypische Beschwerden. Die indizierte Resektion (Ausschälung oder Interponat) des Abschnitts mit zystischer Adventitiadegeneration lehnt der Patient ab. Deshalb wird unter sonographischer Steuerung der Versuch einer Zystenaspiration vorgenommen. Zum Zeitpunkt der Untersuchung führen die Zysten zu keiner Stenose der A. poplitea, das Dopplerfrequenzspektrum ist dreiphasig ohne Strömungsbeschleunigung. Schallkopfnah ist die V. poplitea, ebenfalls ohne Kompression durch die Zysten, abgebildet.

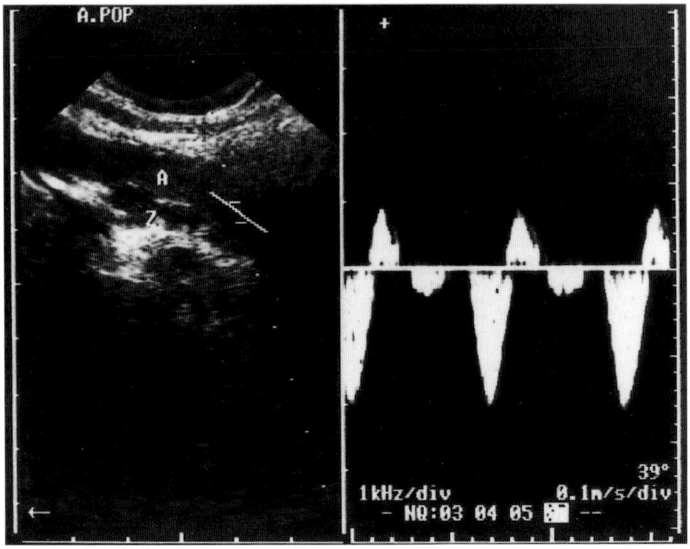
A.POP
A
Z
39°
1kHz/div
0.1m/s/div
- NQ:03 04 05 --

2.23 b

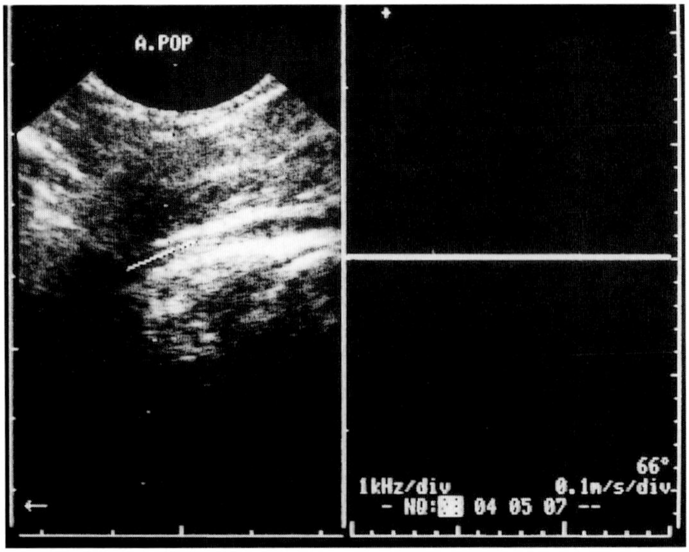
A.POP
66°
1kHz/div
0.1m/s/div
- NQ: 04 05 07 --

2.24 a

Abb. 2.23.
b Die schallkopfnahe dorsale Zyste läßt sich sonographisch gesteuert entleeren: 2 ml zähe Flüssigkeit konnten aspiriert werden. Die ventral Zyste ist einer Punktion ohne Gefäßwandperforation nicht zugänglich. In der Abbildung ist die V. poplitea durch den Schallkopf komprimiert. In Kontrollsonographien war die ventrale Zyste größenmäßig unverändert, dorsal (schallkopfnah) entstand keine Rezidivzyste; der Patient ist seit 5 Jahren beschwerdefrei.

Abb. 2.24a–f.
Entrapmentsyndrom

a Bei einer 22jährigen Patientin mit einer Claudicatio intermittens und einer plötzlichen Verschlechterung zeigt sich in der duplexsonographischen Untersuchung ein Verschluß der A. poplitea. Das Sample volume liegt in der eher hypoplastischen A. poplitea, überkreuzt von einer muskulären Struktur.

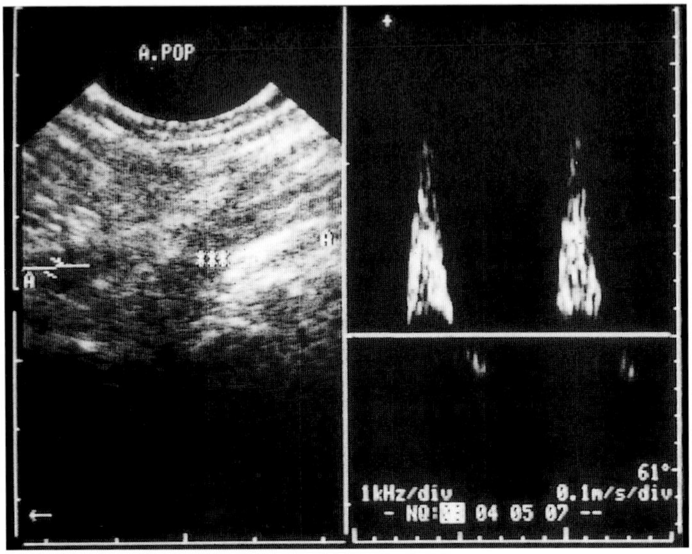
A.POP
A
A
1kHz/div
0.1m/s/div
61°
- NQ: 04 05 07 --

2.24 b

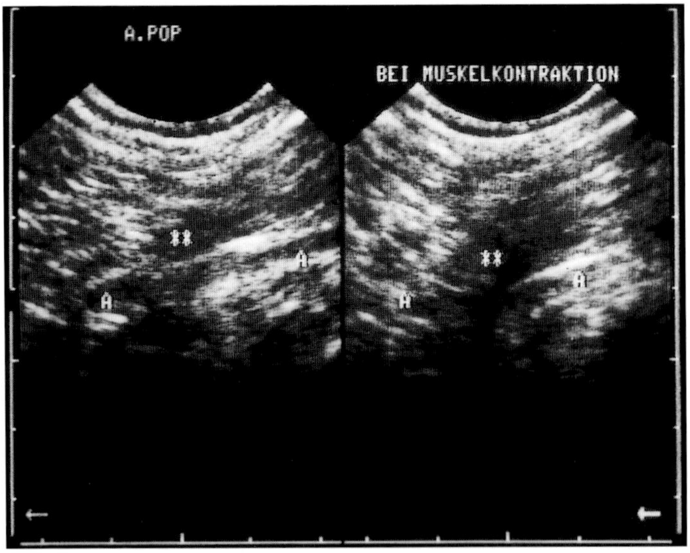
A.POP
BEI MUSKELKONTRAKTION
A
A
A
A

2.24 c

Abb. 2.24 b–c.
b Proximal des anormal ansetzenden medialen Gastroknemiuskopfes (***) ist die A. poplitea (*A*) offen.

c In Plantarflexion wird die Arterie (*A*) durch den medialen Ansatz des M. gastrocnemius (**) gegen den Femur verschoben und komprimiert.

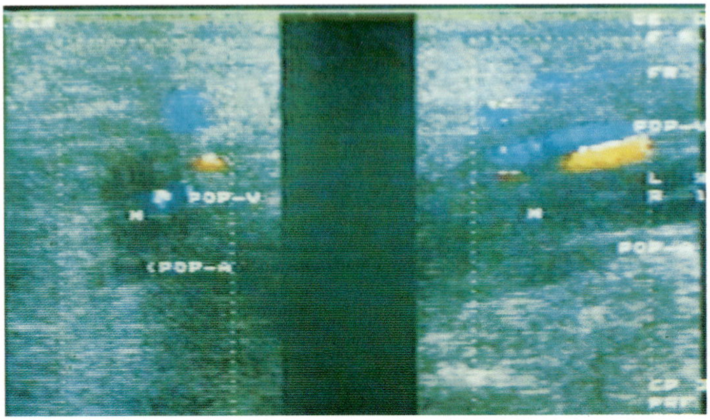

2.24 d

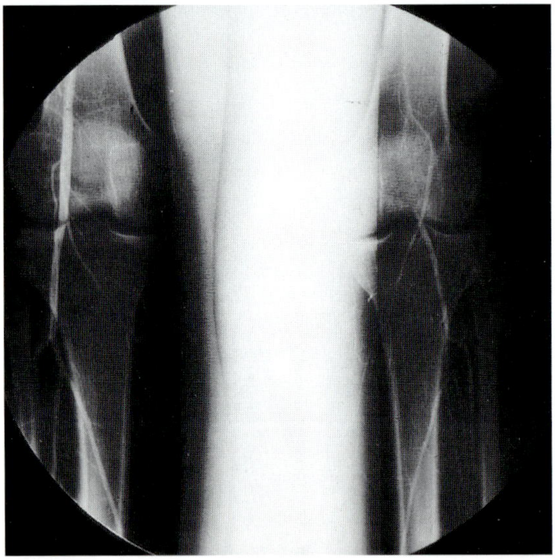

2.24 e

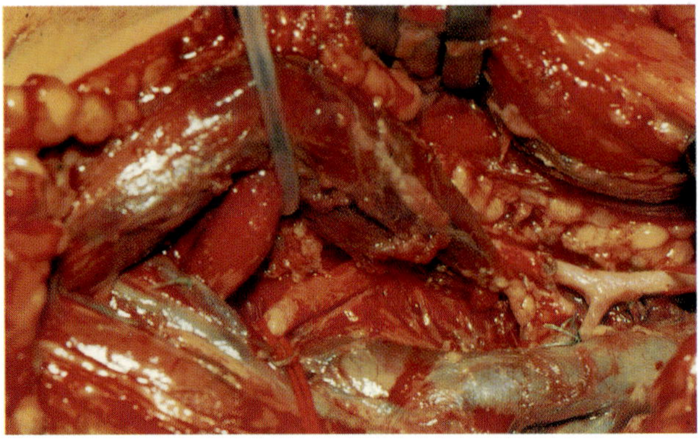

2.24 f

Abb. 2.24 d – f.
d In der farbduplexsonographischen Untersuchung (*links* im Querschnitt, *rechts* im Längsschnitt) ist zwischen der schallkopffernen verschlossenen A. poplitea (*POP-A*) und der schallkopfnah verlaufenden blaukodierten V. poplitea (*POP-V*) eine echoarme, muskuläre Struktur (M) abgebildet. Die V. poplitea wird begleitet von einer Kollateralarterie (rotkodiert). Von den verschiedenen nach Insua aufgelisteten Typen des Entrapmentsyndroms ist die abgebildete Konstellation (Typ I und Ia) die häufigste: Der mediale Gastroknemiuskopf verläuft zwischen A. und V. poplitea und drückt die nach medial verdrängte Arterie unterhalb des Muskelansatzes gegen den Femur.

e Angiographie: Kurzstreckiger Verschluß der A. poplitea links mit Wiederauffüllung in Höhe des Kniegelenkspaltes (Kollaterale lateral).

f Intraoperativ wird der sonographische Befund bestätigt. A. poplitea und V. poplitea laufen nicht gemeinsam durch die Fossa poplitea, sondern der mediale Kopf des M. gastrocnemius (mit transparentem Zügel angeschlungen) setzt zwischen der A. poplitea (mit rotem Zügel distal angeschlungen) und der V. poplitea (am *unteren Bildrand*) an. Von der proximalen A. poplitea (*rechts* im Bild dargestellt) zieht mit der Vene die auch sonographisch beschriebene Kollateralarterie.

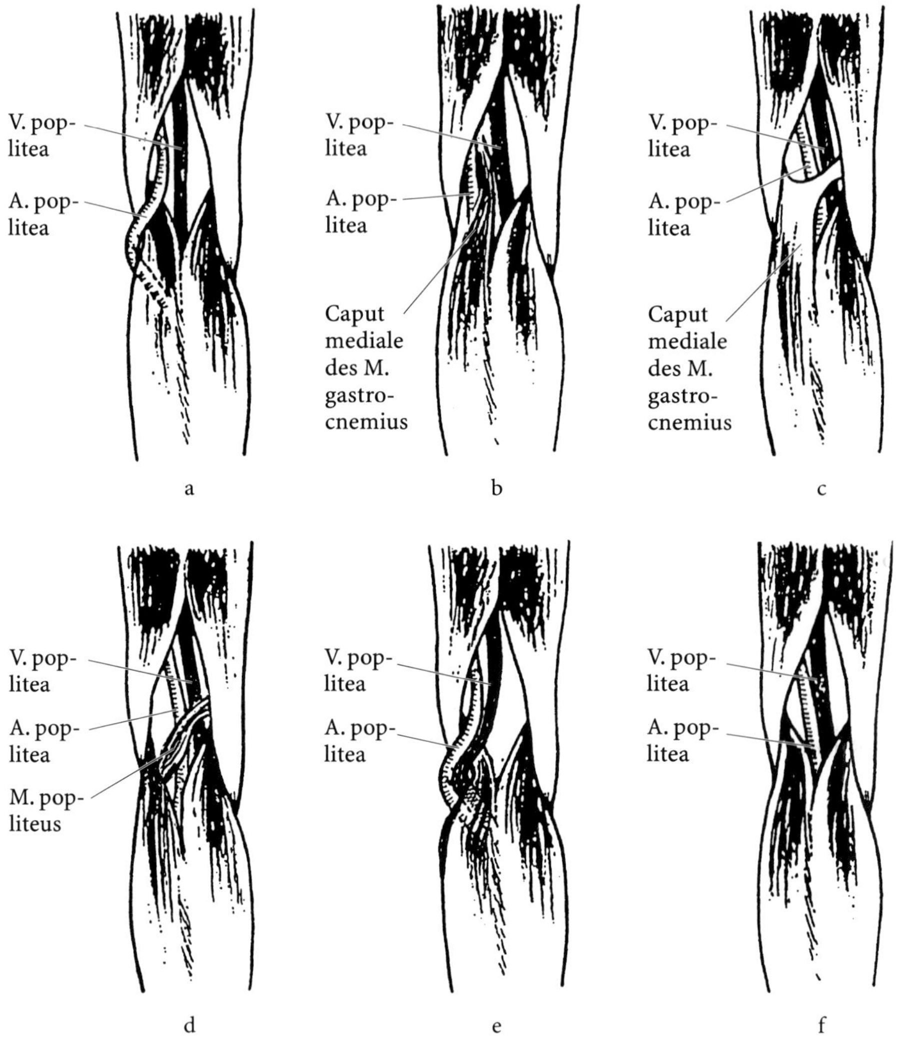
V. pop-
litea
A. pop-
litea
a
V. pop-
litea
A. pop-
litea
Caput
mediale
des M.
gastro-
cnemius
b
V. pop-
litea
A. pop-
litea
Caput
mediale
des M.
gastro-
cnemius
c
V. pop-
litea
A. pop-
litea
M. pop-
liteus
d
V. pop-
litea
A. pop-
litea
e
V. pop-
litea
A. pop-
litea
f

2.25

Abb. 2.25 a–f.
Typeneinteilung des Entrapmentsyndroms (mod. nach Insua).
a Die Arteria poplitea verläuft medial über die dorsale Seite des normalen Ansatzes des medialen Gastroknemiuskopfes und nimmt dann ventral des Muskels wieder ihre normale Position ein (nach Insua Typ I).

b Der atypische Ansatz des Caput mediale des M. gastrocnemius ist nach kranial und lateral verschoben und zwingt die ansonsten normal verlaufende A. poplitea zu einem medialen Verlauf (s. Abb. 2.24) um den medialen Gastroknemiuskopf (nach Insua Typ Ia); die V. poplitea kann miteinbezogen und komprimiert sein.

c Der Ansatz des medialen Gastroknemiuskopfes hat einen abnormalen lateralen Ausläufer, oder es besteht ein abnormaler Verlauf des M. plantaris. Der Verlauf der Arterie zeigt keine Deviation; A. und V. poplitea können aber in unterschiedlichen Ausprägungen je nach Ausmaß der Muskelfasern (s. Abb. 3.26 und Abb. 2.26 d), die zum lateralen Femurkondylus ziehen, komprimiert werden (nach Insua Typ II–IIa).

d Der M. popliteus, ein abnormal verlaufender Ast des N. tibialis oder ein fibröses Band können die A. und V. poplitea komprimieren (nach Rich).

e Die V. poplitea kann selten der A. poplitea in ihrem atypischen Verlauf folgen und ebenfalls komprimiert werden. Ein isolierter abnormaler Verlauf der V. poplitea allein wurde bisher nur einmal beschrieben.

f Normaler Verlauf von A. und V. poplitea durch die Fossa poplitea; eine exzessive Hypertrophie des M. gastrocnemius kann bei Muskelkontraktion zu einer Kompression von A. und V. poplitea führen und zu einer Claudicatio intermittens oder einer venösen Stauung Anlaß geben (s. Abb. 2.26 und Abb. 3.27).

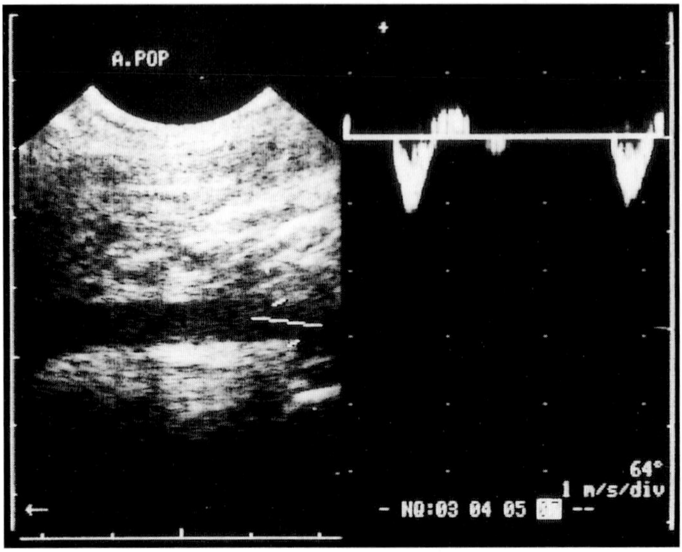
A.POP
64°
1 m/s/div
- NQ:03 04 05

2.26 a

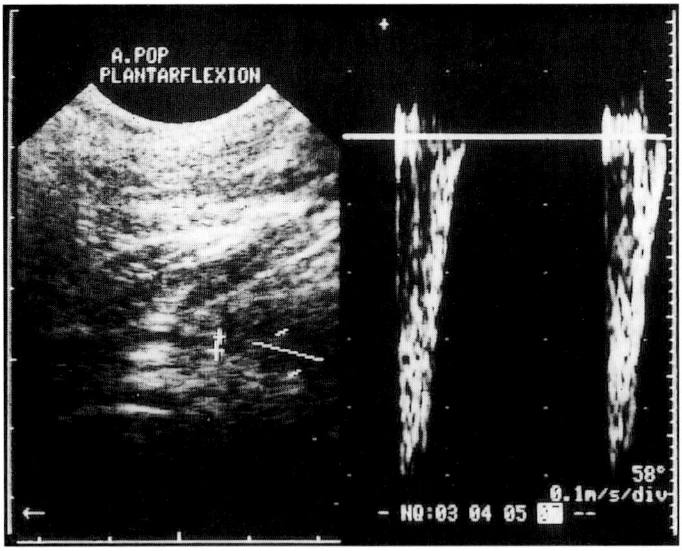
A.POP
PLANTARFLEXION
58°
0.1m/s/div
- NQ:03 04 05

2.26 b

Abb. 2.26 a – d.
Entrapmentsyndrom

a Ursache für eine Wadenschwellung mit gelegentlichen Wadenschmerzen bei einem jungen Patienten ist die Kompression der Gefäße in der Fossa poplitea durch einen hypertrophen, jedoch nicht anormal ansetzenden Gastroknemiuskopf. Die Gefäße laufen gemeinsam durch die Fossa poplitea, schon in entspannter Haltung ist die V. poplitea komprimiert (s. Abb. 3.27). Die A. poplitea ist nicht stenosiert und zeigt im Dopplerfrequenzspektrum einen dreiphasigen Fluß.

b Bei zunehmender Plantarflexion wird die A. poplitea zunehmend komprimiert, was im Dopplerfrequenzspektrum zu einem Stenosesignal mit Aufhebung der Dreiphasigkeit und einer Strömungsbeschleunigung auf 300 cm/s führt.

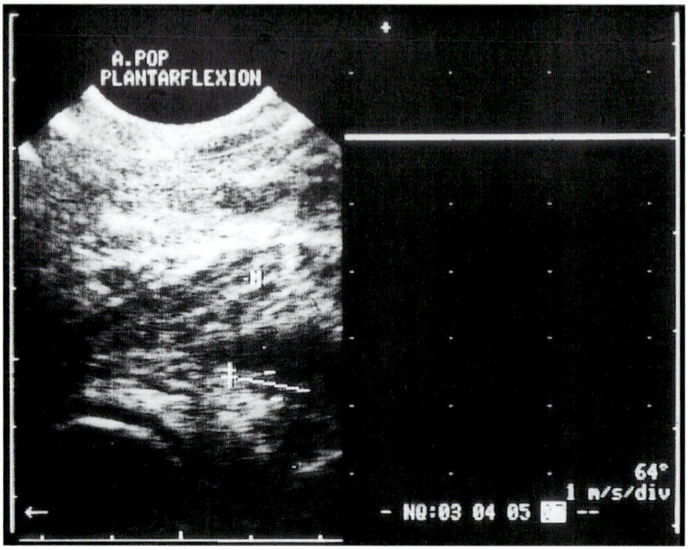
A.POP
PLANTARFLEXION
64°
1 m/s/div
NO:03 04 05

2.26 c

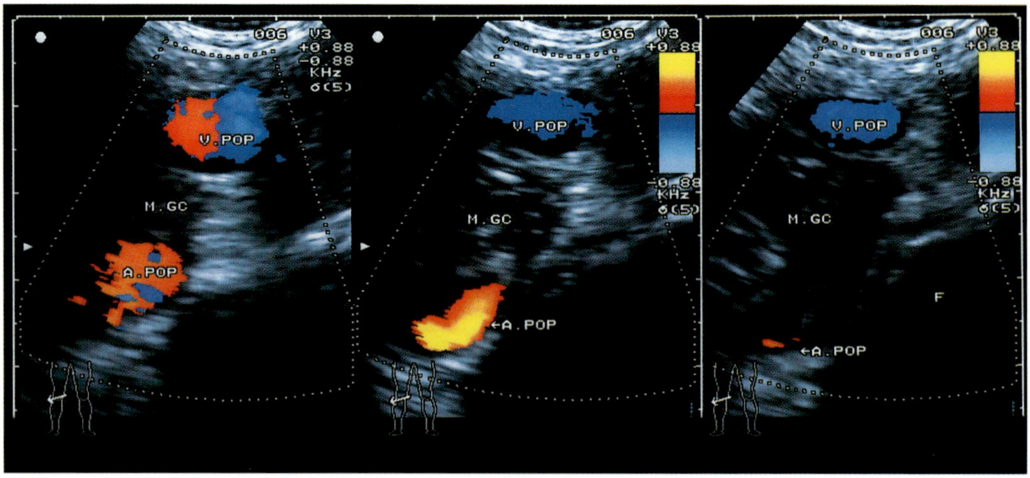
V.POP
M.GC
A.POP
V.POP
M.GC
←A.POP
V.POP
M.GC
F
←A.POP

2.26 d

Abb. 2.26 c – d.
c Die weitere Plantarflexion führt zum Verschluß der A. poplitea durch muskulär bedingte Kompression. (Siehe auch Abb. 3.27: Kompression von Vene und Arterie.)

d Das Entrapmentsyndrom eines 38jährigen, sportlichen Patienten ist verursacht durch einen abnormalen lateralen Ausläufer des M. gastrocnemius. Dabei ziehen Muskelfasern vom medialen Gastrocnemiuskopf zum Muskelansatz des lateralen Gastrocnemiuskopfes (Typ II nach Insua). Von links nach rechts ist im Querschnitt die zunehmende Kompression der A. poplitea bei zunehmender Plantarflexion durch den M. gastrocnemius (*M. GC.*) dargestellt. Der Muskelansatz zieht zwischen A. poplitea und V. poplitea (*V. POP.*), drängt die Gefäße auseinander und komprimiert dabei die Arterie (ganz rechts subtotaler Verschluß).

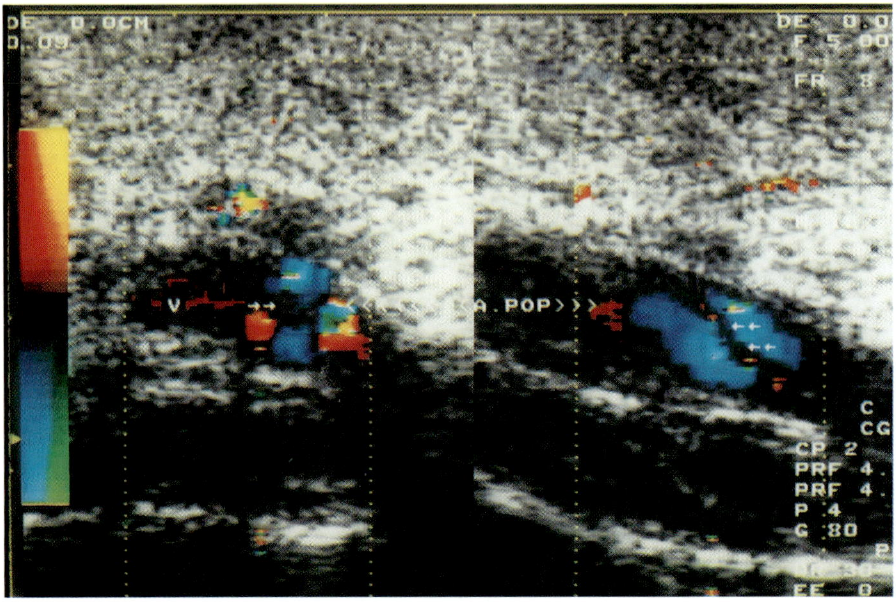
A.POP
CP 2
PRF 4.
PRF 4.
P 4
G 80

2.27 a

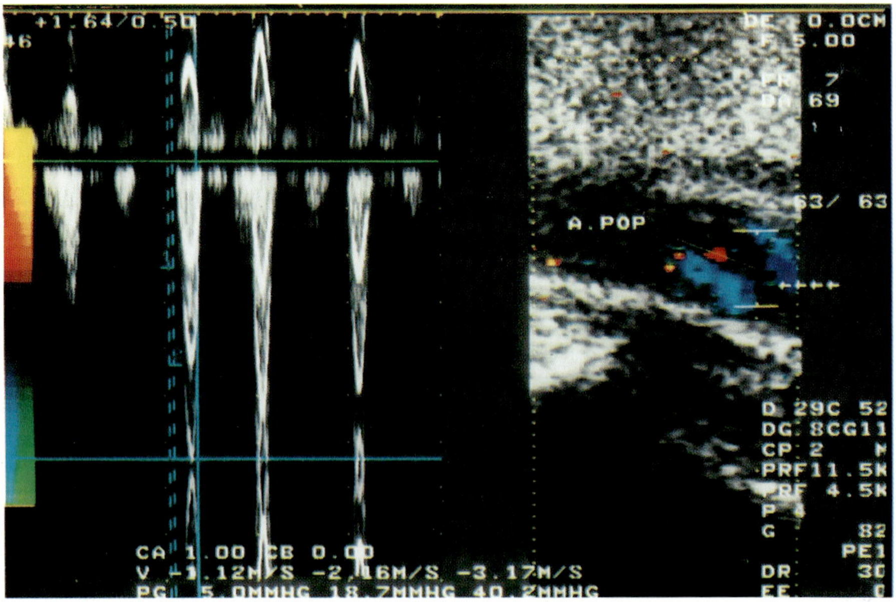
DE 0.0CM
F 5.00
A.POP
D 29C 52
DG 8CG11
CP 2
PRF11.5K
PRF 4.5K
CA 1.00 CB 0.00
V -1.12M/S -2.16M/S -3.17M/S

2.27 b

Abb. 2.27 a, b.
Dissektion

a Traumen in der Kniekehle können zu einer Dissektion der Arterienwand führen und ischämische Beschwerden unterschiedlicher Ausprägung verursachen. Die eingerissene, abgelöste Intima verursacht im farbduplexsonographischen Bild eine Unterbrechung der farbkodierten arteriellen Flußsäule. In Arterien unterhalb des Leistungsbandes kommt es bei einer Dissektion meist nicht zur langstreckigen Ausbildung von 2 Lumina, sondern meist entstehen Intimaflaps, mehr oder weniger langstreckig, die das Lumen verlegen können. *Links* ist die Arterie im Querschnitt dargestellt, *rechts* im Längsschnitt. Die Dissektion ist mit *Pfeilen* markiert. In der A. poplitea im Querschnitt sind scheinbar mehrere Lumina mit unterschiedlicher farblicher Kodierung zu erkennen.

b Im Dopplerfrequenzspektrum aus der dissezierten A. poplitea lassen sich Strömungssignale von unterschiedlicher Strömungsgeschwindigkeit und Richtung gleichzeitig darstellen. Das Strömungsprofil zeigt jedoch keinen richtigen Blutfluß nach distal, sondern das Bild von anstoßenden Blutsäulen unterschiedlicher Strömungsgeschwindigkeit.
In der intraoperativen-Inspektion war die Intima eingerissen, neben 2 orthograd durchströmten Lumina zeigten sich weiter distal ansetzende strömungsbehindernde Intimaflaps. Der resezierte Arterienabschnitt wurde mit Veneninterponat rekonstruiert.

2.3.6
Armarterien: Normalbefund, Stenose, Kompressionssyndrom, Aneurysma

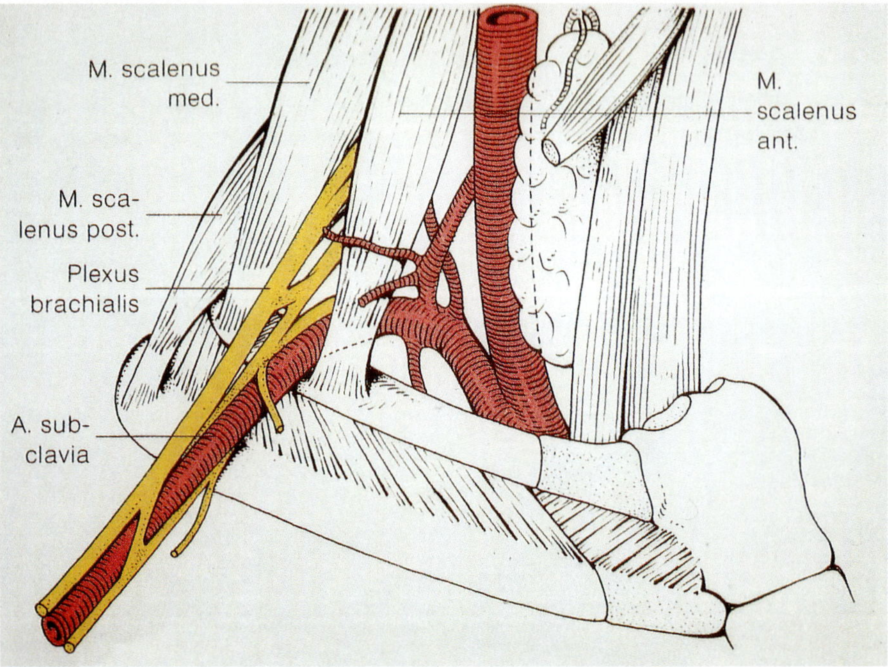

2.28 a

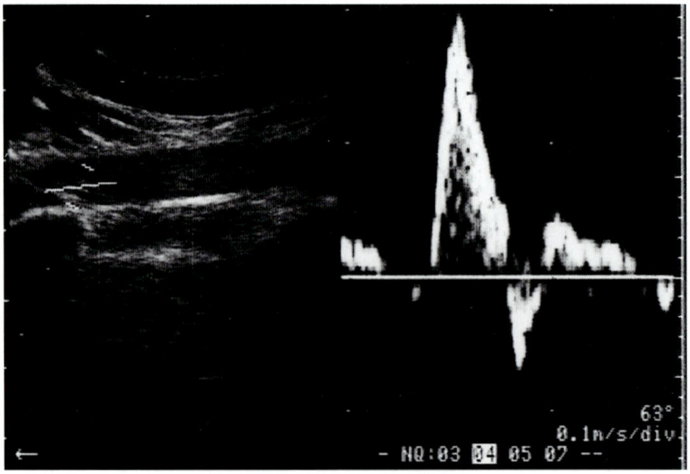

2.28 b

Abb. 2.28 a, b.
a Schematische Darstellung der Skalenuslücke. Die A. subclavia verläuft zwischen 1. Rippe, M. scalenus medius und M. scalenus anterior. (Aus: Heberer u. van Dongen 1987)
b Dreiphasisches Dopplerfrequenzspektrum, exemplarisch in der A. axiallaris dargestellt.

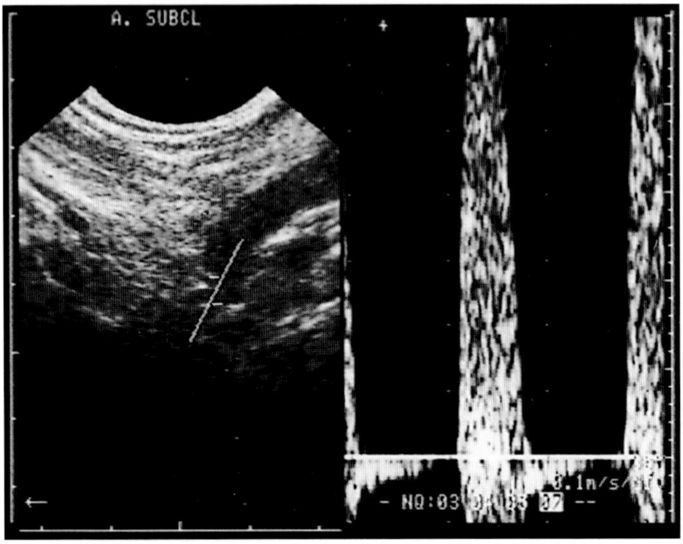

2.29 a

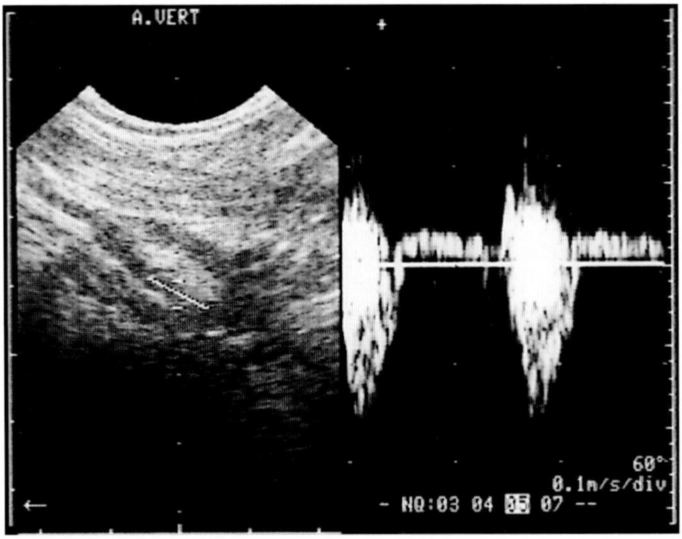

2.29 b

Abb. 2.29 a, b.
Subclaviastenose

a Mittel- bis hochgradige Subklaviastenose mit einer systolischen Strömungsbeschleunigung auf über 4 m/s.

b Die ipsilaterale A. vertebralis zeigt einen Pendelfluß mit retrograder Strömungsrichtung in der Systole und orthograder Strömungsrichtung in der Diastole. Das Dopplerfrequenzspektrum ist direkt am Abgang aus der A. subclavia abgeleitet. Der A.-vertebralis-Abgang liegt distal der Subklaviastenose.

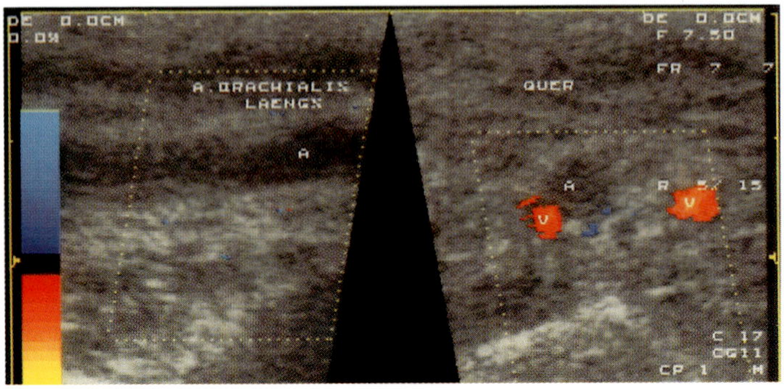

2.30 a

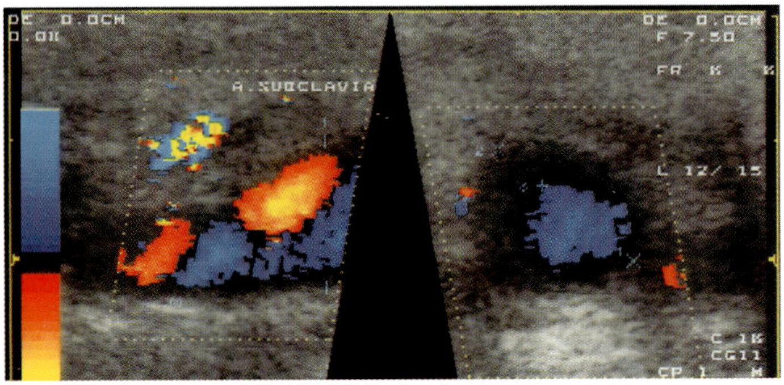

2.30 b

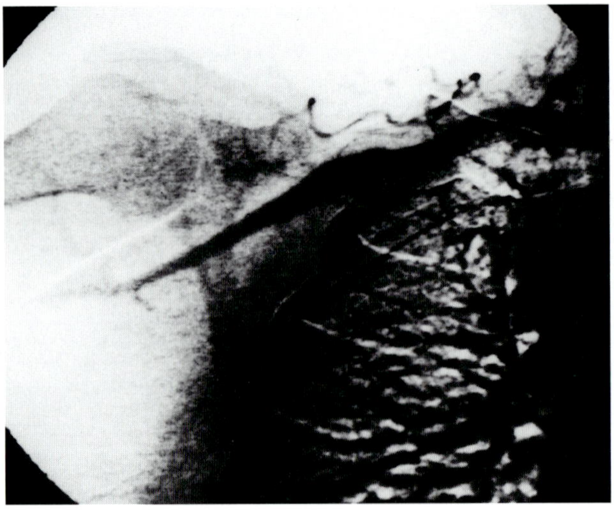

2.30 c

Abb. 2.30 a–c.
Aneurysma der A. subclavia/axillaris

a Eine 62jährige Patientin gab ein relativ akut einsetzendes Kältegefühl mit Blässe der rechten Hand und belastungsabhängiger Schmerzzunahme an. Aa. radialis und ulnaris waren nicht tastbar.
Die Ursache war duplexsonographisch eine verschlossene A. brachialis (*A*). Bei fehlenden Plaques und echoarmem homogenem Lumeninhalt ist ein embolisches Geschehen wahrscheinlich. Die Venen (*V*) sind rotkodiert abgebildet.

b Ursache des A.-brachialis-Verschlusses waren Emboli aus einem wandständig thrombosierten Aneurysma der A. subclavia am Übergang zur A. axiallaris von 14 mm Durchmesser. Das durchflossene Lumen zeigt im Vergleich zum proximalen, unauffälligen Stromgebiet durch die wandständige Thrombosierung nur eine geringe Erweiterung (echoarmer Saum um das blaukodiert dargestellte offene Lumen der A. subclavia, *rechte* Bildhälfte. Im *linken* Bildteil ist der Beginn des Aneurysmas mit retrograden Strömungsanteilen (Wirbelbildung) im Aneurysma abgebildet (links: Längsschnitt, rechts Querschnitt).

c Angiographie: Wegen der wandständigen Thrombosierung ist das Aneurysma hier nur in einer diskreten Erweiterung der A. subclavia am Übergang zur A. axiallaris sichtbar. Die Ursache des Aneurysmas war eine mechanische Alteration durch die Pseudarthrose einer alten Subklaviafraktur.

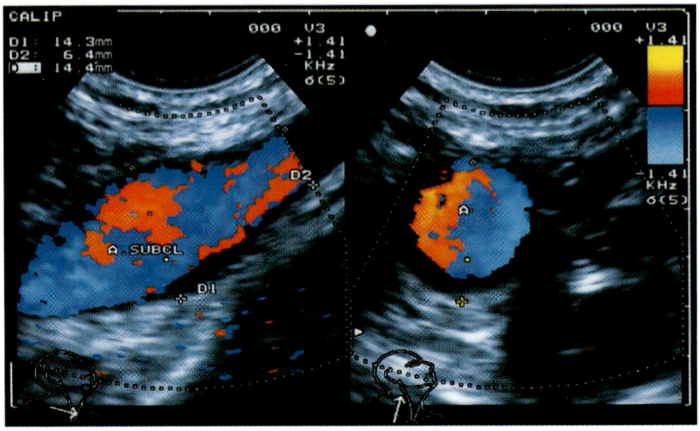

2.31 a

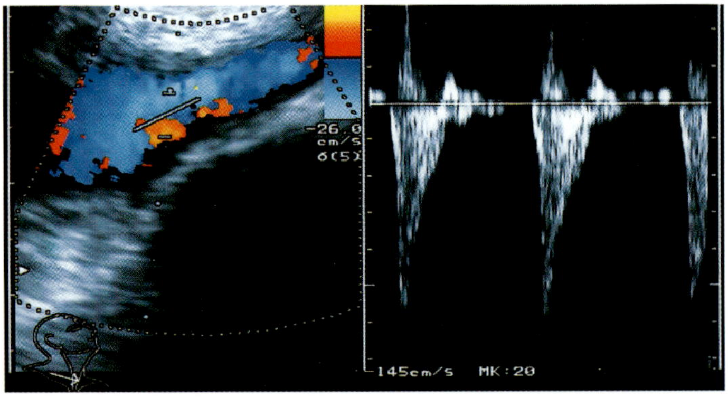

2.31 b

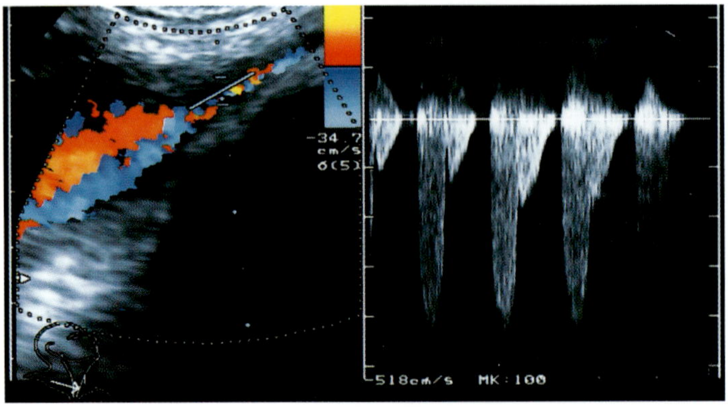

2.31 c

Abb. 2.31 a–d.
Thoracic ontlet Syndrom mit poststenotischer Dilatation

a 45jähriger Patient mit rezidivierenden, belastungsabhängigen Schmerzen der rechten Hand bei der beruflichen Arbeit (Maler). Bei supraklavikulärer Transducerposition ist im Querschnitt (*linke* Bildhälfte) und im Längsschnitt (*rechte* Bildhälfte) die A. subclavia aneurysmatisch erweitert. Zum Untersuchungszeitpunkt sind wandständig keine Thromben aufgelagert. Der maximale Durchmesser des Aneurysmas beträgt 14 mm, Wirbelbildungen im Aneurysma verursachen blaukodierte und rotkodierte Strömungssignale im Aneurysma.

b In entspannter Liegeposition (ohne Provokationstest) sind im Dopplerfrequenzspektrum eine gestörte Strömung, jedoch ein dreiphasischer Fluß ohne hämodynamisch relevante Stenosekriterien ableitbar.

c Bei Untersuchung im Provokationstest (Adson-Test) kommt es zur Kompression der A. subclavia. Die Gefäßkompression führt farbduplexsonographisch zum Aliasing und im Dopplerfrequenzspektrum zu einer Strömungsbeschleunigung von über 400 cm/s (Stenosesignal). Der Test beweist das Kompressionssyndrom mit poststenotischer Dilatation.

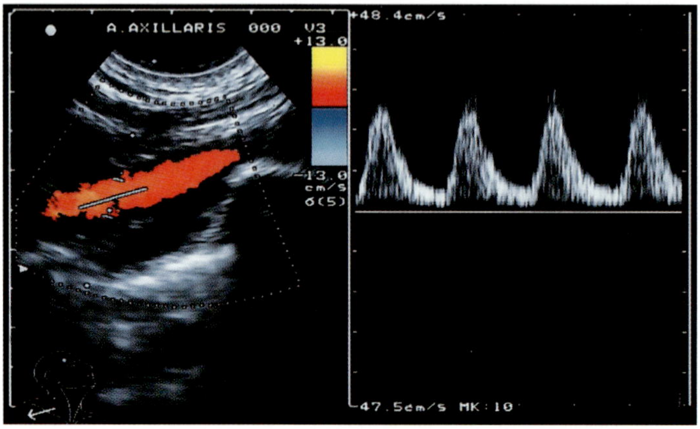
A.AXILLARIS 000 V3
+13.0
-13.0
cm/s
+48.4cm/s
47.5cm/s MK:10

2.31 d

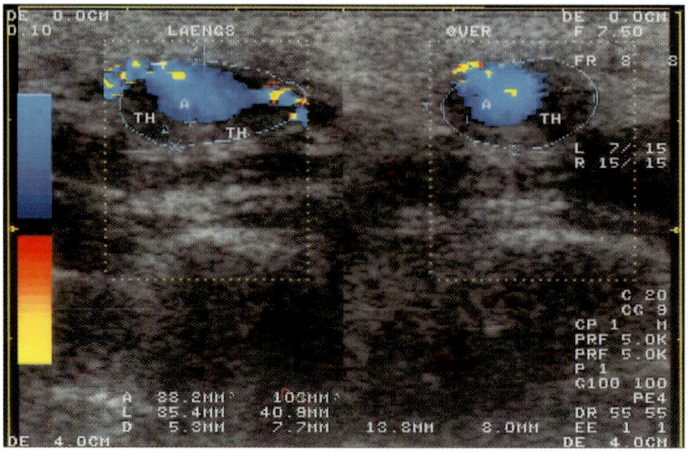
DE 0.0CM
D.10
LAENGS
QUER
DE 0.0CM
F 7.50
FR 8 8
A
TH
TH
A
TH
L 7/ 15
R 15/ 15
C 20
CG 9
CP 1 M
PRF 5.0K
PRF 5.0K
P 1
G100 100
PE4
DR 55 55
EE 1 1
A 88.2MM 100MM
L 85.4MM 40.8MM
D 5.3MM 7.7MM 13.8MM 8.0MM
DE 4.0CM
DE 4.0CM

2.32 a

Abb. 2.31.
d Anatomisch bedingt (adipöse Patientin, kurzer Hals) kann die adäquate Transducerposition während des Adson-Tests erschwert sein. Abhilfe kann der Nachweis der typischen poststenotischen Veränderungen des Dopplerfrequenzspektrums während des Provokationstests bei Beschallung der A. axillaris von der Mohrenheimschen Grube aus (subklavikulär) bringen.

Abb. 2.32 a, b.
Aneurysma der A. ulnaris

a Ursache für die Ischämie in den Kuppen des 4. und 5. Fingers war ein arterioarteriell embolisierendes Aneurysma der distalen A. ulnaris proximal des Hohlhandbogens. Die Ausdehnung des Aneurysmas ist im farbduplexsonographischen Bild (*links* Längsschnitt, *rechts* Querschnitt) umfahren und verdeutlicht die Differenz zwischen der Ausdehnung des Aneurysmas mit den thrombosierten Anteilen und dem durchströmten Lumen. Der Durchmesser des teilthrombosierten Aneurysmas ist 20 × 18 mm.

2.32b

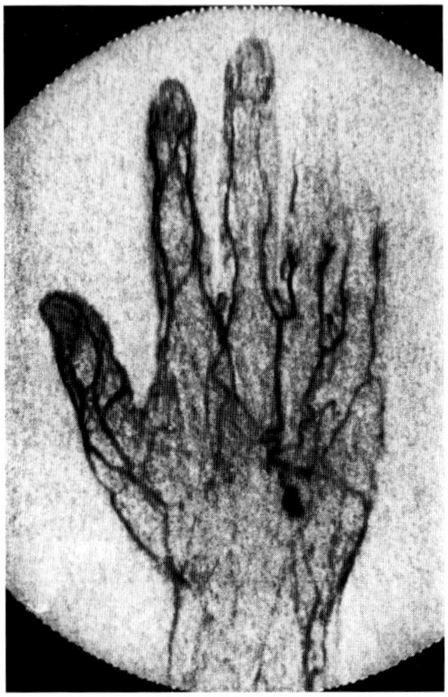

Abb. 2.32.
b Angiographie: Relativ schmalkalibrige aneurysmatische Erweiterung der distalen A. ulnaris am Übergang zum Hohlhandbogen mit peripheren Verschlüssen der Digitalarterien des 4. und 5. Fingers. Intraoperativ bestätigt sich das weitgehend thrombosierte Aneurysma der A. ulnaris.

Kapitel 3

Extremitätenvenen 3

Pathologische Veränderungen an den Venen der unteren Extremität sind häufig. Zahlen über die spontane Thromboseinzidenz sind epidemiologisch schwer bestimmbar, thrombembolische Ereignisse sind jedoch eine häufige postoperative Komplikation, die je nach chirurgischem Eingriff zu 5–50% vorkommen. Klinisch manifest werden jedoch nur 20–30% der Thrombosen.

Die klinische Symptomatik der Becken-Bein-Venenthrombose ist unterschiedlich ausgeprägt: Sie kann je nach betroffener Etage und zeitlichem Verlauf symptomlos bleiben oder eine ausgeprägte, schmerzhafte Beinschwellung verursachen. Manchmal führt erst die Verdachtsdiagnose Lungenembolie zur Thrombosediagnostik. Anamnestische Angaben und klinische Untersuchung stehen zwar zu Beginn jeder Thrombosediagnostik, sie bedürfen jedoch der Verifizierung durch apparative Untersuchungen, weil die Sensitivität und Spezifität der klinischen Untersuchung gegenüber einer phlebographisch nachgewiesenen Thrombose nur jeweils zwischen 50 und 70% beträgt.

Die beiden gefürchteten Komplikationen Lungenembolie und postthrombotisches Syndrom erfordern das frühzeitige und sichere Erkennen einer tiefen Becken- und Beinvenenthrombose, um eine adäquate Therapie einleiten zu können. Um bei symptomatischen Patienten den Thromboseverdacht zu bestätigen, wurden verschiedene nichtinvasive Untersuchungsmethoden (Plethysmographie, Thermographie, Jodfibrinogentest, Dopplersonographie) entwickelt (Bollinger et al. 1982; Hull et al. 1984; Kakkkar 1972, Lepore 1978, Neuerberg/Heusler und Hennerici 1995; Sandler et al. 1984; Strandness 1977).

Die *CW-Dopplersonographie* zeigt als funktionelle Methode in der Diagnose von Oberschenkel- und Beckenvenenthrombosen mit einer Treffsicherheit von ca. 90% gute Ergebnisse. Isolierte Unterschenkelthrombosen und umflossene Thromben lassen sich jedoch schwer nachweisen. Eine Sammelstatistik von 2060 phlebographisch kontrollierten Patienten ergibt für die CW-Dopplersonographie im Nachweis von venösen Thrombosen (Becken/Oberschenkel) eine Sensitivität von 84% und eine Spezifität von 88% (Wheeler 1985).

Die *Phlebographie* war bisher Goldstandard in der Thrombosediagnostik. Im Vergleich zu anderen Verfahren ist sie weniger untersucherabhängig, ein weiterer Vorteil ist die gute Dokumentation. Nachteile sind die Strahlenbelastung und die Kontrastmittelexposition. Aus methodischen Gründen lassen sich jedoch phlebographisch nicht alle Venenabschnitte vollständig darstellen; der

Anteil beträgt je nach Lokalisation zwischen 61 und 96% (Schmitt 1974, 1977). Thromben lassen sich zu 79–92% nachweisen.

Bedingt durch diese methodischen Probleme sind in der phlebographischen Beurteilung von Thrombosen am Unterschenkel bei Beurteilung durch 2 Untersucher Interobservervarianzen von 10% beschrieben (McLachan et al. 1979).

Die *Duplexsonographie* hat eine Reihe von Vorteilen, auf Grund derer sie inzwischen zur Methode der Wahl bei der Diagnostik der tiefen Beinvenenthrombose wird:

- einfach durchführbar, kurze Untersuchungszeit;
- kostengünstig;
- nichtinvasiv, beliebig oft wiederholbar;
- ohne Mitarbeit des Patienten durchführbar (Intensivstation);
- Venen sicher zu identifizieren und zuzuordnen (Krosse, V. profunda femoris, Muskelvenen, doppelläufige Venen).

Differentialdiagnostisch kann neben pathologischen Veränderungen der Vene eine pathologische Veränderung der umgebenden Strukturen präzise beurteilt werden. Die Kompression der Vene durch eine Baker-Zyste, ein Hämatom oder einen Tumor kann eine ähnliche klinische Symptomatik verursachen wie eine Venenthrombose.

3.1 Becken- und Beinvenen

3.1.1 Gefäßanatomie

Die Beinvenen lassen sich in 3 Gruppen einteilen, die jeweils unterschiedliche klinisch relevante pathologische Veränderungen zeigen können:

- oberflächliche Venen (epifaszial),
- tiefe Venen (subfaszial),
- Perforansvenen.

Die *epifaszialen Venen* liegen subkutan; sie zeigen im Gegensatz zu den tiefen Venen eine muskuläre Wand. Das Blut aus dem Epifaszialraum wird über 2 Stammvenen und deren Zuflüsse abgeleitet. Die *V. saphena magna* zieht vom Innenknöchel über Unterschenkel und Oberschenkel medialseitig zur *V. femoralis communis*, in die sie 2–3 cm unterhalb des Leistenbandes mündet. Die *V. saphena parva* zieht vom lateralen Fußrand dorsal über die Wade und mündet nach Perforation der Faszie zwischen den Gastroknemiusköpfen relativ variabel zwischen 2 cm und 6 cm oberhalb des Kniegelenkspaltes in die V. poplitea.

Die *tiefen Beinvenen* begleiten im Gegensatz zu den epifaszialen Venen gleichnamige Arterien. Am Unterschenkel sind sie doppelt angelegt, am Oberschenkel in der Regel einfach. Die mit den Unterschenkelarterien verlaufenden Vv. fibulares, Vv. tibiales posteriores und Vv. tibiales anteriores vereinigen sich zur

V. poplitea, wobei es mehrere Varianten gibt, vor allem über die Einmündungshöhe der Vv. tibiales anteriores in die V. poplitea. Muskelvenen aus den entsprechenden Muskellogen münden in die tiefen Unterschenkelvenen.

Die V. poplitea zieht in der Fossa poplitea dorsal der A. poplitea nach kranial und mündet etwas unterhalb des Adduktorenkanals in die V. femoralis. Nicht selten ist die V. poplitea doppelt angelegt.

Proximal des Adduktorenkanals (Durchtrittsstelle von Vene und Arterie zwischen den beiden Ansätzen des M. adductor magnus) zieht die Vene dorsalmedial der Arterie zum Leistenband. Sie vereinigt sich 4–6 cm kaudal des Leistenbandes mit der V. profunda femoris zur *V. femoralis communis*. Von mehreren zufließenden Muskelvenen in die V. femoralis ist die *V. profunda femoris* die bedeutendste. Etwas kranial der V. profunda femoris mündet die *V. saphena magna* von ventral und medial in die V. femoralis communis. Die in die Krosse mündende *V. pudenda externa* bildet eine Kollateralverbindung zur V. iliaca interna, die bei Beckenvenenthrombosen relevant ist (s. Abb. 3.1 a).

Kranial des Lig. inguinale verläuft die *V. iliaca externa* gemeinsam mit der gleichlautenden Arterie entlang der Linea arcuta und vereinigt sich ventral des Iliosakralgelenks mit der *V. iliaca interna* zur *V. iliaca communis*. Etwas kaudal der Aortenbifurkation vereinigen sich die Vv. iliacae communes zur *V. cava*, wobei links die gleichseitige A. iliaca communis unterkreuzt werden muß. Neben dem Venensporn kann dies eine zusätzliche Strömungsbehinderung darstellen. Dies führt zu einer linksseitig höheren Thromboseneigung mit einer Inzidenz von 67% gegenüber 33% rechts.

Der Venensporn ist eine ring- bis membranförmige Lumeneinengung oder Septierung, wobei die Intimaproliferation der Venenwand möglicherweise durch die Kompression der überkreuzenden Arterie verursacht ist. Wahrscheinlich ist der Venensporn aber eine persistierende Membran bei der embryonalen Umwandlung des primären systemischen abdominellen Venensystems zur rechtsseitig angelegten V. cava.

Die *Perforansvenen* stellen mit ihrem transfaszialen Verlauf eine Verbindung zwischen den oberflächlichen und tiefen Venen her. Klinisch relevant sind vor allem die Verbindungen zwischen dem Saphena-magna-Einzugsgebiet und den tiefen Beinvenen, insbesondere der Posteriorgruppe am medialen Unterschenkel, bekannt als Cockett I–III am distalen Unterschenkel und als Boyd-Perforansvenen am proximalen Unterschenkel (siehe S. 248). Am Oberschenkel sind die Dodd-Perforansvenen von Bedeutung. Insuffiziente Klappen spielen eine bedeutende Rolle in der Entwicklung der Varikosis. Die oberflächlichen und tiefen Beinvenen sind klappentragend ebenso wie die Vv. perforantes. Die Vv. iliacae communis und externa sind in der Regel klappenlos.

3.1.2 Untersuchungsablauf

Zur Untersuchung der epifaszialen Venen und der Perforansvenen eignen sich Schallköpfe von *7,5–10 MHz*, für die tiefen Beinvenen von *5–7,5 MHz*. Für die

Beckenvenen muß je nach notwendiger Eindringtiefe auf 5- *bis 3,5-MHz*-Transducer zurückgegriffen werden.

Die *Iliakalgefäße* und die *V. femoralis* werden in Rückenlage des Patienten untersucht. Die kontinuierliche Darstellung der Iliakalgefäße kann durch Darmperistaltik und intestinalen Luftgehalt gestört werden. Die *V. poplitea* ist entweder in Rückenlage mit leicht angewinkeltem Knie oder in Bauchlage zu untersuchen. In Bauchlage sollte im Bereich der Knöchelregion ein Kissen untergelegt werden, um die Füße etwas anzuheben, damit die Fossa poplitea entspannt ist. Die Unterschenkelvenen sind am liegenden Patienten manchmal nahezu kollabiert. Neben der Möglichkeit in Bauchlage kann die Untersuchung am sitzenden Patienten durchgeführt werden, weil so durch die bessere Venenfüllung ihr Auffinden erleichtert wird.

Jede einzelne der 3 Unterschenkelleitvenen wird über eine entsprechende Schallkopfposition (anterior, dorsal, posterior-medial) von proximal nach distal verfolgt. Je nach Geräteausstattung wird die Vene morphologisch beurteilt, und es werden die entsprechenden Funktionstests durchgeführt. Die Identifikation des Gefäßes, die morphologische Beurteilung und der Kompressionstest werden am zuverlässigsten im Venenquerschnitt durchgeführt, weil, wie gelegentlich im Längsschnitt zu befürchten, ein Abgleiten von der Mittellinie nicht möglich ist. Durch das Verschwinden aus dem Bildausschnitt würde eine Kompressibilität der Vene vorgetäuscht werden. Die Ergebnisse der Funktionstests lassen sich zuverlässiger im Längsschnitt der Vene dokumentieren und quantifizieren.

Die Untersuchung der Venen der unteren Extremität beginnt mit der *V. femoralis communis* knapp unterhalb des Leistenbandes im Querschnitt. Zum Thromboseausschluß wird die Vene durch leichten Druck komprimiert. Im Verlauf nach distal findet man knapp unterhalb des Leistenbandes von medial die Mündung der V. saphena magna in die V. femoralis communis. 1–2 cm weiter distal – etwas distaler der parallel und lateral der Vene verlaufenden Femoralarterienbifurkation – münden von dorsal Profundavenen.

Neben dem Kompressionstest zum Thromboseausschluß wird in der V. femoralis das Dopplerfrequenzspektrum abgeleitet. Es zeigt in der unauffälligen Vene einen atemabhängigen Fluß mit einer Flußzunahme in der Exspiration und einer Flußabnahme bis zum Nullfluß in der Inspiration. Die Flußschwankung entsteht durch den wechselnden intraabdominellen Druck bei Bauchatmung. Bei tiefer Inspiration kann es sogar zu einem kurzen Rückstrom in der V. femoralis communis kommen. Im Valsalva-Test ist dieser Rückstrom dann bis zur ersten suffizient schließenden Venenklappe provozierbar (die Beckenvenen zeigen normalerweise keine Venenklappen). Durch Ableiten des Dopplerfrequenzspektrums kann bei seitengleichem venösen Fluß im Dopplerfrequenzspektrum mit atemabhängigen Schwankungen und seitengleichem Rückstrom im Valsalva-Manöver eine frische okkludierende Beckenvenenthrombose ausgeschlossen werden. Dies ist vor allem wichtig, wenn bei korpulenten Patienten oder durch Meteorismus die kontinuierliche sonographische Untersuchungsmöglichkeit der Beckenvenen reduziert ist.

Die *V. iliaca* wird vom Leistenband in ihrem Verlauf dorsal der A. iliaca nach proximal verfolgt. Bei adäquater Geräteeinstellung kann farbduplexsonographisch die Offenheit geprüft werden. Ansonsten muß durch Ableiten des Dopplerfrequenzspektrums eine normale venöse Strömung nachgewiesen werden. Nur bei schlanken Patienten sind die Beckenvenen komprimierbar, so daß ein Thromboseausschluß geführt werden kann. Wenn nur ein reines B-Bild-Gerät zur Verfügung steht, kann, neben dem Vergleich der Echogenität des Gefäßlumens zur begleitenden Arterie, im M-Mode das Verhalten der Venenwand über die Zeit dargestellt werden. Nichtthrombosierte Venen zeigen in In- und Exspiration geringe Kaliberschwankungen. Die von dorsal in Höhe des Ileosakralgelenks in die V. iliaca communis mündende V. iliaca interna ist insbesondere bei Lungenembolien ohne sonstigen Thrombosenachweis in ihrer Mündung auf Thrombuszapfen hin zu untersuchen. Gleiches gilt im Untersuchungsverlauf für die Mündung der V. saphena magna, V. saphena parva und V. profunda femoris.

Unter ständigem Wechsel zwischen Kompression und Dekompression der Vene durch den Schallkopf wird die *V. femoralis* nach distal im Querschnitt verfolgt. Leitstruktur ist die begleitende A. femoralis superficialis. Arterielle Wandverkalkungen können jedoch durch Schallauslöschung eine Verschlechterung im Grauwertbild verursachen. Weiterhin kann durch die Schallauslöschung auch die farbduplexsonographische Flußdarstellung fehlen. Durch distale Venenkompression läßt sich eine satte farbige Auskleidung des offenen venösen Lumens durch einen verstärkten venösen Fluß erzeugen. Im Adduktorenkanal müssen die Weichteile manchmal mit der Hand von dorsomedial gegen den Schallkopf gedrückt werden, um eine ausreichende Kompression gegen den Faszienwiderstand zu erreichen.

Wie die V. femoralis läuft auch im weiteren Verlauf die *V. poplitea* dorsal der begleitenden Arterie, bei der Beschallung von der Kniekehle aus, also schallkopfnäher als die Arterie. Neben der Offenheit der V. poplitea selbst – mittels Kompressionstest und Flußnachweis (atemabhängiger Fluß) – sollte die Mündung der V. saphena parva dargestellt werden. Suralisvenen münden im Verlauf weiter distal in die V. poplitea; bei Muskelvenenthrombosen können *Thrombuszapfen* in die V. poplitea hineinragen.

Aus der V. poplitea zweigt in variabler Höhenlokalisation zunächst die *V. tibialis anterior* ab und zieht durch die Membrana interossea nach ventral, wo sie am proximalen Oberschenkel relativ fibulanah ventral der Membrana interossea verläuft. Sie wird in Rückenlage oder bei sitzendem Patienten durch die anteriore Schallkopfposition von proximal nach distal in der Extensorenloge verfolgt. In dorsaler Schallkopfposition befindet sich die Aufzweigung in V. fibularis und V. tibialis posterior ventral der Gastroknemiusköpfe, distal der Fossa poplitea. Die Gefäße verlaufen ventral der Fascia cruris profunda unterhalb des M. triceps surae, die Vasa tibialia posteriora dorsolateral der Tibia (posteriomediale Schallkopfposition) und die Vasa fibularia medial der Fibula. Als Leitstruktur dient für die meist gedoppelt verlaufenden Unterschenkelleitvenen die begleitende gleichnamige Arterie.

Weil bei der *Thrombosediagnostik* nach rundlichen, echoarmen und tubulären (pathognomonisch wegweisenden) Strukturen entlang der Arterie gesucht wird, ist eine Untersuchung am liegenden Patienten in Bauchlage ausreichend. Nichtthrombosierte Venen sind am Unterschenkel oft kollabiert; um eine bessere Venenfüllung zu erreichen, kann die Untersuchung am sitzenden Patienten durchgeführt werden. Durch leichtere Einstellbarkeit der Venen lassen sich so die Funktionstests zuverlässiger durchführen.

Bindegewebsstrukturen können eine gute Auflösung im Grauwertbild und auch die farbduplexsonographische Sättigung im Gefäßlumen stören. Wenn zusätzlich noch ein interstitielles Ödem am Unterschenkel vorherrscht, sind die Unterschenkelvenen durch Schallstreuung und Schallauslöschung manchmal nicht zuverlässig kontinuierlich in ihrem gesamten Verlauf von proximal nach distal darzustellen. Für die reine Thrombosediagnostik ist jedoch die Suche nach den dafür pathognomischen aufgeweiteten, echoarmen tubulären Strukturen neben der Arterie ausreichend. Der Kompressionstest betätigt dann die Unterschenkelvenenthrombosen.

Die *Klappeninsuffizienz* der tiefen Beinvenen wird im Längsschnitt durch den Valsalva-Test oder den proximalen oder distalen Kompressions-/Dekompressionstest geprüft.

In der Beurteilung einer *Varikosis* werden *V. saphena magna* und *V. saphena parva* an ihrer Mündung in die tiefen Beinvenen eingestellt und das Dopplerfrequenzspektrum abgeleitet. In der V. saphena magna entsteht im Valsalva-Test ein Rückstrom, der sich auch farbbildsonographisch detektieren läßt. Die suffiziente V. saphena magna ist am liegenden Patienten meist kollabiert, die insuffiziente Vene läßt sich oft auch am liegenden Patienten als echoarme tubuläre Struktur bei entsprechender Venenfüllung verfolgen. Bei schlechter Venenfüllung kann am stehenden Patienten untersucht werden. Beim Aufsuchen der Vene am distalen Oberschenkel, proximalen Unterschenkel und distalen Unterschenkel mit dem Valsalva-Test kann die Insuffizienz entsprechend den Stadien nach Hach eingeteilt werden (Tabelle 3.3). Die thrombosierte Vene bei der Thrombophlebitis stellt sich sonomorphologisch wie die tiefe Vene bei einer Thrombose dar.

Die *Mündungsklappeninsuffizienz* der V. saphena parva kann im Valsalva-Versuch nur nachgewiesen werden, wenn V. femoralis und V. poplitea ebenfalls klappeninsuffizient sind. Ansonsten läßt sich der Reflux in der Dekompression nach vorausgegangener Muskelkompression am Unterschenkel farbduplexsonographisch und im Dopplerfrequenzspektrum nachweisen. Hinweisend auf eine Insuffizienz der V. saphena parva ist ihr geschlängelter, elongierter Verlauf vor Einmündung in die V. poplitea. Weil mit einer Stamminsuffizienz der V. saphena parva fast immer eine Klappeninsuffizienz der proximal davon liegenden Poplitealvenenklappe verbunden ist, läßt sich am liegenden Patienten der Rückstrom in die V. saphena parva auch durch eine Kompression der distalen V. femoralis erzeugen.

Insuffiziente Perforansvenen fallen bei der Untersuchung am stehenden Patienten durch tubuläre transfaszial verlaufende Strukturen zwischen oberflächlichen und tiefen Venen auf. Durch Muskelkompressionstests kann die Strömungsumkehr provoziert werden und farbduplexsonographisch oder durch Ableitung des Dopplerfrequenzspektrums nachgewiesen werden.

3.1.3
Pathologische Befunde: Sonographische Untersuchungstechnik und Wertigkeit

Thrombosediagnostik

Der Untersuchungsablauf richtet sich nach Geräteausstattung und klinischer Fragestellung. Für die reine Thrombosediagnostik der tiefen Beinvenen und insbesondere, wenn es um die Diagnose der frischen Beinvenenthrombose geht ist die reine B-Bild-Diagnostik ein valides Verfahren (Habscheid et al. 1990). Nach ihrer Darstellung und Identifizierung werden die Venen nach folgenden Kriterien beurteilt:

- Kompressibilität,
- Aufweitung,
- direktes Sichtbarwerden eines echoreichen Thrombus,
- Beurteilung umgebender Weichteilstrukturen (venöse Abflußstörung).

Das Hauptkriterium in der Diagnostik der venösen Thrombose ist die fehlende oder eingeschränkte *Komprimierbarkeit.* Die nichtthrombosierte Vene läßt sich durch sanften Druck mit dem Schallkopf vollständig komprimieren; dagegen verhindert ein Thrombus in einer Vene die Komprimierbarkeit. Die Kompression sollte insbesondere bei flottierenden Thromben vorsichtig durchgeführt werden, um das theoretische Risiko einer Lungenembolie zu vermeiden. Bei Untersuchungen an über 6000 Beinen zum Ausschluß einer venösen Thrombose wurde das Ablösen eines Thrombus während der Untersuchung nicht beobachtet. Diese Erfahrung wird von anderen Untersuchergruppen bestätigt. In der Literatur ist jedoch ein Fall erwähnt (Perlin 1992), bei dem eine Kompressionssonographie in der V. femoralis superficialis zu einer Lungenembolie führte; in einem zweiten Fall (Schönhofer et al. 1991) wird eine asymptomatische Lungenembolie durch Ablösen eines Appositionsthrombus in der proximalen V. saphena magna während der sonographischen Untersuchung beschrieben.

Bei nichtokkludierenden Thrombosen mit umflossenen Anteilen kann die Vene unter Kompression eine ovaläre Form annehmen. Der Untersucher muß daher auf die vollständige Komprimierbarkeit achten. Als Differentialdiagnose zur frischen, nichtokkludierenden Thrombose mit partieller Komprimierbarkeit muß die ältere rekanalisierte Thrombose erwähnt werden, bei der wandständige Restthromben und eine Wandsklerose die vollständige Komprimierbarkeit verhindern. Bei Verformung der Arterie ist die Kompression zu hoch, und es liegt auf jeden Fall eine pathologische Veränderung der Vene vor. Die frische okkludierende Venenthrombose ist neben ihrer fehlenden Komprimierbarkeit sonomorphologisch durch den erweiterten venösen Querschnitt charakterisiert. Als Bezugsgröße wird zur Beurteilung der Venenweite die begleitende Arterie gewählt, von der sich das nichtthrombosierte Venenlumen nicht wesentlich unterscheidet. Dieses Kriterium gilt jedoch nur für frische und okkludierende Thrombosen.

Die *Aufweitung der Vene* als pathognomisches Kriterium einer frischen Thrombose ist vor allem in der Diagnostik von Unterschenkelvenenthrombosen hilfreich. Zum Ausschluß einer frischen Thrombose muß der Flußnachweis nicht in allen Unterschenkelvenenabschnitten geführt werden; es genügt das Absuchen des Unterschenkels nach erweiterten tubulären, echoarmen Strukturen im Verlauf der Leitvenen. Als Leitstruktur dient die begleitende Arterie, wobei das Aufsuchen der Arterie farbduplexsonographisch erleichtert wird. Diese echoarmen Strukturen müssen jedoch auf ihre Kompressibilität geprüft werden. Mit Hilfe dieser Technik läßt sich auch der Nachweis von isolierten Muskelvenenthrombosen der Soleus- und Gastroknemiusvenen führen.

Eine erweiterte Vene kann jedoch auch durch eine proximal gelegene Abflußstörung (Kompression durch Tumor, Beckenvenenthrombose) verursacht sein. Bedingt durch die Abflußstörung ist die Vene dann nur durch erhöhten Druck, jedoch weiterhin vollständig komprimierbar.

Thromben im Venenlumen erscheinen sonographisch im Vergleich zum durchflossenen Lumen meist mit einer etwas erhöhten Echogenität, die jedoch sehr variabel ist. Echoarme Thromben können B-Bild-sonographisch schlecht von durchflossenen Arealen differenziert werden. Bei sehr echogenen Thromben ist die thrombosierte Vene schlecht vom umgebenden Weichteilgewebe abgrenzbar.

Von der thrombosebedingten, venösen *Abflußstörung* sind Abflußstörungen zu unterscheiden, die durch eine Kompression durch umgebende Weichteilstrukturen verursacht sind. Die Venenkompression durch Baker-Zysten, Hämatome, Aneurysmen oder Tumoren läßt sich sonographisch differenzieren.

Die Ableitung des *Dopplerfrequenzspektrums* mit Geräten, die eine gepulste Dopplereinheit besitzen, ermöglicht eine hämodynamische Beurteilung der venösen *Strömungsbehinderung*. Dies ist insbesondere dann von Bedeutung, wenn nicht das gesamte Becken- und Beinvenensystem kontinuierlich beurteilbar ist (Beckenetage bei adipösen Patienten). Nach Plazieren des Meßvolumens (Sample volume) und Einstellung des geeigneten Dopplerwinkels (ca. 60°) zeigt sich ein normaler, venöser Blutfluß seitengleich und atemabhängig. Bei Bauchatmung nimmt der Blutfluß in den Beingefäßen in der Inspiration ab und in der Exspiration zu. Für die Beurteilung der Strömungsbehinderung gelten die aus der CW-Dopplersonographie bekannten Kriterien:

- Nullfluß in okkludierend thrombosierter Vene,
- reduziertes, nicht atemabhängiges oder vermindert atemabhängiges Strömungssignal bei einem proximal gelegenen Thrombus oder einer proximal gelegenen Venenkompression durch umgebende Strukturen;
- nicht atemabhängiges, evtl. hochfrequentes Flußsignal entlang von partiell thrombosierten Venen bzw. umflossenen Thromben oder in einem von außen komprimierten Venenabschnitt;
- reduziertes, provoziertes Signal mit pathologischem Ergebnis im Dekompressionstest bei vor- oder nachgeschalteten Thrombosen oder Strömungshindernissen (s. Abb. 3.2).

Ein Vorteil der *Farbduplexsonographie* besteht in der direkten Darstellung der Blutströmung in Arealen, die der Kompressionssonographie nicht oder nur eingeschränkt zugänglich sind (Beckenetage). Nach Identifizierung des Gefäßes im B-Bild wird bei adäquater Transducerhaltung (Dopplerwinkel $<70°$) und auf venöse Blutflüsse abgestimmter Geräteeinstellung die offene Vene durch die farblich kodierten Strömungssignale dokumentiert. Thromben führen zu Aussparungen im farblich codierten Gefäßlumen. Die Farbkodierung des durchströmten Lumenanteils erleichtert die Diagnose von flottierenden Thromben und von beginnenden spontanen oder lysebedingten Rekanalisationsvorgängen. Die farbliche Kodierung der Arterie, die als Leitstruktur am Unterschenkel dient, erleichtert das Auffinden der Vene. Im Untersuchungsablauf kann auch bei zugeschaltetem Farbdopplermode die Vene immer wieder auf ihre vollständige Kompressibilität geprüft werden.

Wichtig ist dabei die adäquat gewählte Einstellung von Gain und PRF (s. Abb. 1.19). Um eine satte Farbkodierung zu erreichen, muß in der Venendiagnostik häufig mit einem höheren Gain als in der Arterienbeurteilung gearbeitet werden. Weiterhin wird durch die niedrige Pulsrepetitionsfrequenz eine hohe Flußempfindlichkeit insbesondere für die langsamen venösen Flüsse erreicht. Bei der hohen Aussagekraft der Kompressionssonographie werden die Indikationen der Farbduplexsonographie durch deren weitergehende Vorteile bestimmt:

- Diagnose von Beckenvenenthrombosen (insbesondere inkompletten);
- Beurteilung der Unterschenkelvenen, bessere Auffindbarkeit insbesondere bei älteren Thrombosen, Leitstruktur Arterie;
- Strömungsnachweis: Differenzierung von inkompletten, teilrekanalisierten Thrombosen, Differenzierung von umflossenen, aber wandhaftenden und flottierenden Thromben;
- Verlaufskontrolle: Rekanalisation spontan und unter Lyse;
- Venenaneurysma: Abgrenzung von thrombosiertem und durchflossenem Lumen, Ausdehnung;
- Venenkompression: hämodynamische Wirksamkeit der Kompression, durchflossenes Restlumen;
- Thrombuszapfen aus V. iliaca interna, Vv. saphena magna und parva, Muskelvenenzuflüsse in Leitvenen.

Altersbestimmung der Thrombose

Ziel jedes therapeutischen Vorgehens bei einer tiefen Beinvenenthrombose sollte neben der Vermeidung einer Lungenembolie die Verhinderung des postthrombotischen Syndroms sein. Das Lungenembolierisiko ist statistisch unabhängig vom therapeutischen Vorgehen (konservativ, Lyse, operative Thrombektomie). Der Erfolg einer operativen Thrombektomie oder einer Lysetherapie ist an der primären kurzfristigen Rekanalisation, der bleibenden Offenheitsrate und der Verhinderung einer Klappeninsuffizienz zu messen.

Neben der Thrombuslokalisation und der Frage umspülter Thrombusanteile hat das *Thrombusalter* den entscheidenden Einfluß auf eine rasche Rekanalisation unter Therapie. Anamnestische Angaben unterschätzen insbesondere bei aszendierenden Thrombosen das Thrombusalter. Bei einem Thrombusalter unter einer Woche kann in 2 Dritteln bis 3 Vierteln der Fälle mit einer Rekanalisation unter Lysetherapie gerechnet werden. Wenn jedoch der Zeitpunkt von Thrombosebeginn und erfolgter Rekanalisation länger dauert als die Kapillareinsprossung und die bindegewebige Organisation (8.–12. Tag), ist mit einer

Klappenschädigung zu rechnen. Selbst bei einer Rekanalisation kann die daraus resultierende Klappeninsuffizienz klinisch zum postthrombotischen Syndrom führen. Ziel der sonographischen Diagnostik ist daher, neben der Thromboselokalisation Angaben über das Thrombosealter zu erhalten, um nur frische Thrombosen (jünger als eine Woche), bei denen eine Rekanalisation erfolgversprechend ist, der mit Risiken behafteten „aggressiven“ Therapie zuzuführen.

Durch In-vitro-Untersuchungen wurde versucht, die Echogenität von frischem, geronnenen Blut und deren Veränderung über die Zeit in einem Kunststoffschlauch zu beurteilen (Alanen et al. 1985; Coelho et al. 1982). In diesen Versuchen zeigte frisch geronnenes Blut eine hyperreflexive Struktur, die im Laufe der Zeit abnahm. Die Erklärung dieses Phänomens, das auf venöse Systeme in vivo nicht übertragbar ist, liegt möglicherweise im Luftgehalt des Blutes beim Füllen der Schläuche, wobei die Luft im Lauf der Zeit entweicht. Weiterhin ist der intravenöse Thrombus Umbauprozessen unterworfen und somit nicht mit der Entwicklung in einem Kunststoffschlauch zu vergleichen. Auch die Untersuchungen der Echogenität von Thromben, die durch die Sklerosierung in großen Varizen entstanden (Marshall 1990), ist wegen der unterschiedlichen Thrombusentstehung in der primär entzündlich veränderten Venenwand wahrscheinlich nur eingeschränkt auf die spontane Thrombusentwicklung und ihr Ultraschallbild übertragbar.

Nach der anfänglichen Euphorie, mit der Sonographie eine Methode zu haben, mit der das Alter von Thrombosen zuverlässig bestimmbar wäre, zeigte sich, daß man sich nicht auf einzelne sonographische Kriterien verlassen kann.

Es gibt jedoch verschiedene Kriterien, die eine Altersabschätzung ermöglichen, wenn mehrere von ihnen zutreffen. Das zuverlässigste Kriterium ist die *Aufweitung der Vene* über den 2fachen Durchmesser der parallel verlaufenden Arterie. Der frische Koagulationsthrombus ist meist echoarm und homogen. Die okkludierend thrombosierte Vene ist zwar nicht kompressibel, der ganz frische Thrombus zeigt jedoch eine elastische Verformbarkeit. Bedingt durch das Intimaödem der Wand zeigen frische Thrombosen gelegentlich einen echoarmen Halo. An umspülten Thromben ist randständig farbkodiert eine Blutströmung nachzuweisen, die phlebographisch dem „Radiergummiphänomen“ durch Kontrastmittelumströmung entspricht. Im frühen Stadium läßt sich farbduplexsonographisch noch keine auffällige Kollateralisierung finden.

Ab dem 3.–4. Tag beginnt sich der Thrombus zu organisieren; er ist an der Venenwand fixiert, und nach 8–12 Tagen erfolgt die erste Kapillareinsprossung (Leu 1973). Fibroblasten und Fibrozyten bilden ab dem Ende der 1. Woche kollagene Fibrillen, die nach Verflüssigung und Resorption des Thrombus die Hohlräume und Interkapillarräume einnehmen (Rotter 1981). Weil die zelluläre Infiltration ein kontinuierlicher Vorgang ist, läßt sich von der Venenwand zum Lumen hin unterschiedlich faserreiches Organisationsgewebe finden. Diese Vorgänge führen zu einer zunehmend inhomogenen Echotextur des Thrombus. Dessen zunehmende Organisation führt zu einer Schrumpfung, die sich sonographisch in einem abnehmenden Venendurchmesser dokumentieren läßt. Endothelialisation der Thrombusoberfläche und zelluläre Infiltration können mit hochfrequenten Schallköpfen als Halo imponieren, der jedoch eher echoreich erscheint. Die nicht komprimierbare Vene erscheint starr und unverformbar. Die zunehmende bindegewebige Organisation mit Bildung kollagener Fasern, die vor allem ab dem 8.–12. Tag erfolgt, führt zu einer Zunahme der Echogenität im thrombosierten Venenlumen; die gleichzeitig ablaufende Verflüssigung und Resorption des Thrombus zwischen den Kapillaren verursacht Inhomogenitäten durch unterschiedliche Grenzflächen. Im Verlauf auftretende Vakuolen erscheinen wieder echoarm und können nach mehreren Wochen die Echotextur eines frischen Thrombus aufweisen.

Ältere Thrombosen schrumpfen so weit, daß das Lumen kleiner wird als das Lumen der begleitenden Arterie; teilweise sind sie, bedingt durch den inhomogenen Thrombus, schlecht von der umgebenden Muskulatur abgrenzbar. Die zunehmende Rekanalisation führt zu einer beginnenden Kompressibilität der Vene und zu farbduplexsonographisch nachweisbaren Strömungssignalen, die vorwiegend zentral und mäanderförmig im partiell thrombosierten Venenlumen verlaufen. Die postthrombotische Phlebosklerose der Wand äußert sich im sonographischen Bild in einer Wandverdickung und teilweise sehr echogenen Reflexen. Die Wand selbst erscheint unregelmäßig und schlechter abgrenzbar. Mit zunehmendem Thrombosealter lassen sich im umgebenden Weichteilgewebe farbduplexsonographisch vermehrt Strömungssignale durch die zunehmende Erweiterung von Kollateralvenen darstellen.

Weil die häufig vorkommenden aszendierenden Thrombosen ein appositionelles Wachstum von peripher nach zentral zeigen, das sich über Tage entwickeln kann, zeigt der Thrombus auch sonographisch dementsprechend selten ein einheitliches Bild.

Die Kriterien zur Altersbestimmung sollten nur an zentraler gelegenen, größeren Venen angewendet werden; an den schmallumigen Unterschenkelvenen lassen sich kaum Aussagen treffen. Nach dem pathophysiologisch begründeten sonomorphologischen Bild haben schwach echogene Thromben in aufgeweiteten Venen mit guter Wandabgrenzbarkeit und evtl. umflossenen Anteilen die günstigsten Voraussetzungen zu einer raschen Rekanalisation unter Lyse.

Die spontanen *Rekanalisationsvorgänge* verlaufen vorwiegend innerhalb von 6 Wochen. Nach Cronan et al. (1989, 1993) ist etwa die Hälfte der sonographisch untersuchten Venen nach einem halben Jahr völlig rekanalisiert, und ein Drittel teilrekanalisiert, der Rest verbleibt weitgehend thrombosiert. Die ungenügende Rekanalisation drückt sich in einer ausgeprägten Kollateralisation farbduplexsonographisch aus.

Differentialdiagnostisch hat die Unterscheidung zwischen einer teilrekanalisierten, älteren Thrombose und einer umflossenen, frischen Thrombose therapeutische Relevanz. Farbduplexsonographisch haben frische, umspülte Thrombosen wandständige Strömungssignale, ältere teilrekanalisierte Thrombosen eher zentrale und mäanderförmige, farblich kodierte Strömungssignale (Tabelle 3.1). Die Rezidivthrombose in einer partiell rekanalisierten Thrombose ist sonographisch wie auch phlebographisch schwer zu diagnostizieren. Sonographisch sprechen homogene Thromben mit evtl. proximal umflossenen Anteilen bei distal sehr inhomogen thrombosiertem Venenlumen mit echoreichen Wandreflexen, bedingt durch die Phlebosklerose, für einen Appositionsthrombus auf einer älteren Thrombose.

Tabelle 3.1. Sonographische Befunde in Thrombosediagnostik und Altersbestimmung

Thrombose	Befund
Normal	Vollständig komprimierbare Vene Dünne Venenwand Seitengleiche Änderung der Strömungssignale unter Atmung, Valsalva-Versuch und distalem Kompressionstest Keine retrograden Strömungsanteile im Funktionstest (Klappenschluß)
Frische Thrombose (< 8 Tage)	Vene nicht komprimierbar Venendurchmesser doppelt so groß oder größer als der Durchmesser der Begleitarterie Evtl. randständige Strömungsnachweise bei teilweise blutumspülten oder flottierenden Thromben Thrombus eher homogen und echoarm Wandabgrenzbarkeit gut mit z. T. echoarmem Halo Kollateralvenen farbduplexsonographisch nicht nachweisbar
Ältere Thrombose (> 8 Tage)	• *Verschluß:* Vene nicht komprimierbar Durchmesser schrumpft auf weniger als das Zweifache der Begleitarterie Keine Strömungssignale, Thrombus wird eher echoreicher und inhomogener Venenwand schlecht abgrenzbar, evtl. mit echoreichem Halo • *Partieller Verschluß:* Vene teilweise komprimierbar Durchmesser des Gefäßlumens etwa vergleichbar mit Durchmesser der Begleitarterie Wandständige und zentrale Rekanalisationszeichen Beginnende Ausbildung von Kollateralen
Postthrombotische Veränderungen	• *Persistierender Verschluß:* Durchmesser des Venenlumens geschrumpft (gleich oder kleiner als Durchmesser der Begleitarterie) Venenwand schlecht vom umgebenden Weichteilgewebe abgrenzbar Kollateralgefäße ausgeprägt • *Teilrekanalisation:* Zentral mäanderförmiges Strömungssignal Nicht oder wenig atemmodulierter Fluß Kurzstreckige Restverschlüsse Sklerosierte Venenwand verdickt und starr, nicht komplett komprimierbar • *Rekanalisation:* Das Venenlumen ausfüllende Strömungssignal Fließende Übergänge zwischen Wandsklerose mit verdickter und relativ starrer Venenwand und sonographisch normaler Wandmorphologie Klappeninsuffizienz im Valsalva- oder Kompressions-/Dekompressionstest Venenlumen z. T. erweitert, z. T. reduziert

Chronisch-venöse Insuffizienz

Ursachen der chronisch-venösen Insuffizienz sind die *primäre Varikosis* und das *postthrombotische Syndrom*.

Bei der *primären Varikosis* führt die Erweiterung des Gefäßlumens, meist verbunden mit einer Elongation, zu einer Insuffizienz der primär noch funktionstüchtigen Venenklappen. Ohne erkennbare venöse Vorerkrankung verursacht dabei die Erweiterung einen insuffizienten Klappenschluß. Mit hochauflösenden Transducern lassen sich die zarten Venenklappen als echoreiche Reflexe im Lumen darstellen und die Pendelbewegungen in der erweiterten varikösen Vene im Valsalva-Versuch nachvollziehen. Bei einer Stammvarikosis führt die Klappeninsuffizienz der epifaszialen Venen und Perforansvenen zur Ausbildung von Rezirkulationskreisläufen und sekundär, durch die Überlastung des tiefen Venensystems, zu einer Klappeninsuffizienz der subfaszialen Venen. Diese Quantifizierung der Drainageinsuffizienz (epifaszial, Perforansvenen, subfaszial) hat Einfluß auf das therapeutische Procedere (Tabelle 3.2).

Ein Vorteil der Farbduplexsonographie ist die exakte Lokalisation insuffizienter Venenabschnitte. So kann der untere Insuffizienzpunkt der Stammvarikosis (Einteilung nach Hach et al. 1977) oder aber eine isolierte Mündungsklappeninsuffizienz exakt bestimmt werden (Tabelle 3.3). Im Nachweis der exakten Lokalisation insuffizienter Perforansvenen hat die Farbduplexsonographie nach

Tabelle 3.2. Varikose. Therapierelevante Fragestellungen im Methodenvergleich (je mehr Kreuze einer Methode zugeordnet sind, um so besser ist sie zur Beantwortung der Frage geeignet)

Fragestellung	Farbduplexsonographie	Phlebographie
Klappenfunktion epifaszialer Venen	+++	++
Beurteilung, Lokalisation und Funktion von Zirkulationskreisläufen	++	++
Lokalisation insuffizienter Perforansvenen	+++	++
Morphologie und Klappenfunktion der subfaszialen Leitvenen	+++	++
Darstellung von Verlaufsvarianten	++	++
Darstellung und Ausdehnung einer Thrombophlebitis	+++	–
Dokumentation	+	+++

Tabelle 3.3. Stammvarikosis der V. saphena magna: Stadieneinteilung nach Hach

Stadium I	Mündungsklappeninsuffizienz
Stadium II	Klappeninsuffizienz und Reflux bis zum distalen Oberschenkel
Stadium III	Insuffizienz und Reflux bis zum proximalen Unterschenkel
Stadium IV	Insuffizienz und Reflux bis zum Knöchel

Stiegler et al. (1994) mit einer Trefferquote von 95,4% deutliche Vorteile gegenüber der Phlebographie mit einer Trefferquote von 65% bei intraoperativer Bestätigung der Befunde. Die Beurteilung der Wandmorphologie der subfaszialen Leitvenen hilft zwischen primärer und sekundärer Varikosis zu unterscheiden.

Die Klärung von *Mündungsvarianten* epifaszialer Venen ist eine präoperativ wichtige Fragestellung; Lokalisation und Ausdehnung von epifaszialen Thrombosen, evtl. mit Thrombuszapfen in das tiefe System, ist eine Domäne der Sonographie.

Trotz einer möglicherweise kompletten Rekanalisation führt beim *postthrombotischen Syndrom* die Klappenschädigung zum Funktionsverlust der Venenklappen.

Die typischen postthrombotischen Venenveränderungen sind in der Grauwertsonographie:

- Schrumpfung des Gefäßkalibers,
- verwaschene Gefäßwandkontur,
- verdickte Gefäßwand,
- echodichte intraluminale Stränge und Wandauflagerungen,
- fehlende oder inkomplette Kompromierbarkeit.

In ca. 25% fallen im Grauwertbild postthrombotisch keine wesentlichen Veränderungen auf.

Farbduplexsonographisch lassen sich der Rekanalisationsgrad und die Insuffizienz der Leitvenen exakter bestimmen als in der konventionellen Duplexsonographie. Durch die farbliche Kodierung des durchflossenen Lumens kann die verdickte sklerotische Wand eindeutiger abgegrenzt werden. Die Drainageinsuffizienz der tiefen Leitvenen findet ihren Ausdruck in ausgeprägten Kollateralen sowie durch Muskelvenen wie auch epifasziale Venen, die bei adäquater farbduplexsonographischer Geräteeinstellung (niedriges PRF, hohes Gain) als Blickdiagnose imponieren. Als sekundäre Veränderung kann die Klappeninsuffizienz von epifaszialen und Perforansvenen farbduplexsonographisch nachgewiesen werden (Tabelle 3.4).

Die Klappeninsuffizienz bei postthrombotischem Syndrom wie auch chronisch-venöser Insuffizienz wird durch das Auftreten des Farbumschlags während des Valsalva-Manövers nachgewiesen. Die Refluxdauer kann bei Ableiten des Dopplerfrequenzspektrums quantifiziert werden.

Wenn nur eine distale Klappeninsuffizienz, z. B. durch eine Unterschenkel- oder Poplitealvenenthrombose angenommen wird, kann diese im Kompressions-/Dekompressions-Test nachgewiesen werden. Proximal suffiziente Klappen führen zu falschen Ergebnissen im Valsalva-Versuch. Der Kompressions-/Dekompressions-Test verursacht bei proximaler Weichteilkompression einen Rückstrom. Die distale Weichteilkompression führt nach einem provozierten Signal und bei Klappeninsuffizienz zu einem Rückstrom während der Dekompression der distal der insuffizienten Vene gelegenen Weichteile. Dieser Reflux läßt sich dopplersonographisch (Richtungsumkehr) und farbduplexsonographisch (Farbumschlag) darstellen.

Der Kompressions-/Dekompressionstest kann standardisiert durch eine Manschettenkompression durchgeführt werden. Die Weichteile werden am

Tabelle 3.4. Postthrombotisches Syndrom. Therapierelevante Fragestellungen im Methodenvergleich (je mehr Kreuze einer Methode zugeordnet sind, um so besser ist sie für die Beantwortung der Frage geeignet)

Fragestellung	Farbduplexsonographie	Phlebographie
Nachweis einer Klappeninsuffizienz	+++	+++
Nachweis und Lokalisation morphologischer Venenwandveränderungen	+++	++
Ausdehnung von Rekanalisation oder persistierenden Verschlußzonen	+++	++
Morphologie und Funktion von Kollateralkreisläufen	+	+++
Nachweis einer Rezidivthrombose	++	+
Venöse Drainageinsuffizienz durch sekundäre Veränderungen (Perforansveneninsuffizienz, Varikosis)	+++	++
Dokumentation	+	+++

Unterschenkel, distal der Sonde, durch eine Manschette komprimiert; nach raschem Lösen des Manschettendrucks wird der Reflux in der Vene sonographisch gemessen.

Die gleichen Manöver und Provokationstests werden in der Refluxdiagnostik der epifaszialen Venen angewandt.

Aneurysma

Bei einer Lungenembolie ist als Streuquelle auch an das seltene, partiell thrombosierte Venenaneurysma zu denken. Prädilektionsort für Venenaneurysmen ist die V. poplitea. In der Literatur wurden insgesamt jedoch nur 45 Fälle von Poplitealvenenaneurysmen gefunden. Sie fallen meist erst bei der Abklärung einer Lungenembolie auf. Eine eigene Zusammenstellung ergab bei 5900 duplexsonographischen Untersuchungen der tiefen Beinvenen, die wegen des klinischen Verdachts einer tiefen Beinvenenthrombose oder einer Lungenembolie durchgeführt wurden, 7 Fälle eines Venenaneurysmas der V. poplitea. In 2 Fällen handelte es sich um ein sakkuläres, wandständig partiell thrombosiertes Venenaneurysma, das als Streuquelle für rezidivierende Lungenembolien verantwortlich war. Ein weiteres Venenaneurysma war sakkulär ohne Thromben, 4 Aneurysmen waren spindelförmig (ohne Thromben).

Zum Nachweis war bisher die Phlebographie die Methode der Wahl. Bei Venenaneurysmen kann jedoch phlebographisch die Darstellung von Charakter und Ausdehnung, vor allem in der Nähe von Venenzusammenflüssen, Schwierigkeiten bereiten. Aussagen darüber sind jedoch für das therapeutische Procedere bedeutend (operative Resektion mit Veneninterponat, Venenligatur proximal des Aneurysmas oder konservative Therapie mit Antikoagulation und Kompressionstherapie). Bei spindelförmigen Erweiterungen, insbesondere wenn keine Thromben nachgewiesen werden können, ist eine chirurgische Resektion nicht notwendig; eine konsequente Kompressionstherapie kann zur

Symptomfreiheit führen. Dagegen sollten sakkuläre Erweiterungen chirurgisch reseziert werden. In sakkulären Aneurysmen finden sich oft Thromben (zum Teil rezidivierend auftretend), die dann zu rezidivierenden Lungenembolien führen können. Bei wandständigen Thromben wird phlebographisch das Ausmaß des Aneurysmas unterschätzt. Thromben sind phlebographisch nur darstellbar, wenn sie partiell umflossen sind. Thrombotisch ausgefüllte sakkuläre Aneurysmen oder wandständige Thromben in sakkulären Aneurysmen sind phlebographisch nicht darstellbar. Wie in der Diagnostik der arteriellen Aneurysmen läßt sich sonographisch das durchflossene Lumen vom thrombosierten Anteil abgrenzen.

Gefäßwandtumor
Eine venöse Stase oder Einflußstauung mit unilateralem Beinödem unklarer Ursache kann durch benigne oder maligne Tumoren der Gefäßwand verursacht sein. Tumoren können insbesondere bei zunehmender Gefäßwandkompression oder Infiltration zu appositionellen Thrombosen führen. Durch den direkten Tumornachweis in Form einer abgrenzbaren Wandverdickung und der Differenzierung von einer venösen Thrombose kann nach sonographischem Untersuchungsbefund die notwendige chirurgische Resektion durchgeführt werden. Benigne Tumoren der Venenwand sind intravasal papilläre, endotheliale Hyperplasien, Hämangiome, Leiomyome und Fibrome; maligne sind das Angiosarkom und das Leiomyosarkom. Zur sonomorphologischen Differenzierung lassen sich die Infiltration und der Gefäßreichtum heranziehen.

3.2 Venen der oberen Extremität und V. jugularis

3.2.1 Gefäßanatomie

Ebenso wie an den Beinen können oberflächliche und tiefe Venen unterschieden werden. Als wichtigste oberflächliche Vene ist die *V. cephalica* in der Shuntchirurgie bedeutungsvoll. Die tiefen Venen laufen mit den gleichnamigen Arterien. Die Unterarmvenen, die wie auch die Oberarmvenen multipel mit den epifaszialen Venen kommunizieren, vereinigen sich in der Ellenbeuge zur V. brachialis, die oft mehrfach angelegt, medial des Humerus zur Achselhöhle zieht. Vom Unterrand des M. teres major verläuft die tiefe Vene als *V. axillaris* bis zur Klavikula und nimmt in Höhe der Mohrenheim-Grube die V. cephalica als wichtigste oberflächliche Armvene auf. Proximal der Klavikula läuft die Vene definitionsgemäß als *V. subclavia* zur *V. cava superior*. In ihrem Verlauf liegt sie zunächst dorsal und dann dorsokranial der Klavicula und des M. subclavius an, kaudal und dorsal verläuft die 1. Rippe, und kranial begrenzt die Arterie den Venenverlauf. Die V. subclavia verläuft ventral der Skalenuslücke (vor dem M. scalenus anterior) und vereinigt sich mit der V. jugularis interna zur *V. brachiocephalica*.

3.2.2
Untersuchungsablauf, Untersuchungstechnik und diagnostische Wertigkeit

Transducer mit einer Sendefrequenz von *5–7,5 MHz* sind am geeignetsten. Die sonomorphologische Beurteilung und die Durchführung des Kompressionstests entsprechen dem Vorgehen bei den tiefen Beinvenen. Weil bei den meisten Thrombosen die proximale V. axillaris und die V. subclavia betroffen sind, stellt man zunächst die V. axillaris in ihrem Verlauf distal der Klavikula bis zur Axilla dar. Dies geschieht über die Beschallung von der Mohrenheim-Grube aus. In diesem Bereich läßt sich die unauffällige Vene leicht komprimieren. Das abgeleitete Dopplerfrequenzspektrum zeigt neben atemabhängigen Flußgeschwindigkeitsschwankungen eine kardiale (M-förmige) Modulation. Nach proximal wird die V. subclavia von der Supraklavikulargrube aus identifiziert und farbduplexsonographisch oder mittels Ableitung des Dopplerfrequenzspektrums auf eine Thrombosierung hin untersucht. Auch eine unauffällige Vene läßt sich in diesem Bereich nicht durch den Kompressionstest beurteilen. Durch Kippen des Schallkopfs zum Hals hin läßt sich neben der A. carotis die V. jugularis interna darstellen und auf eine Thrombosierung (Kompressionstest) hin überprüfen. Dies ist insbesondere vor einer geplanten zentralvenösen Jugulariskatheterimplantation wichtig. Nach distal kann die mehrfach angelegte V. brachialis neben der begleitenden Arterie von medial aus beschallt und der Kompressionstest durch Druck gegen den Humerus durchgeführt werden. Weiter distal kommen subfasziale Armvenenthrombosen selten vor und haben zudem keine klinische Relevanz.

Durch eine Abflußstörung in der kostoklavikulären Enge kann eine Armvenenthrombose (Paget von Schroetter-Syndrom) entstehen. Die Enge entsteht beim Durchtritt der Vene zwischen 1. Rippe und Klavikula sowie dem M. subclavius. Diese physiologische Enge kann durch die Schwächung der Schultermuskulatur, durch Rippenkallus oder durch eine Exostose noch verstärkt werden und zu einer venösen Abflußstörung führen. Als Provokationstest gilt die Hyperabduktion des Armes. Bei diesem Manöver wird dann das Flußspektrum in der proximalen V. axillaris von der Mohrenheim-Grube aus abgeleitet. Dies kann insbesondere bei korpulenten Patienten schwierig sein. Weiterhin darf eine physiologische Abflußstörung ohne Krankheitswert bei extremer Hyperabduktion nicht überbewertet werden. Das durch Schwächung der Schultermuskulatur hervorgerufene kostoklavikuläre Kompressionssyndrom kann auch durch einen zweiten Test provoziert werden. Das Dopplerfrequenzspektrum in der proximalen V. axiallaris wird unter Zug am ipsilateralen, außenrotierten und nach dorsal geführten Arm geprüft.

Von 430 Patienten mit einer Armschwellung hatten in der duplexsonographischen Untersuchung 56 eine Armvenenthrombose. Bei 31 Patienten muß ursächlich eine paraneoplastische Thrombose oder die thrombogene Wirkung eines zentralvenösen Katheters oder einer Schrittmachersonde angenommen werden. Von den verbleibenden 25 Patienten wurde bei 9, insbesondere jungen Personen, eine Lysetherapie durchgeführt. Diese führte in 7 Fällen zur Rekanalisation. Danach konnte bei 5 Patienten eine kostoklavikuläre Enge über Provokationstests duplexsonographisch nachgewiesen werden.

Die Ätiologie ist sehr komplex und fast nie auf eine einzelne Ursache zurückzuführen. Meist ist die klinische Symptomatik jedoch durch eine Schwäche der Schultergürtelmuskulatur bedingt. Normalerweise hebt der Tonus der Schultermuskulatur die Klavikula vom Gefäßnervenstrang ab. Beschwerden werden verursacht, wenn die Klavikula in der Abduktionsbewegung bei Rotation über die Distanz von 2 cm über die 1. Rippe nach dorsal zu einer Einengung des Gefäßnervenstrangs führt.

Die Therapie des kostoklavikulären Kompressionssyndroms ist primär krankengymnastisch und besteht in einem Aufbau der Schultergürtelmuskulatur. Das Ergebnis kann duplexsonographisch verlaufskontrolliert werden. Wenn die krankengymnastische Therapie nicht zur Beschwerdefreiheit führt, ist die Resektion der 1. Rippe indiziert.

3.3 Untersuchungsergebnisse und Bewertung der sonographischen Venendiagnostik

Der Stellenwert eines diagnostischen Verfahrens wird im Vergleich mit dem anderer Untersuchungsmethoden bestimmt. Neben der Phlebographie als bisherigem Goldstandard wurden in der Thrombosediagnostik andere, indirekte Verfahren angewendet (Thermographie, Szintigraphie, Plethysmographie, CW-Dopplersonographie). Diese Verfahren weisen durch indirekte Zeichen auf eine Thrombose hin und zeichnen sich durch eine relativ geringe Spezifität aus. Außerdem haben die unterschiedlichen Verfahren ihre Vorteile in den unterschiedlichen Gefäßarealen; sie decken jedoch nicht das gesamte Venensystem ab. Die Szintigraphie hat eine hohe Sensitivität in der Diagnostik von Thrombosen am Unterschenkel, während die CW-Dopplersonographie nur Thrombosen des Oberschenkels und der Beckenvenen zuverlässig erfaßt.

Die Kompressions- wie auch die Duplexsonographie müssen sich in ihrer Treffsicherheit am bisherigen Goldstandard, der Phlebographie, messen. Anzumerken ist jedoch, daß die Phlebographie zuvor nie an einem anderen Untersuchungsverfahren validiert wurde. Die Kontrastmittelfüllung der Venen ermöglicht die direkte Beurteilung des Venenlumens, darüber hinausgehende Informationen – wie der Einfluß durch das umgebende Weichteilgewebe – sind methodenbedingt nicht beurteilbar. Dies kann zu Fehlinterpretationen von Kontrastmittelaussparungen führen. So kann eine nichtdargestellte Venengruppe, insbesondere am Unterschenkel, methodisch bedingt sein oder aber auf eine okkludierende Thrombose hinweisen. Die Unterschenkelvenen sind zu 15 % nur partiell und zu 4 % nicht ausreichend darstellbar (Schmidt 1974, 1977). Für die verschiedenen Venenabschnitte des Beines beträgt die vollständige Darstellbarkeit 61–96 %. Bei einer Kontrolluntersuchung von Patienten mit den klinischen Zeichen einer Beinvenenthrombose und einem negativen Phlebogramm war bei 1,3 % in den ersten 5 Tagen nach der Phlebographie bei Zunahme des klinischen Befundes in der erneut durchgeführten Phlebographie ein sicherer Thrombosenachweis möglich (Hull 1981).

Die Ergebnisse nähren die Frage, ob die Phlebographie der Goldstandard in der Thrombosediagnostik sein kann. Deshalb (Schäberle 1991) wurden 159 Patienten mit dem klinischen Verdacht auf eine tiefe Beinvenenthrombose unabhängig voneinander duplexsonographisch und phlebographisch untersucht. In 21 Fällen ergab die Phlebographie einen unklaren oder falschen Befund oder methodisch bedingt eine fehlende Erklärung für die Beinschwellung. Duplexsonographisch fanden sich dabei als Ursache eine arteriovenöse Fistel, sonographisch darstellbare Thrombophlebitiden, Muskelvenenthrombosen, die Kompression der Vene durch Tumoren im Becken, Baker-Zysten oder arterielle Aneurysmen. Fünfmal war der Befund in der Phlebographie gegenüber der Sonographie falsch-negativ (Thrombose der V. profunda femoris, komplette Thrombose einer Vene bei doppelt angelegter V. femoralis superficialis, Unterschenkelvenenthrombosen, vornehmlich bei einseitiger Thrombosierung der doppelt angelegten Leitvenen, wandständiger Thrombus im Venenaneurysma). In 3 Fällen war der phlebographische Befund falsch-positiv (leeres Phlebogramm bei Kompression von V. poplitea und proximalen Unterschenkelvenen durch eine rupturierte Baker-Zyste und ein großes Aneurysma spurium; Fehlinterpretation von Kontrastmittelaussparung). Intraoperativ oder durch weitere Untersuchungen bestätigte sich der vordiagnostische duplexsonographische Befund. Die Phlebographie zeigte gegenüber der Duplexsonographie (abgesichert durch weitere Untersuchungen) eine Treffsicherheit von 95%.

In der Literatur wird an einem großen Kollektiv von 430 konsekutiv untersuchten Patienten die Diskrepanz von 5% zwischen Phlebographie und Sonographie (einschließlich der Unterschenkelregion) auf falsch-negative Phlebographieergebnisse zurückgeführt, die in die Studie als falsch-positive Ultraschallbefunde eingehen (Elias 1987). Die Diskrepanz war unter anderem durch Unterschenkelvenenthrombosen bedingt, bei denen eine direkte Thrombusdarstellung im Ultraschall phlebographisch nicht nachgewiesen wurde bzw. die Kontrastmittelaussparung fehlinterpretiert wurde.

Mit der Phlebographie ist eine vollständige Erfassung aller tiefen Unterschenkelvenen oft nicht möglich, weil insbesondere Thrombosen in kleinen, das Gefäß vollständig verschließenden Venen wegen der dann nicht nachzuweisenden Kontrastmittelaussparung in der Phlebographie übersehen werden können.

Unter der Prämisse der Phlebographie als Goldstandard haben seit Ende der 80er Jahre unterschiedliche Untersuchergruppen für die Kompressionssonographie Sensitivitäten und Spezifitäten zwischen 87 und 100% (Tabelle 3.5). In einer eigenen Untersuchung (Schäberle u. Eisele 1991) hat die Duplexsonographie gegenüber dem bisherigen Goldstandard Phlebographie als Kontrolluntersuchung bei 125 Patienten (72 weiblich, 53 männlich, mittleres Alter 55 ± 18,5 Jahre) mit 131 wegen klinischem Verdacht auf eine tiefe Beinvenenthrombose untersuchten Beinen (73 Beine hatten in der phlebographischen Kontrolle eine Thrombose) eine Sensitivität von 97% und eine Spezifität von 98% ergeben. Die diskrepanten Befunde waren vornehmlich an den Unterschenkelvenen, die in die Studie mit einbezogen waren.

Die klinische Bedeutung der Unterschenkelvenenthrombosen wird kontrovers diskutiert. Um ein appositionelles Wachstum zu verhindern, sollten jedoch bei entsprechender Klinik Diagnostik und Therapie frühzeitig eingeleitet werden. Auch bei isolierter Unterschenkelvenenthrombose zeigt die Kompressions-

Tabelle 3.5. Phlebographisch kontrollierte Studien zum Stellenwert der Sonographie bei tiefer Beinvenenthrombose[a]

Untersucher	Patienten [n]	Sensitivität [%]	Spezifität [%]
Methode: B-Bild-Sonographie (Kompressionssonographie)			
Aitken u. Godden (1987)	46	94	100
Appelmann et al. (1987)	112	96	97
Cronan et al. (1987)	51	89	100
Dauzat et al. (1986)	145	94	100
Gaitini et al. (1988)	45	87	91
Habscheid W. (1989)	104	94	97
Hobson et al. (1990)	209	99	100
Raghavendra et al. (1984)	20	100	100
Sullivan et al. (1984)	30	94	100
Vogel et al. (1987)	54	91	100
Elias et al. (1987)	854	98	95
Methode: Duplexsonographie			
Vogel et al. (1987)	54	100	100
Stapff et al. (1989)	60	98	100
Börner et al. (1987)	26	89	94
Schäberle W. (1991)	125	97	98
Betzl et al. (1990)	66	97	72
Methode: Farbkodierte Duplexsonographie			
Foley et al. (1989)	47	89	100
Lederer et al. (1989)	67	100	100
Fürst et al. (1989)	102	95	99
Langholz u. Heidrich (1990)	76	95	94
Fobbe et al. (1989)	129	96	97
Lensing et al. (1989)	220	91	99
Krings et al. (1990)	235	93	96

[a] In der Bewertung der Ergebnisse ist allerdings zu berücksichtigen, daß einige Autoren (v. a. bei Kompressionssonographie) die Unterschenkelvenen nicht in die Studie mit einbezogen haben. In der eigenen Untersuchung wurden die Unterschenkelvenen miteinbezogen.

sonographie mit Sensitivitäten und Spezifitäten zwischen 91 und 99% (Tabelle 3.6) ihre Validität (Elias et al. 1987; Habscheid et al. 1990). Selbst isolierte Muskelvenenthrombosen am Unterschenkel sind als Begleitbefunde bei der Kompressionssonographie eine Blickdiagnose von hoher Treffsicherheit.

Die *konventionelle Duplexsonographie* führte in der Thrombosediagnostik statistisch zu keiner Verbesserung; (s. Übersicht) die Ableitung und Bewertung der Strömungssignale im Dopplerfrequenzspektrum erleichtert jedoch die Aussage in schwer einsehbaren Venenabschnitten (Beckenvenen). Strömungssignale neben umflossenen Thromben oder bei beginnender Rekanalisation können die Therapieentscheidung erleichtern.

Für die Beurteilung der *Klappenfunktion* ist die Dopplersonographie (Duplexsonographie, Farbduplexsonographie) als Ergänzung zur Grauwertsonographie notwendig. Neben der Beurteilung von Rekanalisationsvorgängen

Tabelle 3.6. Wertigkeit der Sonographie (Kompressionssonographie) in der Erkennung von isolierten, thrombotischen Veränderungen an den Unterschenkelvenen im Vergleich zur Phlebographie

	Beine [n]	Sensitivität [%]	Spezifität [%]
Elias et al. (1987)	92	91	96
Habscheid et al. (1990)	37	89	99

unter Lyse oder im Spontanverlauf nach einer Thrombose ist die Prüfung der Klappeninsuffizienz der epifaszialen Venen therapeutisch weichenstellend. Nach Prüfung der Mündungsklappe der Vv. saphena magna und parva kann die Refluxlänge nach distal bestimmt werden. Als Unterstützung in der Hand des Operateurs zeigt die *Farbduplexsonographie* die exakte Lokalisation insuffizienter Perforansvenen mit einer Treffsicherheit von 95,4% (intraoperative Bestätigung der Befunde) (Stiegler et al. 1994). Therapeutische Maßnahmen wie eine erfolgreiche Sklerosierung von Varizen können duplexsonographisch überprüft werden.

Erst durch die Sonographie wurde die Gefahr eines *appositionellen Thrombuswachstums* bis in tiefe Leitvenen, ausgehend von einer epifaszialen Thrombophlebitis, erkannt und dokumentiert. Neben der konservativen Therapie von

Sonographische Venendiagnostik

- Indikation zur Grauwertsonographie/Kompressionssonographie
  - Thrombosediagnostik (Ausschluß, Nachweis, Ausdehnung, Altersbestimmung)
  - Thrombophlebitis
  - Therapiekontrollen (Lysetherapie, Thrombektomie)
  - Differentialdiagnose (Baker-Zyste, Kompression durch Weichteiltumor, Hämatom, Abszeß, Venenwandtumor)

- Indikation zur Farbduplexsonographie
  - Verlaufsuntersuchung nach Thrombose (Rekanalisation spontan oder nach Lyse)
  - Klappenfunktionstest
    - Tiefe Beinvenen: postthrombotisches Syndrom (Schweregrad, Ausdehnung)
    - Epifasziale Venen: Varikosis (Schweregrad, Ausdehnung, sekundäre Leitveneninsuffizienz)
  - Beckenvenenthromben
  - Flottierende Thromben
  - Venenaneurysma

lokal begrenzten Thrombophlebitiden sollte insbesondere bei entsprechender klinischer Symptomatik eine sonographische Verlaufsbeobachtung erfolgen, um ein appositionelles Wachstum zu erkennen. Bei einer Thrombose bis zur Saphenamündung oder bei Vorragen eines Thrombuszapfens aus der epifaszialen Vene in die Leitvenen ist die chirurgische Krossektomie indiziert, um ein weiteres appositionelles Wachstum und Lungenembolien zu vermeiden. Die Mündungsbereiche der V. saphena magna und V. saphena parva lassen sich im Gegensatz zur Phlebographie sonographisch sehr zuverlässig beurteilen (Barrelier 1993; Schuler et al. 1995; Schönhofer et al. 1992). Thrombophlebitiden korrelieren zusätzlich mit okkulten Unterschenkelvenenthrombosen, die sonographisch gezielt ausgeschlossen werden sollten (Jorgensen 1993).

Neben dem direkten Thrombosenachweis besteht der Vorteil der Sonographie insbesondere in der Beurteilung der umgebenden *Weichteilstrukturen*. Durch eine Untersuchung läßt sich bei Ausschluß eines pathologischen Gefäßbefundes die Ursache für die klinische Beschwerdesymptomatik finden (Muskelfaserriß, Tumor, Hämatom, Abszeß). Neben der Diagnose des Weichteilprozesses kann die eventuelle Kompression der Vene direkt nachgewiesen und die venöse Abflußstörung hämodynamisch beurteilt werden. So können schon präoperativ das Ausmaß und die Lokalisation der Abflußbehinderung genau angegeben und die in der Tumorchirurgie wichtige Frage der Gefäßinfiltration beantwortet werden. Die Suche nach der Thrombosegenese beinhaltet insbesondere bei älteren Patienten die sonographische Tumorsuche zum Ausschluß einer Paraneoplasie.

Um die optimale Therapie (Lyse, operatives oder konservatives Vorgehen) einzuleiten, ist eine möglichst genaue Kenntnis des Thrombosealters wichtig. Klinik und Anamnese führen oft zur Unterbewertung des Thrombosealters. Die Phlebographie versucht vor allem über indirekte Zeichen (Kollateralisierung) Hinweise auf das Thrombosealter zu gewinnen; das Erscheinungsbild des Thrombus in der Phlebographie kann nur bedingt zur Altersbestimmung herangezogen werden. Trotz der Einschränkungen, die sich durch die Variationen in Echotextur und Venenweite je nach Thrombusgenese und Lokalisation ergeben, ermöglicht die Sonomorphologie die genauesten Hinweise zur Altersbestimmung der Thrombose (Fobbe et al. 1991).

Die beginnende Rekanalisation (spontan oder unter Lysetherapie) wird durch das Auftreten eines spontanen oder provozierten Strömungssignals im Venenlumen nachgewiesen. Funktionstests (Valsalva-Versuch, Kompressions-/Dekompressionstest) erlauben die Darstellung der Klappeninsuffizienz bei rekanalisierten Thrombosen. Wandunregelmäßigkeiten mit z. T. echoreichen Auflagerungen und eine relativ rigide Venenwand im Kompressionstest weisen schon im Grauwertbild auf ein postthrombotisches Syndrom hin. Die Farbduplexsonographie als nichtinvasives und jederzeit wiederholbares Verfahren ist hervorragende geeignet, den Lyseverlauf zu kontrollieren und den Zeitpunkt des Lyseabbruchs festzulegen. Außerdem kann das postoperative Thrombektomieergebnis beurteilt werden, und bei Anlage eines Korbhenkelshunts lassen sich quantitative Aussagen über das Shuntvolumen treffen durch Messung des Blutflusses in der A. femoralis communis proximal des Shunts (Seitenvergleich).

Die engmaschige sonographische Verlaufsbeobachtung von *Spontanverläufen* (bzw. unter Heparinisierung und nachfolgender Marcumarisierung im Vergleich mit den Ergebnissen nach Lyse oder Thrombektomie) erlaubt die kritische Wertung des derzeitigen therapeutischen Vorgehens und eine eventuelle Änderung der Therapiekonzepte. Die nach lange andauernden Lysen (über 10 Tage) auftretende Klappeninsuffizienz muß trotz erfolgreicher Rekanalisation (jedoch zu einem relativ späten Zeitpunkt) eine länger als 8 Tage dauernde Lyse mit ihrem entsprechend wachsenden Blutungsrisiko in Frage stellen. Die zunehmende Organisation des Thrombus führt zur Klappenschädigung, und sonographisch lassen sich bei guten Schallbedingungen in den rekanalisierten Venen die in Thrombusresten fixierten Klappen darstellen. Vergleichende Untersuchungen der Spätergebnisse bei spontanem Verlauf und Lyse unter Berücksichtigung des Thrombosealters und der Lysedauer sowie der Thromboselokalisation wären wünschenswert, erfordern jedoch ein differenziertes, aufwendiges Studiendesign.

Isolierte Beckenvenenthrombosen zeigen nach eigenen vorläufigen Ergebnissen eine hohe Spontanrekanalisationsrate. Von 15 konservativ therapierten isolierten Beckenvenenthrombosen (Vollheparinisierung und anschließend Marcumarisierung sowie Kompressionstherapie) zeigten 12 eine vollständige Rekanalisation nach 6 Monaten. Wenn die Thrombose nicht deszendierend in die V. femoralis reicht bzw. dies durch eine Heparinisierung und Kompressionstherapie verhindert werden kann, ist bei fehlenden Venenklappen in der V. iliaca kein postthrombotisches Syndrom zu erwarten.

Thrombusausdehnung und *Thrombuslokalisation* lassen sich sonographisch sehr genau bestimmen (Tabelle 3.7). So kann direkt dargestellt werden, ob ein Thrombus in einer Unterschenkelmuskelvene oder einer Leitvene lokalisiert ist, oder ob ein in die V. femoralis hineinragender Thrombuszapfen aus der V. saphena magna oder aus der V. profunda femoris stammt. Die proximale V. profunda femoris kommt als Quelle einer Lungenembolie in Betracht, vor allem wenn sich in die V. femoralis communis hineinreichende Appositionsthromben ablösen. Phlebographisch ist die V. profunda femoris wegen ihrer meist fehlenden Darstellung nicht sicher beurteilbar bzw. erst dann, wenn sie retrograd mit Kontrastmittel gefüllt wird. Dies ist in vielen Fällen bei suffizienten Klappen nicht möglich. Integraler Bestandteil der sonographischen Diagnostik ist die Untersuchung der V. profunda femoris über die ersten gut einsehbaren 4–8 cm. Eine weitere Emboliequelle sind Thromben aus der V.-iliaca-interna-Mündung. Insbesondere bei Lungenembolien sollte diese farbduplexsonographisch nach flottierenden Thromben untersucht werden. Bei schlechten Schallbedingungen (Adipositas, Schallstreuung und Schallauslöschung durch Darmgasüberlagerung) stößt jedoch die Sonographie hier an ihre methodischen Grenzen. Eine okkludierende Beckenvenenthrombose kann bei eingeschränkter Darstellbarkeit der Beckenvenen durch die Beurteilung des abgeleiteten Dopplerfrequenzspektrums in der V. femoralis communis im Seitenvergleich ausgeschlossen werden.

Analog zur Aneurysmadiagnostik von Arterien lassen sich bei *Venenaneurysmen* Ausdehnung, Lokalisation und wandständige Thromben sonographisch exakter nachweisen als durch radiologische Verfahren, die das offene Lu-

Tabelle 3.7. Vergleich zwischen Phlebographie und Farbduplexsonographie in der Untersuchung von Abflußstörungen der Beinvenen. Je mehr Kreuze für das jeweilige Stichwort vergeben sind, um so günstiger ist das Verfahren. (Mod. nach Koppenhagen u. Fobbe 1993)

	Phlebographie	Farbduplex-sonographie
Beckenvenen	++	++
V. femoralis	+++	+++
Profundavenen	+	+++
V. poplitea	+++	+++
Unterschenkelvenen	++	++
Oberflächliche Venen	++	++
Durchgängigkeit	+++	+++
Wandveränderungen	++	+++
Vollständig/partiell verschlossen	++	+++
Ausdehnung der Thrombose	++	+++
Altersbestimmung	+	++
Kollateralen	+++	++
Venenklappen	+++	++
Venenkompression (Ursache)	+	+++
Venöses Aneurysma	+	+++
Untersuchungsbeeinträchtigung durch Ödem/Hautdefekt/postoperativ	++	+
Weichteilverkalkungen	++	+
Dokumentation	+++	+
Untersucherabhängigkeit	++	+
Mitarbeit des Patienten	+	+++
Nebenwirkungen	+	+++
Kosten	+	+++
Aufwand, Zeit	+	+++

men kontrastieren (Angiographie, Phlebographie). Wegweisend für die Therapieentscheidung (konservative Therapie oder chirurgische Resektion) sind Angaben über partielle Thrombosierung, Aneurysmaform und Aneurysmaausdehnung.

Venöse Kompressionssyndrome können sowohl an der oberen als auch an der unteren Extremität in der Verlaufsbeobachtung während der Provokationstests diagnostiziert werden.

Als nichtinvasive Methode würde sich die Duplexsonographie auch zur Untersuchung funktioneller Parameter in der Überprüfung der Wirksamkeit von *Venenpharmaka* einsetzen lassen. Andererseits ist für die Diagnostik der chronisch venösen Insuffizienz eine Bestimmung des Durchmessers sinnvoll, ab dem von einer pathologischen Dilatation der Venen auszugehen ist.

Um dazu weitere Aussagen machen zu können, wurden die duplexsonographischen Parameter bei einem gefäßgesunden Kollektiv ermittelt. Bei 30 gefäßgesunden Probanden (18 männlich, 12 weiblich, mittleres Alter 34,7 ± 7,3 Jahre) wurde aus 5 Einzelwerten ein Durchschnittswert an beiden Beinen ermittelt. Die Untersuchung wurde am flach liegenden und um 10° kaudal geneigten Patienten nach einer Ruhepause von 15 min durchgeführt. Für die V. femoralis communis ergaben sich knapp oberhalb der V.-saphena-magna-Mündung folgende Meßwerte (n = 60 Beine):

- Durchmesser: in Exspiration 11,7 ± 2,1 mm, in Inspiration 12,4 ± 2,2 mm.
- Planimetrisch ermittelte Querschnittsfläche: in Exspiration 1,07 ± 0,28 cm^2, in Inspiration 1,16 ± 0,31 cm^2.
- Maximale Flußgeschwindigkeit: in Exspiration 23,5 ± 8,3 cm/s; mittlere Flußgeschwindigkeit gemessen über 3 Atemexkursionen in normaler Atemtiefe bei abdomineller Atmung: 7,7 ± 1,9 cm/s.

Im Valsalva-Versuch erweiterte sich die V. femoralis auf 1,82 ± 0,6 cm^2 im Querschnitt. Die Querschnittsfläche variierte bei einer Messung am selben Patienten von morgens zu abends bei Exspiration um durchschnittlich 19,2% und in Inspiration um 17,7%. Die maximale exspiratorische Flußgeschwindigkeit variierte um 18,9% und die mittlere Flußgeschwindigkeit um 17,3%. Bei Vergleichsmessungen an verschiedenen Tagen variierte die Querschnittsfläche in Exspiration um 24,6 und in Inspiration um 27,8%, die maximale exspiratorische Flußgeschwindigkeit um 24,7% und die mittlere Flußgeschwindigkeit um 21,4%.

Der Durchmesser in der V. femoralis superficialis betrug bei 30 gefäßgesunden Patienten kurz nach Abgang der V. profunda femoris 8,9 ± 1,8 mm und in der V. poplitea (etwa in Höhe des Kniegelenkspaltes) 8,7 ± 1,6 mm.

Der Diameter in der V. saphena magna knapp distal der Mündung betrug bei Untersuchungen am stehende Patienten durchschnittlich 5,6 ± 1,9 mm.

Die Meßwerte zeigen die große Streuung sowohl bei Mehrfachmessungen an einem Tag bei demselben Patienten als auch bei Messungen von Tag zu Tag. Wie die Blutflußgeschwindigkeit schwanken auch Durchmesser und Querschnittsfläche in großen Venen atemabhängig.

Zu vergleichbaren Durchmesser- und Querschnittsschwankungen kommen auch Marshall (1990), Hirschl et al. (1990) und Ludwig (1991).

Unter Berücksichtigung der atemabhängigen Querschnittsschwankungen [mittlere Querschnittsfläche = 1/3 · (2 · Venenquerschnitt Exspiration + Querschnitt Inspiration)] beträgt der mittlere Blutfluß in der V. femoralis communis unmittelbar proximal der V.-saphena-magna-Mündung berechnet aus mittlerer Querschnittsfläche · mittlere Flußgeschwindigkeit (V_{mean}), 503 ± 137 ml/min.

In Arterien dagegen läßt sich der Blutfluß relativ genau berechnen. Bei der Mittelwertbildung aus mehreren Messungen der mittleren Flußgeschwindigkeit und unter Berücksichtigung der pulsatilen Durchmesserschwankungen [Radius = 1/3 · (2 R diastolisch + R systolisch)] besteht bei einer eigenen Versuchsreihe im Wasserbadversuch eine Korrelation von R = 0,98 zwischen duplexsonographisch gemessenem und tatsächlichem Fluß (Schäberle u. Seitz 1991). Im arteriellen Bereich ergab eine Meßreihe in der A. mesenterica superior weiterhin eine gute Reproduzierbarkeit der Meßwerte mit einer Varianz von 10% für die Blutflußgeschwindigkeit und von 2,2% für die Gefäßdurchmesser bei Messungen von Tag zu Tag. Im Vergleich dazu sind quantitative Flußbestimmungen des venösen Blutflusses sehr ungenau, weil die notwendige Durchmesserbestimmung schwer beeinflußbare Fehlerquellen enthält. Große Venen zeigen atemabhängige, die V. iliaca proximal sogar pulsatile Durchmesserschwankungen. Die großen Venen sind nicht kreisrund, sondern meist oval. Einerseits sind bei der Bestimmung einer mittleren Querschnittsfläche die zeitlichen (atemabhängigen) Schwankungen schwer quantitativ zu berücksichtigen, andererseits lassen sich Atemmanöver nicht standardisieren.

Weiterhin kann es in der Bestimmung der mittleren Blutflußgeschwindigkeit zu einer Überschätzung kommen, da durch Hochpaßfilter niedrige venöse Flußanteile innerhalb des Spektrums nicht berücksichtigt werden. In der obigen Meßreihe wurden noch bei den 30 gefäßgesunden Patienten der arterielle Blutfluß in der A. femoralis communis mit dem venösen Blutfluß in der V. femoralis communis knapp proximal der V.-saphena-magna-Mündung verglichen. Überraschenderweise lag der venöse Blutfluß um durchschnittlich 21% über dem arteriellen Blutfluß. In einer Meßreihe von Ludwig (1991) lag der venöse Blutfluß in der V. femoralis communis um ca. 32% über dem Blutfluß in der Arterie. Überschätzungen in der Durchmesserbestimmung und der mittleren Flußgeschwindigkeit aufgrund der oben beschriebenen Fehlerquellen führen zu diesem Resultat.

Meßwerte von Querschnitt oder Durchmesser, die deutlich über den oben erhobenen Normalwerten liegen, weisen zwar auf eine chronisch-venöse Insuffizienz hin; die große Streuung der Durchschnittswerte, die schon bei einem gefäßgesunden Kollektiv auftritt, verhindert aber die scharfe Abgrenzung zwischen normal und pathologisch anhand eines bestimmten Meßwertes. Die Möglichkeit zur Überprüfung der Wirksamkeit von Venenpharmaka wird durch die Schwankung von Querschnitt und mittlerer Flußgeschwindigkeit von Tag zu Tag in Frage gestellt. Andere Untersuchungen (Jäger 1986; Eichlisberger u. Jäger 1989) weisen dennoch auf die Möglichkeit hin, die Wirksamkeit von Venenpharmaka zu kontrollieren. Nach Verlaufsmessungen sei die Methode geeignet, physiologische Veränderungen zu detektieren und die Wirkung von venentonisierenden Medikamenten zu objektivieren.

Wegen der fehlenden Strahlenbelastung und der fehlenden Kontrastmittelexposition ist die Sonographie die Methode der Wahl bei schwangeren Patientinnen, Jugendlichen und Patienten mit Kontrastmittelallergie. Weitere Vorteile des nichtinvasiven Verfahrens bestehen in der kurzen Untersuchungszeit von 5–10 min pro Bein in der Thrombosediagnostik. Durch Klappenfunktionstests ist die sonographische Diagnostik beim postthrombotischen Syndrom und bei der Varikosis etwas zeitaufwendiger.

Nachteile der Ultraschalluntersuchung sind die fehlende lückenlose Dokumentation und die größere Untersucherabhängigkeit. Erschwert wird die Untersuchung bei Patienten mit ausgeprägten Ödemen und Weichteilverkalkungen sowie kleinen oder unzureichenden Schallfenstern, bedingt durch Operationswunden, Hautdefekten oder Darmgasüberlagerungen. Zu Fehlinterpretationen des dopplersonographisch dargestellten Frequenzspektrums können mangelnde Kooperationsfähigkeit des Patienten oder thorakale Atmung führen; die Kompressionssonographie erfordert jedoch keine Kooperation des Patienten.

Die im Rahmen der Thrombusrekanalisation auftretenden Wandveränderungen verursachen eine vermehrte Kompressionsresistenz und können bei nicht ausreichendem Kompressionsdruck eine frische Thrombose vortäuschen. Die Frage, ob eine ältere, evtl. partiell rekanalisierte Thrombose eine Rethrombose oder ein appositionelles Wachstum entwickelte, kann nach phlebographischen und sonographischen Kriterien schwer zu beantworten sein. Die Differenzierung von frischen, nicht okkludierenden thrombotischen Auflagerungen und älteren wandständigen Thrombusresten einer rekanalisierten Vene geschieht durch das Aufsuchen weiterer Residuen in Form einer Venenwandverdickung oder einer proximalen Klappeninsuffizienz im Valsalva-Versuch. Hilfreich ist die Differenzierung von wandständigen Strömungssignalen als Hinweis auf eine frische, umflossene Thrombose und von zentralen mäanderförmigen Strömungssignalen als Hinweis auf eine beginnende Rekanalisation.

Extremitätenvenen können auch durch CT oder MRT beurteilt werden. Die Indikation für ihren Einsatz besteht jedoch vornehmlich in der Darstellung von Beckenvenen; um pathologische Veränderungen zu erfassen, ist im CT die Kontrastmittelgabe notwendig. Ob die aufwendige MRT einen Stellenwert in der Diagnostik von Venen bekommt, ist fraglich. Bei kritischer Wertung und in Kenntnis der jeweiligen Grenzen einer Methode müssen im Einzelfall trotz der hohen und umfangreichen Aussagekraft der Ultraschalluntersuchung ergänzende Untersuchungen hinzugezogen werden.

3.4
Atlasteil: Extremitätenvenen

3.4.1
Becken- und Beinvenen: Verlauf und Normalbefund

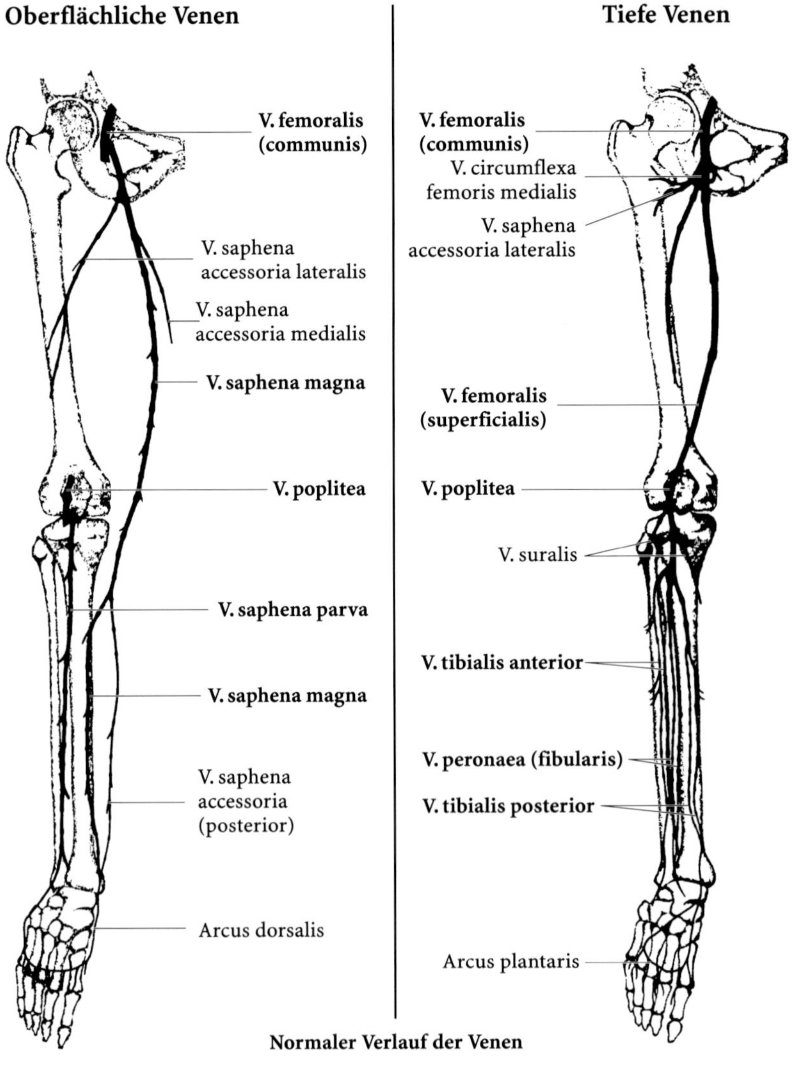

Abb. 3.1.
Röntgenanatomie der großen Venen der unteren Extremität. (Abdruck mit freundlicher Genehmigung der Eastman Kodak Company).

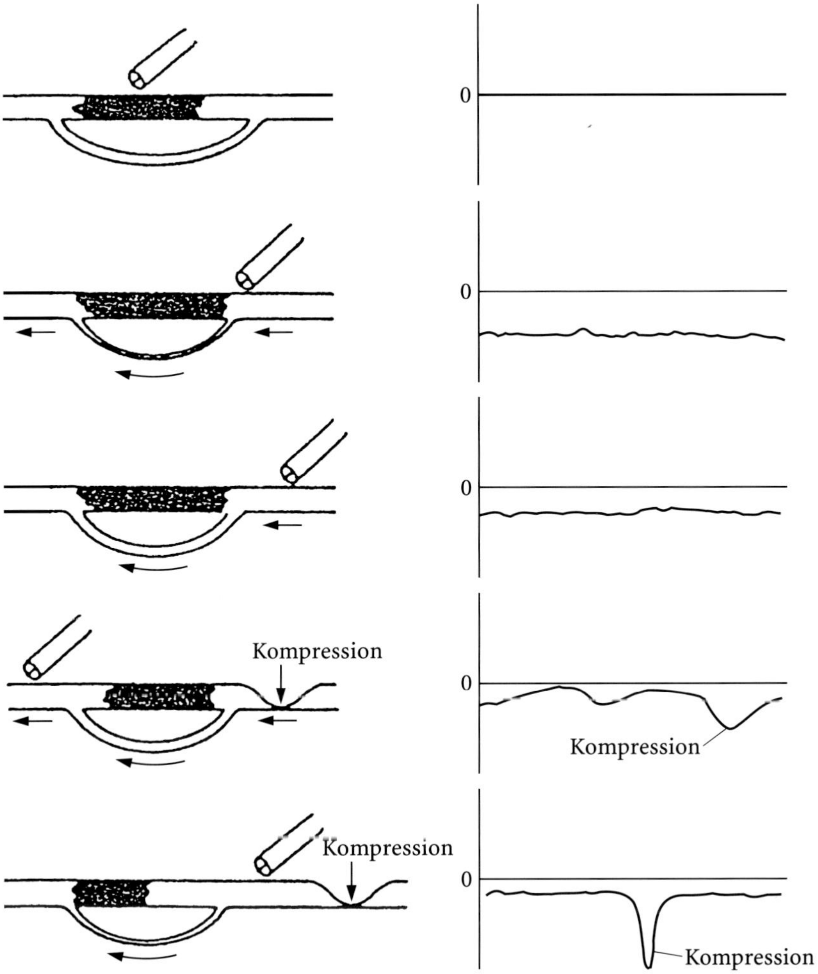

Abb. 3.2.
Dopplerspektren (schematisiert) bei Thrombose; Funktionstests.

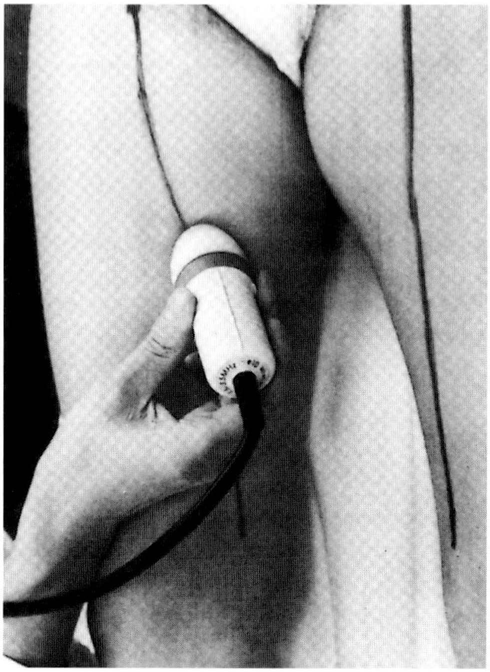

3.3 a

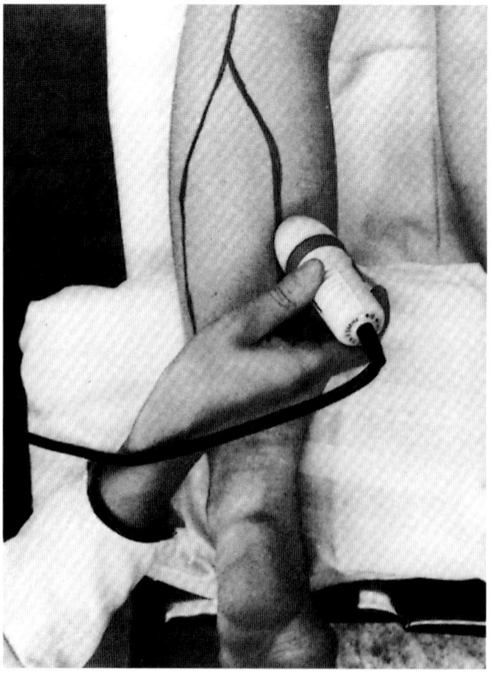

3.3 b

Abb. 3.3 a, b.
a Untersuchung der Vena femoralis.

b Untersuchung der Unterschenkelvenen (dorsale und posterior-mediale Schallkopfposition; anteriore Schallkopfposition nicht abgebildet).

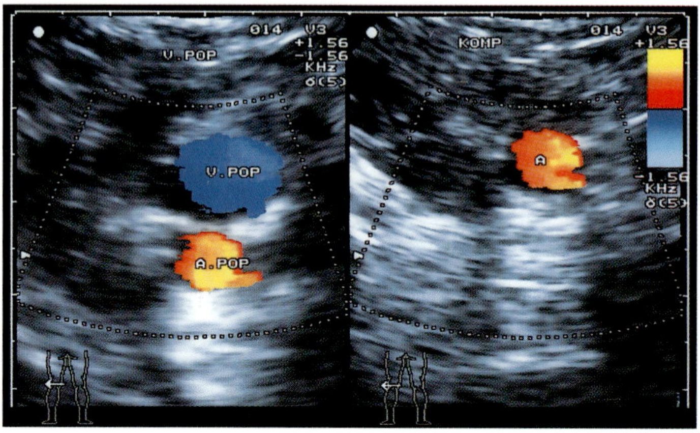
V.POP
014
V3
+1.56
-1.56
KHz
A.POP
KOMP
A
-1.56
KHz

3.4

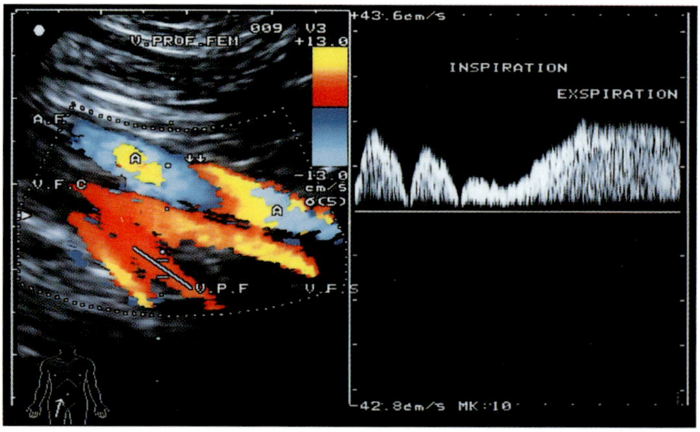
V.PROF.FEM
009
V3
+13.0
-13.0
cm/s
A.F
V.F.C
A
V.P.F
V.F.S
+43.6cm/s
INSPIRATION
EXSPIRATION
-42.8cm/s MK:10

3.5

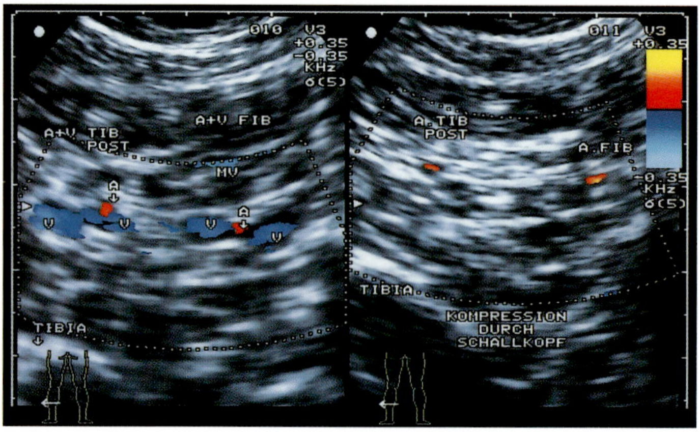
010
V3
+0.35
-0.35
KHz
A+V FIB
A+V TIB
POST
MV
A
V
TIBIA
011
A.TIB
POST
A.FIB
KOMPRESSION
DURCH
SCHALLKOPF

3.6 a

Abb. 3.4.
V. poplitea – Kompressionssonographie

Die V. poplitea (*V. POP*) verläuft dorsal (Beschallung von dorsal) der A. poplitea (*A. POP*) durch die Fossa poplitea. Die nichtthrombosierte V. poplitea ist durch leichten Druck mit dem Transfusor komprimierbar (Querschnitt rechts) und zeigt farbduplexsonographisch ein der A. poplitea entgegengesetztes Strömungssignal (blau – rot).

Abb. 3.5.
Venöses Dopplerfrequenzspektrum

Knapp unterhalb des Leistenbandes teilt sich die V. femoralis communis (*V.F.C*) in die V. profunda femoris (*V.P.F*) und die V. femoralis superficialis (*V.F.S*) auf. Ohne proximale Strömungsbehinderung (Thrombus, Kompression) zeigen die Venen einen atemabhängigen Fluß. Exemplarisch ist *rechts* im Dopplerfrequenzspektrum die atemabhängige Strömungsgeschwindigkeit in der V. profunda femoris aufgezeichnet.
In Inspiration kommt es bei Bauchatmung durch intraabdominelle Druckerhöhung zu einer Reduktion der Strömungsgeschwindigkeit, in Exspiration zur Flußzunahme. Zu Beginn des Dopplerfrequenzspektrums läßt sich bei der jungen Probandin sogar in der Exspiration eine kardiale Modulation zeigen. Durch die an venöse Flüsse angepaßte Pulsrepetitionsfrequenz zeigt die Blutströmung in der schallkopfnah verlaufenden A. femoralis Aliasing (*A*) und eine systolisch-diastolische Strömungsumkehr (*Pfeile*).

Abb. 3.6 a, b.
Unterschenkelvenen

a Leitstruktur bei der Suche nach Unterschenkelleitvenen ist die begleitende Arterie. Die Unterschenkelvenen laufen meist gedoppelt bds. der Arterie mit farblich entgegengesetzt kodierter Strömungsrichtung. Ausgehend von der V. poplitea wird im Querschnitt der Venenverlauf von proximal nach distal verfolgt. Nach der Aufteilung der Venen können die V. fibularis in ihrem Verlauf nahe der Fibula und die V. tibialis posterior nahe einer echoreicheren Struktur, der Fascia cruris profunda, kontinuierlich nach distal weiterverfolgt werden.
Im *linken* Bildteil sind ganz links die Vv. tibiales posteriores blaukodiert oberhalb der Tibia abgebildet, die Arterie läuft rotkodiert dazwischen. Rechts daneben A. und V. fibularis und dorsal davon eine Muskelvene (*MV*). Bei Kompression durch den Schallkopf (*rechter* Bildteil) kollabieren die Unterschenkelvenen, und nur noch der rotkodierte Blutfluß in den Unterschenkelarterien kommt zur Darstellung.

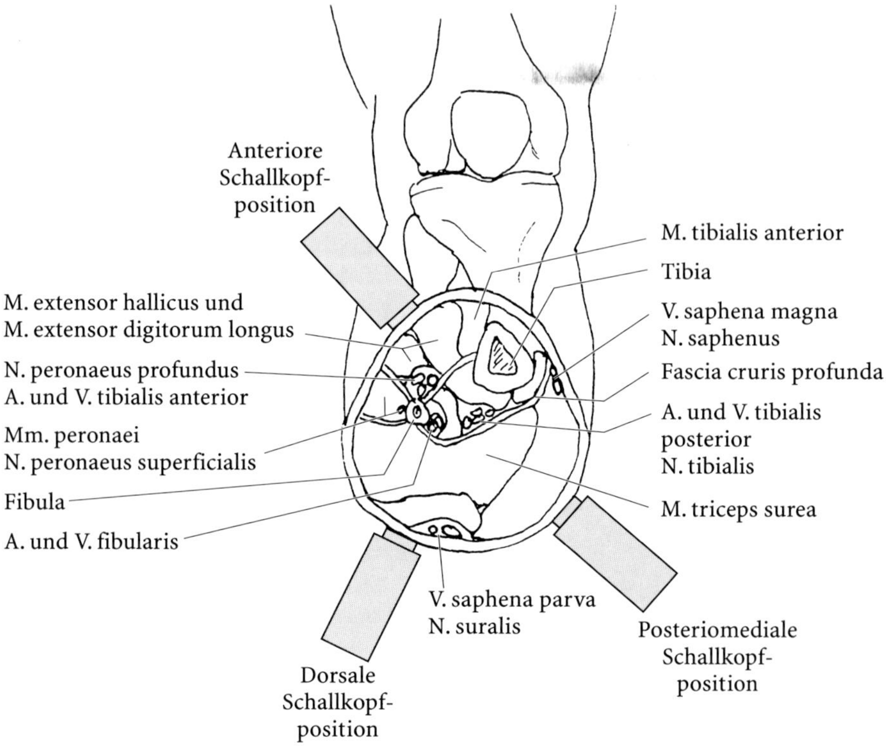
Anteriore
Schallkopf-
position
M. extensor hallicus und
M. extensor digitorum longus
N. peronaeus profundus
A. und V. tibialis anterior
Mm. peronaei
N. peronaeus superficialis
Fibula
A. und V. fibularis
M. tibialis anterior
Tibia
V. saphena magna
N. saphenus
Fascia cruris profunda
A. und V. tibialis
posterior
N. tibialis
M. triceps surea
V. saphena parva
N. suralis
Posteriomediale
Schallkopf-
position
Dorsale
Schallkopf-
position

3.6b

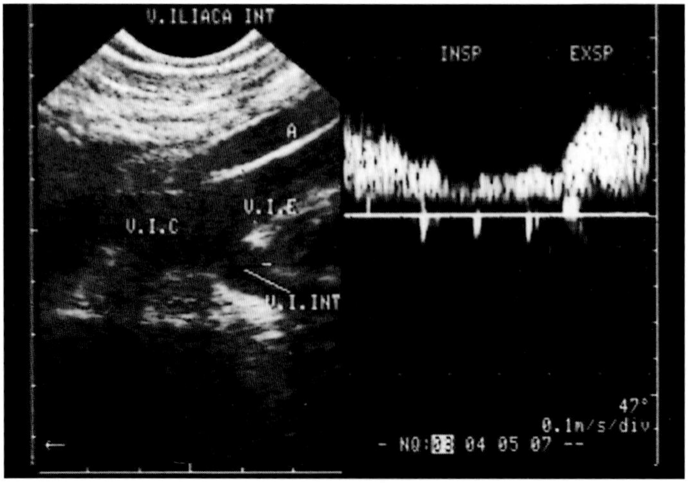
V.ILIACA INT
INSP
EXSP
A
V.I.E
V.I.C
V.I.INT
47°
0.1m/s/div

3.7

Abb. 3.6.
b Anatomischer Querschnitt (schematisiert) durch den Unterschenkel mit Schallkopfpositionierung.

Abb. 3.7.
V. iliaca – Dopplerfrequenzspektrum

Bei der Beschallung von abdominell taucht die V. iliaca externa (*V.I.E*) dorsal der begleitenden Arterie (*A*) ins kleine Becken ab. Am tiefsten Punkt mündet von dorsal die V. iliaca interna (*V.I.INT*). Durch länger andauernde Kompression mit dem Transfusor kann vorgelagerte Darmluft weggedrückt und die V. iliaca interna auf eine Thrombose oder hereinragende Thrombenzapfen untersucht werden. Weil Kompressionstests hier nicht aussagekräftig sind, muß die Vene farbduplexsonographisch oder durch das Dopplerfrequenzspektrum untersucht werden.
Das Dopplerfrequenzspektrum einer unauffälligen V. iliaca interna zeigt atemabhängige Schwankungen.

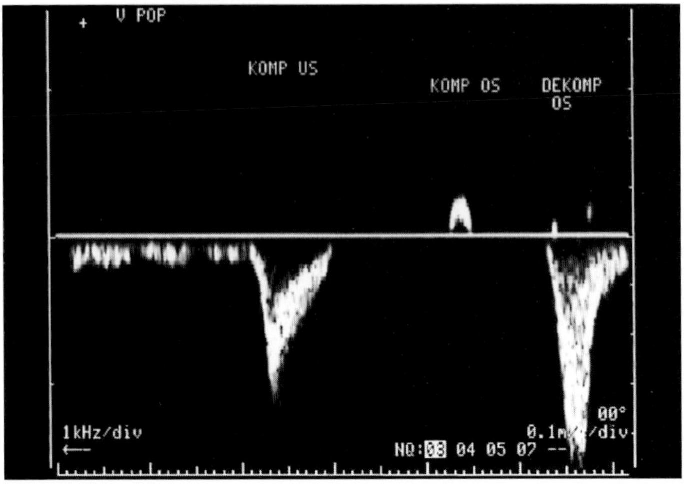
V POP
KOMP US
KOMP OS
DEKOMP OS
1kHz/div
NQ: 04 05 07

3.8

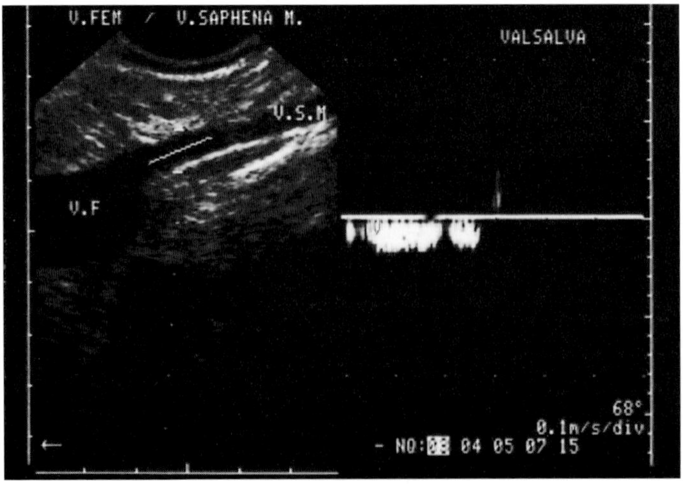
V.FEM / V.SAPHENA M.
VALSALVA
V.S.M
V.F
68°
0.1m/s/div
NQ: 04 05 07 15

3.9

Abb. 3.8.
Kompressions-/Dekompressionstest

Über Funktionstests, deren Ergebnisse im Dopplerfrequenzspektrum aufgezeichnet werden, lassen sich Hinweise auf proximale oder distale Strömungshindernisse finden. Weiterhin wird die Venenklappenfunktion überprüft. In der V. femoralis geschieht dies vor allem durch den Valsalva-Test.
Exemplarisch dargestellt ist in der V. poplitea nach dem atemabhängigen Strömungssignal ein provoziertes Strömungssignal herzwärts gerichtet (nach Kompression der Weichteile am Unterschenkel, distal des abgeleiteten Punktes. Die darauffolgende Dekompression zeigt kein Strömungssignal. Nach Kompression von Muskulatur und Vene am Oberschenkel (*KOMP OS*) entsteht ein kurzes, nach distal gerichtetes Strömungssignal bis zum Klappenschluß. Klappeninsuffizienzen würden einen langanhaltenden Rückfluß zeigen. Nach Dekompression am Oberschenkel (*DEKOMP OS*), also proximal der Ableitungsstelle des Dopplerfrequenzspektrums, kommt es zu einem provozierten Strömungssignal (A-Sound) herzwärts gerichtet. Die provozierten Signale verlaufen bei fehlender Strömungsbehinderung spontan mit einem steilen Anstieg im Dopplerfrequenzspektrum. Eine Strömungsbehinderung zwischen Ableitungspunkt des Dopplerfrequenzspektrums und Kompressionsort führt zu einem abgeschwächten provozierten Signal (Abb. 3.22).

Abb. 3.9.
Valsalvamanöver

Zur Prüfung einer suffizient schließenden Mündungsvenenklappe der V. saphena magna wird diese 2–3 cm nach Abgang möglichst langstreckig mit ihrer Mündung in die V. femoralis communis dargestellt, danach im Valsalva-Versuch das Dopplerfrequenzspektrum abgeleitet. Im Gegensatz zur insuffizienten V. saphena magna zeigte die suffiziente im Preßversuch keine wesentliche Querschnittszunahme.

3.4.2 Thrombosediagnostik

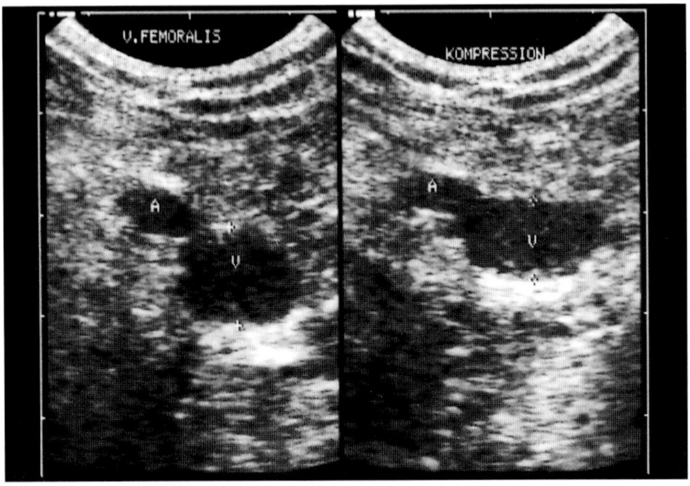

3.10

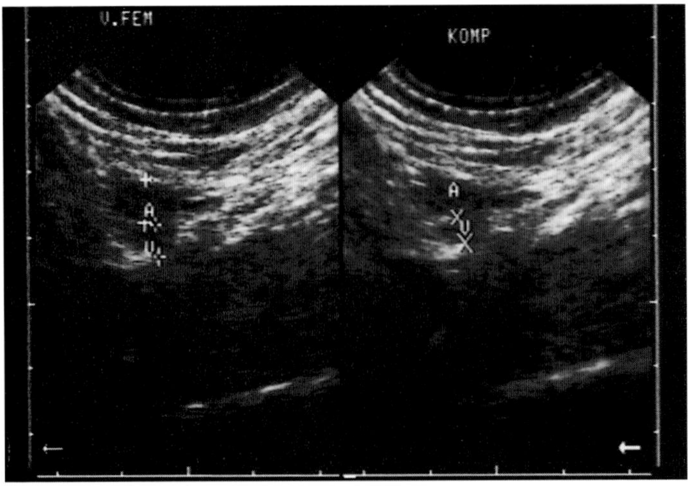

3.11 a

Abb. 3.10.
V. femoralis, frische Thrombose

Die thrombengefüllte V. femoralis ist nicht komprimierbar. Auf eine frische Thrombose deuten hin: die Aufdehnung der Vene auf über das Zweifache des begleitenden Arteriendurchmessers, die gute Wandabgrenzbarkeit der Venenwand sowie die Homogenität und geringe Echogenität des Thrombus. Der frische Thrombus ist unter dem Schallkopfdruck gering verformbar.

Abb. 3.11 a, b.
V. femoralis, ältere Thrombose

a Im Kompressionstest ist die Vene (dorsal der Arterie dargestellt) nicht komprimierbar, und im Vergleich zur Abb. 3.10 ist die Venenwand als Zeichen einer älteren Thrombose schlecht abgrenzbar; der Thrombusinhalt ist inhomogen, das Lumen geschrumpft und der Thrombusinhalt zeigt keine Verformbarkeit.

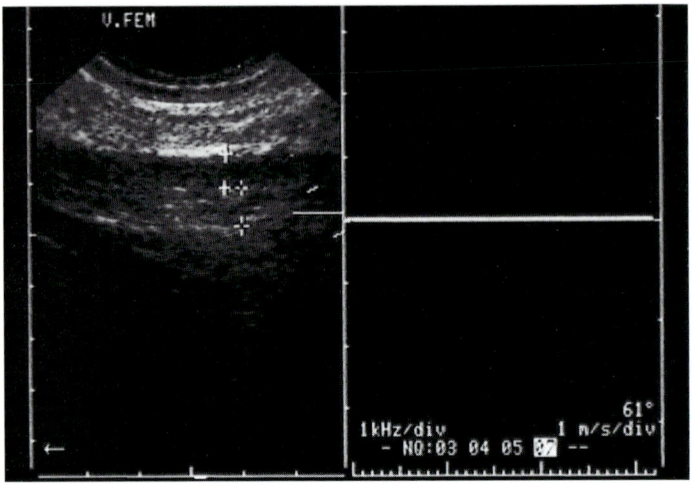
V.FEM
61°
1kHz/div
1 m/s/div
- NO:03 04 05 07 --

3.11b

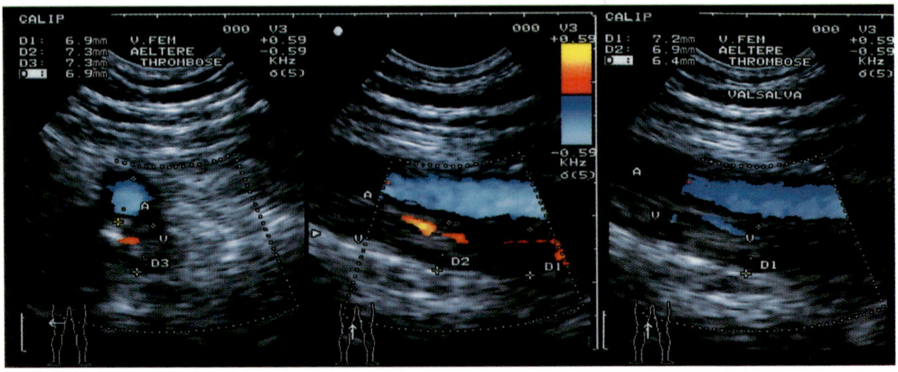
CALIP
D1: 6.9mm
D2: 7.3mm
D3: 7.3mm
D : 6.9mm
V.FEM
AELTERE
THROMBOSE
V3
+0.59
-0.59
KHz
A
V
D3
D2
D1
CALIP
D1: 7.2mm
D2: 6.9mm
D : 6.4mm
V.FEM
AELTERE
THROMBOSE
VALSALVA

3.12

Abb. 3.11.
b Im Längsschnitt sind der inhomogene thrombotische Inhalt und die schlechte Wandabgrenzbarkeit dokumentiert. In der Ableitung des Dopplerfrequenzspektrums zeigen sich keinerlei Rekanalisationszeichen.

Abb. 3.12.
Femoralvenenthrombose, beginnende Rekanalisation

Während in der reinen Thrombosediagnostik und in Angaben zur Altersbestimmung die Farbduplexsonographie wenig zusätzliche Informationen bietet, kommt ein Vorteil in der Verlaufsdiagnostik zum Tragen. Im thrombosierten Lumen einer älteren Femoralvenenthrombose (schlechte Wandabgrenzbarkeit, Venendurchmesser auf Lumen der Arterie geschrumpft) zeigen sich als Ausdruck der beginnenden Rekanalisation farbduplexsonographisch mäanderförmige Areale mit Strömungsnachweis innerhalb des thrombosierten Lumens.
In der dorsal der Arterie dargestellten Vene sind die Strömungsphänomene rot (zentralwärts gerichtet), *links* im Querschnitt und in *Bildmitte* im Längsschnitt dargestellt. *Rechts* kommt es im Valsalva-Versuch zur Flußumkehr aufgrund der geschädigten Klappenfunktion. Strömungssignale sind, wie in der begleitenden Arterie, nach peripher gerichtet und blau dargestellt. Ähnlich der spontanen Rekanalisation läßt sich auch die beginnende Rekanalisation unter Lyse detektieren. Im Gegensatz zum frischen, umflossenen Thrombus (wandständige Strömungsphänomene) sind die Rekanalisationszeichen in älteren Thrombosen vornehmlich zentrale Strömungsphänomene.

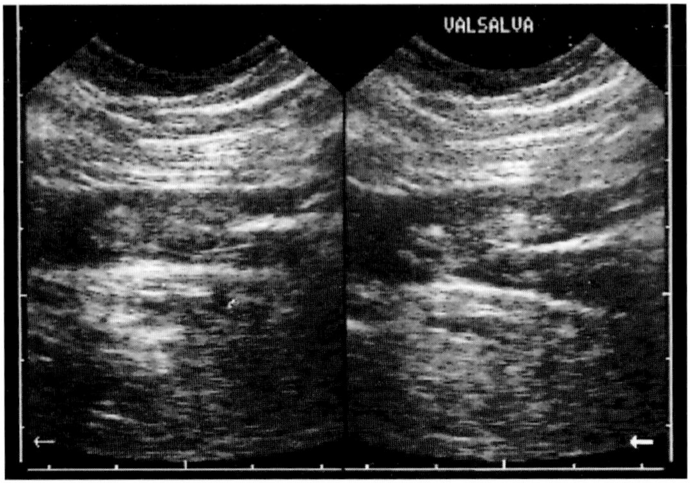

3.13 a

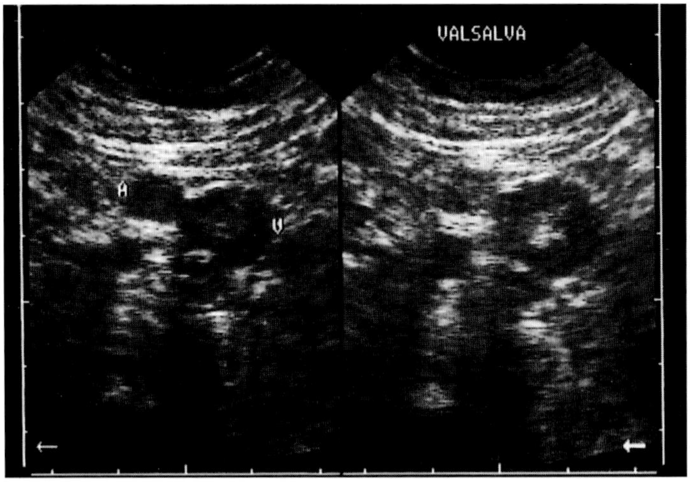

3.13 b

Abb. 3.13 a, b.
Profundavenenthrombus, flottierend

Meist lassen sich flottierende Thromben in größeren Venen schon im Valsalva-Versuch im B-Bild nachweisen. Die Vene weitet sich auf, und der Thrombus zeigt sich im Querschnitt allseits durch das echoärmere durchflossene Lumen umgeben, worin er sich teilweise bewegt. Dargestellt ist ein Thrombuszapfen aus einer Profundavenenthrombose, der in die V. femoralis communis und superficialis hineinreicht. Im Längsschnitt (**a**) und im Querschnitt (**b**) ist jeweils rechts im Valsalva-Versuch das erweiterte Lumen mit dem zentral flottierenden Thrombus dargestellt.

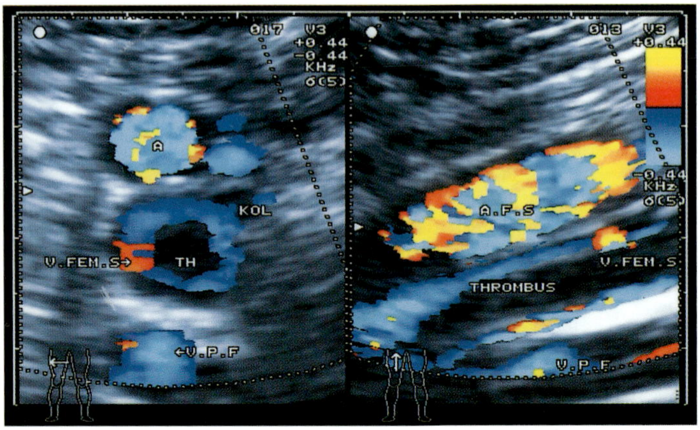

3.14a

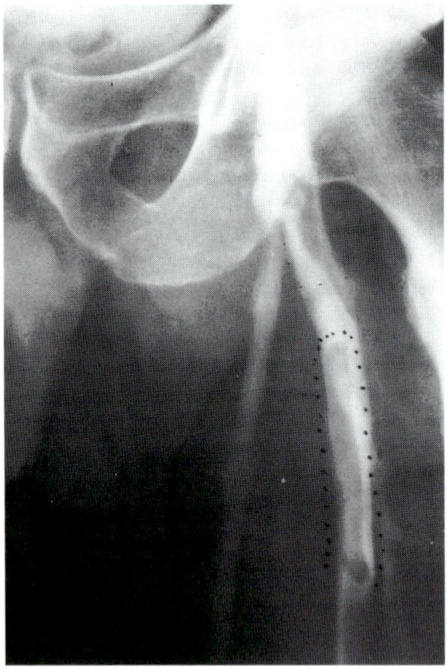

3.14b

Abb. 3.14 a, b.
Femoralvenenthrombus, flottierend

a Flottierender Thrombus in der V. femoralis superficialis (*V. FEM. S*), *links* im Querschnitt und *rechts* im Längsschnitt. Beweisend für einen flottierenden Thrombus (*TH*) ist der farbduplexsonographische Nachweis von Strömungssignalen zirkulär um den Thrombuszapfen. Somit läßt sich die Ausdehnung des flottierenden Anteils bestimmen.
Die langsamen Strömungsgeschwindigkeiten um den flottierenden Thrombusanteil proximal der Okklusion können den Nachweis von Strömungssignalen trotz adäquater Geräteeinstellung (hohes Gain, niedriges PRF) erschweren (Abhilfe durch A-Sound, Valsalva). Durch eine adäquate Geräteeinstellung für langsame, venöse Flüsse zeigen die arteriellen Strömungssignale aus der A. femoralis superficialis (*A*, ventral der Vene) ein Aliasing. Ventrolateral kommen Kollateralen (*KOL*) blaukodiert zur Darstellung und dorsal die V. profunda femoris (*V.P.F*).

b Phlebographie: Die V. femoralis ist thrombosiert, die Ausdehnung des flottierenden Thrombusanteiles läßt sich nur in einer 2. Ebene abschätzen.

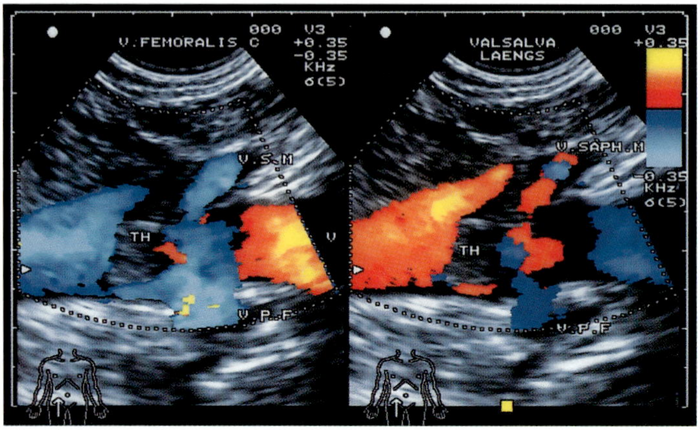
V.FEMORALIS C
V3
+0.35
-0.35
KHz
V.S.M
TH
V
V.P.F
VALSALVA
LAENGS
V.SAPH.M
TH
V.P.F

3.15 a

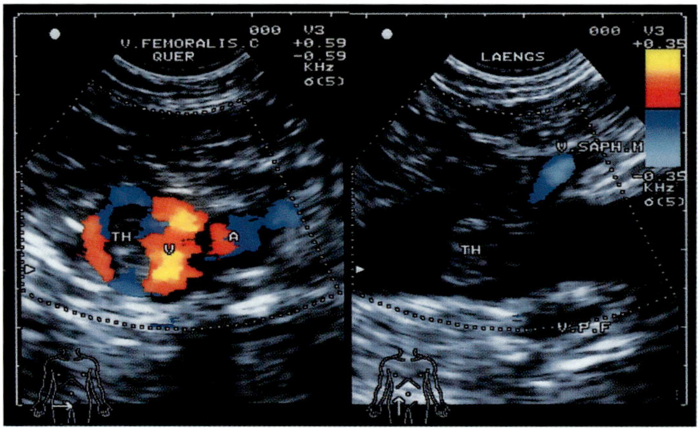
V.FEMORALIS C
QUER
V3
+0.59
-0.59
KHz
TH
V
A
LAENGS
V.SAPH.M
TH
V.P.F

3.15 b

Abb. 3.15 a–d.
Thrombuszapfen aus epifaszialer Vene

a, b Aus einer Krossenvene ragt ein flottierender Thrombus (*TH*) in die V. femoralis communis (**a**). Im *linken* Bildteil ist die V. femoralis communis mit herzwärts gerichteter (blaukodierter) Blutströmung abgebildet. Im *rechten* Bildteil kommt es im Valsalva-Versuch zu einer retrograden Blutströmung bis in die V. femoralis communis und V. saphena magna (Farbumschlag von blau nach rot).
Die V. saphena magna ist distal der Mündungsklappe offen (mit blaukodiertem Blutfluß jeweils am rechten Bildrand schallkopfnah dargestellt). Im Valsalva-Versuch ist der in die V. femoralis communis ragende Thrombuszapfen im Längs- (**a** rechts) und Querschnitt (**b** links) allseits umspült. In Inspiration ist, bedingt durch den Nullfluß in der V. femoralis communis, kein Strömungssignal zu detektieren, lediglich in der offenen V. saphena magna ein Restfluß mit Strömungsbehinderung. Ohne farbliche Überlagerung durch die Blutströmung ist das Ausmaß des flottierenden Thrombus gut zu sehen.

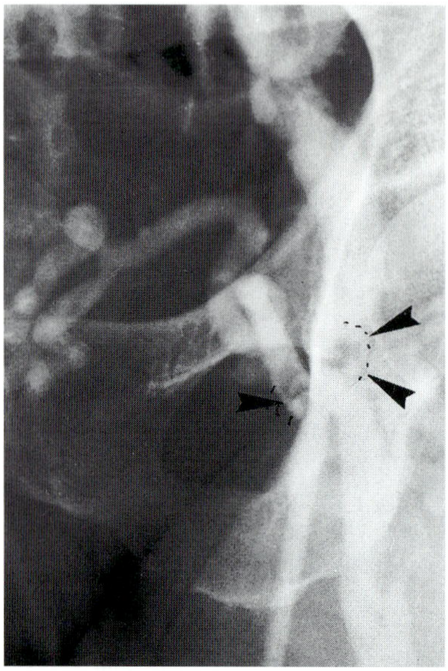

3.15c

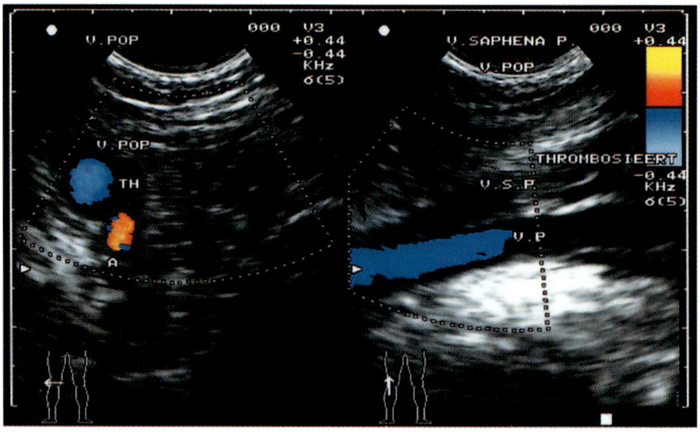
V.POP
000 V3
+0.44
-0.44
KHz
б(5)
V.POP
TH
A
V.SAPHENA P.
000 V3
+0.44
V.POP
THROMBOSIEERT
-0.44
KHz
б(5)
V.S.P.
V.P

3.15d

Abb. 3.15 c – d.
c Phlebographie: Bestätigung des Thrombuszapfen.

d Im Gegensatz zum Thrombuszapfen in der V. femoralis communis ist die V. saphena parva in ihrer Mündung in die V. poplitea zwar komplett thrombosiert; sie zeigt jedoch keinen zapfenförmigen, sondern einen wandständigen Ausläufer in die V. poplitea. Im Querschnitt (*linker* Bildteil) ist neben dem durchflossenen Lumen ein echoarmer wandständiger Thrombus (*TH*) dargestellt. Im Längsschnitt (*rechter* Bildteil) und in lateral verschobener Transducerposition läßt sich der wandständige thrombotische Ausläufer aus der V. saphena parva in die V. poplitea echoarm abbilden. Die Phlebographie zeigt einen unauffälligen Befund der V. poplitea.

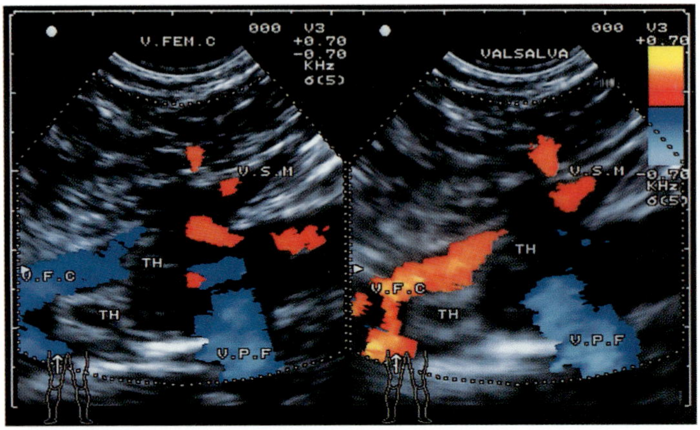

3.16 a

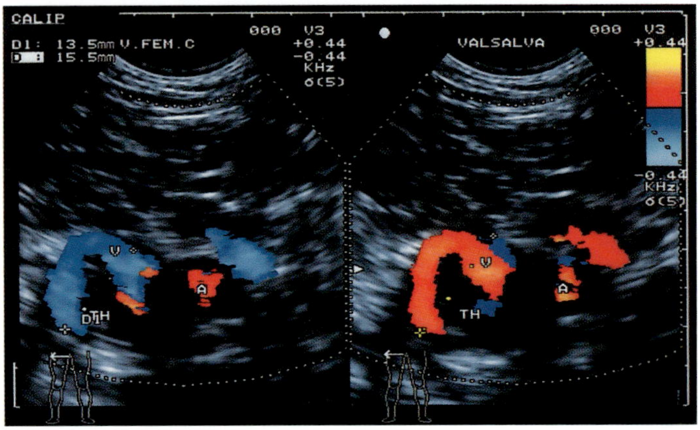

3.16 b

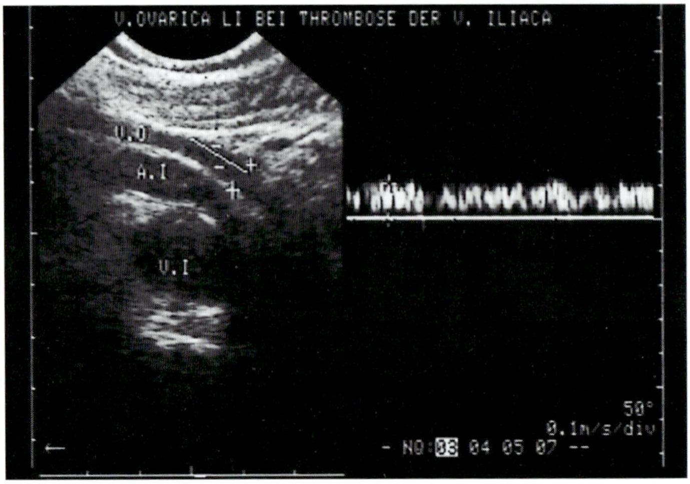

3.17 a

Abb. 3.16 a, b.
Die Patientein aus Abb. 3.15 lehnte die empfohlene Krossektomie ab. In der Verlaufskontrolle zeigt der Thrombuszapfen aus der Krosse eine Größenzunahme in der V. femoralis communis. Im Valsalva-Versuch ist der Thrombus (*TH*) im Längsschnitt (**a**) und im Querschnitt (**b**) an der Venenrückwand jedoch nun adhärent dargestellt (vgl. Abb. 3.15 b). Nur an der Venenforderwand und lateral ist der Thrombus umflossen (blaukodiert herzwärts gerichtet, vom Schallkopf weg). Im Valsalva-Versuch ist rot der Rückstrom dargestellt. Der Thrombus ist an der Rückwand fixiert. Über eine Profundavene ist blaukodiert, vom Schallkopf weg, ein Kollateralkreislauf dargestellt. Die Strömungsbehinderung durch den Thrombus schafft venöse Umgehungskreisläufe parallel zu den begleitenden zirkumflexen Arterien zum lateralen Oberschenkel und über die Hüfte nach zentral.

Abb. 3.17 a–e.
Beckenvenenthrombose

a Beckenvenenthrombosen sind an echoarmen tubulären Strukturen dorsal der begleitenden A. iliaca zu erkennen. Ältere Beckenvenenthrombosen können diagnostische Schwierigkeiten bereiten. Hinweise auf eine Thrombose ist eine auffällige Kollateralisierung, insbesondere die V. ovarica übernimmt eine wichtige Funktion. Eine kaliberstarke V. ovarica (*V. O*) zieht über die A. iliaca communis hinweg (*A. I*). Dorsal der A. iliaca verläuft die aufgeweitete thrombosierte V. iliaca communis (*V. I*). Das kontinuierliche Dopplerfrequenzspektrum ist aus der V. ovarica abgeleitet.

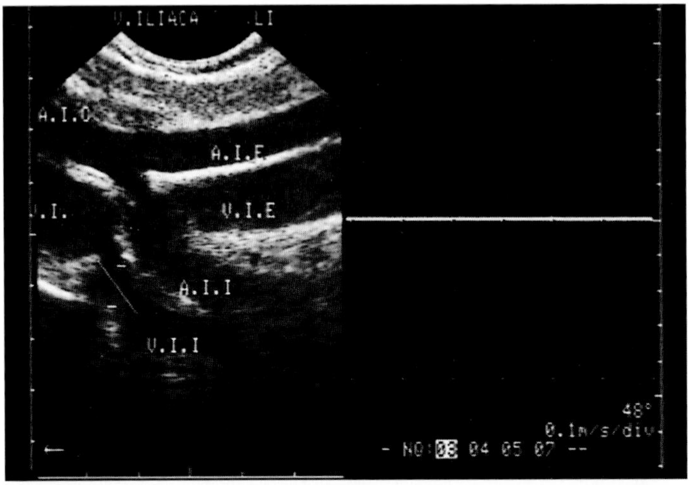

3.17b

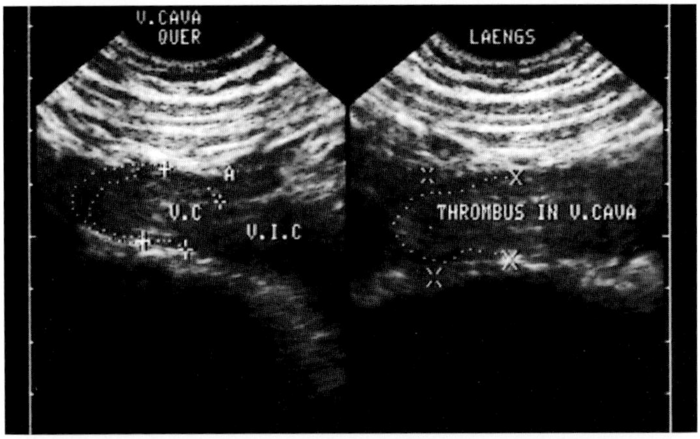

3,17c

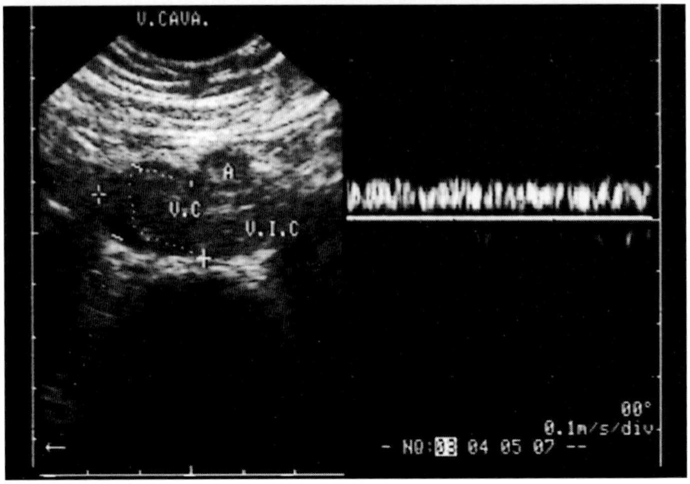

3,17d

Abb. 3.17 b – d.
b Thrombosiert sind die V. iliaca communis, die V. iliaca externa (*V. I. E*) dorsal der Beckenarterien (*A. I*) und die proximale V. iliaca interna (*V. I. I*); das aus ihr abgeleitete Dopplerfrequenzspektrum zeigt kein Strömungssignal.

c Der Thrombus reicht bis in die V. cava. *Links* im Querschnitt ist der aus der V. iliaca communis in die V. cava reichende Thrombus markiert. Der Thrombuszapfen reicht bis knapp unter die Nierenvenenmündung (Markierung im Längsschnitt *rechts* im Bild).

d Blut aus der offenen V. iliaca rechts umspült den Kavathrombus (echoreicher Thrombus ist vom echoärmeren Blut abgrenzbar, Bestätigung im Dopplerfrequenzspektrum).

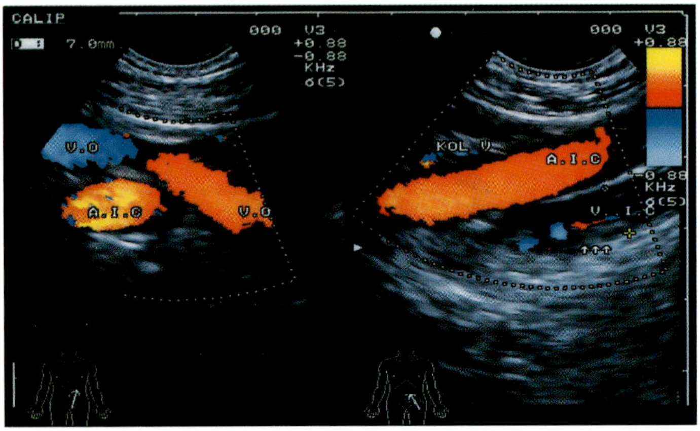

3.17 e

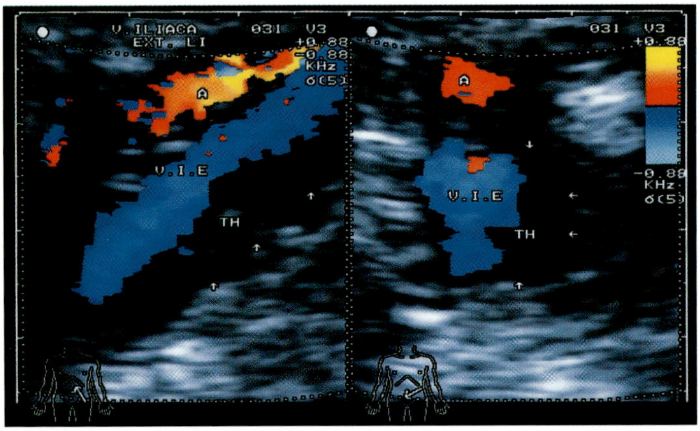

3,17 f

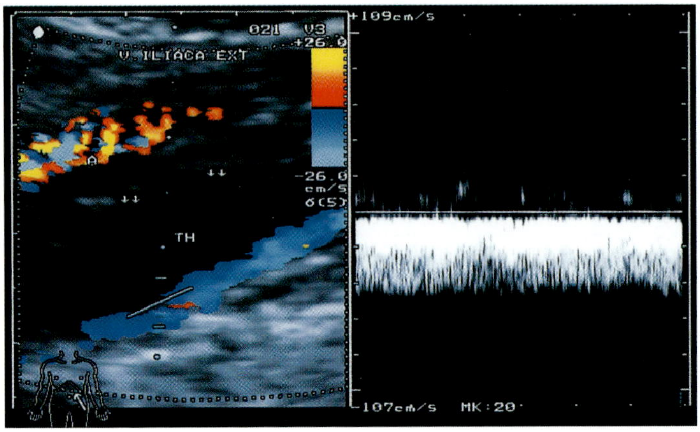

3.17 g

Abb. 3.17 e–g.
e Die beginnende Rekanalisation 3 Monate später läßt sich mit konventioneller Duplexsonographie in der Beckenstrombahn schwer erfassen. Im *rechten* Bildteil sind dorsal der rotkodiert abgebildeten A. iliaca communis (*A. I. C*) zentrale Strömungssignale in der noch weitgehend thrombosierten V. iliaca communis zu detektieren. Im *linken* Bildteil zieht die dilatierte V. ovarica (*V. O*) über die A. iliaca communis (*A. I. C*). Der Farbumschlag (von rot nach blau) ist bedingt durch die Änderung der Strömungsrichtung in Relation zum Schallstrahl.
Die Thrombose läßt sich im Grauwertbild oder in der konventionellen Duplexsonographie diagnostizieren. Beginnende Rekanalisationszeichen sind jedoch eine Domäne der Farbduplexsonographie.

f Bei einer jungen Patientin mit szintigraphisch nachgewiesener Lungenembolie waren die subfaszialen Beinvenen frei durchströmt; in der V. iliaca finden sich sonographisch jedoch Thromben. Im Gegensatz zu der in **e** dargestellten Rekanalisation mit zentral gelegenen Strömungssignalen ist der frische Thrombus (*TH*) in der V. iliaca externa (*V. I. E*) wandständig und umflossen.

g Etwas weiter proximal, nahe der V.-iliaca-interna-Mündung, ist der Thrombus dorsalseitig umströmt. Die Strömungsbehinderung verursacht ein hochfrequentes, kontinuierliches (nicht atemmoduliertes) venöses „Stenosesignal". Die maximale Strömungsgeschwindigkeit beträgt 50 cm/s. Bei einer Pulsrepetitionsfrequenz, die für venöse Flüsse adäquat eingestellt ist, zeigt die ventral gelegene Arterie ein Aliasing. Der Thrombus ist durch *Pfeile* markiert. Nicht abgebildet ist das Dopplerfrequenzspektrum distal des Thrombus in der nicht thrombosierten V. femoralis communis. Bei dem relativ weiten durchflossenen Lumen in der Vene ist die Atemmodulation in der V. femoralis communis nur gering reduziert. Derartige umflossene Beckenvenenthromben können bei alleiniger Beurteilung des Dopplerfrequenzspektrums in der V. femoralis communis trotz Seitenvergleich und Funktionstests übersehen werden. Auch in der Routinephlebographie sind bei sonst durchgängiger V. iliaca solche wandständigen Thromben nur schwer zu erkennen.

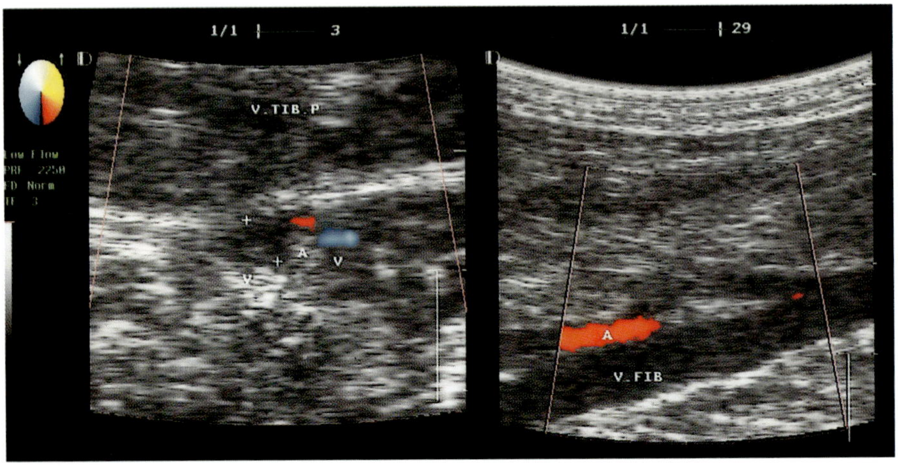

3.18 a

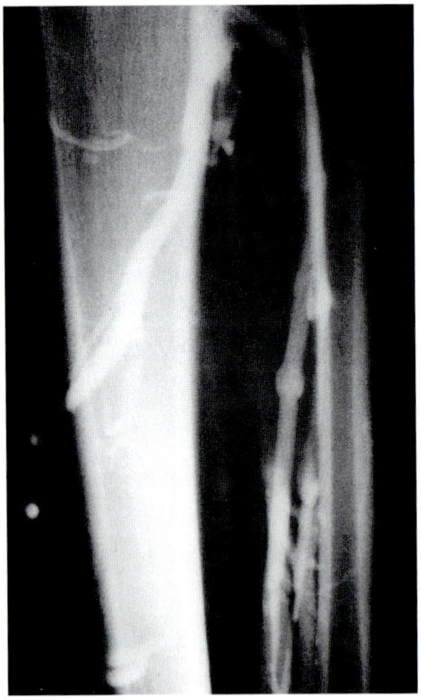

3.18 b

Abb. 3.18 a, b.
Unterschenkelvenenthrombose frisch

a Isolierte Unterschenkelthrombosen einzelner Venengruppen können phlebographisch übersehen bzw. fehlgedeutet werden. Weiterhin ist die Zuordnung zu Muskelvenen oder Leitvenen bei kleineren Kontrastmittelaussparungen manchmal schwierig. Frische Thrombosen lassen sich am Unterschenkel B-Bild-sonographisch durch die echoarme, tubuläre Struktur entlang der Arterie, die als Leitstruktur dienen kann, erkennen.
Die Farbduplexsonographie kann die Aussage durch den fehlenden Flußnachweis unterstützen; wichtig ist dabei die adäquate Geräteeinstellung mit niedriger Pulsrepetitionsfrequenz. Ein durch Muskelkompression distal des Schallkopfes provoziertes Signal (A-Sound) kann einen Restfluß anzeigen. Im *linken* Bildteil ist die rechts der rotkodierten Arterie (*A*) verlaufende V. tibialis posterior (*V*) durchflossen (blaukodiert) dargestellt; die zweite Vene (*V*), links der Arterie, ist thrombosiert. Die deutlich erweiterte, thrombosierte Vene (> das Doppelte des begleitenden Arterienlumens) und der echoarmen Thrombus weisen auf eine frische Thrombose hin.
Der *rechte* Bildteil zeigt die ebenfalls thrombosierte V. fibularis im Längsschnitt. Durch die Thrombosierung ist das Venenlumen im Vergleich zur rotkodierten begleitenden Arterie (*A*) deutlich erweitert. Die thrombosierte Vene ist echoarm, homogen und gut vom Weichteilgewebe abgrenzbar.

b Phlebographie: Kontrastmittelaussparung in der V. tibialis posterior; die V. fibularis ist nicht dargestellt.

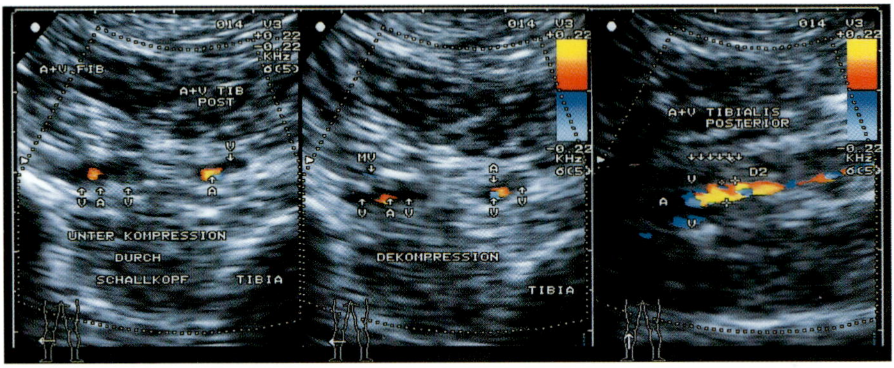

3.19

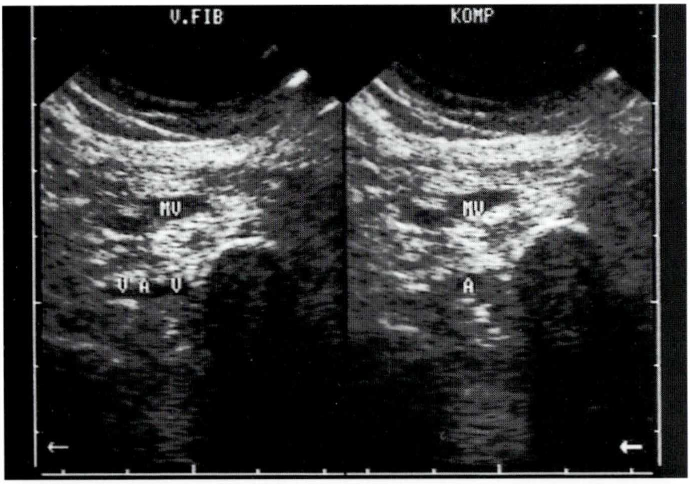

3.20 a

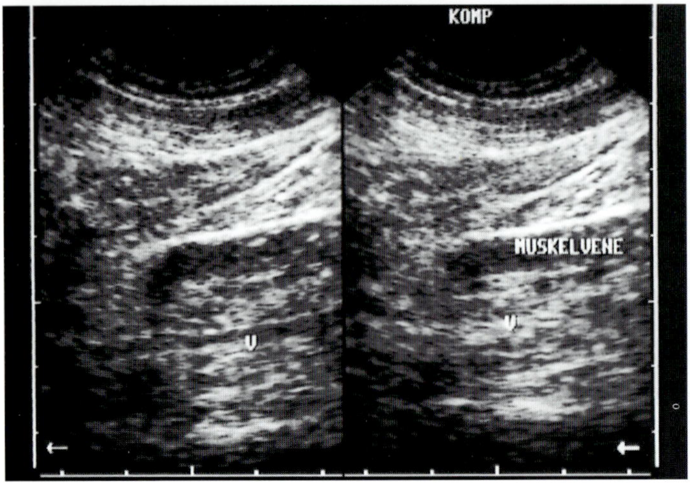

3.20 b

Abb. 3.19.
Unterschenkelvenenthrombose, älter

Ältere isolierte Unterschenkelvenenthrombosen sind bei schlechten Schallbedingungen manchmal schwerer zu diagnostizieren. Die schlechte Wandabgrenzbarkeit, der echoreichere Thrombus und das nicht mehr aufgeweitete Venenlumen erschweren die Differenzierung vom umgebenden Muskelgewebe. Wichtig ist dann die genaue Untersuchung des Gebietes um die Arterie (Leitstruktur).
Farbduplexsonographisch und im Dopplerfrequenzspektrum muß nach Strömungssignalen gesucht werden, insbesondere auch durch Auslösen eines provozierten Signals (A-Sound). Der *linke* Bildteil zeigt unter Kompression des Gewebes durch den Schallkopf links die A. fibularis (rotkodiert) sowie die V. fibularis links und rechts der Arterie thrombosiert als echoarme Struktur. Neben der A. tibialis posterior (rechts im linken Bildteil) ist eine V. tibialis posterior thrombosiert abgebildet, die zweite ist links der Arterie in diesem Abschnitt komprimierbar.
Im *mittleren* Bildteil ist der gleiche Bildausschnitt ohne Kompression durch den Schallkopf erkennbar. Im *rechten* Bildteil ist proximal der A. tibialis posterior im Längsschnitt die vom umgebenden Gewebe schwer abgrenzbare thrombosierte V. tibialis posterior erkennbar. Die zweite V. tibialis posterior ist partiell offen, mit immer wieder im A-Sound auslösbaren Strömungssignalen (*V*). Die A. tibialis posterior zeigt ein Aliasing, weil die Pulsrepetitionsfrequenz sehr niedrig eingestellt ist, um auch geringe venöse Strömungsphänomene zu empfangen.

Abb. 3.20 a, b.
Muskelvenenthrombose

Muskelthrombosen imponieren durch echoarme, geschlängelt verlaufende, nicht komprimierbare Strukturen in der Wadenmuskulatur und lassen sich bei Kenntnis der venösen Anatomie und mit Hilfe der Arterien als Leitstruktur gut von einer Leitvenenthrombose differenzieren. Die thrombosierte Muskelvene ist im Querschnitt (**a**) dorsal der V. fibularis, die komprimierbar ist, dargestellt. Im Längsschnitt (**b**) zeigt sich die Muskelvene bis zur Mündung in die V. fibularis thrombosiert; diese ist jedoch frei und komprimierbar (*rechts* im Bild).

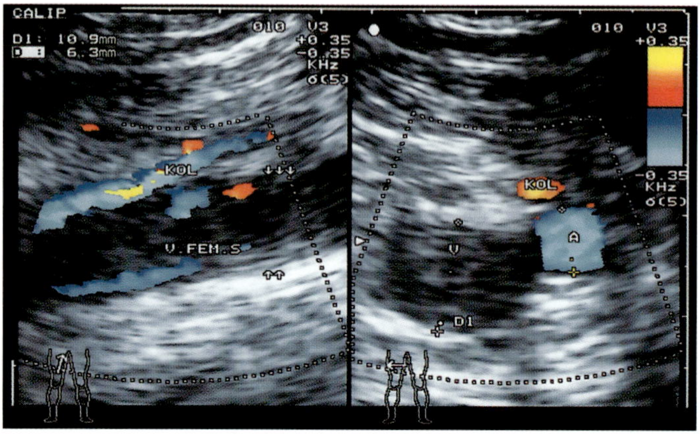

3.21 a

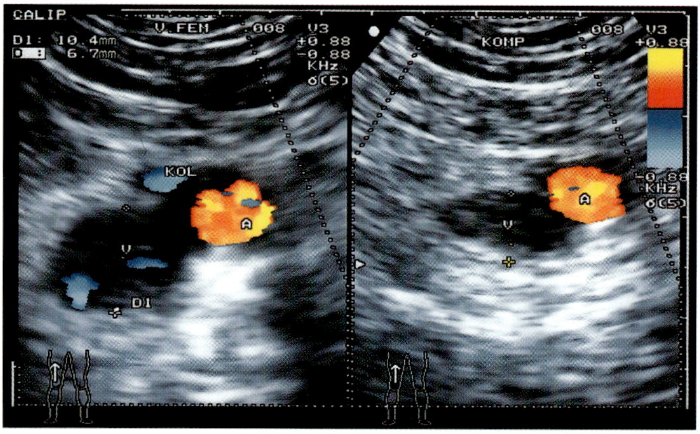

3.21 b

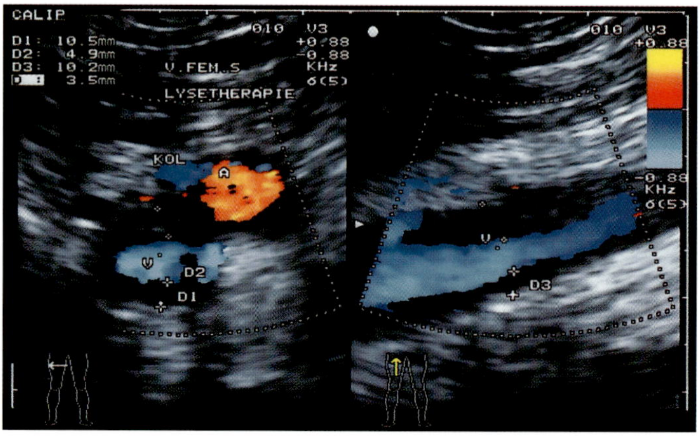

3.21 c

Abb. 3.21 a–e.
Verlaufskontrolle unter Lysetherapie

a Die (im Vergleich zur begleitenden Arterie) stark erweiterte V. femoralis superficialis sowie der echoarme, homogene Thrombus mit einem angedeuteten echoarmen Halo sprechen für eine frische Thrombosierung. Ventral der A. femoralis superficialis (*A*) zeigt sich im Querschnitt (*rechter* Bildteil) eine Kollaterale rotkodiert (*KOL*). Im *linken* Bildteil ist die V. femoralis im Längsschnitt etwas proximaler dargestellt. Der Thrombus in der V. femoralis superficialis (*V*) proximal eines Kollateralvenenzuflusses ist wandständig umströmt (blaukodierte Strömungssignale).

b Sowohl peripher als auch zentral sind im Lumen der thrombosierten V. femoralis superficialis (*V*) blaukodiert nach 3 Lysezyklen mit Streptokinase Strömungssignale als Zeichen einer beginnenden Rekanalisation zu detektieren. Die Schnittebene des Querschnitts entspricht der des Querschnitts in **a**. Der Transducer ist im Gegensatz zu **a** von distal nach zentral gekippt. Unter Kompression ist in der *rechten* Bildhälfte kein Strömungssignal mehr in der Kollateralvene und der partiell rekanalisierten V. femoralis detektierbar. Das durchflossene Lumen kollabiert unter Kompression, und nur der thrombosierte Anteil kommt zur Darstellung.

c Nach weiteren 3 Lysezyklen ist die Vene rekanalisiert; es bestehen jedoch noch wandständige Restthromben, die *links* im Querschnitt und *rechts* im Längsschnitt echoarm um das durchflossene Lumen erscheinen. Ventral der V. femoralis superficialis (*V*, blaukodiert) kommt weiterhin die Kollaterale (*KOL*, blaukodiert) zur Darstellung.

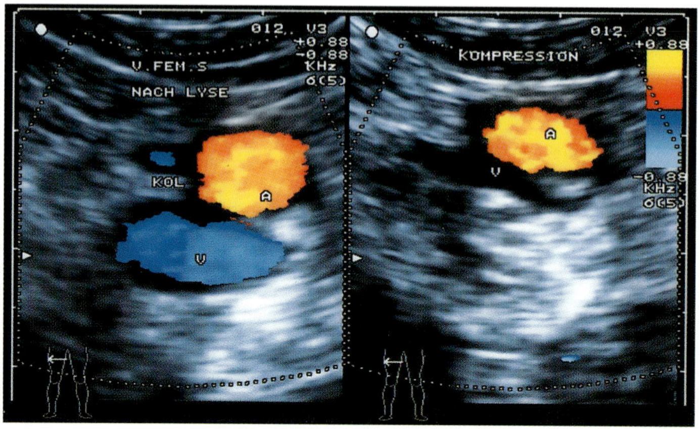

012 V3
+0.88
-0.88
KHz
V.FEM.S
NACH LYSE
KOL
A
V
KOMPRESSION
A
V

3.21 d

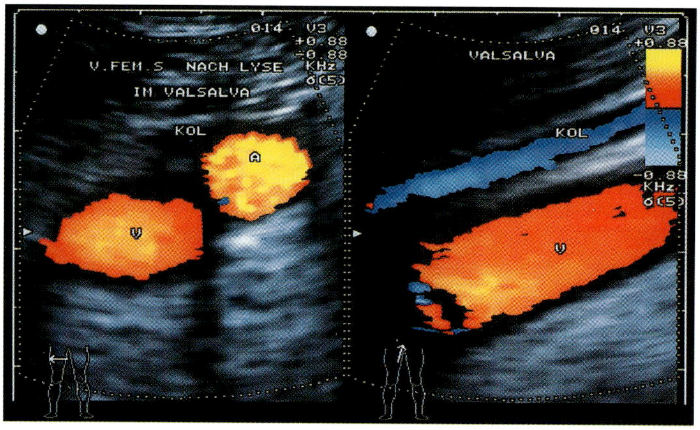

014 V3
+0.88
-0.88
KHz
V.FEM.S NACH LYSE
IM VALSALVA
KOL
A
V
VALSALVA
KOL
V

3.21 e

Abb. 3.21 d–e.

d Nach einem weiteren Lysezyklus hat sich die wandständige Restthrombosierung weitgehend aufgelöst. Die Vene (*V*) ist unter Kompression (*rechte* Bildhälfte) dorsal der Arterie nur noch als schmales, echoarmes Band erkennbar, das durch die reaktive entzündliche Wandverdickung und ein Intimaödem bedingt ist.

e Trotz der kompletten Rekanalisation durch die Streptokinaselyse kommt es zu einem anhaltenden Reflux im Valsalva-Versuch; die Zeitspanne von >10 Tagen zwischen Thrombosebeginn und kompletter Rekanalisation führte zu einer Klappenschädigung. Im *linken* Bildteil hat die Blutströmungsrichtung in der Vene (*V*) die gleiche Strömungsrichtung (rotkodiert) wie die begleitende Arterie (*A*). Im *rechten* Bildteil ist trotz Valsalva-Versuch in der Kollateralvene (*KOL*) mit suffizientem Klappenschluß eine zentralwärts gerichtete Blutströmung (blaukodiert) nachweisbar. Die von manchen Patienten während des Valsavaversuches fälschlicherweise gleichzeitig durchgeführte Anspannung der Muskulatur führt über die Muskelpumpe zu einem orthograden Fluß in der klappensuffizienten Kollaterale (Kol).

3.4.3 Venenkompression durch umgebende Strukturen

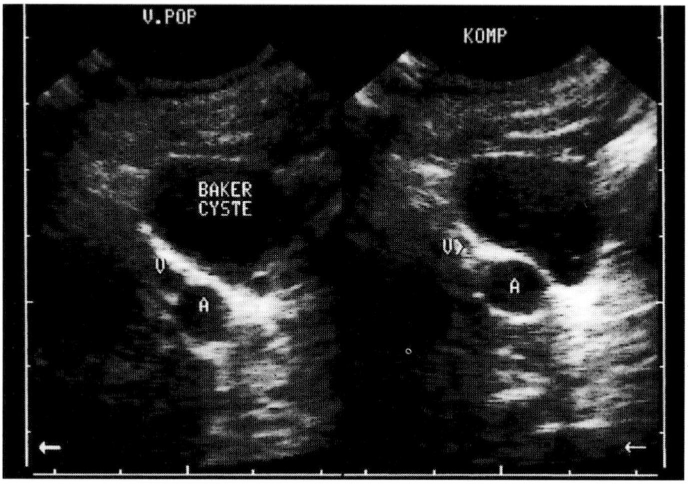

3.22a

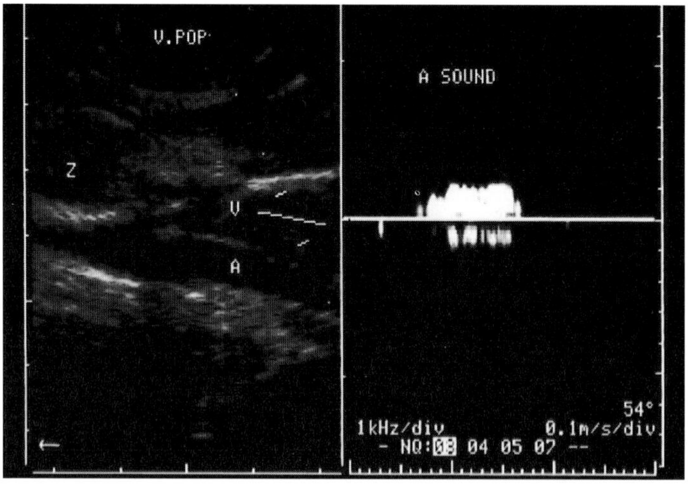

3.22b

Abb. 3.22 a, b.
Venenkompression durch Bakerzyste

Eine Wadenschwellung wurde durch eine große, die Vene komprimierende Baker-Zyste ausgelöst. Das Venenlumen zeigt sich komprimiert, aber noch offen; durch den Transducer ist die Vene von außen komplett komprimierbar, wie rechts im Bild **a** (Querschnitt) dargestellt. Einen Monat später ist die Vene durch die gewachsene Baker-Zyste weiter komprimiert, die Arterie verdrängt. Ein spontanes Strömungssignal läßt sich im Dopplerfrequenzspektrum (**b**) nicht nachweisen, sondern nur ein reduzierter A-Sound bei kräftiger Kompression der Wadenmuskulatur. Die Zyste ist mit *Z* markiert, das Sample volume in der Vene abgebildet (Längsschnitt).

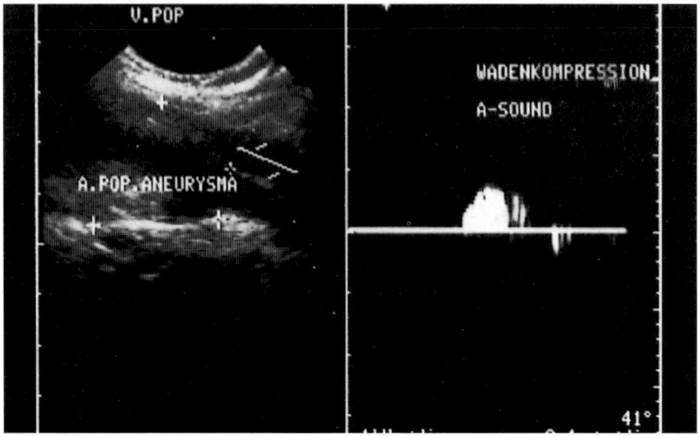
V.POP
WADENKOMPRESSION
A-SOUND
A.POP.ANEURYSMA
41°

3.23

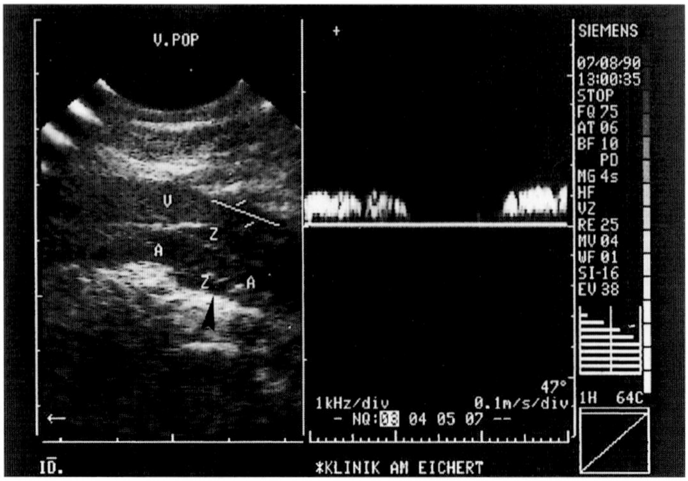
V.POP
V
A
Z
Z
A
SIEMENS
07/08/90
13:00:35
STOP
FQ 75
AT 06
BF 10
PD
MG 4s
HF
VZ
RE 25
MV 04
WF 01
SI-16
EV 38
47°
1kHz/div
0.1m/s/div
1H 64C
ID.
*KLINIK AM EICHERT

3.24

Abb. 3.23.
Venenkompression durch Aneurysma

Als Differentialdiagnose zur Venenthrombose kommt bei einer Schwellung eine proximal gelegene Venenkompression in Betracht. Bei einem Patienten mit Neigung zur Unterschenkelschwellung ist die V. poplitea durch ein Aneurysma der A. poplitea komprimiert. Distal des Aneurysmas ist in der V. poplitea kein spontanes Strömungssignal im Dopplerfrequenzspektrum nachweisbar. Bei Wadenkompression ist wegen des nachgeschalteten Strömungshindernisses durch das die Vene komprimierende Aneurysma nur ein reduziertes provoziertes Signal (A-Sound) auslösbar. Das Sample volume ist im Venenlumen abgebildet, darunter die A. poplitea mit markierten Aneurysmagrenzen.

Abb. 3.24.
Venenwandimpression durch Adventitiazysten

Eine zystische Adventitiadegeneration der A. poplitea führte zu einer phlebographisch und sonographisch nachweisbaren Venenimpression; in der Ableitung des Dopplerfrequenzspektrums ist die Strömungsgeschwindigkeit atemabhängig und nicht beschleunigt (kein Stenosesignal).

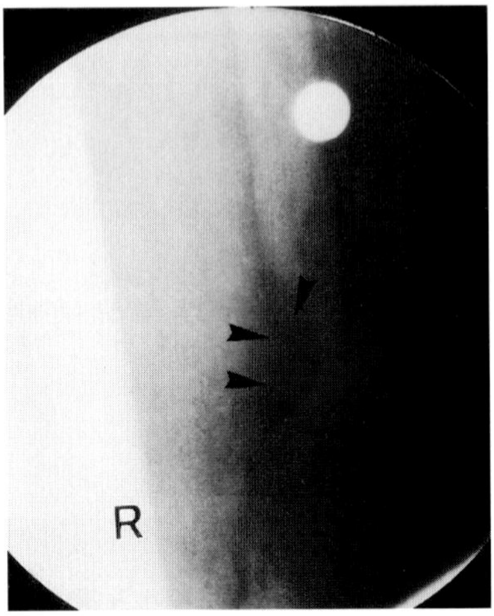
R

3.25 a

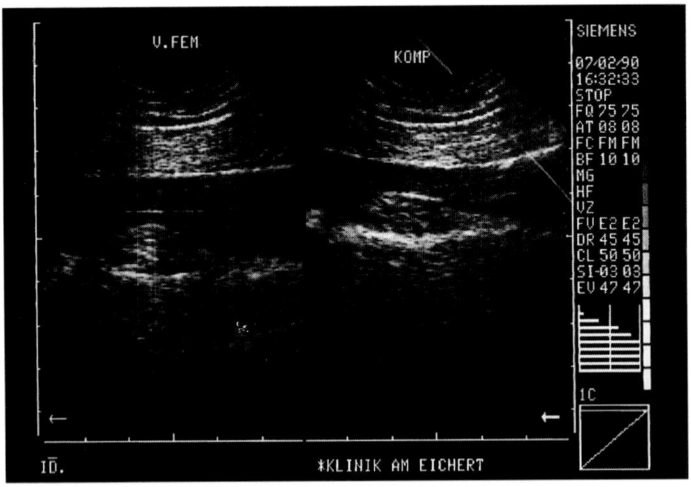
V.FEM
KOMP
SIEMENS
07/02/90
16:32:33
STOP
FQ 75 75
AT 08 08
FC FM FM
BF 10 10
MG
HF
VZ
FV E2 E2
DR 45 45
CL 50 50
SI-03 03
EV 47 47
1C
ID.
*KLINIK AM EICHERT

3.25 b

Abb. 3.25 a, b.
Venenwandtumor

Die Kontrastmittelaussparung in der Phlebographie (**a**) ist verursacht durch eine in **b** sonographisch dargestellte tumoröse Struktur in der Venenwand, die abgrenzbar und nicht durchbrochen ist (Längsschnitt). Bei der Beschallung von ventromedial zeigt sich schallkopfnah die Arterie angrenzend an die Vene. Die Vene selbst ist *rechts* in **b** komprimierbar (*KOMP*). Nach chirurgischer Resektion ergibt die histologische Aufarbeitung ein Fibrom der Venenwand.

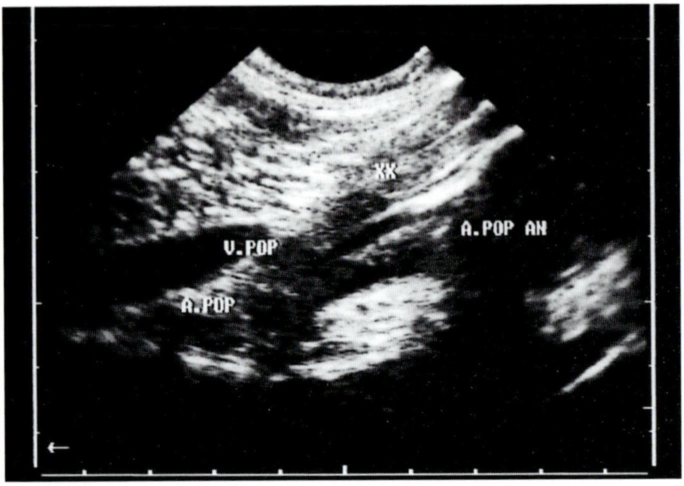
XX
A.POP AN
V.POP
A.POP

3.26

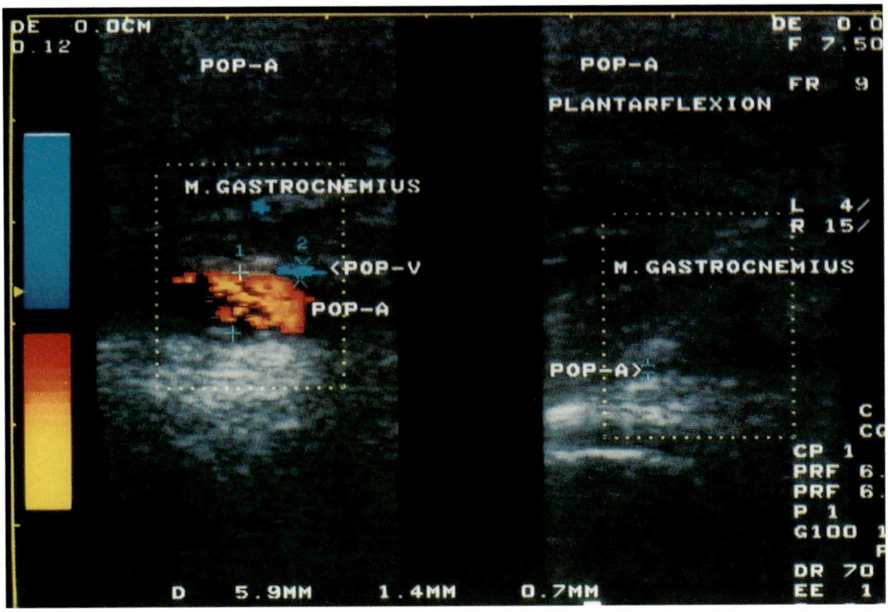
POP-A
POP-A
PLANTARFLEXION
M.GASTROCNEMIUS
<POP-V
POP-A
M.GASTROCNEMIUS
POP-A>
D 5.9MM 1.4MM 0.7MM

3.27 a

Abb. 3.26.
Entrapmentsyndrom

Sehr selten ist beim Entrapmentsyndrom der A. poplitea (s. S. 142) auch die V. poplitea beteiligt. Bei einem 45jährigen Patienten verursachte eine Malformation des medialen Gastroknemiuskopfs mit lateralem Ausläufer (XX) zum lateralen Femorkondylus (Typ II nach Insua) eine Stenose der A. poplitea mit poststenotischer Dilatation (*A. POP. AN*), die thrombosiert war. Der atypische laterale Ausläufer des medialen Gastroknemiusansatzes führt in diesem Fall auch zu einer venösen Abflußstörung durch die Kompression der V. poplitea (*V. POP*). Sie ist zwischen der A. poplitea mit aneurysmatischer Erweiterung und dem lateralen Ausläufer (XX) komprimiert dargestellt.

Abb. 3.27 a – c.
Entrapmentsyndrom der Vene

a 35jähriger, sportlicher Patient (kräftige Wadenmuskulatur) mit Beschwerden, teils Wadenschwellung, teils Wadenschmerzen nach Belastung. Sonographisch führt ein hypertrophierter M. gastrocnemius mit kräftiger Ausbildung der beiden Köpfe jedoch normalem Verlauf in der Fossa poplitea zu einer Kompression der Vene. Im Längsschnitt (**a**) ist die Vene (*POP-V*) dorsal der Arterie (*POP-A*) nur sehr schmalkalibrig, weil komprimiert, darstellbar. *Rechts* bei Plantarflexion werden Arterie und Vene durch den M. gastrocnemius gegen den Femur gedrückt und komprimiert. (Gleicher Patient wie in Abb. 3.26 a – c.)

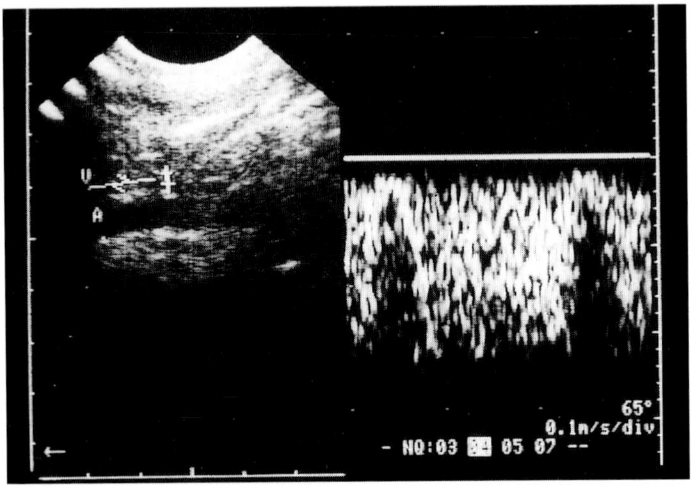

3.27b

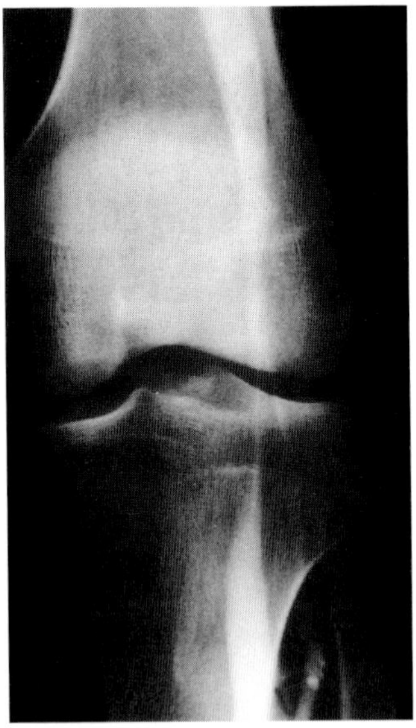

3.27c

Abb. 3.27 b – c.
b Im Dopplerfrequenzspektrum ist bei Untersuchung am entspannt liegende Patienten in der komprimierten V. poplitea ein Stenosesignal unterbrochen durch die arterielle Pulsation detektierbar. Die Vene hat eine Lumenweite von 2 mm. Die winkelkorrigierte Strömungsgeschwindigkeit ist über 100 cm/s und nicht atemabhängig.

c Phlebographie: Die Vene erscheint komprimiert. Ein ähnliches phlebographisches Bild kann auch durch ein großes Poplitealarterienaneurysma oder eine große Baker-Zyste verursacht werden.

3.4.4
Postthrombotisches Syndrom, primär chronisch-venöse Insuffizienz

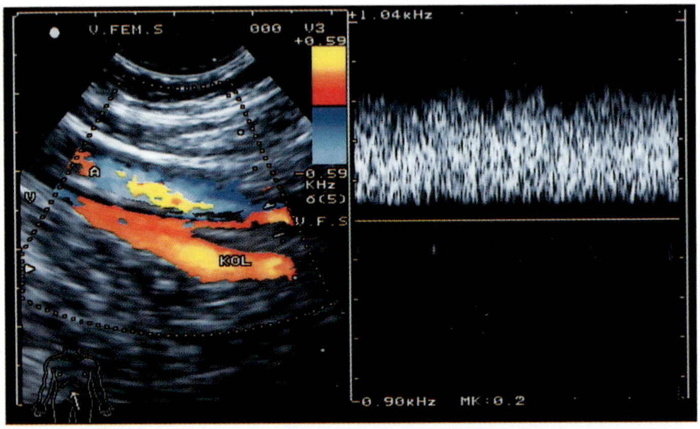

3.28 a

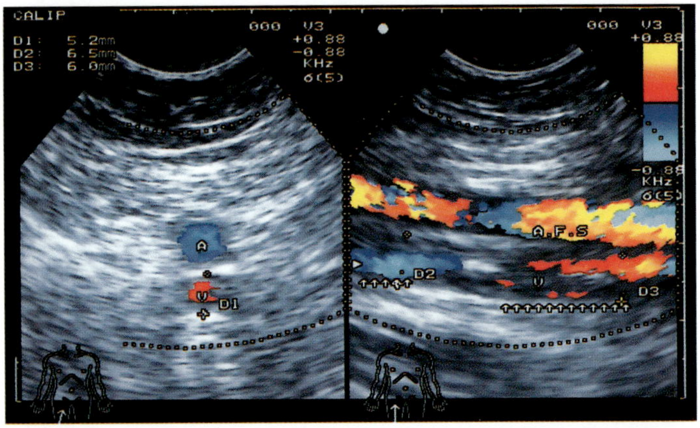

3.28 b

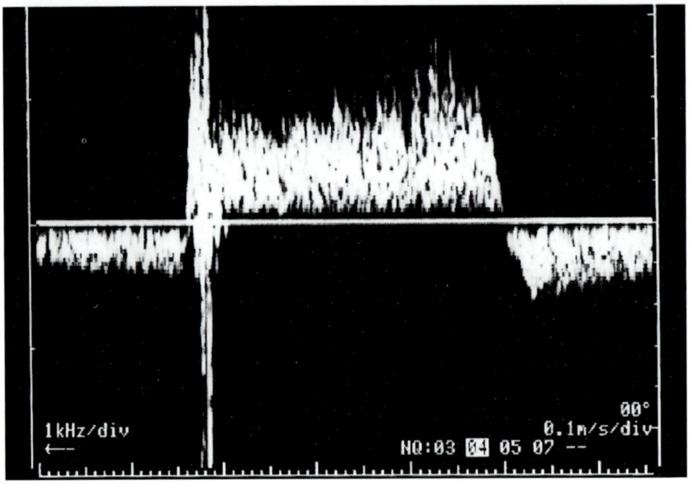

3.28 c

Abb. 3.28 a–c.
Postthrombotisches Syndrom

B-Bild-sonographisch weist eine relativ schmalkalibrige, schlecht auffindbare Vene mit Venenwandrigidität im Kompressionstest und Wandauflagerungen auf eine nach Thrombose rekanalisierte Vene hin. Wie im abgebildeten postthrombotischen Syndrom kann die als Kollaterale (*KOL*) fungierende Muskelvene am Oberschenkel stärker ausgebildet sein als die V. femoralis superficialis (*V. F. S*) selbst.
Dorsal der A. femoralis (Aliasing) sind die schmalkalibrige V. femoralis superficialis und dorsal davon die Muskelvene (*KOL*) rotkodiert zu sehen (**a**). Der im postthrombotischen Syndrom dopplersonographisch darstellbare Strömungscharakter und die Flußgeschwindigkeit sind vom Grad der Rekanalisation abhängig. Dabei sind alle Varianten darstellbar, vom Nullfluß bei persistierender Thrombosierung über ein nicht atemabhängiges Strömungssignal (**a**) bei nur geringer Lumeneröffnung und noch deutlichen wandständigen Thromben (**b**) oder sklerosierter Venenwand bis hin zum in liegender Position unauffälligen atemabhängigen Strömungssignal. Wichtig ist der Nachweis von Refluxphänomenen im Valsalva-Versuch (**c**) oder im Kompressions-/Dekompressionstest, bedingt durch postthrombotische Klappenschädigung.
Im Querschnitt (*links* in **b**) und im Längsschnitt (*rechts* in **b**) sind etwas distaler in der rekanalisierten V. femoralis neben den durchströmten Arealen echoreiche, in das Lumen hineinragende Restthromben sichtbar. Aufgrund der niedrigen Pulsrepetitionsfrequenz tritt in der schallkopfnäheren A. femoralis ein Aliasing auf. Die Venenwand ist mit *Pfeilen* markiert. Im Dopplerfrequenzspektrum ist der venöse Fluß nicht atemabhängig und zeigt im Valsalva-Versuch einen anhaltenden Rückstrom (**c**).

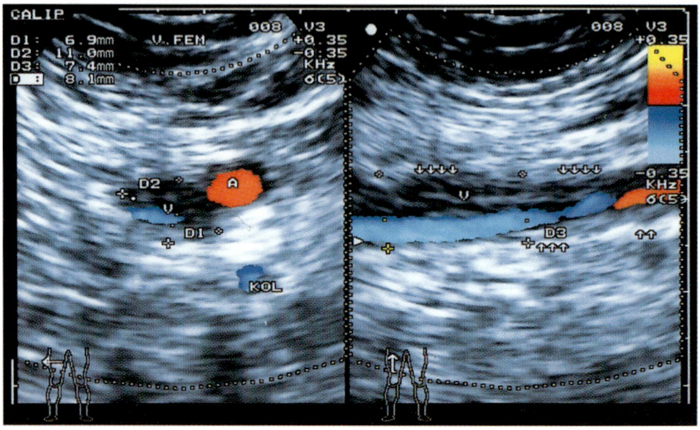

3.29 a

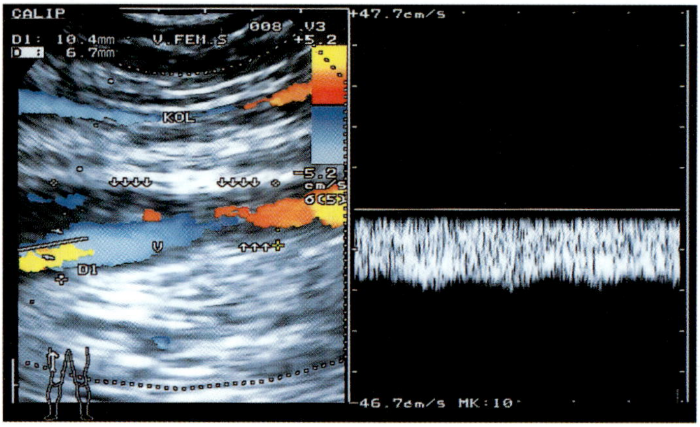

3.29 b

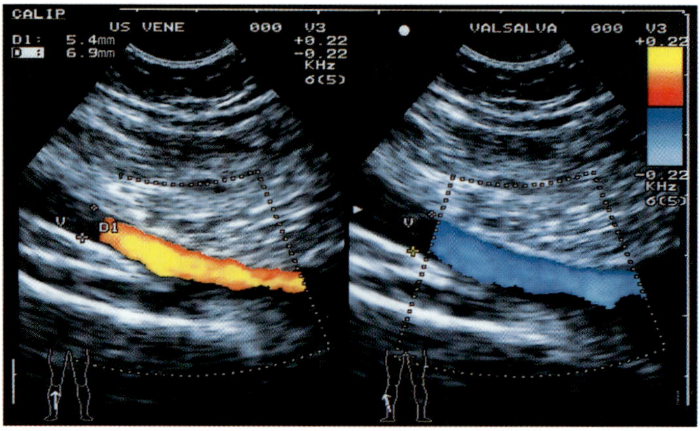

3.30

Abb. 3.29 a, b.
a In einer rekanalisierten 4 Monate alten V.-femoralis-superficialis-Thrombose beträgt das durchflossene Lumen (blaukodiert) etwa ein Fünftel des ursprünglichen Venenlumens. Die schlecht abgrenzbare Venenwand ist *links* im Querschnitt und *rechts* im Längsschnitt markiert. Dorsal der Arterie verläuft blaukodiert eine Muskelvene (*KOL*) mit Kollateralfunktion.

b Die Strömungsbehinderung führt im Dopplerfrequenzspektrum zu einem kontinuierlichen, nicht atemabhängigen Flußprofil. Der Farbumschlag von rot nach blau in der rekanalisierten V. femoralis superficialis (Wand mit *Pfeilen* markiert) ist bedingt durch die Richtungsänderung des Gefäßes in Relation zum Schallstrahl. Die niedrige PRF führt in den Zonen einer spitzwinkeligen Anlotung zum Aliasing. Schallkopfnah ist eine Kollatrale (*KOL*) abgebildet.

Abb. 3.30.
Vom postthrombotischen Syndrom kann die primäre chronisch-venöse Insuffizienz unterschieden werden. Die tiefen Beinvenen sind dabei dilatiert, so daß die Klappen nicht mehr schließen. Die Venenwände sind zart, ohne Auflagerungen und leicht komprimierbar. Der Valsalva-Versuch führt durch die Klappeninsuffizienz in der proximalen V. tibialis posterior zu einem anhaltenden Rückstrom, dargestellt an der Farbumkehr von rot nach blau.
Bei ausgeprägter Insuffizienz aller Venenklappen proximal des Schallkopfs kann bereits eine tiefe, abdominelle Inspiration zum Reflux führen und die rhythmische Atmung zwischen Inspiration und Exspiration einen Pendelfluß erzeugen. Die Unterschenkelvenen werden an sich von den pathologischen Veränderungen weniger betroffen, weil sie mehrfach angelegt sind und über einen dichten Besatz von Venenklappen verfügen.

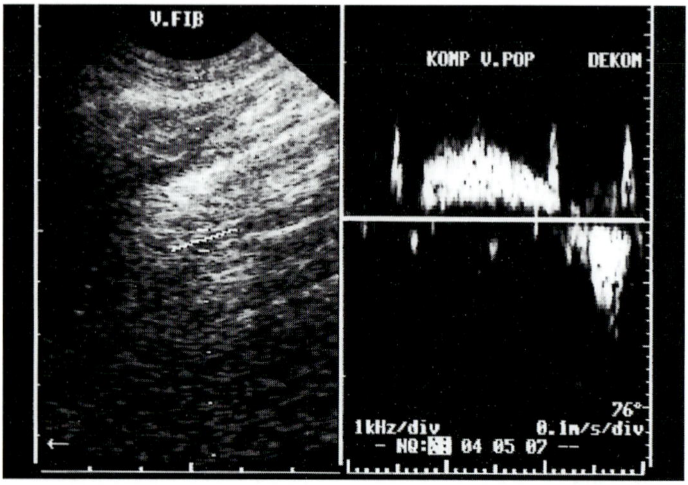

3.31 a

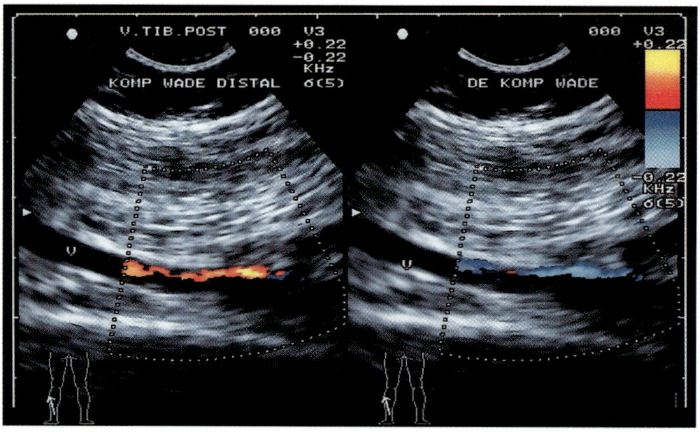

3.31 b

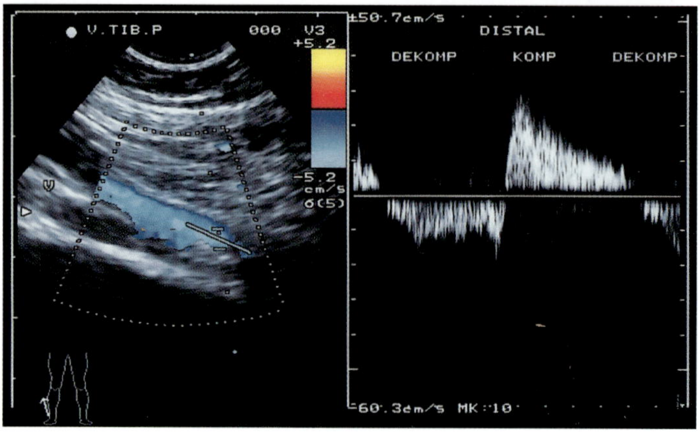

3.31 c

Abb. 3.31 a–c.
Klappeninsuffizienz der Unterschenkelvenen

a Im Gegensatz zu Abb. 3.30 muß beim postthrombotischen Syndrom, wenn nur V. poplitea und Unterschenkelvenen thrombosiert waren, zum Nachweis der Klappeninsuffizienz auf den Kompressions-/Dekompressionstest zurückgegriffen werden. Bei suffizienten Klappen in der V. femoralis superficialis wurde 3 Monate nach einer Unterschenkelvenenthrombose unter konservativer Therapie sonographisch eine Rekanalisation der Venen nachgewiesen. Bei Kompression in der Fossa poplitea zeigt die V. fibularis (exemplarisch) einen retrograden Fluß als Ausdruck der Klappeninsuffizienz und bei Dekompression der Fossa poplitea einen zentralwärts gerichteten Blutfluß. Überlagert ist das ebenfalls auf den Schallkopf zu gerichtete Strömungssignal der A. fibularis dargestellt.

b Eine weitere Methode, die Klappeninsuffizienz an Unterschenkelvenen bei suffizient schließenden V-femoralis-superficialis-Klappen abzubilden, ist der am sitzenden Patienten durchgeführte Kompressionstest mit distal des Transducers durchgeführter Kompression. Farbduplexsonographisch kommt es zu einer Farbumkehr bei Dekompression.

c Der Rückstrom kann im abgeleiteten Dopplerfrequenzspektrum zeitlich quantifiziert werden: Ein kurzer Rückstrom bis zum vollständigen Klappenschluß ist physiologisch; erst anhaltende Rückstromphänomene sind Ausdruck einer Klappeninsuffizienz. Blaukodiert ist der Rückstrom in der V. tibialis posterior vom Schallkopf weg dargestellt (nach distal). Der rhythmische, jedoch anhaltende Wechsel von Kompression und Dekompression der Wade am distalen Unterschenkel führt zum rhythmischen Wechsel der Blutströmung auf den Schallkopf zu bei Kompression (*KOMP*) distal und vom Schallkopf weg bei Dekompression (*DEKOMP*).

3.4.5 Varikosis

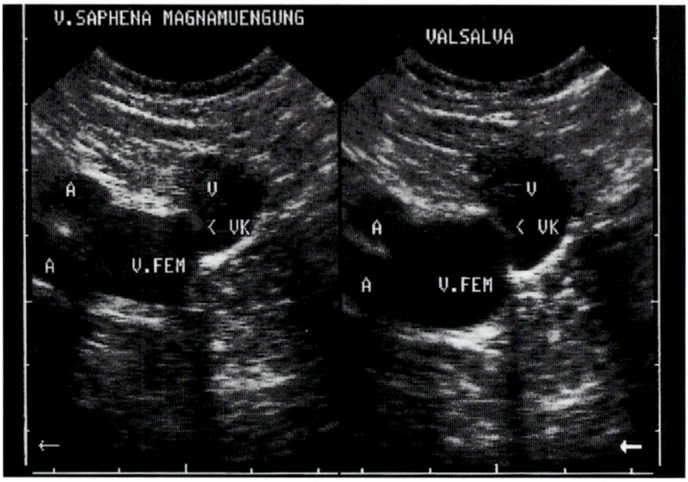

3.32 a

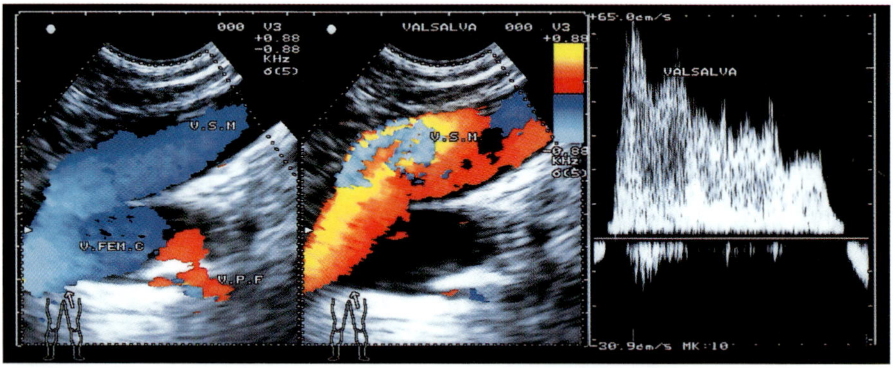

3.32 b

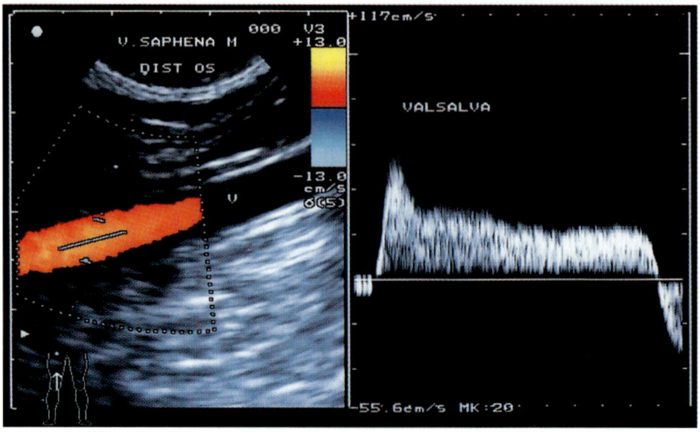

3.32 c

Abb. 3.32 a – c.
V. saphena magna Stammvarikosis

a Im Valsalva-Versuch weitet sich die V. saphena magna bei insuffizienter Venenklappe (im B-Bild-Querschnitt) proximal auf, und die nach distal umschlagende Venenklappe (*VK*) kann sichtbar werden.

b Mündungsklappeninsuffizienz der V. saphena magna. Ganz *links* im Bild ist die Blutströmung herzwärts gerichtet (blaukodiert). Die V. saphena magna (*V.S.M*) verläuft schallkopfnah, von dorsal mündet eine Profundavene (*V.P.F*) (rotkodiert) in die V. femoralis communis (*V. FEM. C*). Im Valsalva-Manöver (*Bildmitte*) kommt es zum Rückstrom (rotkodiert). Die niedrige, an venöse Flüsse adaptierte PRF führt zu Aliasing. Der suffiziente Klappenschluß in der V. femoralis communis verhindert einen Rückstrom in das subfasziale Leitvenensystem. *Rechts* im Bild das aus der V.-saphena-magna-Mündung abgeleitete Dopplerfrequenzspektrum während des Valsalva-Manövers mit peripherwärts gerichteter Blutströmung (auf den Schallkopf zu).

c Farbduplexsonographisch oder im Dopplerfrequenzspektrum lassen sich beim Untersuchen der V. saphena magna am distalen Oberschenkel (*V*) oder am Unterschenkel der Reflux im Valsalva-Versuch (auf den Schallkopf zu) dokumentieren und der distale Insuffizienzpunkt (Stadieneinteilung nach Hach) bestimmen.

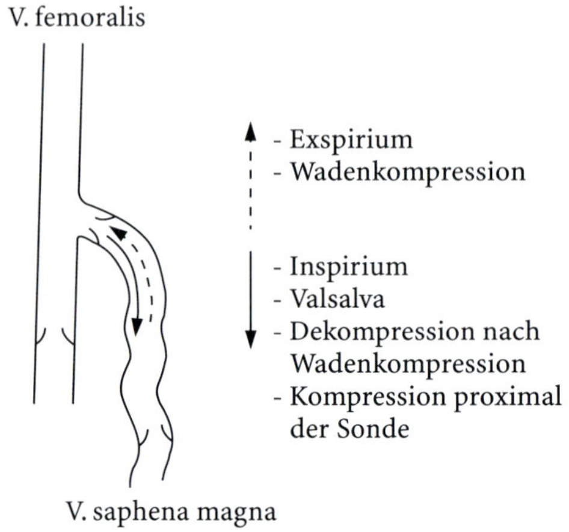

3.33 a

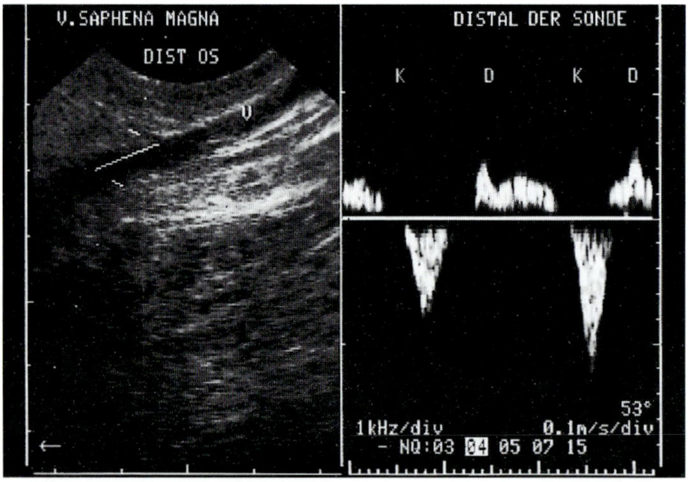

3.33 b

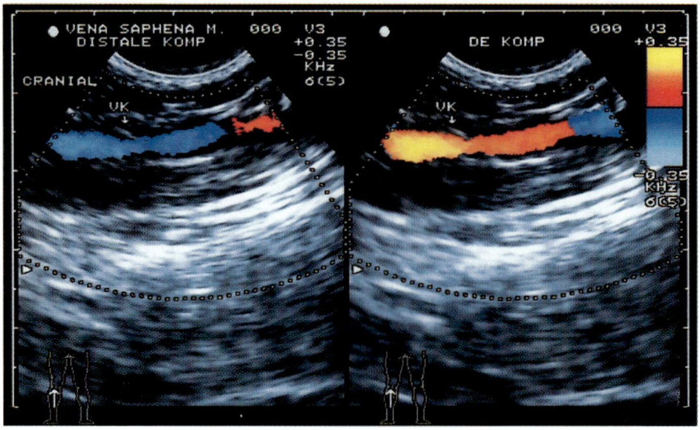

3.33 c

Abb. 3.33 a – c.
Bei partieller, nur distaler Insuffizienz der V. saphena magna läßt sich diese im Kompressions-/Dekompressionstest am sitzenden Patienten analysieren.

a Schematische Darstellung des Klappenfunktionstests in der V. saphena magna.

b Analog zur Untersuchung einer partiellen Klappeninsuffizienz der tiefen Beinvenen wird bei einer Kompression im Bereich der V. saphena magna distal der Transducersonde nach einem provozierten Signal im Dopplerfrequenzspektrum bei der Dekompression (D) ein anhaltender Rückstrom durch die Klappeninsuffizienz verursacht.

c Farbduplexsonographisch führt die distale Dekompression (*DEKOMP*) zum Farbumschlag (rot, *rechts* im Bild) nach vorausgegangener Kompression (blau, *links* im Bild).
Bei Kompression proximal des Schallkopfs kann eine Klappeninsuffizienz zwischen Kompressionspunkt (distaler Unterschenkel) und Schallkopf (proximaler Unterschenkel) durch den Rückstrom nachgewiesen werden.

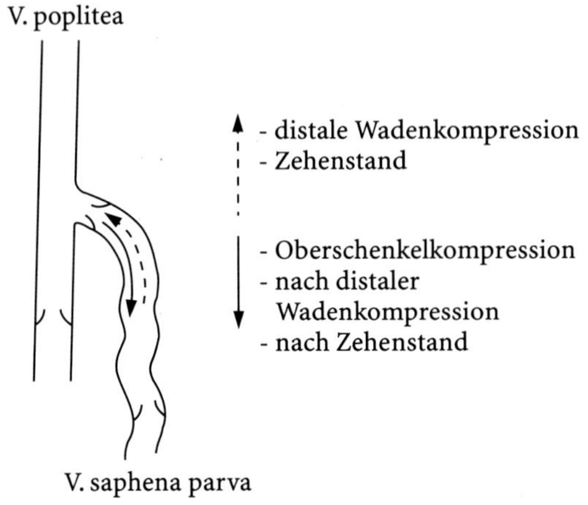
V. poplitea
- distale Wadenkompression
- Zehenstand
- Oberschenkelkompression
- nach distaler Wadenkompression
- nach Zehenstand
V. saphena parva

3.34 a

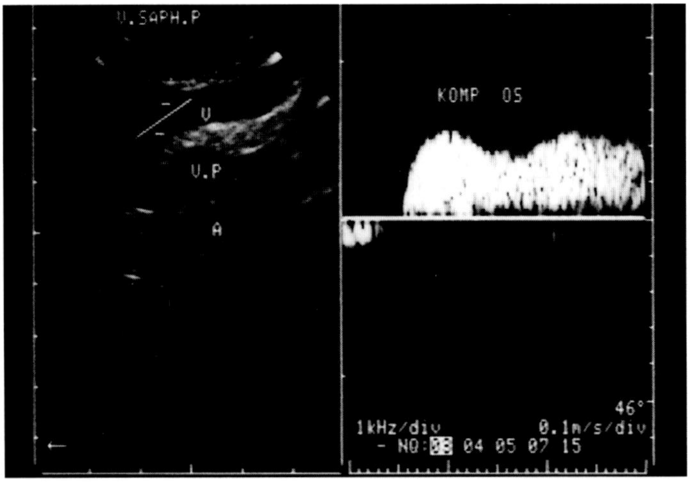
V.SAPH.P
V
V.P
A
KOMP OS
46°
1kHz/div
0.1m/s/div

3.34 b

Abb. 3.34 a, b.
V. saphena parva Stammvarikosis

a Schematische Darstellung des Klappenfunktionstests in der V. saphena parva.

b Erster Hinweis auf eine insuffiziente V. saphena parva (*V*) ist der elongierte Verlauf im Mündungsbereich (Querschnitt). Die Kompression am Oberschenkel oder der Kompressions-/Dekompressionstest an der Wadenmuskulatur kann im abgeleiteten Dopplerfrequenzspektrum den Reflux dokumentieren.

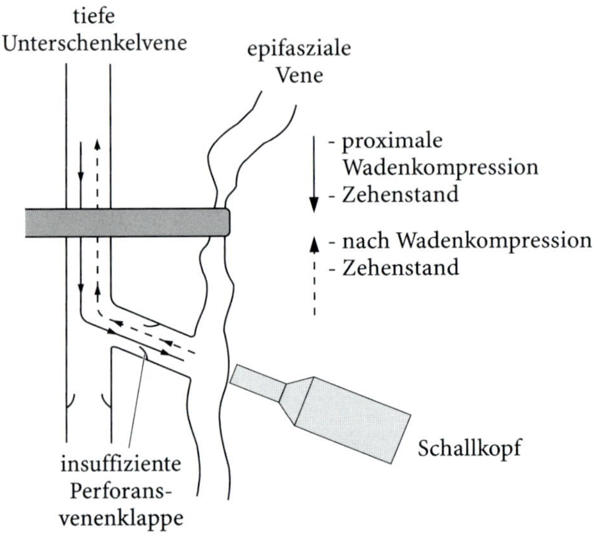

3.35 a

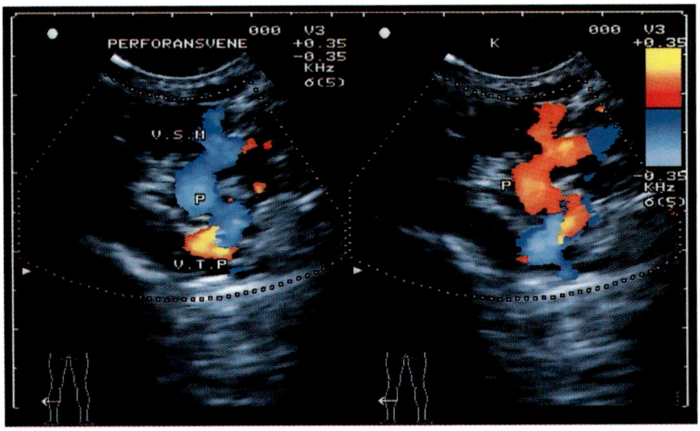

3.35 b

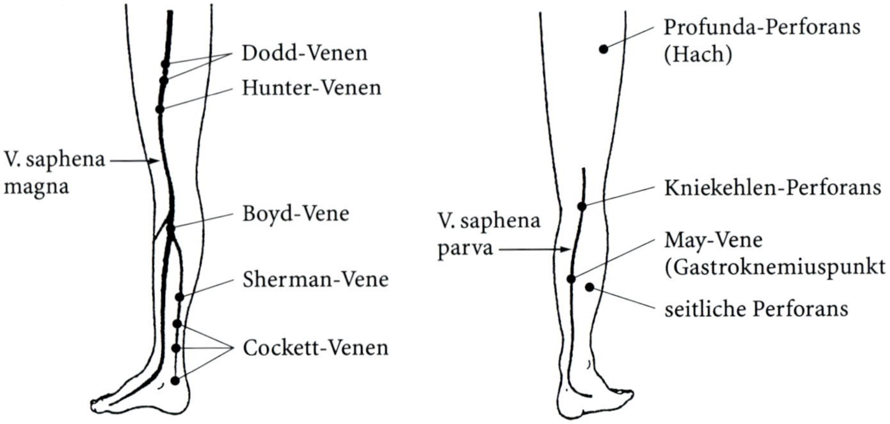

3.35 c

Abb. 3.35 a – c.
Perforansveneninsuffizienz

a Schematische Darstellung der Funktionstests in Perforansvenen.

b Große Vorteile zeigt die Farbduplexsonographie beim Auffinden und Nachweisen von insuffizienten Perforansvenen. Kompressions-/Dekompressionstests zeigen durch Farbumschlag die insuffizienten Klappen der Perforansvene und den Reflux von den tiefen in die oberflächlichen Beinvenen (Farbumschlag von blau auf rot: auf den Schallkopf zu). In der Abb. ist die V. saphena magna (*V.S.M*) partiell thrombosiert (echoarm, nicht durchflossenes Lumen). Auch die V. tibialis posterior (*V.T.P*) (unterhalb der Perforansvenenmündung dargestellt) zeigt bei der Wadenkompression proximal der Sonde eine Strömungsumkehr als Ausdruck der Klappeninsuffizienz.

c Typische Lokalisation von Perforansvenen.

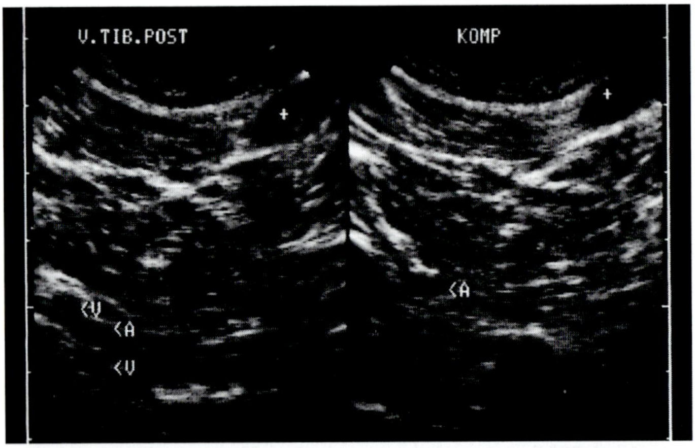

3.36 a

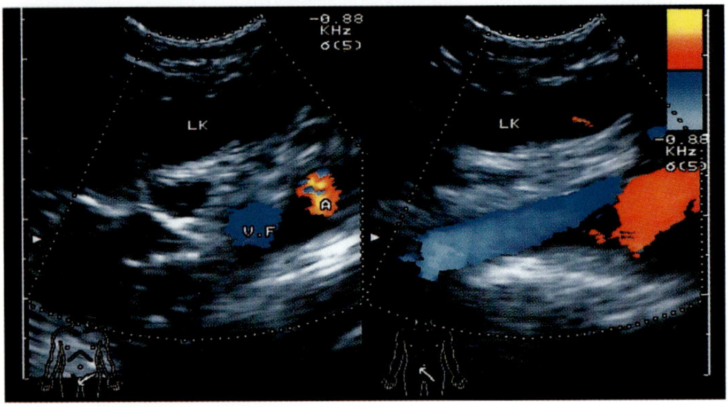

3.36 b

3.4.6 Venenaneurysma

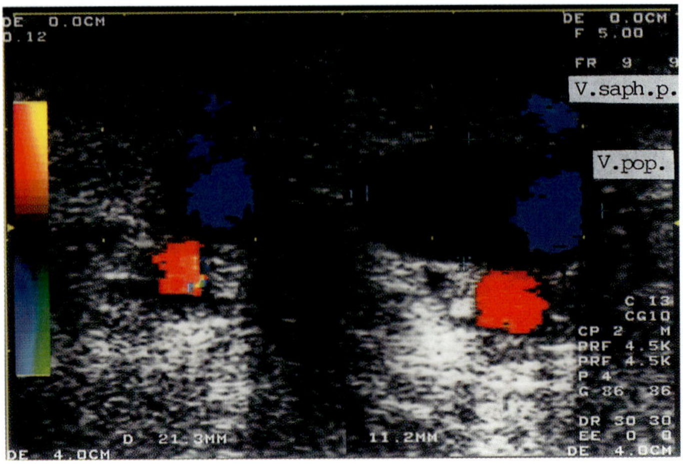

3.37 a

Abb. 3.36 a, b.
Thrombophlebitis

a Ursache von Wadenschmerzen kann eine Thrombophlebitis sein, die in der sonographischen Untersuchung als nicht komprimierbare epifasziale Vene (hier: V. saphena parva) bei freiem, tiefem Beinvenensystem imponiert. *Rechts* im Bild ist die V. tibialis posterior komprimierbar, die V. saphena parva dagegen nicht (Markierung durch +). Die Phlebographie gibt keine Erklärung für die Wadenschmerzen (bei fehlender Darstellung der V. saphena parva). Nicht immer gibt die Klinik mit Entzündungszeichen klärende Hinweise auf eine Thrombophlebitis; und nach der sonographischen Diagnose kann die symptomatische Therapie eingeleitet werden.

Lymphom in der Leiste

b Differentialdiagnostisch sind vergrößerte Lymphknoten durch entzündliche Veränderungen oder einer Systemerkrankung von einer thrombosierten Vene zu unterscheiden. Echoarmes Reflexmuster und fehlende Komprimierbarkeit erinnern auf den ersten Blick an ein thrombosiertes Venenlumen. Wichtig ist daher immer die Darstellung der echoarmen Struktur in 2 Ebenen. Der vergrößerte Lymphknoten läßt sich in 2 Ebenen abgrenzen, die thrombosierte Vene läßt sich als echoarme, tubuläre Struktur nach proximal und distal weiter verfolgen. Dorsal des Lymphknotens (links im Querschnitt, rechts im Längsschnitt) befindet sich blaucodiert die V. femoralis communis und rotcodiert die A. femoralis communis. Im Längsschnitt ist ein lymphknotenversorgendes Gefäß am Unterrand des vergrößerten Lymphknotens angeschnitten.

Abb. 3.37 a–d.
Venenaneurysma

58jährige Patientin mit szintigraphisch nachgewiesener Lungenembolie; duplexsonographisch: sakkuläres Venenaneurysma der V. poplitea, das bis in den Mündungsbereich der V. suralis hineinreichte. Der aneurysmatische Anteil der V. poplitea war wandständig bis auf das normale Lumen thrombosiert.

a *Links* im Bild ist die V. poplitea (blaukodiert) proximal des Aneurysmas dargestellt, *rechts* die aneurysmatisch erweiterte poplitea (*V.POP*) mit wandständigem Thrombus.

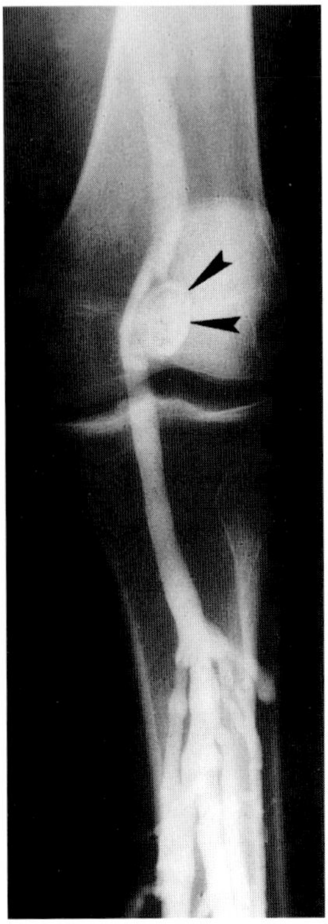

3.37 b

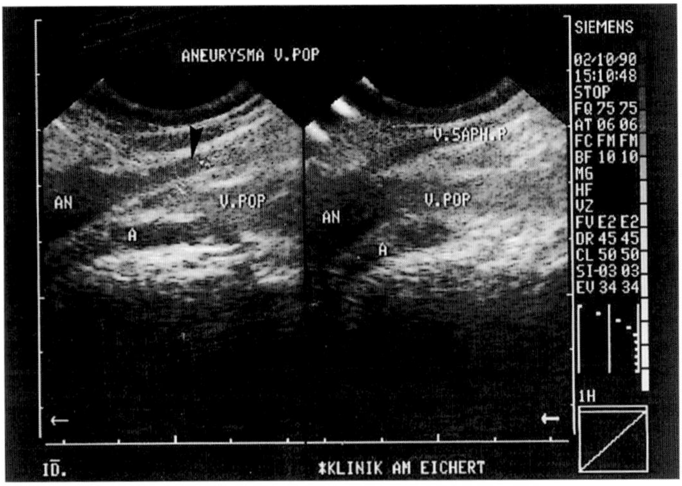
ANEURYSMA V.POP
SIEMENS
02/10/90
15:10:48
STOP
FQ 75 75
AT 06 06
FC FM FM
BF 10 10
MG
HF
VZ
FV E2 E2
DR 45 45
CL 50 50
SI-03 03
EV 34 34
1H
V.SAPH.P
AN
V.POP
A
AN
V.POP
A
ID.
*KLINIK AM EICHERT

3.37 c

Abb. 3.37 b – c.

b Phlebographie: Wegen der wandständigen Thrombosierung kommt der aneurysmatische Anteil der V. poplitea nicht zur Darstellung und erscheint daher nur als Aneurysma einer zuführenden Vene im Mündungsbereich (oberhalb des Kniegelenkspalts).

c Von dem Venenaneurysma, das sich auf die Mündung der V. suralis und die V. poplitea ausdehnt, ist im *linken* Bildteil der aneurysmatische Anteil der V. suralis (*Pfeil*) abgebildet. Im *rechten* Bildteil mündet die V. saphena parva (*V.SAPH.P*) in die aneurysmatisch erweiterte V. poplitea (*V.POP*). Die Schnittebene im rechten Bildabschnitt mit dem Poplitealvenenaneurysma (*AN*) ist etwas proximaler gewählt als die im linken Bildabschnitt.

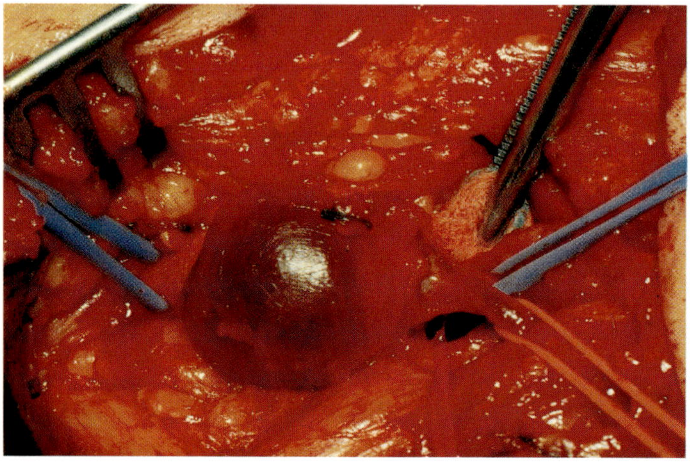

3.37 d

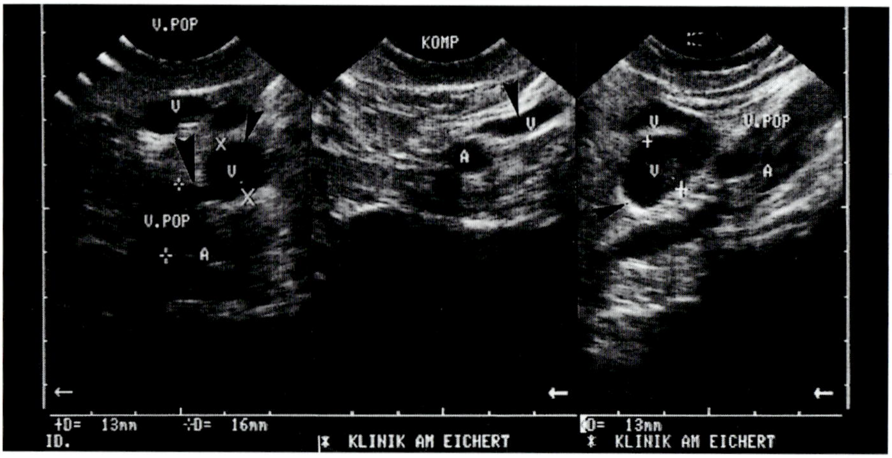
V.POP
KOMP
V
X
V
X
V.POP
A
V
A
V
V
V
V.POP
A
+D= 13mm
÷D= 16mm
ID.
KLINIK AM EICHERT
D= 13mm
KLINIK AM EICHERT

3.38 a

Abb. 3.37.
d Intraoperativ bestätigt sich der sonographische Befund eines Poplitealvenenaneurysmas (Bildmitte) mit wandständiger Thrombosierung des sakkulären Anteils sowie aneurysmatischer Erweiterung der V.-suralis-Mündung. Mit dem blauen Zügel ist die V. poplitea proximal und distal angeschlungen, mit rotem Zügel die V. suralis.

Abb. 3.38 a, b.
52jährige Patientin, Routinediagnostik vor Varizenexhärese: Aneurysmatische Erweiterung der V. suralis vor der Einmündung in die V. poplitea. Die V. poplitea ist im Gegensatz zu Abb. 3.37 nicht in die aneurysmatische Erweiterung mit einbezogen.

a Zwischen V. poplitea und Aneurysma zeigt sich ein normalkalibriger Venenabschnitt von etwa 1 cm Länge links im Bild (*großer Pfeil* ganz links im Bild; Aneurysma: *kleiner Pfeil*). Im Kompressionstest (*Bildmitte*) sind alle Venen außer dem aneurysmatischen Anteil der V. suralis komprimierbar. Ein wandständiger Thrombus verhindert die komplette Komprimierbarkeit (im Querschnitt gleicher Bildausschnitt wie links ohne Kompression dargestellt). Ganz rechts im Bild V. poplitea und kaudal davon das Aneurysma im Längsschnitt (Durchmesser 16 mm *Pfeil*). Der Thrombus ist im Grauwertbild erkennbar.

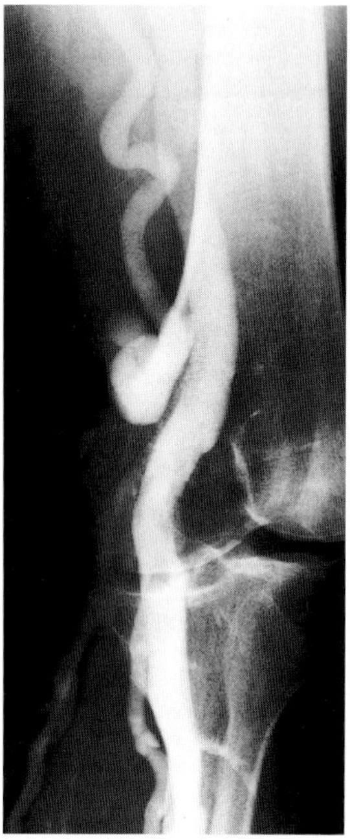

3.38 b

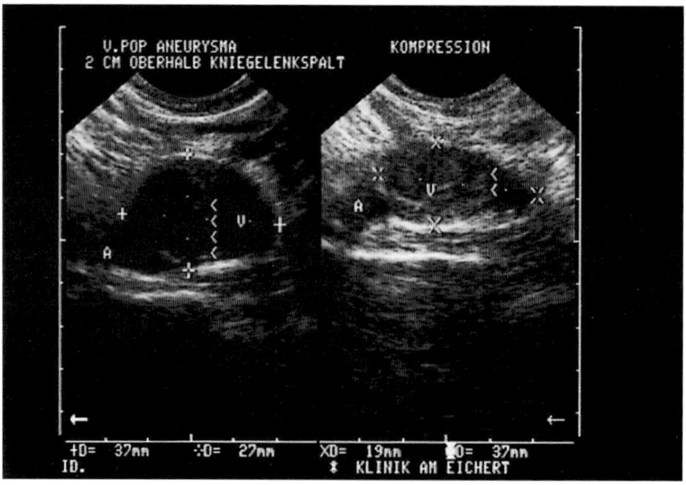
V.POP ANEURYSMA
2 CM OBERHALB KNIEGELENKSPALT
KOMPRESSION
A
V
+D= 37mm
÷D= 27mm
XD= 19mm
D= 37mm
ID.
KLINIK AM EICHERT

3.39 a

Abb. 3.38.
b Phlebographie: Distal der V.-suralis-Mündung die aneurysmatische Erweiterung.

Abb. 3.39 a–c.
Poplitealvenenaneurysma sakkulär

45jähriger Patient mit rezidivierenden Lungenembolien; sonographisch und phlebographisch sakkuläres Poplitealvenenaneurysma. Das sakkuläre Aneurysma ist bis auf ein kleines Restlumen thrombosiert (**a**).

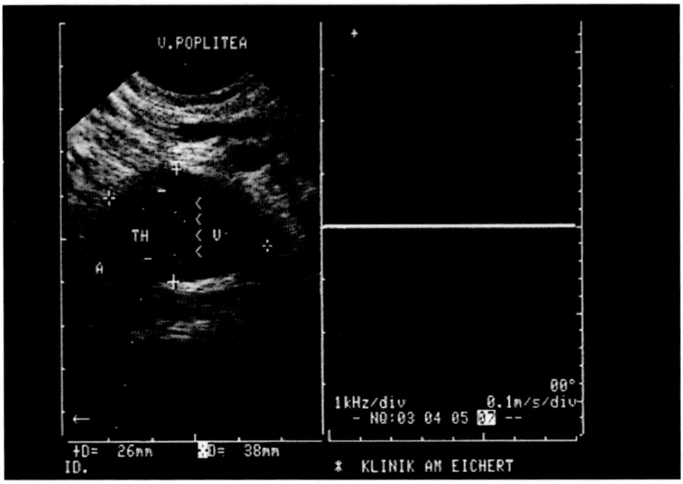
V.POPLITEA
TH
V
A
1kHz/div
0.1m/s/div
00°
- NO:03 04 05 07 --
+D= 26mm
D= 38mm
ID.
KLINIK AM EICHERT

3.39b

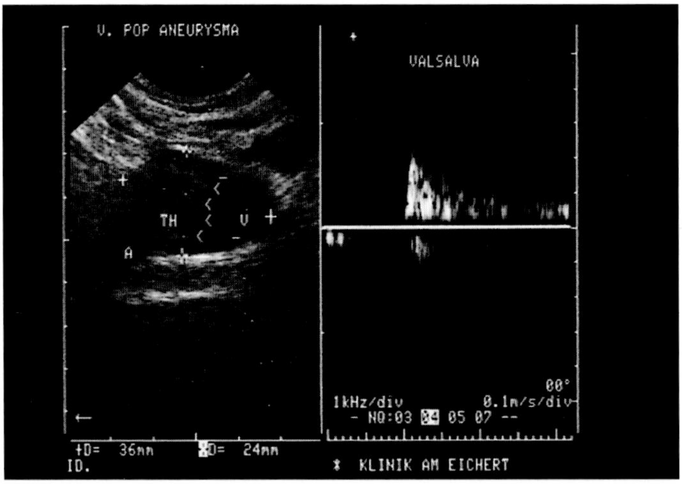
V. POP ANEURYSMA
VALSALVA
TH
V
A
1kHz/div
0.1m/s/div
00°
- NO:03 04 05 07 --
+D= 36mm
D= 24mm
ID.
KLINIK AM EICHERT

3.39c

Abb. 3.39 b – c.
Die maximale Aneurysmaausdehnung beträgt im Querschnitt 38 mm. Duplexsonographisch läßt sich der thrombosierte Anteil (**b**) von dem nicht thrombosierten Restlumen abgrenzen. Im durchflossenen Lumen ist ein Strömungssignal nachweisbar und im Valsalva-Versuch ein Rückstrom aufgrund der Klappeninsuffizienz (**c**). Weil zusätzlich eine Klappeninsuffizienz der V. femoralis vorlag, wurde eine Unterbindung der V. femoralis superficialis zur Vermeidung weiterer Lungenembolien durchgeführt.

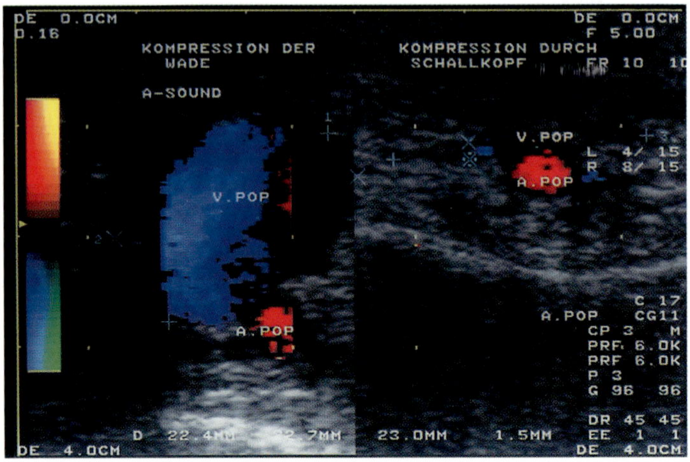

KOMPRESSION DER WADE
A-SOUND
V.POP
A.POP
KOMPRESSION DURCH SCHALLKOPF
V.POP
A.POP
A.POP

3.40 a

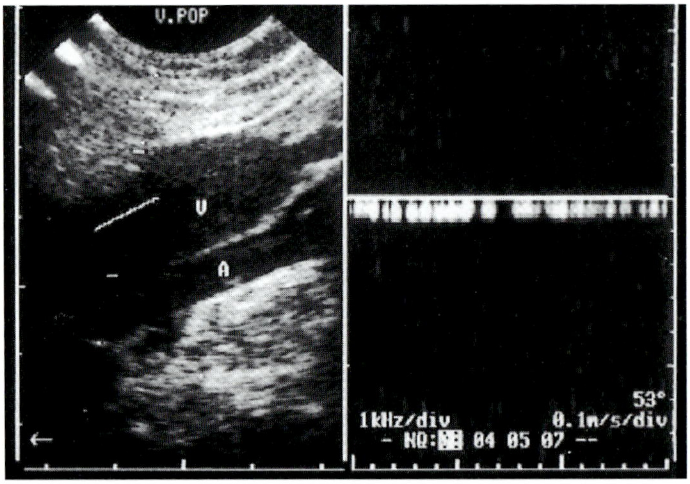

V.POP
V
A
53°
1kHz/div
0.1m/s/div

3.40 b

Abb. 3.40 a, b.
Poplitealvenenaneurysma spindelförmig

a Das maximal 28 mm breite, spindelförmige Aneurysma einer Patientin, die über Neigung zu Wadenschwellung klagt, ist durch den Transducer vollständig komprimierbar. Auch wenn, bedingt durch langsame venöse Flüsse im Aneurysma, eine satte farbliche Darstellung des gesamten durchflossenen Lumens nicht möglich ist, ist durch die vollständige Komprimierbarkeit des Aneurysmas eine partielle Thrombosierung ausgeschlossen.

b Der spindelförmige Charakter des Aneurysmas ist im Längsschnitt sichtbar; die Schwellneigung kommt durch die Klappeninsuffizienz in diesem Bereich zustande. Hier ist ein chirurgisches Vorgehen nicht indiziert, sondern eine Kompressionstherapie ausreichend. In sonographischen Verlaufskontrollen über 5 Jahre ist das Venenaneurysma unverändert, wandständige Thromben konnten nie nachgewiesen werden.

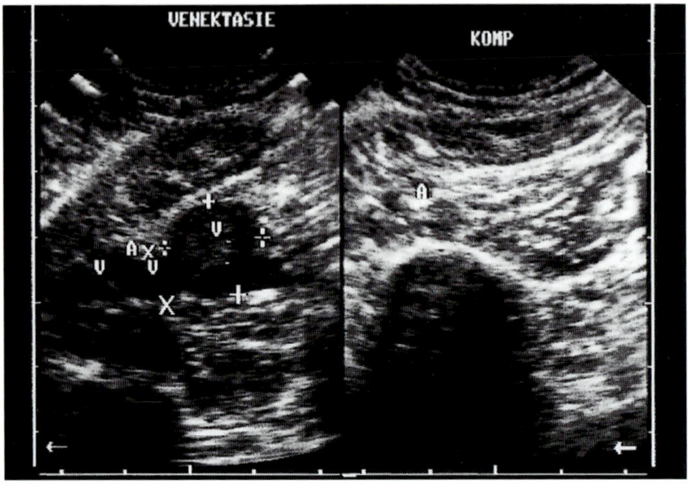
VENEKTASIE
KOMP
V
A
V
V
A

3.41a

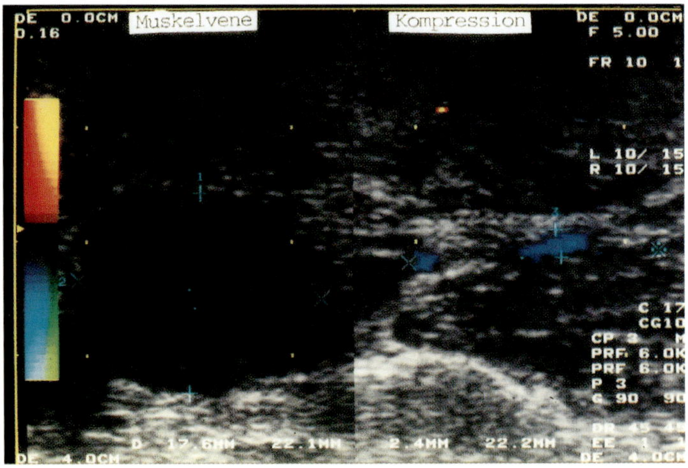
DE 0.0CM
Muskelvene
Kompression
DE 0.0CM
F 5.00
FR 10
L 10/
R 10/
PRF 6.0K
P 3
D 17.6MM 22.1MM
2.4MM 22.2MM
DE 4.0CM

3.41b

Abb. 3.41 a – c.
Venektasie

a Spindelförmige Ektasien der V. tibialis posterior und von Muskelvenen, die im B-Bild zunächst an eine Thrombose denken lassen, waren die Quelle von szintigraphisch nachgewiesenen Lungenembolien eines 50jährigen Patienten. Zum Zeitpunkt der Untersuchung ließen sich in den ektatischen Venen (Durchmesser bis 2 cm) keine Thromben nachweisen. Unter Kompression ist nur das Lumen der Arterie erkennbar, die Venen sind vollständig komprimierbar. Unter konsequenter Kompressionstherapie ist der Patient seit 6 Jahren beschwerdefrei.

b Auch Muskelvenen sind ektatisch und dilatiert, im abgebildeten Beispiel auf maximal 22 mm. Stasebedingt sind farbduplexsonographisch keine Strömungssignale nachweisbar (*linker* Bildteil), und die Vene erscheint thrombosiert. Sie ist jedoch vollständig komprimierbar. Bei etwas reduzierter Kompression sind dann in den lumeneingeengten Muskelvenen Strömungssignale nachweisbar (*rechter* Bildteil).

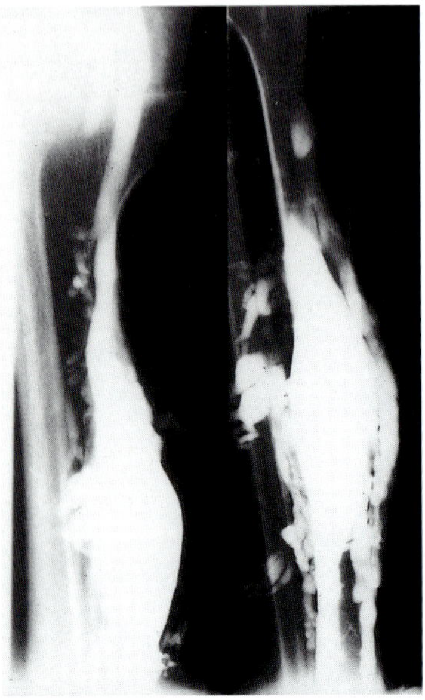

3.41 c

3.4.7
Venen der oberen Extremität und V. jugularis: Normalbefund, Thrombose, Kompressionssyndrom

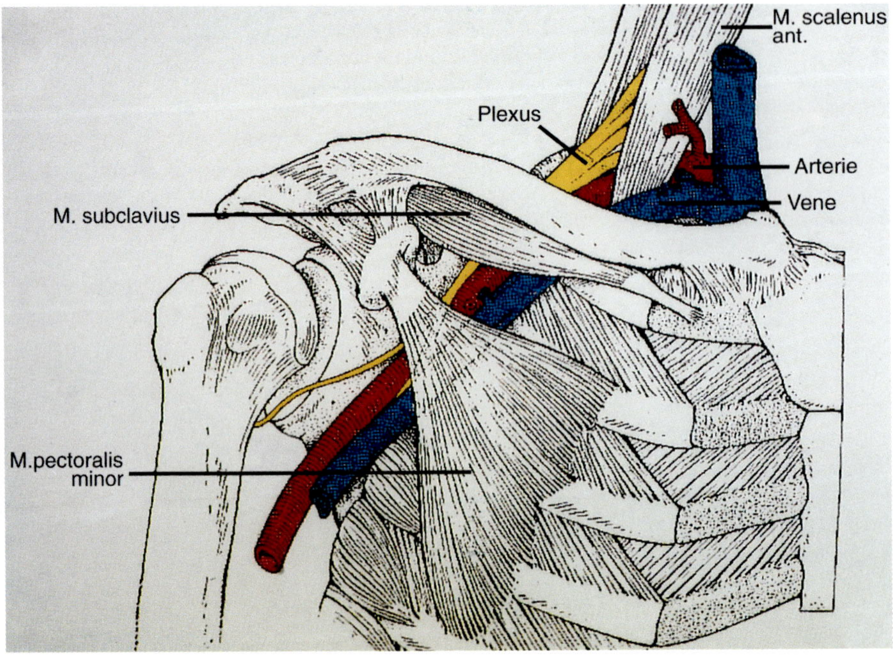

3.42 a

Abb. 3.41.
c Phlebographie: Ektatische, spindelförmig erweiterte Muskel- und Leitvenen am Unterschenkel.

Abb. 3.42 a, b.
a Verlauf von V. subclavia und V. axillaris. (Aus: Heberer u. van Dongen 1987)

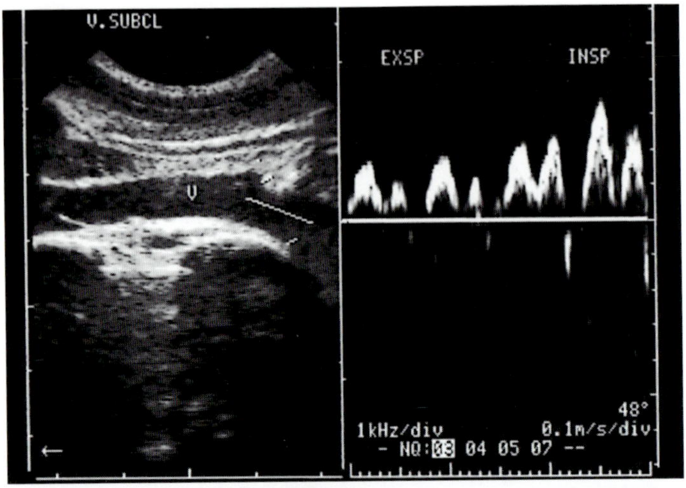
V.SUBCL
EXSP
INSP
V
48°
1kHz/div
0.1m/s/div
- NQ:03 04 05 07 --

3.42b

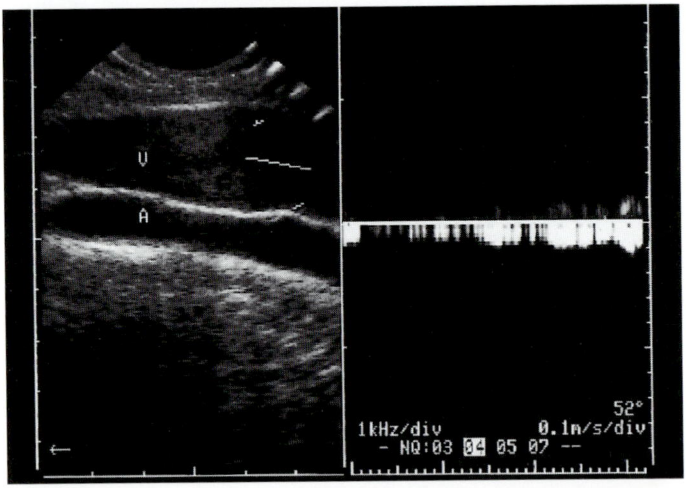
V
A
52°
1kHz/div
0.1m/s/div
- NQ:03 04 05 07 --

3.43

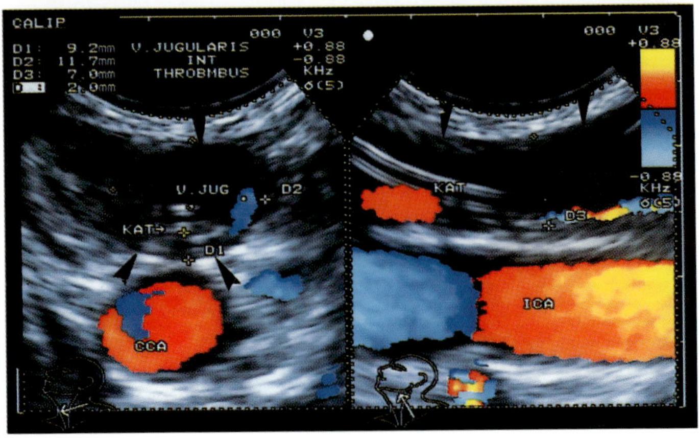
CALIP
D1: 9.2mm
D2: 11.7mm
D3: 7.0mm
V.JUGULARIS
INT
THROBMBUS
V.JUG
D2
KAT
D1
CCA
KAT
D3
ICA

3.44

Abb. 3.42.
V. axillaris – Normalbefund

b Übergang von V. axillaris zu V. subclavia mit atemabhängiger Schwankung der Blutströmungsgeschwindigkeit und der typischen kardialen Modulation. *Links* im B-Bild ist eine Venenklappe dargestellt.

Abb. 3.43.
Obere Einflußstauung

Eine obere Einflußstauung, bedingt durch einen Medistinaltumor, verursacht im B-Bild erweitert darstellbare Venen (exemplarisch ist die V. jugularis gezeigt). Die Blutflußgeschwindigkeit ist reduziert und die kardiale Modulation aufgehoben.

Abb. 3.44.
Jugularvenenthrombose (ZVK)

Fremdkörper in Venen (Schrittmacher, zentralvenöse Katheter) haben eine thrombogene Wirkung. An der Doppelkontur ist der Verlauf des zentralvenösen Jugulariskatheters (Kat) in der thrombosierten, wandständig noch durchströmten V. jugularis (*links* im Querschnitt, blaukodiert) erkennbar. Medial der thrombosierten V. jugularis ist die A. carotis communis (*links* im Querschnitt, *rechts* im Längsschnitt) erkennbar. Die farbliche Kodierung in der wandständig noch durchströmten V. jugularis ist der A. carotis communis entgegengesetzt (rot-blau). Der Farbumschwung von rot über schwarz nach blau in der Arterie ist bedingt durch die Richtungsänderung der Blutströmung in Relation zum Schallstrahl.

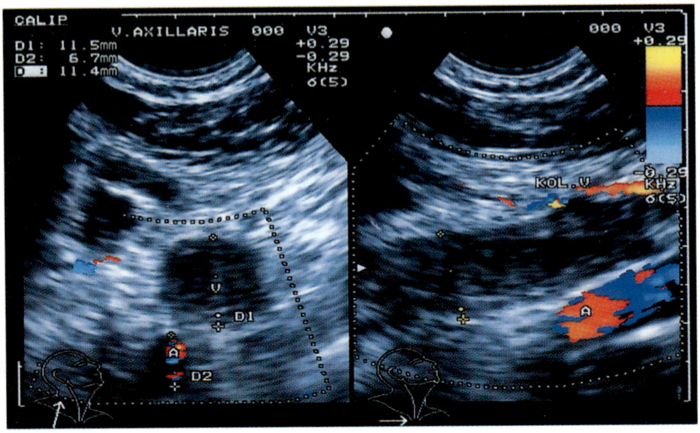

3.45 a

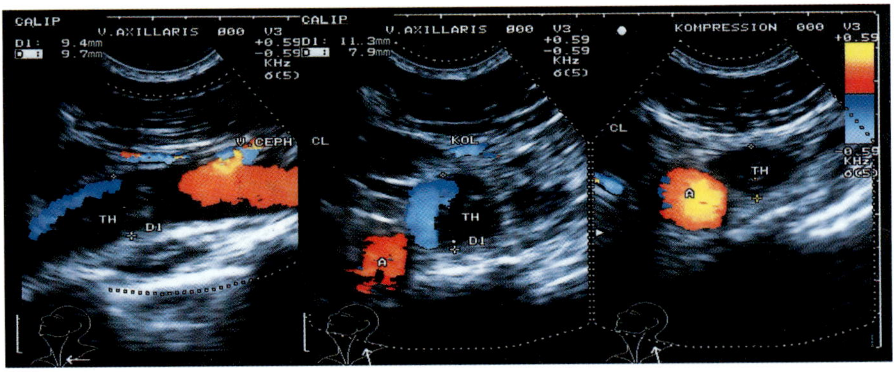

3.45 b

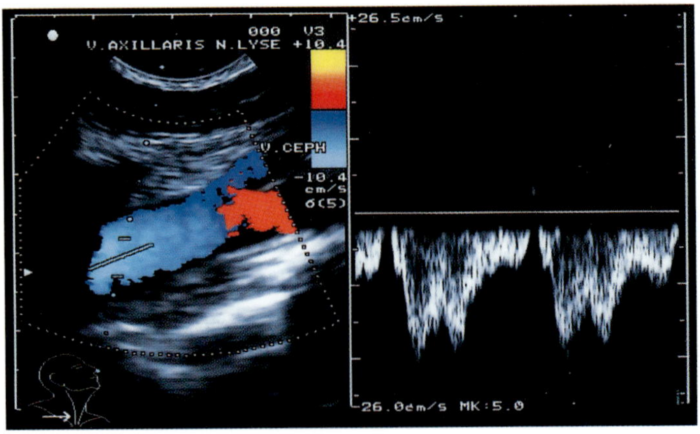

3.45 c

Abb. 3.45 a–c.
Axillarvenenthrombose (Lysetherapie)

a Die Thromben in der V. axiallaris und V. subclavia sind echoarm, homogen und gut von der Wand abgrenzbar. Dies sind Zeichen einer frischen Thrombose. Die Vene ist weit aufgedehnt, die Arterie verläuft dorsal, ventral davon sind Kollateralvenen dargestellt.

b Nach 2 Lysezyklen mit Streptokinase ultrahoch läßt sich farbduplexsonographisch eine beginnende Rekanalisation nachweisen. Die distale V. axillaris ist komplett rekanalisiert (rotkodiert, auf den Schallkopf zu). In der proximalen V. axillaris (*linker* Bildteil) ist der Thrombus wandständig umflossen (blaukodiert, vom Schallkopf weg, bedingt durch Richtungsänderung bezogen auf den Schallstrahl). Ventral davon zeigt sich eine Brustwandkollaterale. Im Querschnitt (*Bildmitte*) ist bei durchflossener V. axillaris (blaukodiert) wandständig noch ein größerer, echoarmer Thrombus sichtbar. Den Beweis, daß dies kein Strömungsphänomen durch falsche Geräteeinstellung, sondern ein Thrombus ist, liefert der Kompressionstest (*rechts* im Bild). Der durchflossene Anteil des Lumens ist komprimiert, und nur noch der thrombosierte, nicht komprimierbare Lumenanteil ist echoarm dargestellt. Jeweils dorsokranial ist die A. axillaris (A) rotkodiert abgebildet (Cl: Klavicula).

c Nach einem weiteren Lysezyklus ist die Vene komplett rekanalisiert; das Dopplerfrequenzspektrum zeigt neben der atemabhängigen Schwankung das kardial modulierte (M-förmige) Flußspektrum. Die kardiale Modulation zeigt die Elastizität der Venenwand und spricht für die Lyse einer sehr frischen Thrombose, die noch nicht zu entzündlichen Wandveränderungen und damit noch zu keiner Rigidität der Venenwand geführt hat.

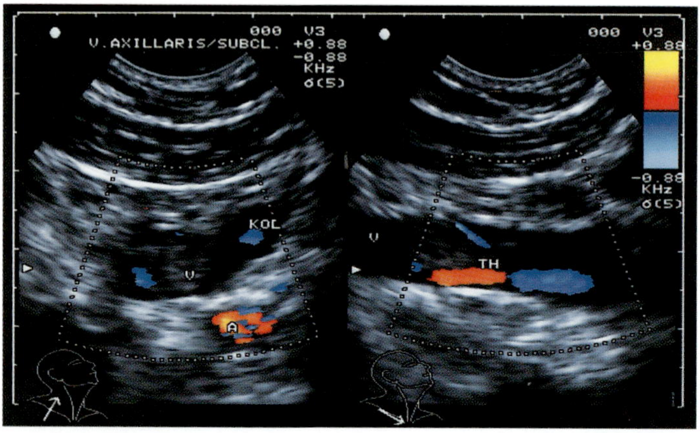

3.46 a

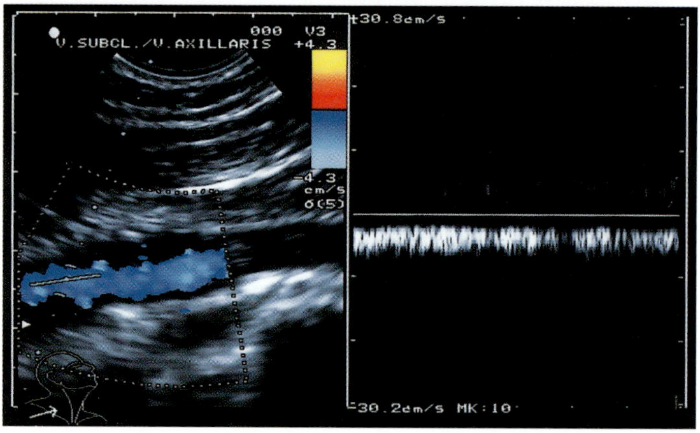

3.46 b

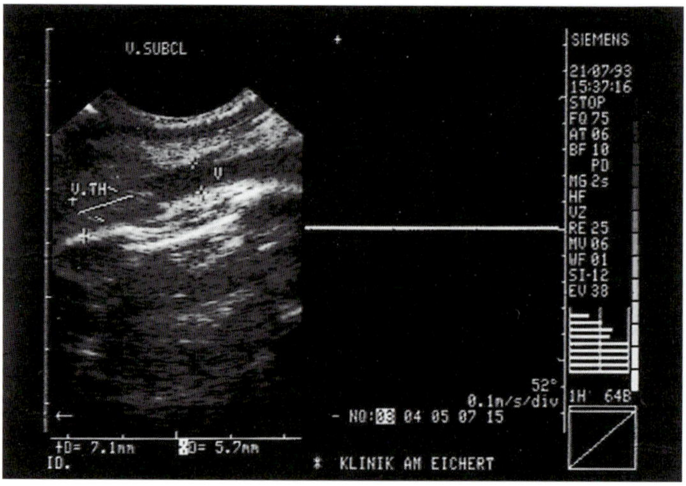

3.47 a

Abb. 3.46 a, b.
a Bei gleicher Konstellation wie in Abb. 3.45 zeigt sich in der thrombosierten V. axillaris erst nach 5 Lysezyklen eine beginnende Rekanalisation (*links* im Querschnitt und *rechts* im Längsschnitt).

b Nach 3 weiteren Lysezyklen ist die V. axillaris rekanalisiert, die Venenwand jedoch deutlich verdickt (echoarme Struktur um blaukodiertes, durchströmtes Lumen). Das Dopplerfrequenzspektrum ist nicht kardial moduliert. Die postthrombotischen entzündlichen Wandveränderungen, möglicherweise mit thrombotischen Wandauflagerungen, führen zu einer Rigidität der Venenwand. In diesem Fall besteht die Gefahr einer frühzeitigen Rethrombose, weil sich die Wandveränderungen thrombogen auswirken. 2 Tage später war die V. axillaris trotz suffizienter Heparinisierung okkludierend thrombosiert.

Abb. 3.47 a–e.
Kostoklavikuläres Kompressionssyndrom

a 17jährige Patientin mit Armschwellung rechts und livider Verfärbung von Hand und Unterarm bestehend seit 5 Tagen. Anamnestisch wurde rezidivierende eine passagere und nur diskret ausgeprägte Armschwellung festgestellt. Als Ursache findet sich sonographisch ein kurzstreckiger Thrombus im Übergang der V. subclavia in die V. axillaris unmittelbar distal der kostoklavikulären Enge.

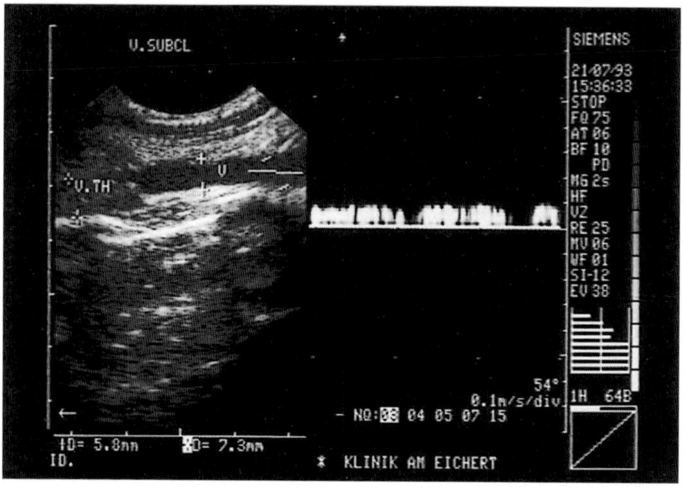
V.SUBCL
SIEMENS
21/07/93
15:36:33
STOP
FQ 75
AT 06
BF 10
PD
MG 2s
HF
VZ
RE 25
MV 06
WF 01
SI-12
EV 38
V.TH
V
54°
0.1m/s/div
1H 64B
NO:03 04 05 07 15
D= 5.8mm
D= 7.3mm
ID.
KLINIK AM EICHERT

3.47 b

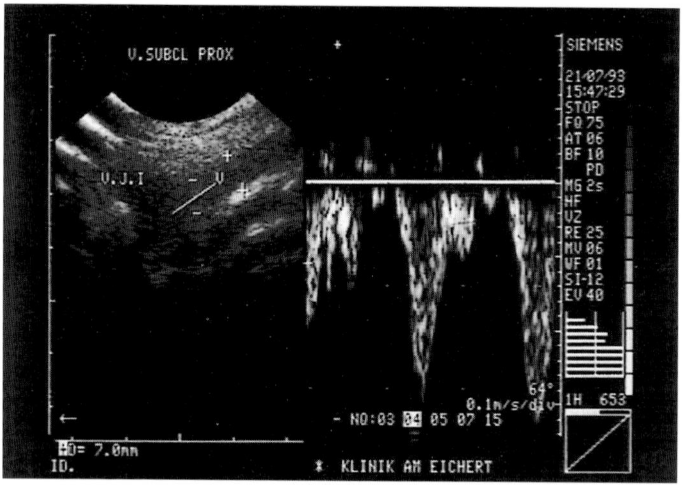
V.SUBCL PROX
SIEMENS
21/07/93
15:47:29
STOP
FQ 75
AT 06
BF 10
PD
MG 2s
HF
VZ
RE 25
MV 06
WF 01
SI-12
EV 40
V.J.I
V
64°
0.1m/s/div
1H 653
NO:03 04 05 07 15
D= 7.0mm
ID.
KLINIK AM EICHERT

3.47 c

Abb. 3.47 b – c.
b Distal davon ist die V. axillaris offen, das Dopplerfrequenzspektrum zeigt das Bild einer Abflußstörung (kontinuierliches, nicht atemabhängiges und nicht kardial moduliertes Flußsignal).

c Proximal der Klavikula ist die V. subclavia offen und zeigt einen unauffälligen, atemabhängigen und kardial modulierten Fluß.

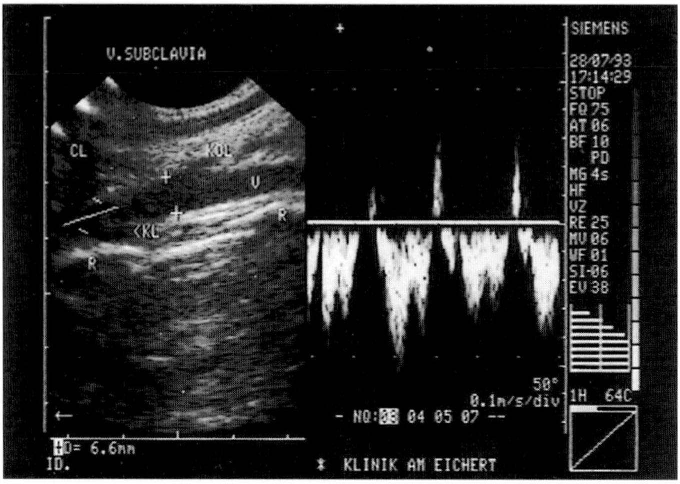
V.SUBCLAVIA
SIEMENS
28/07/93
17:14:29
STOP
FQ 75
AT 06
BF 10
PD
MG 4s
HF
VZ
RE 25
MV 06
WF 01
SI-06
EV 38
CL
KOL
V
<KL
R
50°
0.1m/s/div
1H 64C
- NQ:03 04 05 07 --
D= 6.6mm
ID.
KLINIK AM EICHERT

3.47 d

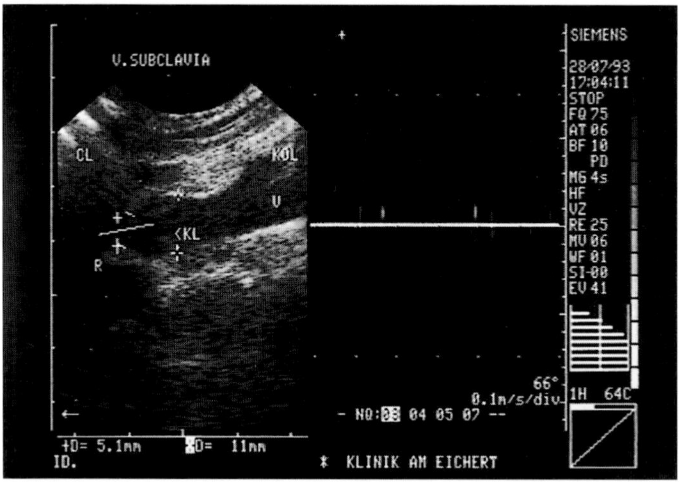
V.SUBCLAVIA
SIEMENS
28/07/93
17:04:11
STOP
FQ 75
AT 06
BF 10
PD
MG 4s
HF
VZ
RE 25
MV 06
WF 01
SI-00
EV 41
CL
KOL
V
<KL
R
66°
0.1m/s/div
1H 64C
- NQ:03 04 05 07 --
+D= 5.1mm
D= 11mm
ID.
KLINIK AM EICHERT

3.47 e

Abb. 3.47 d – e.
d Nach 3 Lysezyklen mit Streptokinase ultrahoch kam es zu einer Rekanalisation in der Vene; ein vermutetes kostoklavikuläres Kompressionssyndrom als Ursache der Thrombose ließ sich in der duplexsonographischen Untersuchung bestätigen. Bei der entspannt liegenden Patientin (entspannte Lage des Arms) zeigt die Untersuchung ein unauffälliges, atemabhängiges und kardial moduliertes Dopplerfrequenzspektrum.

e Bei kräftigem Zug am Arm nach dorsokaudal weitet sich die Vene distal der kostoklavikulären Enge stauungsbedingt auf. Die Untersuchung von der Mohrenheim-Grube aus zeigt neben der erweiterten V. subclavia und V. axillaris Kollateralvenen (*KOL*). Unmittelbar distal der Enge läßt sich kein Strömungssignal mehr nachweisen als Zeichen eines kompressionsbedingten Verschlusses der V. subclavia. Im erweiterten Venenlumen sind die Venenklappen (*KL*) abgebildet. (Cl: Klavikula).
Das kostoklavikuläre Kompressionssyndrom sollte im Dopplerfrequenzspektrum dokumentiert werden, weil die farbduplexsonographische Aussage schwer quantifizierbar und bei den notwendigen Manövern im Provokationstest artefaktanfälliger ist.

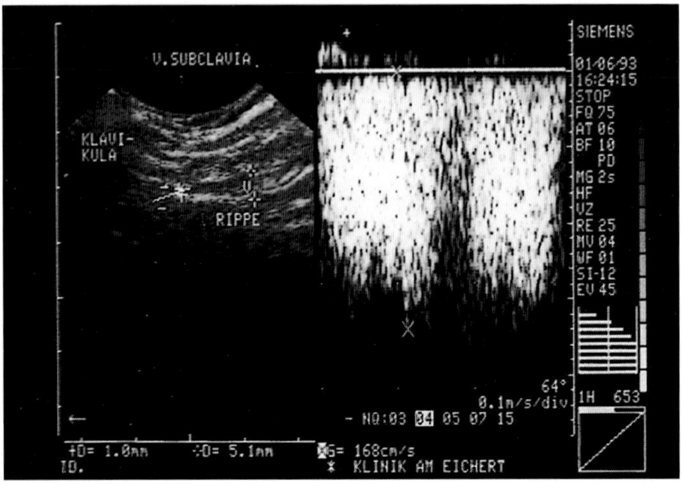
V.SUBCLAVIA
KLAVI-
KULA
RIPPE
SIEMENS
16:24:15
STOP
FQ 75
AT 06
BF 10
PD
MG 2s
HF
VZ
RE 25
MV 04
WF 01
SI-12
EV 45
64°
0.1m/s/div
1H 653
168cm/s
KLINIK AM EICHERT

3.48

Abb. 3.48.
Der Durchtritt der Vene durch die kostoklavikuläre Enge zwischen Klavikula und 1. Rippe läßt sich wegen der knochenbedingten Schallauslöschung selten darstellen und ist nur möglich, wenn bei schlanken Patienten eine tangential gerichtete Beschallung möglich ist. Dann läßt sich bei zunehmender Abduktion des Armes in der kostoklavikulären Enge ein hochfrequentes, kontinuierliches Stenosesignal evtl. bis zum kompletten Verschluß der V. subclavia nachweisen (Fall einer 29jährigen Patientin mit kostoklavikulärem Kompressionssyndrom). Die A. subclavia war, wie meist beim kostoklavikulären Syndrom, nicht komprimiert und zeigte duplexsonographisch ein dreiphasisches Flußsignal.
Bei der Patientin ergab sich das gleiche duplexsonographische Untersuchungsergebnis unter dorsokaudalem Zug am außenrotierten Arm. Eine extreme Hyperabduktion kann auch bei Probanden ohne klinische Symptome eines Kompressionssyndroms zu einer Kompression der V. subclavia in der kostoklavikulären Enge mit nachweisbarer Abflußstörung im Dopplerfrequenzspektrum führen. Der Hyperabduktionstest darf daher nicht überbewertet werden. Das pathologische Dopplerfrequenzspektrum, abgeleitet unter dorsokaudalem Zug am außenrotierten Arm, ist spezifischer für ein kostoklavikuläres Kompressionssyndrom.

Kapitel 4

Shunt 4

4.1 Fragestellungen bei spontanen und bei therapeutisch angelegten Fisteln

Die arteriovenöse (AV-) Fistel ist eine Verbindung zwischen einer Arterie und einer Vene ohne dazwischenliegendes Kapillarbett. Die Entstehung dieser arteriovenösen Kurzschlußverbindungen kann *angeboren oder erworben* sein. Erworbene AV-Fisteln können Folgen von Traumen oder Komplikationen von Punktionen und Katheteruntersuchungen sein.

Daneben werden AV-Fisteln *therapeutisch* zur Dialyse angelegt oder temporär in der Leiste bei Beckenvenenthrombosen nach Thrombektomie.

Operationstechnisch und für den problemlosen Zugang zur Punktion ist die Anlage von *Dialyseshunts* am Handgelenk oder in der Ellenbeuge am geeignetsten. Das Shuntvolumen sollte mindestens 300 ml/min betragen, Shuntvolumina >15–20% des Herzminutenvolumens können zur Herzinsuffizienz führen.

Neben der direkten Verbindung zwischen einer Vene und einer Arterie, meist End-zu-Seit, kann bei schlechten Venenverhältnissen die Shuntvene durch ein *Kunststoffimplantat* (Polytetrafluorethylen/PTFE oder Gore-Tex) ersetzt werden. Bei der direkten Verbindung zwischen Arterie und Vene wird bei der klassischen Brescia-Cimino-Fistel die V. cephalica End-zu-Seit an die A. radialis auf Höhe des Handgelenks anastomosiert. Bei Kaliberschwäche der Vene kann die Fistel an der Ellbeuge zwischen A. brachialis und V. cephalia oder V. basilica angelegt werden. Bei schlechten Venenverhältnissen können Kunststoffshunts als Loop von der A. brachialis am Ellbogen auf die V. basilica oder die V. brachialis implantiert werden, wobei sich eine U-förmige Schlaufe subkutan am Unterarm bewährt hat. Weiterhin kann die Prothese als geradliniges Interponat („straight graft") zwischen der A. brachialis und der V. cephalica, V. axillaris oder V. jugularis gelegt werden.

Der Standarddurchmesser bei PTFE-Prothesen liegt bei 5 oder 6 mm; sie sind nach Implantation sofort zur Dialyse punktierbar. Dagegen benötigen zwischen Arterie und Vene direkt angelegte AV-Fisteln eine Reifungszeit von 3–4 Wochen, bis die Shuntvene durch Dilatation und Wandverdickung punktionsbereit ist.

Direkte AV-Shunts haben eine bessere Prognose als Kunststoffimplantate. Unterschiedliche Funktionsprobleme (s. Tabelle 4.1) erzwingen immer wieder Shuntrevisionen.

In der *klinischen Untersuchung* fallen Shunts durch ein Schwirren bei Palpation und ein systolisch-diastolisches, je nach Shuntvolumen relativ hochfrequentes Strömungsgeräusch auf.

Für die *Farbduplexsonographie* stellen sich folgende Indikationen und Aufgabengebiete bei der Diagnostik von AV-Fisteln:

- Angeborene oder erworbene nichttherapeutische Fisteln:
  - Fistelnachweis,
  - Lokalisation,
  - Identifikation der speisenden Arterie und der abführenden Vene,
  - Abschätzen des Shuntvolumens.
- Therapeutisch angelegte AV-Fisteln:
  - Abschätzung des Shuntvolumens,
  - Beurteilung von Shuntkomplikationen:
    - Shuntverschluß,
    - Stenose (Anastomose oder im Shuntverlauf),
    - Stenose in vorgeschalteter Arterie oder in Shuntvene,
    - periphere Ischämie (Steal-Syndrom) bei hohem Shuntvolumen und Erfolgskontrolle bei „Bändelung" des Shunts,
    - Punktionsaneurysma.

Typischer farbduplexsonographischer Befund in der Diagnose von AV-Fisteln ist eine mosaikartige Farbwolke, bedingt durch ausgeprägte Turbulenzen in der Fistel sowie durch perivaskuläre Vibrationen. Neben den Turbulenzen kommt es in der Shuntvene bei für Venen adäquater Geräteeinstellung durch die erhöhte Strömungsgeschwindigkeit zum Aliasing.

Dopplersonographisch besteht in der fistelspeisenden Arterie durch den niedrigen peripheren Widerstand ein monophasisches Dopplerfrequenzspektrum mit hohem diastolischem Fluß (insbesondere im Seitenvergleich). Die drainierende Vene hat ein arterialisiertes Strömungsprofil mit ausgeprägten Turbulenzen.

Vorteile der (farb-)duplexsonographischen Untersuchung bestehen in der genauen Lokalisationsmöglichkeit der die Fistel speisenden Arterie und der drainierenden Vene. Bei therapeutisch angelegten Fisteln ist neben der nichtinvasiven Untersuchung von Shuntkomplikationen die Abschätzung des Shuntvolumens hilfreich. Wegen der ausgeprägten Turbulenzen im Shunt oder in der abführenden Vene sowie der Variabilität des Shuntdurchmessers hat sich zur Abschätzung des Flußvolumens im Shunt die Messung des Blutflusses in der zuführenden Arterie als am zuverlässigsten erwiesen. Zur Bestimmung des Shuntvolumens kann die Messung in der speisenden Arterie mit der Gegenseite verglichen oder der Blutfluß in der Arterie distal des Shunts abgezogen werden. Das Flußvolumen berechnet sich aus der mittleren Geschwindigkeit und der Querschnittsfläche des Gefäßes.

4.2 Untersuchungsablauf, Untersuchungstechnik und diagnostische Wertigkeit

Angeborene und erworbene nichttherapeutische Fisteln

Entsprechend der Verdachtsdiagnose in der klinischen Untersuchung wird die Fistel farbduplexsonographisch lokalisiert und das zu- und abführende Gefäß identifiziert. Die Schallkopffrequenz muß der notwendigen Eindringtiefe angepaßt werden. Die relativ hohen Flußgeschwindigkeiten und die perivaskulären Vibrationsartefakte erfordern eine relativ hohe Pulsrepetitionsfrequenz.

Die genaue Fistellokalisation mit der speisenden Arterie und der drainierenden Vene ist für das operative Vorgehen hilfreich.

An peripheren Arterien mit dem typischen Hochwiderstandsfluß läßt sich die fistelspeisende Arterie am pathologischen Dopplerfrequenzspektrum mit erhöhtem diastolischem Fluß erkennen. Distal der Fistel nimmt die Arterie ihr normales, dreiphasiges Strömungsprofil an. Das Flußvolumen der Fistel läßt sich aus Arterienquerschnitt und mittlerer Strömungsgeschwindigkeit errechnen, wobei das normale Flußvolumen der Arterie abgezogen wird. Das normale Blutflußvolumen wird aus der gleichnamigen Arterie der Gegenseite abgeleitet. Von der Fistel gespeiste Venen zeigen das typische arterialisierte Strömungsprofil.

Therapeutisch angelegte AV-Fisteln

In der sonographischen Beurteilung von angelegten AV-Fisteln sowie von möglichen klinischen Shuntproblemen ist nicht der morphologische oder hämodynamische Befund für das therapeutische Procedere allein bedeutsam, sondern dessen klinische Auswirkung. Die Indikationsstellung zur Therapie ist bestimmt von der klinischen Problemstellung, das spezielle therapeutische Procedere (Shunt-PTA, Shuntneuanlage, Shuntrevision, Unterbindung von Kollateralvenen, Aneurysmaresektion, „Fistelbändelung", Fistelverschluß) ist abhängig von der duplexsonographischen Diagnose oder von den Ergebnissen anderer bildgebender Verfahren.

Die klinische Fragestellung bestimmt den Untersuchungsablauf. So muß bei peripherer Ischämie oder bei Herzinsuffizienz das Shuntvolumen bestimmt werden; die ineffektive Dialyse erfordert die Suche nach Stenosen in der Shuntarterie oder der Shuntvene. Wegen der oberflächlichen Lage können therapeutisch angelegte Shunts mit hoher Schallfrequenz (7,5–10 mHz) untersucht werden.

Die Untersuchung eines *Unterarmshunts* geschieht am einfachsten am sitzenden Patienten mit leicht angebeugtem Ellenbogen und aufliegendem Unterarm. Die Kompression des Shunts durch den Schallkopf muß unbedingt vermieden werden: andernfalls kommt es insbesondere im venösen Shuntabschnitt zu falschen Ergebnissen. Zur Erleichterung der Untersuchung sollte man den Schallkopf nicht frei führen, sondern die Handkante oder Finger aufstützen. So läßt sich der Schallkopf mit geringem Druck bewegen. Weiterhin kann Druck auf die Vene verhindert werden, indem der Transducer etwas lateral des Scheitelpunkts der Vene positioniert und die Vene durch Kippen des Transducers eingestellt wird. Kunststoffprothesen sind weniger anfällig für eine Kompression.

Neben der Palpation läßt sich der Shuntverlauf am einfachsten im Querschnitt verfolgen, in stenoseverdächtigen Arealen muß im Längsschnitt das Dopplerfrequenzspektrum abgeleitet werden. Das bekannte auskultatorische und palpatorische Schwirren des Shunts kann zu erschwerten Untersuchungsbedingungen in Form von perivaskulären Vibrationsphänomenen führen. Hier kann eine dosierte Kompression durch den Schallkopf Abhilfe schaffen, jedoch so, daß es zu keiner wesentlichen Kompression der Vene kommt. Bei verwirrenden Shuntverläufen kann die richtungsabhängige farbliche Kodierung einen raschen Überblick über die Flußrichtung in den verschiedenen venösen Schenkeln schaffen.

Stenosen finden sich vornehmlich in *Anastomosenähe* (Kathrein 1991) oder im *Verlauf der Shuntvene*. Eine Intimahyperplasie kann ebenso zu einer Stenose führen wie punktionsbedingte Gefäßwanddissektionen. Insbesondere an Venenklappen neigt die Intima zur Hyperplasie, und die verdickten Klappenanteile können Stenosen verursachen. Die kostoklavikulär angelegte relative Enge kann durch den unphysiologisch hohen venösen Fluß bei einem Dialysepatienten hämodynamisch relevant werden, obwohl sie unter Normalbedingungen keine klinisch bedeutsame Strömungsbehinderung zeigte.

Bei fehlender Stenose in Anastomose oder Shuntvene muß eine Stenose in der *Shuntarterie* weiter proximal (A. axillaris) gesucht werden, weil diese nicht selten zu arteriosklerotischen Prozessen bei langjährigen Dialysepatienten neigt. Ebenso muß eine zentral gelegene Stenose in der Shuntvene ausgeschlossen werden. Die stenosetypische Veränderung des Flußprofils ist in der Stenosediagnostik von Gefäßen, die mit dem Shunt in Verbindung stehen, nicht als Kriterium verwertbar, weil durch den niedrigen peripheren Widerstand in der Vene ein monophasischer Fluß gegeben ist. Auch die turbulente Strömung ist nicht verwertbar. So bleibt als Kriterium für den direkten Stenosenachweis nur die *Flußbeschleunigung*; dabei ist wegen der Streubreite der Flußgeschwindigkeit in Shunts die Orientierung an einer Grenzgeschwindigkeit der systolischen Maximalgeschwindigkeit nur bedingt verwertbar. Von einer relevanten Shuntstenose ist aber bei einer sprunghaften Verdopplung der systolischen Maximalgeschwindigkeit in einem umschriebenen Shuntabschnitt auszugehen. Trodoir et al. (1989) geben bei einem Vergleich zwischen digitaler Subtraktionsangiographie und Duplexsonographie als zuverlässigsten Stenoseparameter den Anstieg der systolischen Maximalgeschwindigkeit auf über 2,5 m/s an (s. Übersicht).

Sehr hochgradige Stenosen können auch das Flußprofil der zuführenden Arterie verändern. Durch den erhöhten peripheren Widerstand kann sie, wie

Parameter in der Diagnostik relevanter Stenosen in Dialyseshunts. (Modifiziert nach Trodoir et al. 1989; Kathrein 1991; Grosser et al. 1991)

- Umschriebene Beschleunigung der systolischen Flußgeschwindigkeit auf > 2,5 m/s
- Rückkehr zum triphasischen Strömungsprofil in der zuführenden Arterie (erhöhter Widerstand)
- Abfall des Shuntvolumens < 250 ml/min

bei Shuntverschlüssen, zu ihrer ursprünglichen Triphasigkeit zurückkehren. So ist ein Hochwiderstandsspektrum in einer shuntspeisenden Arterie oder der anastomosenahen Shuntvene beweisend für eine relevante Shuntstenose im weiteren Gefäßverlauf.

Shuntstenosen werden oft erst bei hochgradiger Einengung funktionell relevant. Entscheidender Parameter für die funktionelle Relevanz einer Stenose ist daher nach Kathrein (1989) die Abnahme des Shuntvolumens auf < 250 ml/min. Das Shuntvolumen läßt sich am zuverlässigsten in der Differenz zwischen dem Flußvolumen in der shuntspeisenden Arterie und dem Flußvolumen in der Arterie distal des Shuntanschlusses bestimmen.

Das *Dopplerfrequenzspektrum* wird im Längsschnitt abgeleitet und die mittlere Geschwindigkeit mit der im Querschnitt errechneten Querschnittsfläche multipliziert.

Grosser et al. (1991) fanden in vergleichenden Messungen an A. brachialis, A. radialis und der anastomosenfernen Shuntvene in der A. brachialis die beste Reproduzierbarkeit von Meßergebnissen zur Abschätzung des Shuntvolumens. Fehlerquellen liegen in der Querschnittsberechnung in kleinen Arterien (vgl. Abb. 4.2 und Abb. 1.11) und in der Bestimmung der mittleren Flußgeschwindigkeit bei ausgeprägten Turbulenzen.

Nur in Ausnahmefällen sollte das Shuntvolumen in der Shuntvene bestimmt werden. Kaliberschwankungen sowie die Bestimmung der mittleren Blutflußgeschwindigkeit in der Shuntvene durch die turbulente Strömung mit z.T. retrograden Flußanteilen erschweren eine zuverlässige Blutvolumenbestimmung. Bei sehr verzweigten Venenverläufen läßt sich das relevante Shuntvolumen jedoch im Punktionsbereich der Shuntvene bestimmen. Voraussetzungen dazu sind eine Darstellung des Blutflusses mit relativ wenig Turbulenzen oder Wirbelbildungen und ein geradliniger Gefäßverlauf im Meßbereich ohne wesentliche Kaliberschwankungen.

Über die beschriebene Bestimmung des Shuntvolumens kann auch der „Reifezustand" des Shunts zwischen Neuanlage und Erstpunktion beurteilt werden. Bei relativ breiter Streuung gelten Shuntvolumina zwischen 300 und 1200 ml/min als für die Dialyse verwertbar. Über 1600 ml/min (Grosser et al. 1991) oder 20% des Herzminutenvolumens ist mit Komplikationen wie Herzinsuffizienz oder einer Ischämie in distal des Shunts gelegenen Körperabschnitten zu rechnen. Als Erfolgskontrolle kann die Berechnung des Shuntvolumens nach einer „Bändelung" die Blutflußreduktion abschätzen.

Die Diagnose eines Shuntverschlusses oder eines Shuntaneurysmas läßt sich in Dialyseshunts wegen ihrer oberflächlichen Lage schon klinisch stellen. Sie können jedoch duplexsonographisch verifiziert werden. Bei Aneurysmen können Ausgangspunkt und Ausdehnung bestimmt (Nahtaneurysma, Punktionsaneurysma) und so das therapeutische Procedere geplant werden.

Tabelle 4.1. Wichtige klinische Shuntprobleme, ihre möglichen Ursachen und die Wertigkeit der duplexsonographischen Diagnostik (je mehr Kreuze, um so mehr eignet sich die Methode zur Klärung der Ursache). (Modifiziert nach Wolf u. Fobbe 1993)

Klinisches Shuntproblem	Mögliche Ursache	Sonographische Diagnostik
Ungenügender Fluß bei der Dialyse (< 200–300 ml/min), Dialyse aber evtl. noch möglich	Stenose der Arterie	+++
	Stenose der Anastomose	+++
	Stenose der Shuntvene	+++
	Andere Vene als Hauptshuntvene punktiert (Shuntaufzweigung)	+
Kein oder nur geringer (< 100 ml/min) Fluß bei Dialyse)	Wie oben oder Verschluß	+++
Shuntvene schlecht oder nicht mehr palpabel/auskultierbar	Verschluß	+++
Erhöhter venöser Rücklaufdruck (>150 mm Hg bei maximaler Pumpengeschwindigkeit)	Proximal gelegene(r) venöse(r) Stenose/Verschluß	+++
Herzinsuffizienz und/oder Anzapfsyndrom	Zu hohes Shuntvolumen	++
Lokale Schwellung	Hämatom	+++
	Aneurysma	+++
	Abszeß	+++
Armschwellung	Relative, proximale Stenose in Vene bei zu hohem Shuntvolumen	++
Rötung, Fieber, Schmerzen	Shuntinfektion	++
Ischämie distal des Shunts	Mikroangiopathie	–
	Zu hohes Shuntvolumen	++
	Arterielle Verschlußkrankheit	++
Insuffiziente Dialyse trotz guten Flusses	Proximal gelegene Stenose mit Zirkulation des teildialysierten Bluts in die venöse Gefäßperipherie	+

4.3
Atlasteil: Shunt

4.3.1
Arteriovenöse Fistel

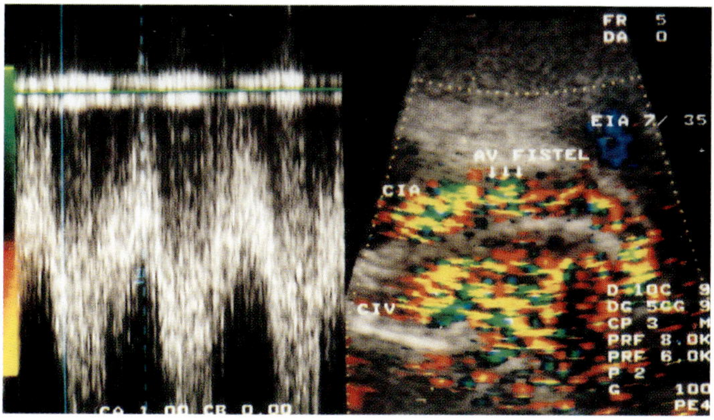

4.1a

Abb. 4.1a–c.
a Wegen einer Beinschwellung wurde eine Ultraschalluntersuchung zum Ausschluß einer Thrombose durchgeführt. Die Beschallung der Beckenvenen zeigt ausgeprägte perivaskuläre Gefäßvibrationen im linken Unterbauch (AV-Fistel als Blickdiagnose). In der zuführenden A. iliaca communis (*CIA*) sowie in der A. iliaca interna bestehen ausgeprägte Turbulenzen und im Dopplerfrequenzspektrum der fisteltypische, hohe diastolische Fluß. Das Dopplerfrequenzspektrum ist aus der A. iliaca interna nahe der Fistel abgeleitet. Die A. iliaca interna ist bogenförmig mit Turbulenzen bis zur Fistel dargestellt; dorsal, ebenfalls mit turbulenter Strömung (mosaikartige „Farbwolken"), die V. iliaca interna (*CIV*). Ventral davon verläuft die elongierte A. iliaca externa (*EIA*).

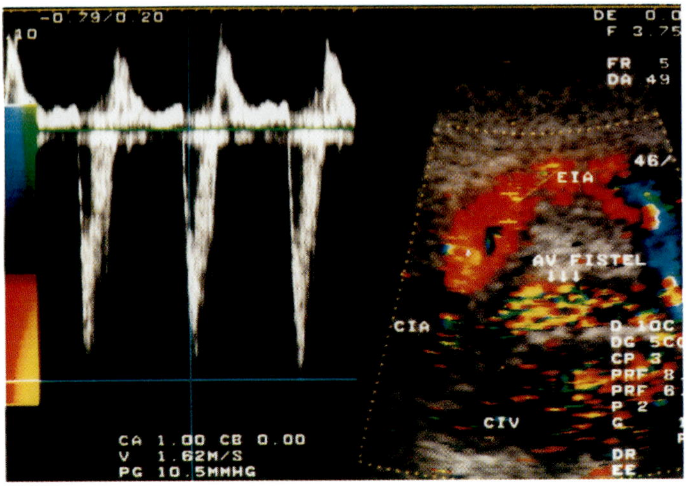

4.1b

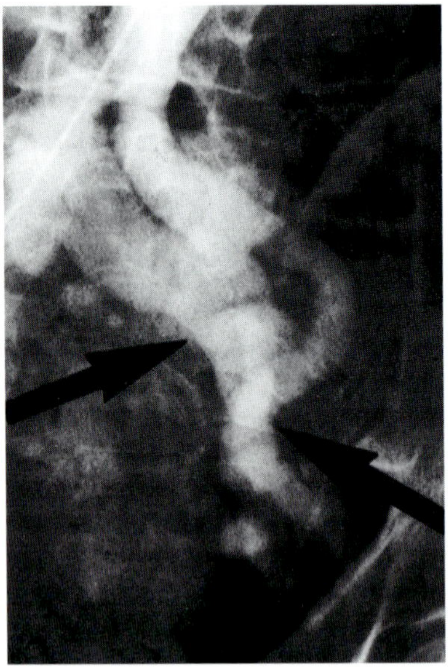

4.1c

Abb. 4.1 b–c.
b Im Vergleich zur fistelversorgenden A. iliaca interna zeigt die A. iliaca externa (*EIA*) farbduplexsonographisch und im Dopplerfrequenzspektrum einen pulsatilen dreiphasigen Fluß. Bei Beschallung von A. und V. iliaca interna (*EIA, CIV*) kann man sich durch wiederholtes Ableiten des Dopplerfrequenzspektrums schrittweise an die Fistel herantasten, die sich durch eine sprunghafte Erhöhung der systolischen und diastolischen maximalen Flußgeschwindigkeit auszeichnet.

c Im angiographischen Ablauf läßt sich der arteriovenöse Kurzschluß im Becken dokumentieren, in der exakten Lokalisation zeigt die Sonographie Vorteile gegenüber der Angiographie. A. iliaca und V. iliaca sind durch *Pfeile* markiert.

4.3.2
Dialyseshunt

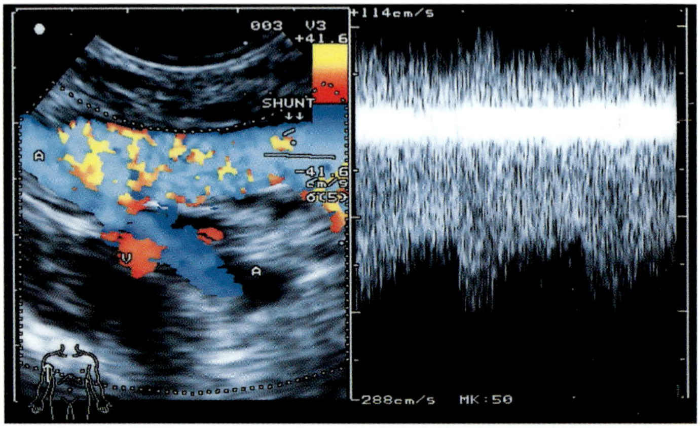

4.2 a

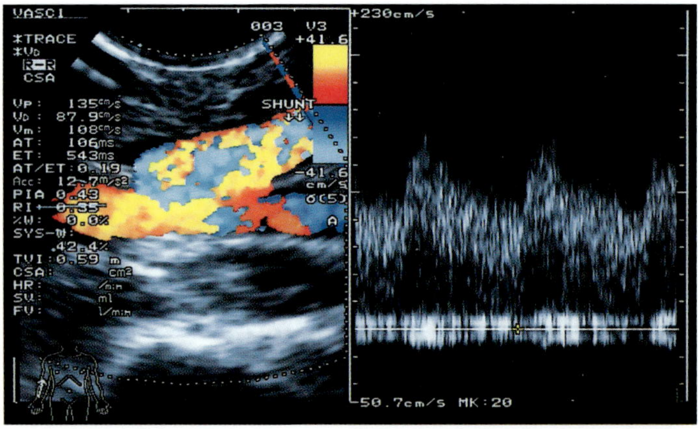

4.2 b

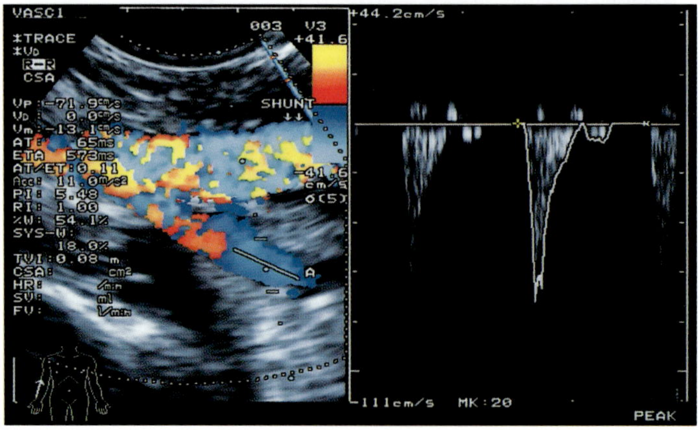

4.2 c

Abb. 4.2 a – c.
Dialyseshunt – Flußmessung

a Im Schrägschnitt ist die Anastomose einer Cimino-Fistel (Vene-End-zu-Arterie-Seit-Anastomose) in der Ellenbeuge mit den ausgeprägten Turbulenzen in der Shuntanastomose dargestellt. Langgestreckt verläuft dorsal der Anastomose die A. brachialis.

b *Links* in der linken Bildhälfte ist kranialwärts die A. brachialis rotkodiert mit beginnendem Aliasing dargestellt, *rechts* im Bild die distale A. brachialis (blaukodiert). Der scharfe Übergang von rot nach blau drückt scheinbar eine Richtungsänderung aus und ist durch die Positionsänderung in Relation zum Schallkopf bedingt. Farbduplexsonographisch zeigt sich die höhere Blutflußgeschwindigkeit in der zuführenden Arterie durch die hellere Farbgebung. Im aus der zuführenden Arterie abgeleiteten Dopplerfrequenzspektrum (*rechte* Bildhälfte) ist der Fistelfluß mit der hohen diastolischen Flußkomponente (maximale enddiastolische Flußgeschwindigkeit von 95 cm/s) abgebildet. Bei einer errechneten mittleren Flußgeschwindigkeit von 108 cm/s und einem Durchmesser von 4,8 mm in der A. brachialis ergibt sich rechnerisch ein Flußvolumen in der zuführenden Arterie von 1170 ml/min.

c Die distal des Shunts weiterführende A. brachialis zeigt den für Armarterien typischen dreiphasigen Fluß ohne enddiastolische Komponente. Der errechnete Blutfluß knapp distal des Shuntabgangs beträgt 129 ml/min ($0{,}16\ cm^2 \cdot 60 \cdot 13\ cm/s$). Aus der Differenz des Flußvolumens in der A. brachialis vor und nach Shuntabgang ergibt sich ein Shuntfluß von 1040 ml/min.

Shuntaneurysma

4.3
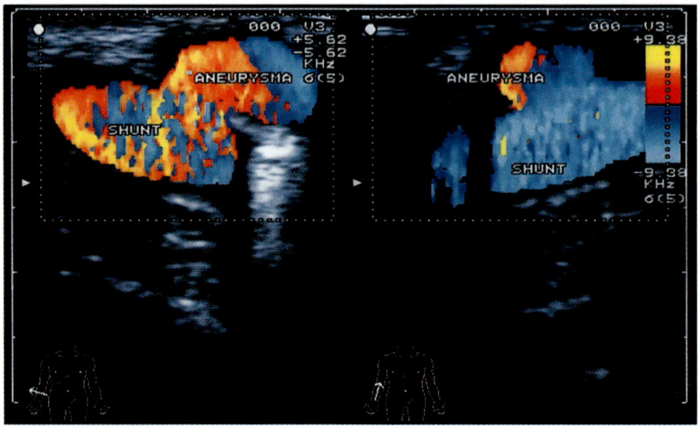

Shuntstenose

4.4
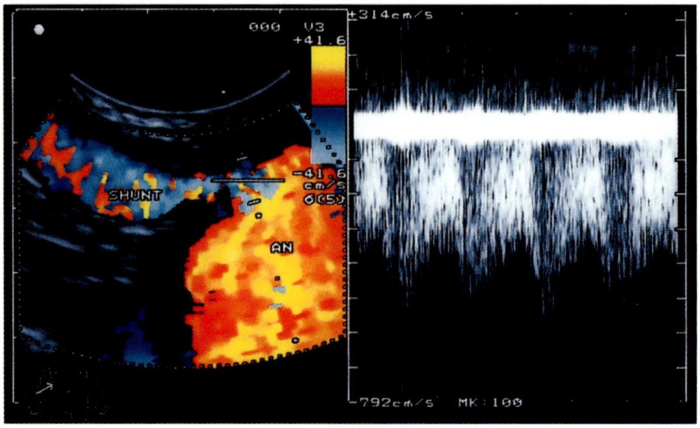

Abb. 4.3.
Punktionsaneurysma

Punktionsaneurysmen im Venenshunt erscheinen sonographisch als lokale Erweiterungen mit Strömungssignalen. In Kunststoffshunts zeigen sie keine Neigung zum Spontanverschluß. *Links* im Bild ist der Kunststoffshunt mit den echoreich dargestellten Wänden, aus denen ein Funktionsaneurysma abgeht, abgebildet; *rechts* der zugehörige Longitudinalschnitt, der ein relativ kleines Punktionsaneurysma dokumentiert.

Abb. 4.4.
Shuntstenose

Ein langjährig bestehender Cimino-Shunt, in der Ellenbeuge angelegt, weist neben ausgeprägten Kaliberschwankungen vor einer aneurysmatischen Erweiterung eine hochgradige Stenose auf. Farbduplexsonographisch Turbulenzen und Aliasing, im Dopplerfrequenzspektrum systolische Spitzengeschwindigkeiten von über 550 cm/s. Wirbelbildungen im Aneurysma (*AN*) führen im abgebildeten Abschnitt zu einer roten Kodierung des Blutflusses.

Shuntdurchfluß, Stealphänomen

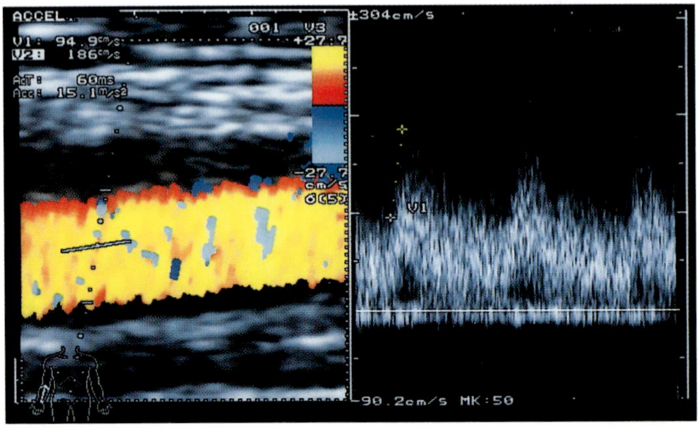

4.5a

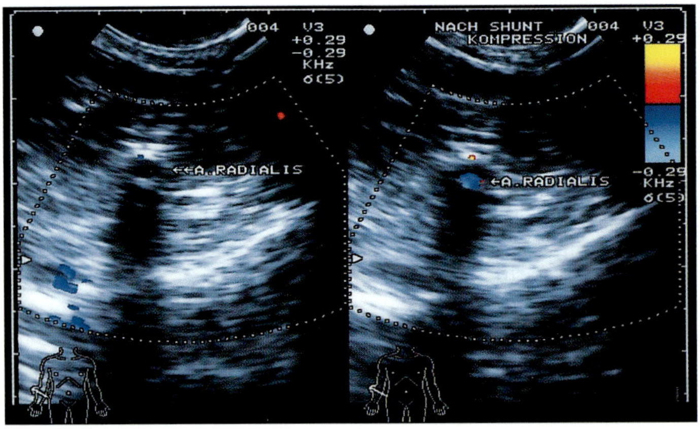

4.5b

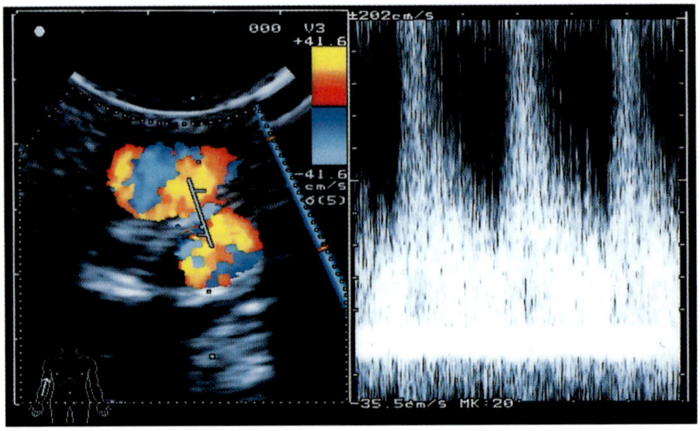

4.5c

Abb. 4.5 a–e.
Stealeffekt

a Bei langjährig funktionierendem Dialyseshunt in der Ellenbeuge entwickelten sich ischämisch bedingte Nekrosen in den Fingerkuppen. Der Shunt ist hoch durchströmt und zeigt eine Spitzengeschwindigkeit von systolisch 186 und enddiastolisch 94 cm/s.

b In der A. radialis läßt sich bei offenem Shunt farbduplexsonographisch und im Dopplerfrequenzspektrum keine Blutströmung detektieren. In der *linken* Bildhälfte die A. radialis im Querschnitt; die Flußmessungen sind erschwert durch eine ausgeprägte Mediasklerose mit der dadurch bedingten dorsalen Schallauslöschung. Nach Kompression des Shunts (*rechte* Bildhälfte) kommt jedoch ein Blutfluß in der A. radialis (blaukodiert) zur Darstellung.
Auch angiographisch zeigt sich die distale A. radialis nur bei Kompression des Shunts in der Ellenbeuge.

c Die daraufhin durchgeführte „Bändelung“ des Shunts verursacht in diesem Bereich eine Stenose mit einer maximalen Strömungsgeschwindigkeit von systolisch 280 und enddiastolisch 100 cm/s.

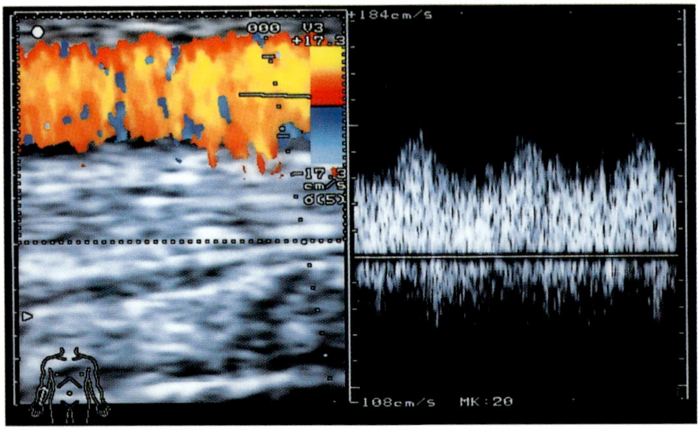
+184cm/s
V3
+17.3
-17.3
cm/s
108cm/s MK:20

4.5 d

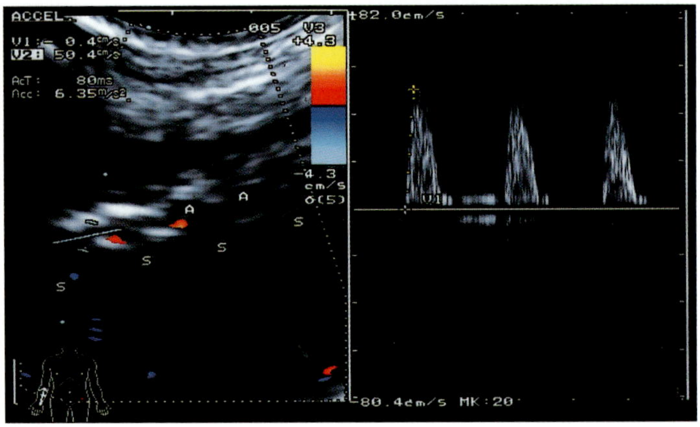
ACCEL
V1: 0.4cm/s
V2: 50.4cm/s
AcT: 80ms
Acc: 6.35m/s2
+82.0cm/s
V3
+4.3
-4.3
cm/s
A
S
80.4cm/s MK:20

4.5 e

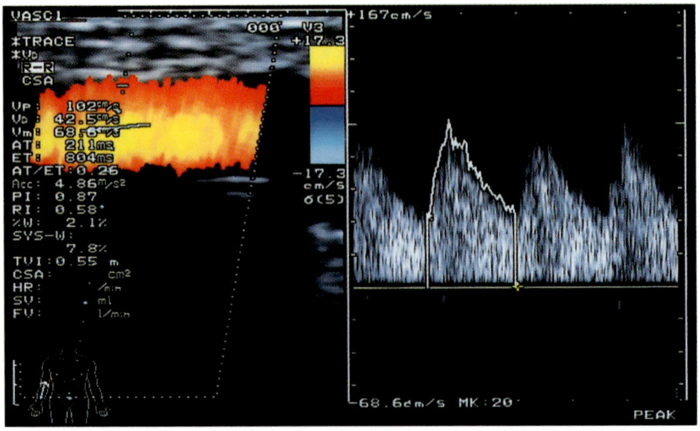
VASC1
+167cm/s
V3
+17.3
TRACE
R-R
CSA
Vp: 102cm/s
Vm: 68
AT: 211ms
ET: 804ms
AT/ET: 0.26
Acc: 4.86m/s2
PI: 0.87
RI: 0.58
%W: 2.1%
SYS-W:
7.8%
TVI: 0.55 m
CSA: cm2
HR: /min
SV: ml
FV: l/min
-17.3
cm/s
68.6cm/s MK:20
PEAK

4.6 a

Abb. 4.5 d – e.
d Im Shunt reduziert sich nach „Bändelung" die maximale Flußgeschwindigkeit auf systolisch 95 und enddiastolisch 60 cm/s.

e In der A. radialis (*A*) läßt sich nach „Shuntbändelung" bei den erschwerten Schallbedingungen durch die Mediasklerose eine Blutströmung mit einer Flußgeschwindigkeit von systolisch 50 cm/s nachweisen. Trotz ausreichend hoher Aussteuerung des Gains (dorsal Artefakte durch Übersteuerung) und niedriger Pulsrepetitionsfrequenz lassen sich im Lumen der A. radialis nur punktförmig farbkodierte Strömungssignale detektieren. Die kalzifizierten Plaque sowie die Mediasklerose führen zu Schallstreuung und Schallschatten (*S*).

Abb. 4.6 a – c.
Stenose in Shuntarterie

a Der zur Dialyse zwischen der A. brachialis in der Ellenbeuge und der V. basilaris angelegte Kunststoff-Loop von 6 mm Durchmesser hatte ein Flußvolumen im oberen Normbereich: im Dopplerfrequenzspektrum errechnete mittlere Geschwindigkeit von 68,8 cm/s und daraus errechnetes Flußvolumen von 1153 ml/min. Der Patient hat jedoch in den Fingern ischämisch bedingte Schmerzen.

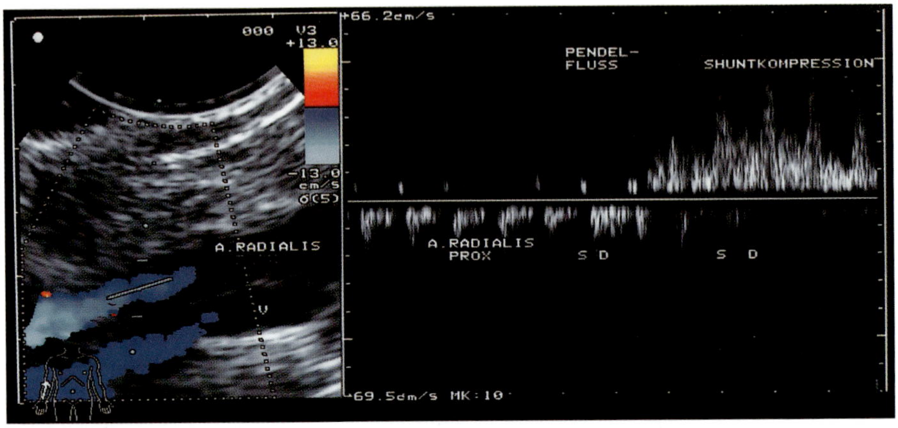
+66.2cm/s
000 V3
+13.0
-13.0
cm/s
6(5)
PENDEL-
FLUSS
SHUNTKOMPRESSION
A.RADIALIS
A.RADIALIS
PROX
S D
S D
-69.5cm/s MK:10

4.6 b

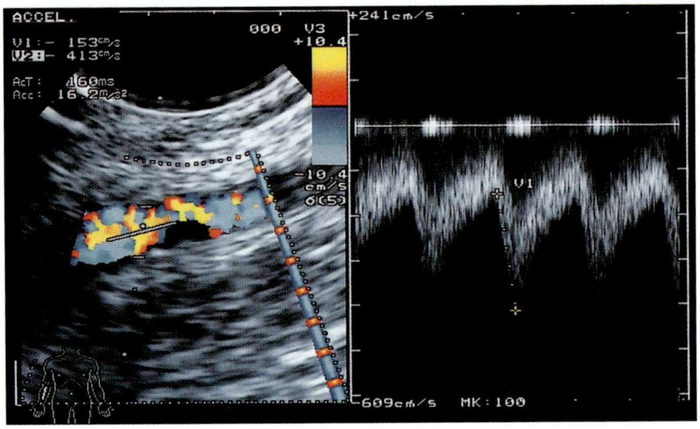
ACCEL.
000 V3
+10.4
V1:- 153cm/s
V2:- 413cm/s
AcT: 160ms
Acc: 16.2m/s2
+241cm/s
-10.4
cm/s
6(5)
V1
-609cm/s MK:100

4.6 c

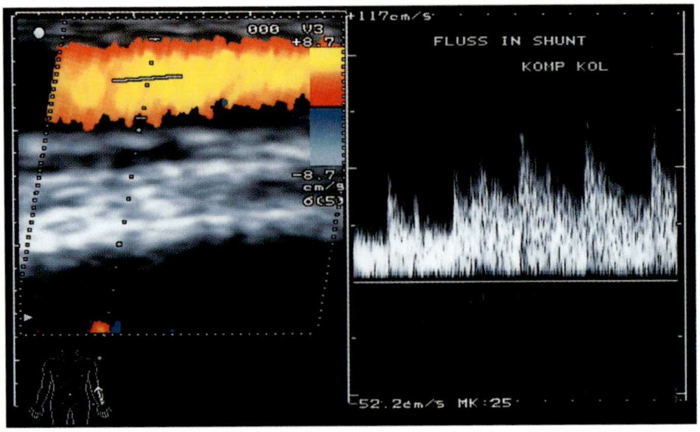
+117cm/s
000 V3
+8.7
FLUSS IN SHUNT
KOMP KOL
-8.7
cm/s
6(5)
-52.2cm/s MK:25

4.7

Abb. 4.6 b–c.
b In der proximalen A. radialis ist farbduplexsonographisch der Blutfluß retrograd (blaukodiert, vom Schallkopf weg, in gleicher Richtung wie die dorsal parallel verlaufende Vene). Der Shunt zieht von peripher Blut ab, dadurch kommt es zu einer retrograden Strömung in der A. brachialis distal der Shuntanastomose und in der A. radialis (*links* ist proximal). Diese werden über Haut- und Muskelkollateralkreisläufe aufgefüllt.
Das Stealphänomen verursacht im Dopplerfrequenzspektrum (*rechte* Bildhälfte) einen Pendelfluß mit einem kurzen, orthograden Strömungssignal in der Systole (*S*) und einer anhaltenden retrograden Strömung in der Diastole (*D*). Bei Shuntkompression kommt es zu einer Strömungsumkehr (*rechts* im Dopplerspektrum), und in der distalen A. brachialis sowie der A. radialis ist ein orthograder Blutfluß detektierbar. Das pathologische Dopplerfrequenzspektrum mit dem hohen diastolischen Fluß ist verursacht durch die periphere Weitstellung der Arteriolen, bedingt durch die Ischämie.

c Grund für den retrograden Fluß in der proximalen A. radialis distal des Shuntanschlusses war eine Stenose der A. brachialis, knapp proximal der Shuntanastomose (*links* im Bild ist distal). Bei normalem Shuntvolumen floß das Blut über Kollateralarterien von der proximalen A. brachialis zu den Unterarmarterien, und das weite Shuntlumen führte zum Steal-Phänomen und zum retrograden Fluß in den proximalen Unterarmarterien.

Abb. 4.7.
Ungenügender Shuntfluß durch Shuntvenenaufzweigung

Das Flußvolumen in einem Cimino-Shunt, der am Handgelenk angelegt wurde, hat ein für die Dialyse zu geringes Flußvolumen. Nach Ausschluß einer Stenose muß nach venösen Kollateralen gesucht werden, die das verwertbare Shuntvolumen reduzieren und dann chirurgisch unterbunden werden müssen. Nach Kompression einer sonographisch mit relevantem Flußvolumen gefundenen Kollaterale verdoppelt sich das Flußvolumen im Shunt. Die Zunahme der Strömungsgeschwindigkeit ist im Dopplerfrequenzspektrum dokumentiert. Bei Kompression der Kollateralen (im *rechten* Abschnitt des Spektrums) nehmen vor allem die diastolischen Strömungsanteile zu.

Kapitel 5

Extrakranielle hirnversorgende Arterien

Aus der hohen Inzidenz der zerebralen apoplektischen Insulte, ihren immer noch häufig letal endenden Komplikationen und der guten sonographischen Zugänglichkeit der extrakraniellen Karotisstrombahn ergibt sich die Bedeutung der *Duplexsonographie*. Der apoplektische Insult mit seinen Komplikationen endet in etwa einem Drittel der Fälle tödlich und ist immer noch eine der häufigsten Todesursachen in Deutschland. Bei Überleben resultieren oft irreversible Schädigungen, die zu Lähmungen und nicht selten zu Pflegebedürftigkeit führen. Die Gefahr eines Rezidivs nach apoplektischem Insult ist gegenüber einem asymptomatischen Patienten um 15–20 % erhöht; die Rezidivgefahr nach einer transistorisch-ischämischen Attacke (TIA) liegt bei 5–10 % pro Jahr. Das Hirninfarktrisiko einer asymptomatischen Karotisstenose beträgt 1–2 % pro Jahr (Casanova Study Group 1991).

Etwa 4 Fünftel der ischämischen Insulte entstehen auf dem Boden einer Arteriosklerose der hirnversorgenden Arterien, ein Fünftel ist durch kardiale Embolien bedingt. Ausschlaggebend für die Entstehung eines Insultes ist selten die Drosselung der Hemisphärendurchblutung durch eine Karotisstenose oder einen Internaverschluß; meist sind es von arteriosklerotischen Plaques vornehmlich in der Karotisbifurkation ausgehende arterioarterielle Embolien. Die Lokalisation ermöglicht die operative Korrektur der arteriosklerotischen Gefäßläsion. Der Wert der prophylaktischen Therapie (operativ, konservativ) ist daran zu messen, ob es gelingt, embolische Komplikationen zu verhindern. Weiterhin müssen die Patienten identifiziert werden, die durch eine rasche Progredienz der Stenose gefährdet sind, wobei es gilt, den drohenden Verschluß zu verhindern. Die offene Thrombendarterioektomie mit oder ohne Venen- bzw. Kunststoffpatchplastik ist die Therapie der Wahl. Da jedoch auch die Karotis-TEA mit einem geringen Risiko einer vorübergehenden oder permanenten Hirnischämie behaftet ist, gilt es den Spontanverlauf und das Operationsrisiko bei Karotisstenosen gegeneinander abzuwägen. Größere aktuelle randomisierte Studien (NASCET und ECST, 1991) belegen im Vergleich mit konservativ behandelten Patienten den Nutzen der Karotis-TEA bei symptomatischen hochgradigen Karotisstenosen (70–99 % Durchmesserreduktion). Die absolute Risikoreduktion betrug 17 % gegenüber den konservativ behandelten Patienten, wobei eine perioperative Morbidität und Mortalität von 5 % einkalkuliert wurde. Patienten mit geringgradigen Stenosen (< 30 % Durchmesserreduktion) profitieren nicht von der Karotis-TEA. Für Patienten mit mittelgradigen Stenosen

(30–69%) und asymptomatische Patienten mit Karotisstenose gibt es widersprüchliche Studienergebnisse. Ergebnisse weiterer Untersuchungen bleiben abzuwarten; die adäquate Therapie muß im Einzelfall gewählt werden.

Die oberflächliche Lage der Karotisstrombahn ohne schallbehindernde Strukturen ermöglicht eine sehr detaillierte nichtinvasive Beurteilung des für die Hirnischämie verantwortlichen Gefäßareals. Im Grauwertbild können die pathologischen Gefäßveränderungen morphologisch beurteilt werden, und durch Hinzuziehen des Dopplers wird die hämodynamische Relevanz überprüft. Schon vor Einführung des Duplexverfahrens konnte eine klinisch orientierte Diagnose anhand der CW-dopplersonographisch abgeleiteten Strompulskurven in den meisten Fällen gestellt werden. Das Duplexverfahren, insbesondere die Farbduplexsonographie, ermöglicht durch die exakte Lokalisation der Gefäßläsion und die genaue Bestimmung der hämodynamischen Relevanz (durch die winkelkorrigierte Frequenzverschiebung) prinzipiell die Indikationsstellung zur Operation oder zu einem konservativen Vorgehen ohne weitere invasive Verfahren.

5.1 Normale Gefäßanatomie und wichtige Varianten

Das Gehirn wird arteriell durch die Karotiden bds. und die beiden Vertebralarterien versorgt, wobei sich die Vertebralarterien am Unterrand der Pons zur A. basilaris vereinigen. Normalerweise (in 70%) geht die linke *A. carotis communis* vor dem Abgang der A. subclavia direkt aus dem Aortenbogen ab. Rechts entspringt die A. carotis communis aus dem *Truncus brachiocephalicus*, der aus dem Aortenbogen abgeht und noch die A. subclavia abgibt. Die wichtigsten Varianten der ursprünglich aus den Kiemenbögen stammenden supraaortalen Arterien sind:

- Truncus brachiocephalicus und linke A. carotis communis gehen gemeinsam aus dem Aortenbogen ab (13%).
- Aus einem Truncus communicans persistens, der aus dem Aortenbogen abgeht, zweigt zunächst die linke A. carotis communis ab und danach der Truncus brachiocephalicus (9%).
- Rechts wie links ist ein Truncus brachiocephalicus ausgebildet, der sich in die A. carotis communis und die A. subclavia aufteilt (1%).
- Situs inversus (sehr selten).

Der Truncus brachiocephalicus hat rechts eine Länge von 4–5 cm und teilt sich nach Unterkreuzung der V. brachiocephalica hinter dem rechten Sternoklavikulargelenk in die A. subclavia und die rechte A. carotis communis auf.

Die beiden Aa. carotes communes verlaufen zusammen mit dem N. vagus und der ventrolateral liegenden V. jugularis interna nach cranial. In Höhe des 4.–5. Halswirbelkörpers liegt die *Karotisbifurkation*; die Lokalisation kann jedoch sehr variieren. Meist geht nach dorsolateral die kaliberstärkere *A. carotis interna* ab. Am Abgang zeigt sie regelmäßig eine Dilatation, die als Karotisbulbus bezeichnet wird. Im Gegensatz zur A. carotis externa gibt die A. carotis interna keine Äste in ihrem extrakraniellen Verlauf ab. Durch Elongation der A. carotis interna kann es zum Kinking (Abknicken des Gefäßes mit Winkelbildung) oder zum Coiling (360°-Schleife) des Gefäßes kommen.

Die beiden *Vertebralarterien* gehen aus der jeweiligen A. subclavia in Höhe des 6. HWK ab und verlaufen durch die Foramina transversaria des entsprechenden HWK teilweise intraossär zur Schädelbasis. Die Aa. vertrebrales zeigen häufig unterschiedliche Kaliber mit zum Teil einseitigen Hypoplasien oder Aplasien und kompensatorischer Hypertrophie des kontralateralen Gefäßes. Kaliberstärker ist meist die linke Vertebralarterie, die gelegentlich direkt aus dem Aortenbogen abgehen kann.

5.2 Untersuchungstechnik und Untersuchungsablauf

Die oberflächliche Lage der Halsgefäße ermöglicht die Untersuchung mit einem Schallkopf hoher Emissionsfrequenz (5–7,5 mHz oder sogar 10 mHz), wodurch eine hohe Auflösung der Strukturen im B-Bild erreicht wird. Die Untersuchung erfolgt vom Kopfende des Patienten aus; der Patient liegt in Rückenlage mit leicht überstrecktem Kopf. Die Identifikation des Gefäßverlaufs und der Karotisbifurkation geschieht im Querschnitt, im Längsschnitt wird das Dopplerfrequenzspektrum abgeleitet. Wie an anderen Körperregionen auch wird konventionell links im Bild kranial und rechts kaudal abgebildet.

5.2.1 Arteria carotis

Zur Orientierung werden zunächst die *Carotisgabel im Querschnitt* aufgesucht und Lage und Verlauf der A. carotis interna und der A. carotis externa in Beziehung gesetzt:

- In etwa 90 % der Fälle verläuft die A. carotis interna dorsolateral der A. carotis externa,
- in ca. 10 % ist die Interna auf gleicher Höhe medial der Externa nachzuweisen,
- selten kann die A. carotis interna ventral der A. carotis externa liegen.

Für die adäquate Winkeleinstellung und die exakte Lokalisation einer Stenose oder einer Plaque sollte versucht werden, wenn immer möglich die Karotisbifurkation als Gabel darzustellen. Dies geschieht durch geeignetes Verschieben des Transducers. Standardisiert unterscheidet man 3 longitudinale Schnittführungen:

- die saggitale AP-Ebene mit Position des Transducers zwischen Kehlkopf und M. sternocleidomastoideus,
- von lateral durch den M. sternocleidomastoideus,
- von posterolateral mit Position des Transducers dorsal des M. sternocleidomastoideus.

In der posterolateralen Position ist bei Normalverlauf der A. carotis interna die Bifurkation am häufigsten als Gabel darzustellen. Dabei hat die A. carotis interna einen schallkopfnahen Verlauf.

Zunächst sollte immer die Plaquemorphologie in verschiedenen Schnittebenen im B-Bild beurteilt werden, um Plaqueausdehnung und eventuelle Nischenbildungen zu erkennen. Nach Zuschalten der Farbkodierung und Ableiten des Dopplerfrequenzspektrums wird, unter wahlweisem Umschalten zwischen den Modi für die jeweilige Fragestellung, zunächst die A. carotis communis kontinuierlich im Longitudinalschnitt von proximal nach distal abgefahren und auf Plaques untersucht. Nach Einstellen der Karotisbifurkation und Identifikation der Gefäße sollte das Dopplerfrequenzspektrum aus dem Abgang der A. carotis interna und der A. carotis externa abgeleitet werden.

Im Dopplerfrequenzspektrum unterscheidet sich die *A. carotis externa* von der Interna durch eine pulsatilere Strömung mit niedrigerem diastolischem Flußanteil. Außerdem ist die A. carotis externa kaliberschwächer, und kurz nach der Bifurkation geht die A. thyroidea superior aus ihr ab. Bei Unsicherheit läßt sich die Externa im abgeleiteten Dopplerfrequenzspektrum an der Fortleitung vom rhythmischen Klopfen auf Externaäste (z. B. A. temporalis) identifizieren. Die *A. carotis interna* wird im Längsschnitt bis zur Schädelbasis kontinuierlich weiterverfolgt. Die besten Schallbedingungen dafür bestehen meist in der dorsolateralen Schallkopfposition. Bei Kinking oder Coiling der Interna müssen variable Schnittebenen gewählt werden, um die Arterie kontinuierlich zu verfolgen und eventuelle Knickstenosen zu detektieren. Im Zweifelsfall ist immer das Dopplerfrequenzspektrum mit adäquater Winkelkorrektur abzuleiten.

Angestrebt werden sollten Dopplereinfallswinkel von $< 60°$. Die Ableitung des Dopplerfrequenzspektrum sollte immer im *Längsschnitt* durchgeführt werden, mit möglichst langstreckig dargestelltem Gefäßverlauf (paralleler Verlauf der Gefäßwand vom rechten bis zum linken Bildrand). Bei der farbkodierten Duplexsonographie sollten Gain und Pulsrepetitionsfrequenz so eingestellt werden, daß es zu einer satten Farbausfüllung des Gefäßlumens ohne Aliasing (Umschlagen der Farbe von rot auf blau oder umgekehrt) kommt. Bei der Abbildung im *Querschnitt* muß der Transducer leicht gekippt sein, um einen ausreichenden Dopplerwinkel zu erzielen. In adäquater Einstellung kann aus Veränderungen im farbkodierten Flußmuster auf pathologische Gefäßveränderungen geschlossen werden, die über die Ableitung des Dopplerfrequenzspektrums verifizierbar sind.

Verkalkte Plaques können durch Totalreflexion zu einer *Schallauslöschung* führen. Davon betroffen sind sowohl die Farbduplexsonographie wie auch die konventionelle Duplexsonographie und das B-Bild. Am empfindlichsten reagiert jedoch die Farbkodierung. Durch die gezielt einsetzbare stärkere Schallintensität des gepulsten Dopplers lassen sich bei hohem Gain oft noch ein Dopplerfrequenzspektrum mit schwacher Amplitude nachweisen und die Flußgeschwindigkeit beurteilen. Bei nichtzirkulären Kalzifizierungen kann durch Änderung der Schallkopfposition versucht werden, die Verkalkung im schallkopffernen Anteil der Gefäßwand darzustellen und somit den Blutfluß aus dem Lumen bildlich zu erfassen.

5.2.2
Arteria vertebralis

Bei schlanken Patienten und guten Schallbedingungen wird die A. vertebralis an ihrer Abzweigung aus der A. subclavia aufgesucht. Sie wird im *Longitudinalschnitt* eingestellt und das Dopplerfrequenzspektrum zum Ausschluß einer Vertebralisabgangsstenose abgeleitet. Bei schlechten Schallbedingungen stellt man zunächst die A. carotis communis im Längsschnitt dar, und durch eine geringe Parallelverschiebung des Schallkopfs nach lateral und durch leichtes Kippen nach medial kann die A. vertebralis zwischen den Querfortsätzen der HWS abgebildet werden. In regelmäßigen Abständen werfen die Querfortsätze der Halswirbelkörper Schallschatten auf die A. vertebralis; sie ist daher nur partiell einsehbar. Durch Kaudalverschiebung kann dann bei kontinuierlicher Verlaufsbeobachtung der A. vertebralis der Abgang aufgesucht werden; durch Kranialverschiebung und Schrägstellung des Schallkopfes kann die Atlasschleife sichtbar gemacht werden.

In der A. vertebralis ist die Ableitung des *Dopplerfrequenzspektrums* zur Bestimmung der Strömungsrichtung wichtig. Wenn bei in Ruhe orthogradem Vertebralisfluß ein belastungsinduziertes Subklaviaanzapfsyndrom bei Subklaviastenose oder -verschluß vermutet wird, kann die klinische Situation provoziert werden. Unter kontinuierlicher Darstellung des Dopplerfrequenzspektrums in der A. vertebralis wird eine Blutdruckmanschette am Oberarm auf über 250 mm Hg aufgepumpt und nach 3–5 min der Manschettendruck abgelassen; dadurch entsteht im Arm eine reaktive Hyperämie. Bei hochgradigen Stenosen oder Verschlüssen in der proximalen A. subclavia kommt es im Falle eines Subclavian-steal-Syndroms mit vertebrovertebralem Überlauf in der ipsilateralen A. vertebralis zu einer Strömungsumkehr und in der kontralateralen A. vertebralis zu einer Zunahme der Strömungsgeschwindigkeit.

5.3
Untersuchungsergebnisse, Meßparameter und diagnostische Wertigkeit

5.3.1
Arteria carotis

Die A. carotis communis verläuft mit konstantem Lumendurchmesser von ca. 7 mm bis zum Bulbus. Sie zeigt im Dopplerfrequenzspektrum einen pulsatilen Fluß mit deutlicher diastolischer Komponente. Im Karotisbulbus lassen sich sowohl farbduplexsonographisch als auch im Dopplerfrequenzspektrum durch die Lumenerweiterung und die Gefäßaufzweigung physiologische Strömungsverwirbelungen detektieren. Die systolische Spitzengeschwindigkeit nimmt im Bulbus ab. Durch Flußseparation kann es im Bulbus an der A. carotis externa abgewandten Seite zu retrograden Blutströmungsanteilen kommen, die sich farbduplexsonographisch in der Farbumkehr ausdrücken.

Hauptlokalisation von *Plaques* und *Stenosen* sind die Bifurkation sowie die proximalen 2 cm der Aa. carotis interna und externa. Wegen der oberflächlichen Lage kann mit hochauflösenden, hochfrequenten Schallköpfen gearbeitet werden, wodurch eine Beurteilung der Plaquemorphologie möglich ist. Die morphologische Beschreibung der Plaques hat sich nach folgenden Gesichtspunkten etabliert:

- Lokalisation:
  - Vorderwand/Hinterwand,
  - proximal/distal;
- Ausdehnung:
  - zirkulär/semizirkulär,
  - Plaquedurchmesser;
- Plaqueoberfläche:
  - gut abgrenzbar/mäßig abgrenzbar/nicht abgrenzbar,
  - glatt/unregelmäßig/Nischenbildung (Ulzeration);
- Plaquebinnenstruktur:
  - homogen/inhomogen (heterogen);
- Echogenität:
  - echoreich (mit oder ohne Schallschatten)/echoarm/nicht darstellbar.

Plaques in der Karotisstrombahn können makroskopisch nach folgenden Kriterien klassifiziert werden:

- flache, fibröse Plaques,
- atheromatöse Plaques („soft plaques"),
- kalzifizierte Plaques („hard plaques"),
- ulzerative Plaques,
- hämorrhagische Plaques.

Der beginnende arteriosklerotische Prozeß zeigt sich sonographisch zunächst in einer Verdickung der inneren Reflexionslinie, die durch eine Intimaproliferation verursacht ist. Die zunehmende Plaquebildung äußert sich häufig in inhomogenen Echostrukturen auf der Gefäßwand. Das weitere Fortschreiten des arteriosklerotischen Prozesses führt zu einer Lumeneinengung des Gefäßes. Es kann zu atheromatösen Auflagerungen kommen, die meist echoarm als sog. „soft plaques" imponieren. Kalkablagerungen in der Plaque imponieren im B-Bild durch Schallstreuung und Schallschatten. Die Ruptur der Plaquekappe kann zu Ulzerationen führen, die im B-Bild durch eine heterogene Echostruktur mit Unterbrechung oder Oberflächenstruktur oder eine schüsselförmige Aussparung charakterisiert sind.

Das Embolierisiko ist nicht nur vom Stenosegrad, sondern auch von der Plaquemorphologie abhängig. Es wäre ein beträchtlicher Fortschritt, wenn sich prognostisch ungünstige Plaqueformationen und -binnenstrukturen und die jeweils damit verbundenen Embolierisiken, unabhängig vom Stenosegrad, erkennen ließen. Die differenzierte Beschreibung der Plaques hat jedoch wenig zu objektivierbaren Kriterien bezüglich der Prognose beigetragen. Echoreiche Plaques mit glatter Oberfläche korrelieren zwar in intraoperativen Befunden und bei histologischen Aufarbeitungen mit fibrösen Plaques (mit oder ohne Kalzifizierungen), und echoarme Plaques mit unregelmäßiger Oberfläche sind oft atheromatöse, „weiche", z. T. thrombotische Auflagerungen. Bei der Übertragung histologischer Begriffe auf Ultraschallbefunde ist jedoch Zurückhaltung geboten. Die Bewertung der Plaques ist untersucherabhängig und kann je nach Schallsonde und Gerätetechnik sehr variieren; weil das Grauwertbild genaugenommen nicht Gewebe abbildet, sondern Impedanzunterschiede an Grenzflächen, sollte sich der Untersucher auf eine deskriptive Plaquebeschreibung beschränken, solange sonographisch nur vage Korrelationen zwischen Plaquebeschaffenheit und histologischem Befund bekannt sind (Woodcock et al. 1992).

Nach sonographischen Beschreibungskriterien kann folgende Plaqueeinteilung vorgenommen werden (Langsfeld et al. 1989; Widder 1991; Lusby 1993):

- *Typ I:* echoreiche, homogene Plaque mit gut abgrenzbarer Oberfläche;
- *Typ II:* gemischt-echogene, zum Teil heterogene Plaque mit mäßig abgrenzbarer Oberfläche;
- *Typ III:* wenig echogene oder ausgeprägt heterogene Plaque mit schlecht oder nicht abgrenzbarer Oberfläche;
- *Typ IV:* nicht sichtbare Plaque oder Plaque mit vereinzelten echogenen Punkten in ansonsten echofreiem Lumen.

Für Plaques des Typs IV konnte von verschiedenen Untersuchern ein signifikant erhöhtes Risiko apoplektischer Insulte festgestellt werden (Langsfeld et al. 1989; Widder 1991; Bock et al. 1993). Typ-I-Plaques führen bei glatter Oberfläche selten zur Embolisierung; für die jedoch am häufigsten vorkommenden Plaques der Typen II und III lassen sich *keine* prognostischen Kriterien ableiten.

Subintimale Einblutungen in Plaques (im B-Bild heterogen) können zu Defekten im Plaque führen (Ulzerationen) und erhöhen das Schlaganfallrisiko. In Operationspräparaten von symptomatischen Patienten wurde eine Einblutung 6mal häufiger beobachtet als in solchen von asymptomatischen. Eine frische Hämorrhagie läßt sich mit einer Sensitivität von 72–91% und einer Spezifität von 65–88% sonographisch nachweisen (Bluth et al. 1986; Widder et al. 1990). Atheromatöses Material und Lipidablagerungen stellen sich mit hochfrequenten Sonden echoarm dar.

An *irregulären Plaqueoberflächen, Plaqueulzerationen* oder in poststenotische *„Totwasserzonen"* kann eine lokale Thrombozytenaggregation entstehen, aus der kleine Thromben abgeschwemmt werden können. Prinzipiell lassen sich Ulzera in echoreichen Plaques als kraterförmige Defekte darstellen. Wegen der häufig heterogenen Echogenität der Plaques ist jedoch die Sensitivität von Plaqueulzera mit ca. 50% (Katz et al. 1983) bzw. 29%–93% (in einer Sammelstatistik von Merrith u. Bluth 1992) sehr unbefriedigend. Die schlechte Sensitivität im Grauwertbild ist farbduplexsonographisch nur wenig zu verbessern. Auch die Angiographie zeigt in der Beurteilung der Plaqueulzeration im Vergleich zu intraoperativen Befunden keine zufriedenstellende Übereinstimmung (Streifler et al. 1991).

Zur *Graduierung einer Stenose* wird die Plaque im B-Bild dargestellt und das Dopplerfrequenzspektrum in der Stenose abgeleitet. Bei fehlender hämodynamischer Relevanz einer Stenose (< 50% Diameterreduktion) kann der Stenosegrad im Querschnitt bestimmt werden. Im Grauwertbild wird bei adäquater Einstellung das Residuallumen bestimmt. Bei *mittel- und hochgradigen* Stenosen ist die morphologische Graduierung der hämodynamischen unterlegen.

Echoarme Plaques können zu einer Fehleinschätzung des Stenosegrades führen. Die Graduierung von Karotisstenosen wird daher ab einer 50 %igen Lumeneinengung frequenzabhängig bzw. winkelkorrigiert geschwindigkeitsabhängig vorgenommen. *Geringgradige* Stenosen zeichnen sich wie in anderen Gefäßregionen durch Strömungsverwirbelungen und eine Verbreiterung im Dopplerfrequenzspektrum aus. Für hämodynamisch wirksame Stenosen ist eine Zunahme der systolischen und diastolischen Flußgeschwindigkeit (Tabelle 5.1) charakteristisch, wobei die Flußgeschwindigkeit proportional zum Stenosegrad steigt.

In den letzten Jahren wurde durch die zunehmende Verbesserung der Geräte und durch hochauflösende Schallköpfe eine Verbesserung der Sensibilität und Spezifität auf 90–95% bezüglich der richtigen Einschätzung von hämodynamisch wirksamen Karotisstenosen berichtet; die Korrelation zwischen intraarterieller Angiographie und farbkodierter Duplexsonographie ist 0,8–0,9 (Sitzer et al. 1993; Faught et al. 1994). Poststenotisch können nach hochgradigen Stenosen eine reduzierte systolische Spitzengeschwindigkeit und eine Ausfüllung des spektralen Fensters beobachtet werden (Tabelle 5.1 und Abb. 1.24a).

Die A. carotis externa zeigt im Vergleich zur A. carotis interna einen pulsatileren Fluß mit niedrigerer diastolischer Flußkomponente. Prädilektionsort für Stenosen ist der Abgangsbereich; außer bei Internaverschlüssen mit Blutversorgung des Gehirns durch extrakranielle Äste (z.B. über die A. supratrochlearis) haben Externastenosen jedoch keine klinische Relevanz.

Wahre oder falsche Aneurysmen sind als umschriebene Gefäßdilatationen im B-Bild erkennbar und eine mögliche Komplikation nach Karotis-TEA. Farbduplexsonographisch kann das durchflossene Lumen dargestellt werden; ein

Tabelle 5.1. Duplexsonographische Kriterien zur Einteilung von Stenosen der A. carotis interna. (Nach Blackshear et al. 1980; Jacobs et al. 1985; Bluth et al. 1988; Garth et al. 1983; Zwiebel 1987)

Diameter-reduktion [%]	Querschnitts-reduktion [%]	Maximale systolische Flußgeschwindigkeit [cm/s]	Maximale diastolische Flußgeschwindigkeit [cm/s]	ACI/ACC Geschwin-digkeits-verhältnis	Frequenzspektrum Farbduplex-sonographie
0–40	0–64	< 110	< 50	< 1,0	Normale bis gestörte Strömung
41–60	65–83	110–130	≈ 50	1,0–1,8	„Spectral broadening“, frequenzfreies Fenster zunehmend ausgefüllt
61–80	84–95	130–250	> 50	1,8–3,7	Turbulenzen, poststenotisch Flußseparationen und Strömungsjet
81–99	96–99	> 250	> 100	> 3,7	Starke Turbulenzen, poststenotisch verminderte Strömungsgeschwindigkeit und Wirbelbildung
Verschluß		Kein Signal			

echoarmer Randsaum ohne Flußsignal kennzeichnet eine randständige Thrombosierung. Das sonographische Bild von traumatisch bedingten Karotisdissektionen ist dem in peripheren Arterien vergleichbar (s. Abb. 2.27).

AV-Fisteln sind meist traumatischer Genese und werden in der Farbduplexsonographie als Blickdiagnose an den perivaskulären Vibrationen in Form einer mosaikartigen „Farbwolke“ erkannt. Die Fistel kann im Dopplerfrequenzspektrum anhand der hohen Flußgeschwindigkeit sowie des arterialisierten Flußmusters in der abführenden Vene nachgewiesen werden.

Zervikale *Tumoren* oder *Lymphknotenmetastasen* führen in der Karotisstrombahn im Gegensatz zur V. jugularis interna selten zu Gefäßkompressionen. Der Glomus-caroticum-Tumor ist eine stark vaskularisierte Raumforderung in der Karotisgabe. Diese Raumforderung stellt sich sonographisch durch eine Aufspreizung der Karotisgabel dar, und die gute Vaskularisierung wird farbduplexsonographisch in Form multipler kleiner Tumorgefäße nachgewiesen.

5.3.2 Arteria vertebralis

In verschiedenen Untersuchungen zeigt die A. vertebralis mit Geschwindigkeiten von 19–98 cm/s systolisch und 6–30 cm/s enddiastolisch eine große Streubreite. Der Resistenceindex schwankt zwischen 0,62 und 0,75 (Trattning et al. 1992). Wegen der Kaliberschwankungen mit zum Teil hypoplastischer Anlage kann die Darstellung insbesondere am Abgang Schwierigkeiten bereiten. Stenosen der A. vertebralis treten jedoch vornehmlich am Abgang auf.

Bei seitendifferenter Durchströmung und schlechter Darstellbarkeit des Abgangs muß zwischen *proximaler Stenose* und *Hypoplasie* unterschieden werden. Zeichen einer Hypoplasie ist neben einer erhaltenden Spektralform bei eventueller Reduktion des diastolischen Flußanteils die deutliche Dilatation der kontralateralen Seite.

Eine besondere Bedeutung bekommt der Vertebraliskreislauf durch das Subclavian-steal-Syndrom (Subklaviaanzapfsyndrom). Proximale Stenosen oder Verschlüsse der A. subclavia können bei Belastung des ipsilateralen Armes durch eine Blutumverteilung zu Durchblutungsstörungen im Basilarisstromgebiet (Schwindel) führen. Schon in Ruhe oder bei Belastung kann es zu einer Strömungsumkehr in der ipsilateralen A. vertebralis kommen. Die Blutversorgung des Armes wird dabei durch Anteile der hirnversorgenden Arterien, vornehmlich der kontralateralen A. vertebralis, gewährleistet. Das Subclavian-steal-Syndrom kann dopplersonographisch in der retrograd durchflossenen A. vertebralis in Ruhe oder bei provozierter Hyperämie im ipsilateralen Arm als Strömungsumkehr nachgewiesen werden. Die kontralaterale A. vertebralis ist in den meisten Fällen das Zustromgefäß, und bei diesem vertebrovertebralen Überlauf kann im Provokationstest eine Zunahme vornehmlich der diastolischen Flußgeschwindigkeit detektiert werden. Ein Verschluß der A. subclavia kann jedoch ebenso wie ein Karotisverschluß auch ohne neurologische Symptome oder klinische Beschwerden vorkommen.

5.4 Diagnostischer Stellenwert und Indikation

Als nichtinvasives Verfahren ist die *Duplexsonographie* nach der klinischen Untersuchung und der Anamnese im Rahmen der Stufendiagnostik die Untersuchungsmethode der Wahl, um vermutete obstruktive Veränderungen im Karotisstromgebiet zu verifizieren oder auszuschließen. Mit Treffsicherheiten von über 90% kann zwar die relativ weit verbreitete und einfach durchführbare CW-Dopplersonographie (Keller 1990; Neuerburg-Heusler 1984) höhergradige und damit therapeutisch relevante Stenosen detektieren. Allerdings können *Verlaufsanomalien* Schwierigkeiten bereiten, und plötzliche Änderungen im Dopplereinfallswinkel durch ein *Kinking* der Karotis oder ein *Coiling* können zu falsch-positiven Befunden führen. Geringgradige Stenosen lassen sich mit dem CW-Doppler nicht erfassen.

Weil farbduplexsonographisch die Hämodynamik bei adäquater Geräteeinstellung kontinuierlich erfaßt wird, kann auf die von manchen Autoren geforderte vorausgehende CW-Dopplersonographie verzichtet werden. Die ergänzende transkranielle Sonographie stellt eine Bereicherung bei intrakraniellen Gefäßanomalien und Stenosen dar. Ausgeprägte intrakranielle Gefäßprozesse, z. B. Mediaverschlüsse, können gelegentlich aufgrund der indirekten Parameter in der kontinuierlichen Dopplersonographie oder im Dopplerfrequenzspektrum vermutet werden. Bei entsprechender Kollateralisation kann jedoch eine hochgradige Mediahauptstammstenose extrakraniell ein unauffälliges Dopplerfrequenzspektrum zeigen.

In der Diagnostik und Bewertung der Karotisstenose an ihrem Prädilektionsort, der Bifurkation, ist die Duplexsonographie bzw. farbkodierte Duplexsonographie eine sehr zuverlässige Methode; die Angiographie bringt in diesem Gefäßabschnitt keine zusätzliche Information. In der Graduierung von Karotisstenosen besitzt die Duplexsonographie durch Berücksichtigung der Hämodynamik Vorteile gegenüber der Angiographie, die nur das perfundierte Lumen abbildet und in Relation zum nachfolgenden Gefäßabschnitt setzt. Auch Aussagen über Plaquemorphologie können nur sonographisch getroffen werden. Die Vorteile der *Angiographie* bestehen in der kontinuierlichen Darstellung und ihrer besseren Dokumentationsmöglichkeit. Ob vor einer Karotisoperation außer einer von einem erfahrenen Untersucher durchgeführten Duplexsonographie auch eine Angiographie notwendig ist, hängt vom Informationsaustausch zwischen Chirurg und Ultraschalluntersucher ab sowie von der technischen Qualität der Untersuchung. Weitere Vorteile der Angiographie bestehen im Nachweis von aortenbogennahen, schädelbasisnahen und intrakraniellen Stenosen. Bei unklaren sonographischen Befunden in diesen Gefäßabschnitten sollte eine Angiographie veranlaßt werden.

Wenn vor Karotis-TEA auf eine Angiographie verzichtet wird, setzt dies eine hohe Selbstkritik des Ultraschalluntersuchers voraus. Er muß sicherstellen, daß die Aa. carotis interna und externa sicher voneinander differenziert wurden. Bei der Differenzierung von subtotalen Stenosen und Verschlüssen muß mit hohem Gain gearbeitet werden. Insbesondere wenn die Untersuchung durch kalzifizierte Plaque erschwert ist, muß im Verlauf bis zur Schädelbasis versucht werden, Flußphänomene nachzuweisen; bei derartigen Befunden sollte eine Kontrollangiographie durchgeführt werden. Gleiches gilt, wenn die Abschätzung des Stenosegrades durch ausgeprägte, kalkhaltige Plaques mit Schallauslöschung erschwert ist.

Für die Indikationsstellung zur Operation beim Subclavian-steal-Syndrom reichen der klinische Befund und die duplexsonographische Untersuchung mit Bestätigung des Subclavian-steal-Syndroms aus. Die genaue Darstellung der Kollateralkreisläufe ist jedoch eine Domäne der Angiographie.

Bei einer vorläufigen Entscheidung zur konservativen Therapie einer Karotisstenose (z.B. Thrombozytenaggregationshemmer) sollten halbjährliche Verlaufskontrollen durchgeführt werden, um bei rascher Progredienz evtl. chirurgisch reagieren zu können. Nach Karotis-TEA müssen in Verlaufskontrollen Rezidivstenosen oder Komplikationen wie Nahtaneurysmen aufgesucht werden. Nach der direkten postoperativen Kontrolle sind halbjährliche Kontrollen indiziert.

5.5 Atlasteil: Extrakranielle hirnversorgende Arterien

5.5.1 Karotisstrombahn: Verlauf und Normalbefund

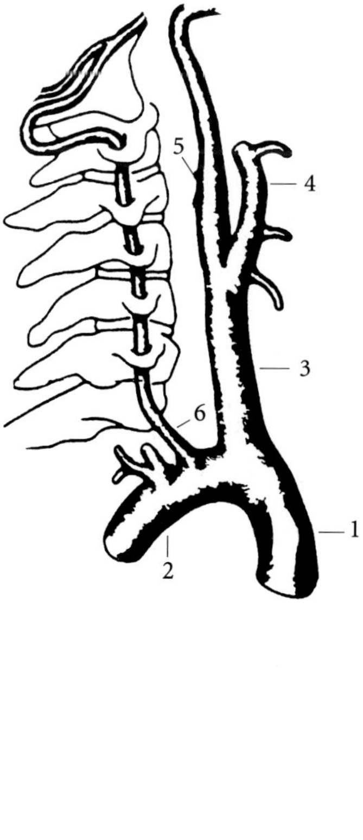

Abb. 5.1a, b.
a Schematische Darstellung von A. carotis und vertebralis. *1* Aorta, *2* A. subclavia, *3* A. carotis communis, *4* A. carotis externa, *5* A. carotis interna, *6* A. vertebralis. (Nach Lanzer 1991)

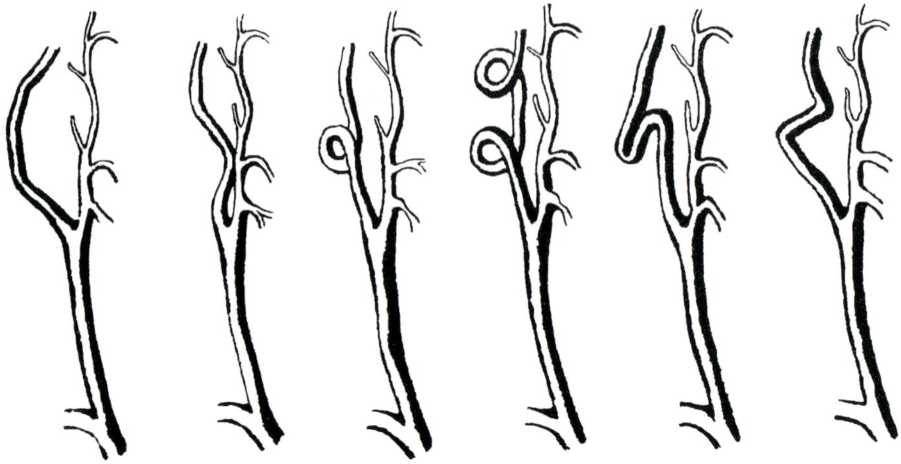

5.1b A B C D E F

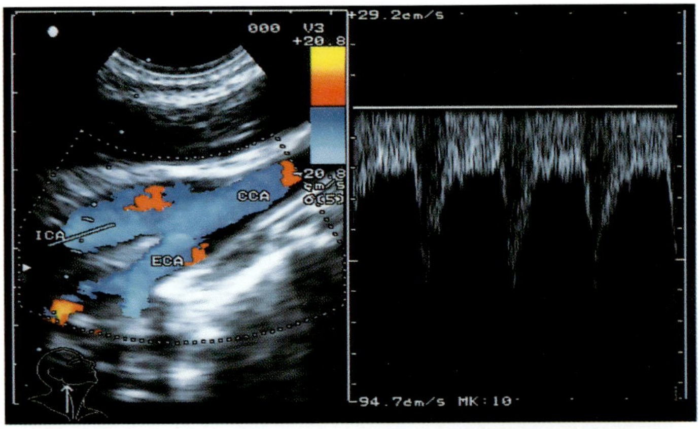

5.2a

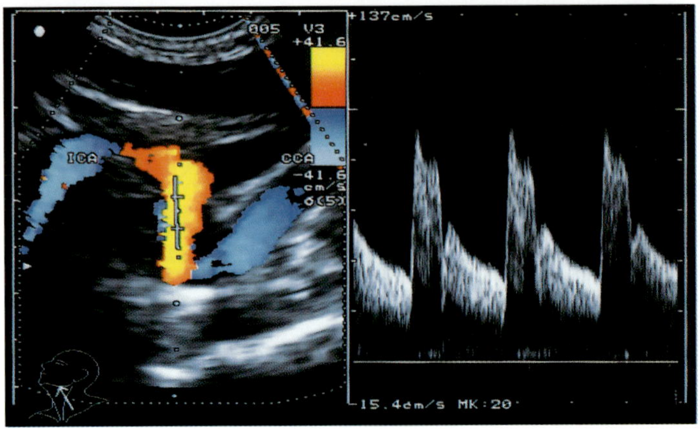

5.2b

Abb. 5.1.
b Verlaufsvariationen durch Elongation der A. carotis interna (jeweils links abgebildet). *A* C-förmige Elongation, *B* S-förmige Elongation, *C* Coiling, *D* Doppelcoiling, *E* Kinking, *F* Doppelkinking.

Abb. 5.2 a, b.
Karotisbifurkation

a Die Karotisbifurkation ist aus der dorsolateralen Schallkopfposition heraus im Longitudinalschnitt dargestellt. Die A. carotis interna (*ICA*) verläuft dabei schallkopfnäher. Im Bulbus sind durch Flußseparationen retrograde Flußanteile abgebildet und am Farbumschlag erkennbar (vgl. Abb. 1.22). Im Dopplerfrequenzspektrum zeichnet sich die A. carotis interna durch den relativ hohen enddiastolischen Flußanteil aus.
Schallkopffern ist die A. carotis externa (*ECA*) mit einer Gefäßaufzweigung und einer Flußseparation im Abgang (rot) dargestellt.

b Die Elongation der A. carotis interna kann zu einem Kinking oder Coiling führen (vgl. Abb. 5.1 b). Winkelbedingt kommt es bei z. T. spitzwinkliger, z. T. stumpfwinkliger Anlotung des Gefäßes zu einer umschriebenen Zunahme der Dopplershiftfrequenz, die nicht mit einer Stenose verwechselt werden darf. Farbduplexsonographisch führt diese zu einem Aliasing in Gefäßabschnitten mit spitzwinkliger Anlotung. Der elongierte, z. T. kurzstreckig nach zentral gerichtete Gefäßverlauf im Kinking oder Coiling kann je nach Anlotung der Arterie zu einer scheinbaren Strömungsumkehr führen.
In der linken Bildhälfte *rechts* ist der Übergang der A. carotis communis (*CCA*) in die A. carotis interna dargestellt, *links* im Bild die distale A. carotis interna (*ICA*). Bei exakter Einstellung des Dopplereinfallwinkels zeigt das Dopplerfrequenzspektrum mit einer maximalen Strömungsgeschwindigkeit von 95 cm/s und einer laminaren Strömung, daß das Aliasing im farbduplexsonographischen Bild winkelbedingt (spitzwinklige Anlotung) ist. Der Farbumschwung von rot nach blau ist bedingt durch die Änderung der Strömungsrichtung relativ zum Transducer.

5.5.2
Karotisstenose

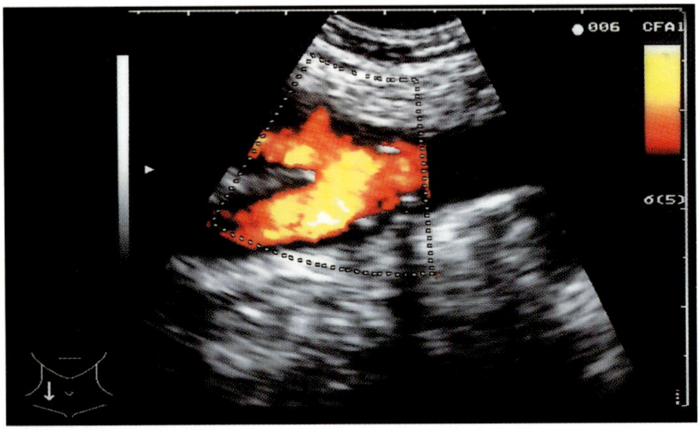

5.3

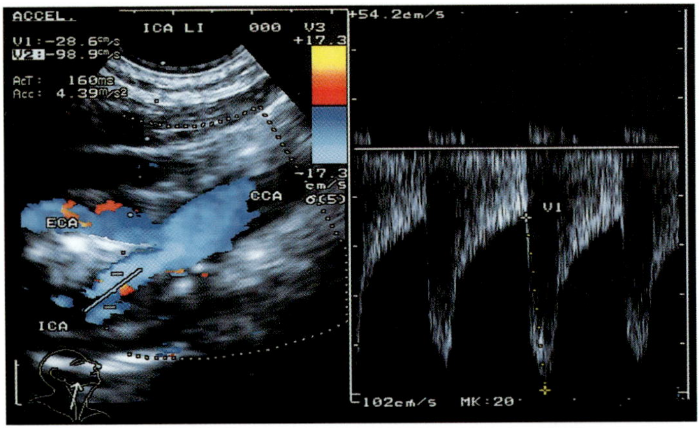

5.4 a

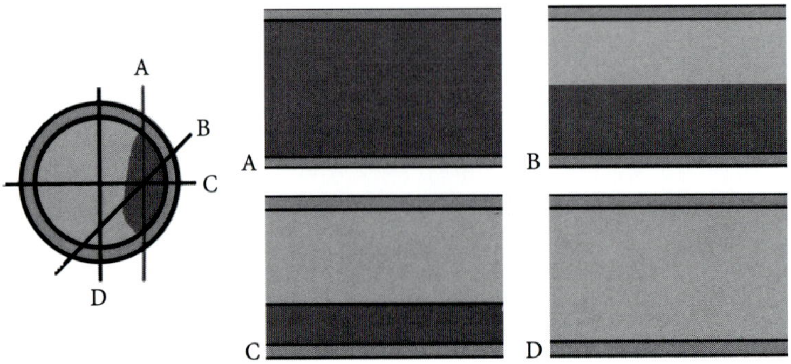

5.4 b

Abb. 5.3.
Plaqueulcus

Schüsselförmige Plaqueaussparungen (*Bildmitte* am Internaabgang schallkopffern) deuten auf Nischen hin. Der durchflossene Anteil kann farbduplexsonographisch oder wie hier im Colour velocity imaging (CVI) besser abgebildet werden als im reinen B-Bild. Ob die echoarmen Anteile am Boden der schüsselförmigen Aussparung thrombotische Auflagerungen sind und eine Emboliegefahr darstellen oder ob es sich um heterogene Plaques handelt, läßt sich aus dem sonographischen Bild nicht ableiten. Eine Stenose wird durch den Plaque nicht verursacht. Aus der A. carotis externa ist zum Transducer hin der Abgang der A. thyroidea inferior angedeutet.

Abb. 5.4 a, b.
Plaque – Stenosegrad

a In der sagittalen Transducerposition von anteromedial ist der Abgang der A. carotis interna nach dorsal abgebildet. Die Plaques an der dorsalen Wand zeigen bei einer systolischen maximalen Spitzengeschwindigkeit von 99 cm/s noch keine hämodynamische Relevanz. Durch die Plaque kommt es jedoch sowohl farbduplexsonographisch als auch im Dopplerfrequenzspektrum zu einer gestörten Strömung mit retrograden Flußanteilen.

b Je nach Schnittebene kann sich eine exzentrische Lumeneinengung sehr unterschiedlich darstellen. Stenosegrad A: 0 %, B: ca. 50 %, C: ca. 70 %, D: 100 %. Die Fehlbeurteilung entsteht durch die Reduktion des dreidimensionalen Gefäßprozesses auf die zweidimensionale Schnittbildebene. Die Farbdarstellung erleichtert die Beurteilung von exzentrischen Plaques. Nach Möglichkeit sollten exzentrische Einengungen im Querschnitt und im Längsschnitt beurteilt werden.

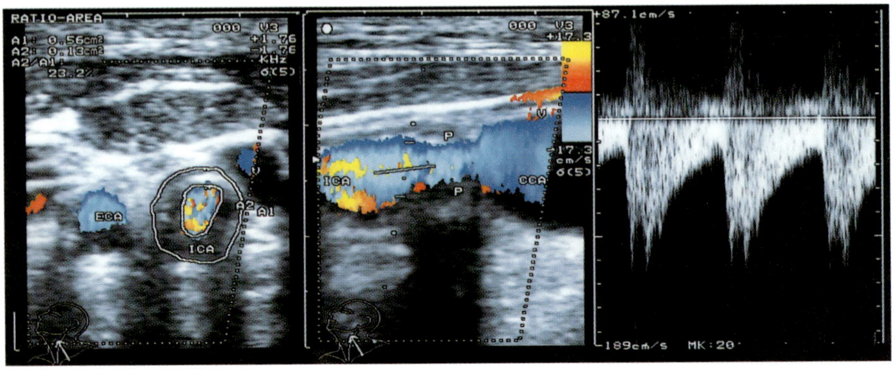

Abb. 5.5 a.
Stenose mit beginnender, hämodynamischer Relevanz

a Eine zirkuläre Plaque in der A. carotis interna (*ICA*) führt zu einer Reduktion der Querschnittsfläche um 75% (*linker* Bildabschnitt). Um das gesamte durchflossene Lumen im Querschnitt farblich zu erfassen, wird die Pulsrepetitionsfrequenz relativ niedrig eingestellt, wodurch es zu einem Aliasing kommt (s. S. 17).
Im *mittleren* Bildabschnitt zeigt die Farbaufhellung (gelb) die zentrale Flußbeschleunigung und der Farbumschlag (rot) die Wirbelbildung.
Mit einer maximalen systolischen Spitzengeschwindigkeit von 128 cm/s und einem „spectral broadening" korreliert der Stenosegrad mit einer Querschnittsreduktion. (Eine 65- bis 83%ige Querschnittsreduktion entspricht einer Diameterreduktion von 40–60% und somit einer Stenose mit beginnender hämodynamischer Relevanz).

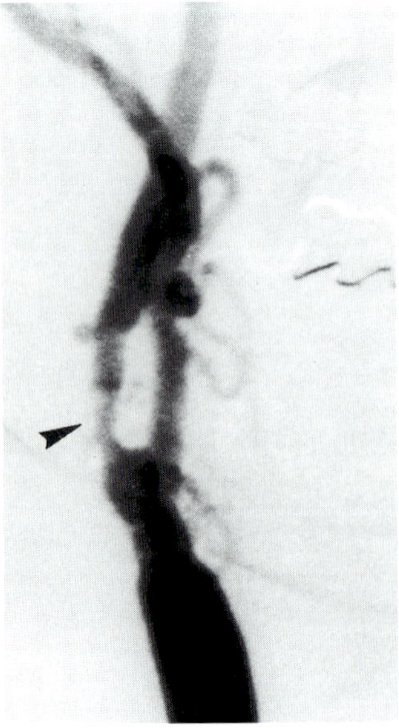

Abb. 5.5 b.
Angiographie: Mittelgradige Stenose der A. carotis interna im Abgang.

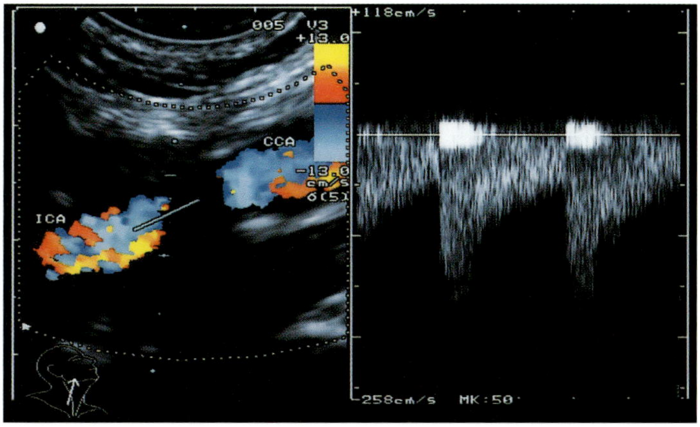

Abb. 5.6 a.
A. carotis interna Abgangsstenose – mittelgradig

Durch die Kalzifizierung mit dorsaler Schallauslöschung läßt sich die Lumeneinengung der Plaque am A.-carotis-interna-Abgang nicht bildlich darstellen; neben der Schallauslöschung im Grauwertbild ist auch die farbkodierte Strömungsabbildung nicht möglich. Nach der Schallauslöschung kommt es zum exzentrischen Strömungsjet mit Aliasing (gelb) und Turbulenzen. Die Strömungsbeschleunigung auf systolisch 180 cm/s und enddiastolisch 60 cm/s drückt eine 60- bis 80%ige Stenose (Diameterreduktion) aus. Das entspricht einer Querschnittsreduktion von 84–95%. Es bestand keine Möglichkeit, durch Verschieben des Transducers die Kalzifizierung zu umgehen und die Blutströmung darzustellen. Mit hohem Gain wird versucht, auch im Bereich des Schallschattens ein Dopplerfrequenzspektrum abzuleiten, um die maximale systolische Spitzengeschwindigkeit in der Stenose zu erkennen und den Stenosegrad abzuschätzen.

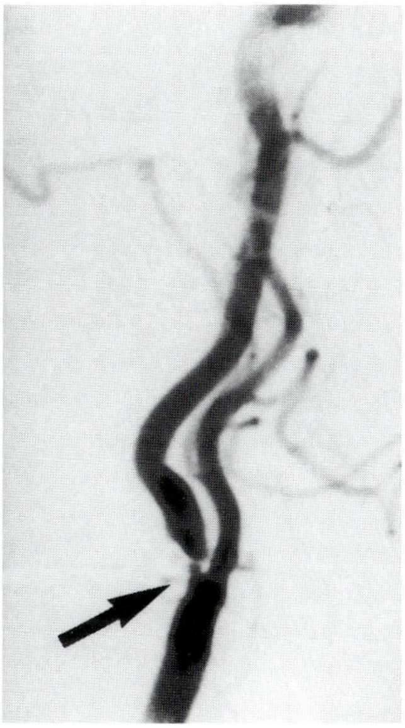

Abb. 5.6 b.
Angiographie: 60- bis 80%ige Diameterreduktion.

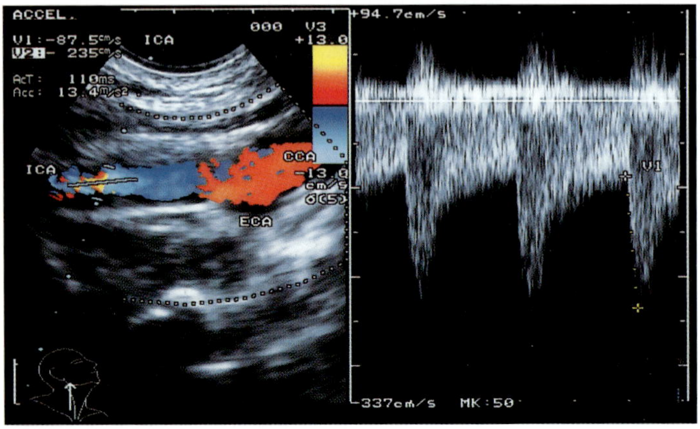

Abb. 5.7 a.
Distale A. carotis interna Stenose

In dorsolateraler Schallkopfposition zeigt die A. carotis interna (*ICA*) in ihrem Verlauf ca. 2 cm nach Abgang der A. carotis externa (*ECA*) eine Stenose. Farbduplexsonographisch fällt sie durch Aliasing auf, die Plaque ist echoarm. Mit 235 cm/s maximaler systolischer Spitzengeschwindigkeit entspricht die Stenose einer 60- bis 80%igen Diameterreduktion. Nach distal ist das Gefäß nicht weiter verfolgbar; durch bindegewebige Strukturen an der Schädelbasis kommt es zur Schallauslöschung bzw. Schallstreuung. Distal (am Patchende) gelegene Stenosen müssen nach Karotisthrombendarteriektomien ausgeschlossen werden.

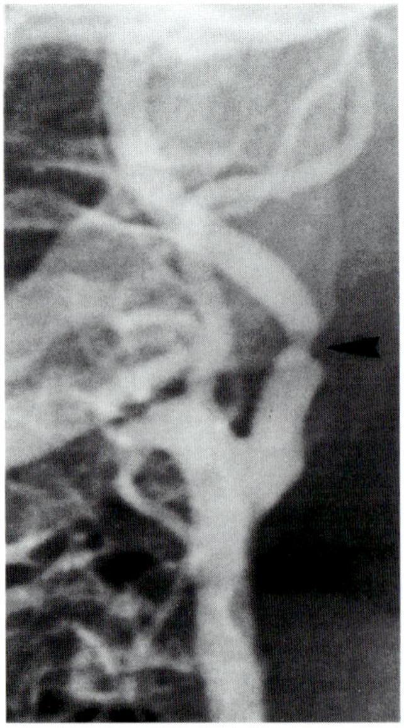

Abb. 5.7 b.
Angiographie: Kontrastmittelaussparung (*Pfeil*) knapp unterhalb der Schädelbasis bei unauffälligem Abgang der A. carotis interna.

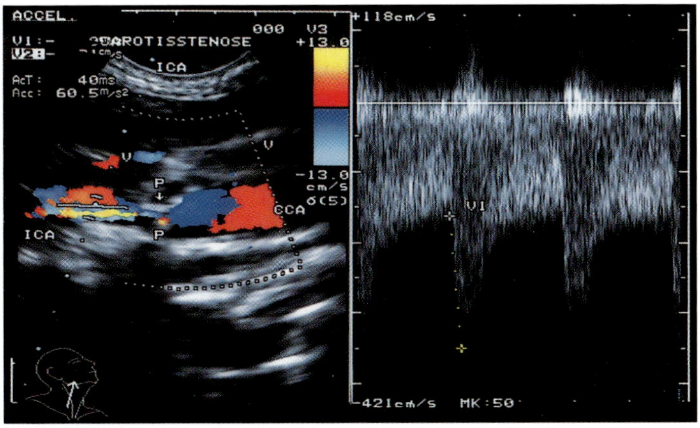

Abb. 5.8 a.
A. carotis interna Abgangsstenose – hochgradig

Die hochgradige Stenose in der proximalen A. carotis interna (*ICA*) ist durch eine maximale Strömungsbeschleunigung von 350 cm/s dokumentiert, die enddiastolische Flußgeschwindigkeit beträgt 162 cm/s. Dies entspricht einer Diameterreduktion von 81–99 %. Nach den gemischt echogenen, glatt gerandeten, stenosierenden exzentrischen Plaques (*P*) läßt sich der Stenosejet am Farbumschlag von hellblau in gelb erkennen. Die orthograde Flußrichtung ist in der A. carotis interna in dieser Darstellung vom Schallkopf weg und blau kodiert. Der Farbumschlag besteht etwa am Übergang der A. carotis communis, die mit Flußrichtung auf den Schallkopf zu rot kodiert ist. Poststenotische Wirbelbildungen und Flußseparationen mit retrograden Strömungsanteilen sind rotkodiert oberhalb des abgebildeten Stenosejets erkennbar. Schallkopfnah tauchen noch Strömungssignale der V. jugularis auf.

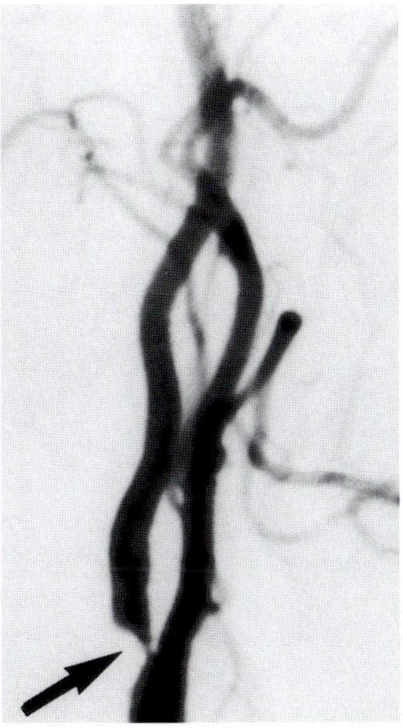

Abb. 5.8 b.
Angiographie: Exzentrische, hochgradige Stenose (*Pfeil*) der A. carotis interna.

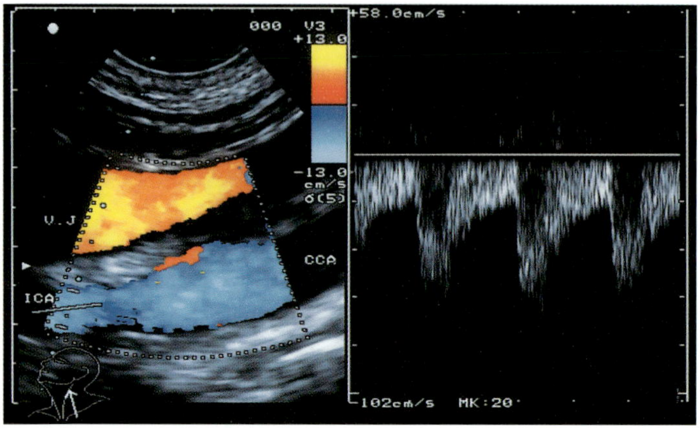

5.8 c

5.5.3 Karotisverschluß

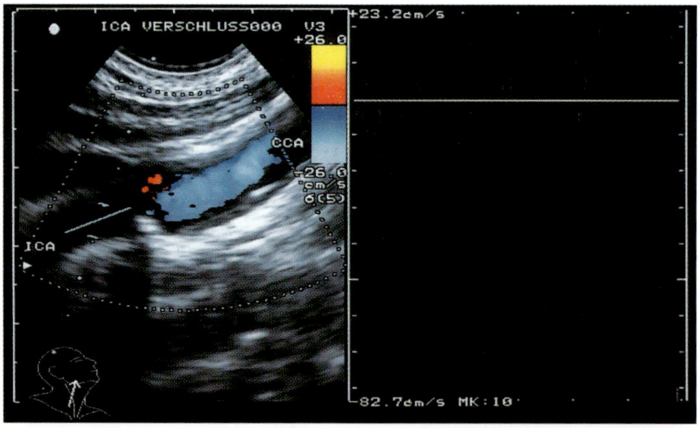

5.9 a

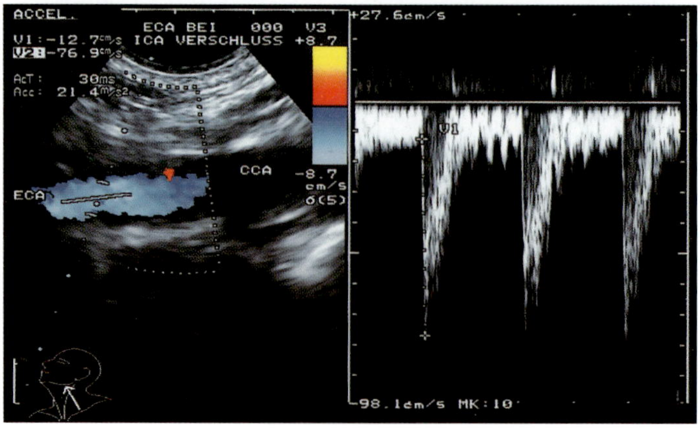

5.9 b

Abb. 5.8 c.
A. carotis interna – nach TEA

In der postoperativen Kontrolle nach Thrombendarterioektomie mit Venenpatchplastik ist die Gefäßwand glatt abzugrenzen und eine laminare Strömung im Dopplerfrequenzspektrum ableitbar. Die Erweiterungsplastik führt bei Querschnittszunahme zu erniedrigten Strömungsgeschwindigkeiten im Patchbereich.

Abb. 5.9 a – d.
A. carotis interna Verschluß

a Weder im Dopplerfrequenzspektrum noch farbduplexsonographisch lassen sich beim A.-carotis-interna-Verschluß Flußsignale nachweisen. Am Abgang eine kalzifizierte Plaque mit Schallschatten. *Rechts* in der linken Bildhälfte die offene A. carotis communis (*CCA*). Um einen Verschluß von einer subtotalen Stenose zu differenzieren, muß in der A. carotis interna (*ICA*) bis zum Kieferwinkel mit hohem Gain nach Strömungssignalen gesucht werden.

b Weil die A. carotis externa (*ECA*) über die A. supratrochlearis als Kollateralgefäß fungiert, ist ein erhöhter diastolischer Fluß im Dopplerfrequenzspektrum nachzuweisen. Um bei Angleichung der Dopplerfrequenzspektren eine Verwechslung mit der A. carotis interna zu vermeiden, sollte die A. carotis externa durch Fortleitung des rhythmischen Klopfens auf die A. temporalis (Externaast) identifiziert werden (in mittlerer Herzaktion im Dopplerfrequenzspektrum abgebildet).

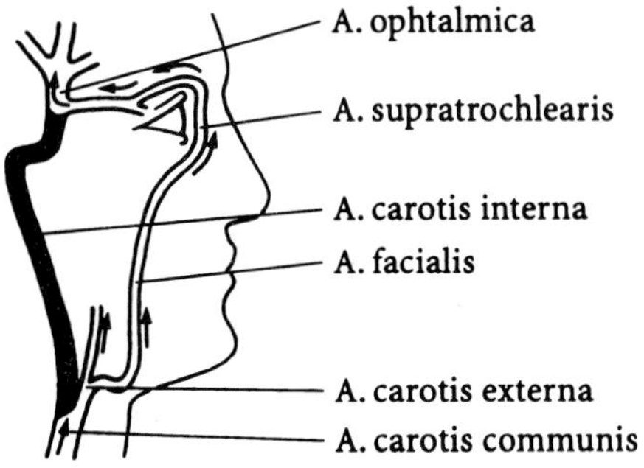

c Schematische Darstellung des Umgehungskreislaufs über die A. carotis externa, A. supratrochlearis (CW-Doppleruntersuchung) bei Internaverschluß.

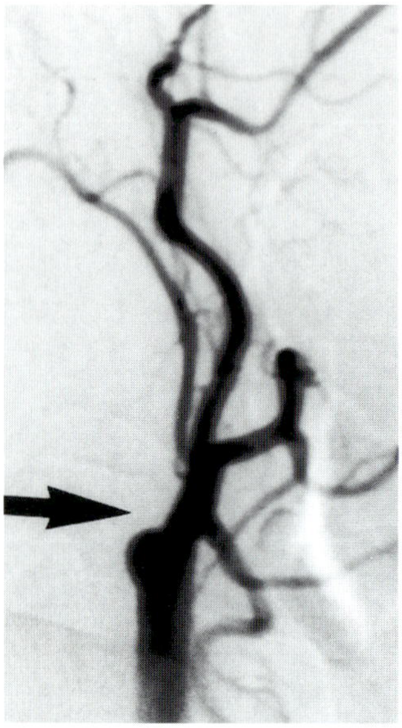

Abb. 5.9 d
Angiographie: A.-carotis-interna-Verschluß (*Pfeil*).

5.5.4 Karotisaneurysma

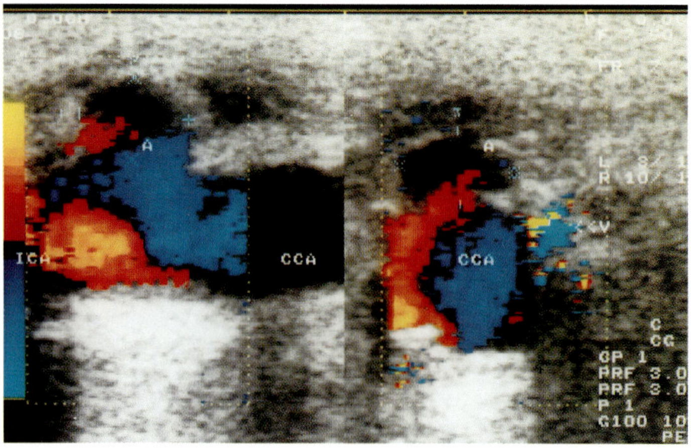

Abb. 5.10 a–c.
a Pulsierende Vorwölbung am Hals 3 Jahr nach einer Karotis-TEA. Farbduplexsonographisch liegt am Abgang der A. carotis interna (*ICA*) im Patchbereich eine umschriebene Aussackung der Gefäßwand mit nachweisbaren Strömungssignalen. Die Erweiterung ist jedoch nicht mit farblich kodierten Strömungssignalen ausgefüllt, wodurch eine partielle Thrombosierung anzunehmen ist. Eine postoperative Stenose besteht nicht.

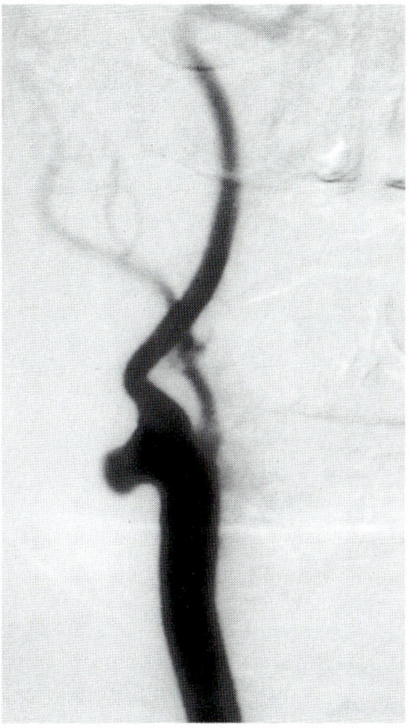

Abb. 5.10 b
Kontrollangiographie: Bestätigung des sakkulären Aneurysmas im Bulbus.

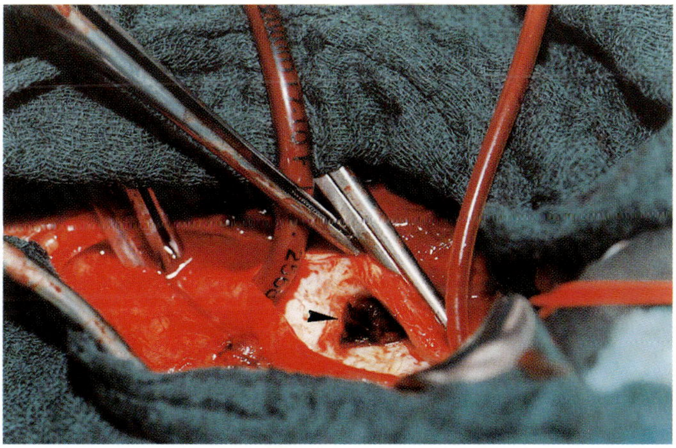

Abb. 5.10 c
Intraoperativ findet sich ein Nahtaneurysma, das durch Bindegewebsstrukturen gedeckt ist und im sakkulären Aneurysma spurium thrombotische Auflagerungen hat (*Pfeil*).

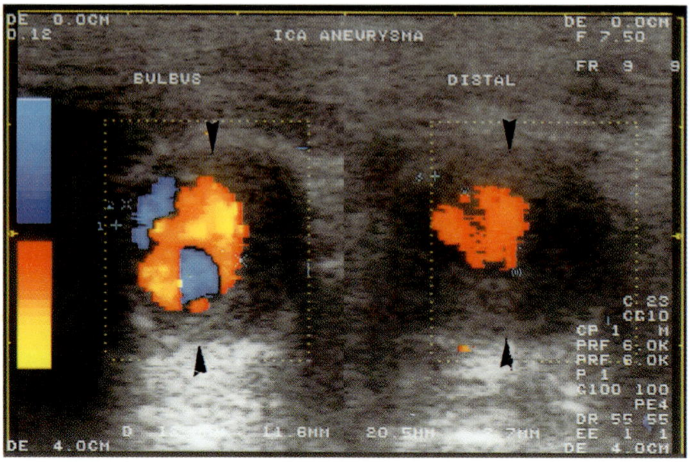

5.11 a

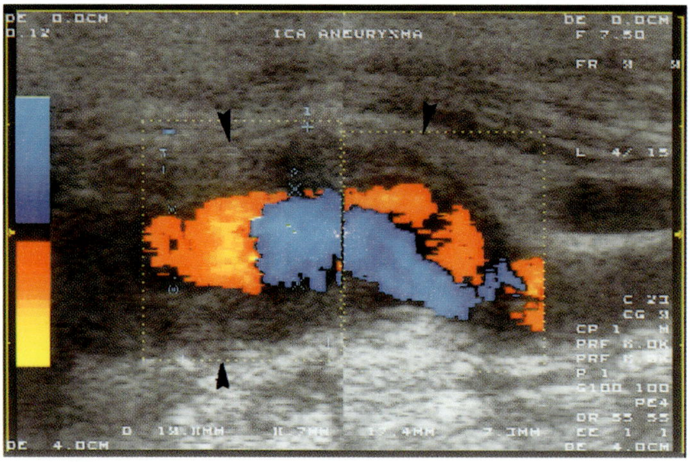

5.11 b

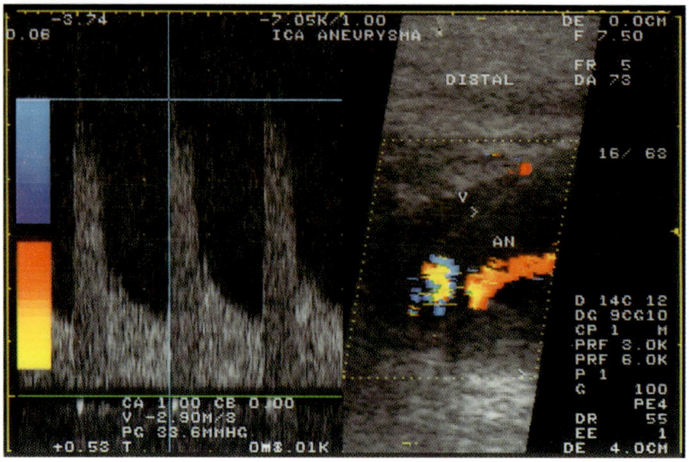

5.11 c

Abb. 5.11 a–e.
A. carotis interna Aneurysma

a Im Querschnitt ist das durchflossene Lumen der A. carotis interna sowohl im Bulbus (*links* im Bild) als auch distal (*rechts* im Bild) von echoarmen, thrombotischen Auflagerungen (*Pfeile*) im Internaaneurysma umgeben. Das Aneurysma hat einen Durchmesser von 2 cm.

b Im Längsschnitt kommt der Charakter des A.-carotis-interna-Aneurysmas zum Ausdruck (*Rechts* im Bild ist die A. carotis communis dargestellt, *links* die A. carotis interna). Die Relation von Aneurysmagröße (*Pfeile*) mit wandständiger Thrombosierung (echoarm) und durchflossenem, farblich kodiertem Lumen ist eindrucksvoll im Längsschnitt abgebildet. Der Farbumschlag signalisiert Strömungsverwirbelungen.

c Am Ende des Aneurysmas zeigt sich eine Strömungsbeschleunigung mit Turbulenzen und Aliasing (inverse Darstellung), das sich auch in einer Strömungsbeschleunigung im Dopplerfrequenzspektrum auf 2,9 m/s ausdrückt (durch inverse Darstellung vom Schallkopf weg gerichteter Fluß oberhalb der Nullinie dargestellt).

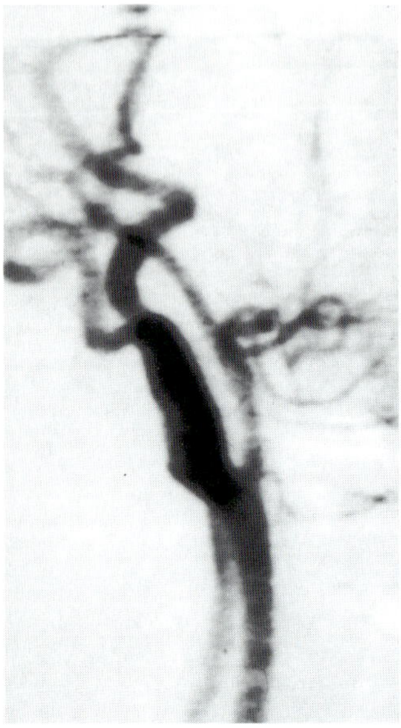

5.11d

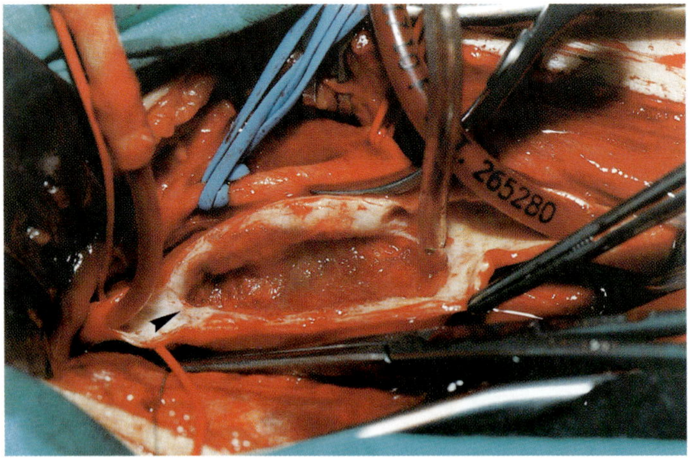

5.11e

Abb. 5.11 d–e.
d Angiographie: Ektasie der A. carotis interna. Wegen der wandständigen Thrombosierung stellt sich die Erweiterung kleiner dar, als sie in Wirklichkeit ist. Die hämodynamische Relevanz der Stenose am Ende des Aneurysmas kommt nicht zur Darstellung; es zeigt sich lediglich eine Kontrastmittelaufhellung durch eine in der a.-p.-Ebene liegende Lumeneinengung.

e Intraoperativ bestätigt sich das spindelförmige A.-carotis-interna-Aneurysma mit thrombotischer Auskleidung und Stenose am distalen Aneurysmaende (*Pfeil*). *Rechts* im Bild die A. carotis communis mit Shunt und *links* die distale A. carotis interna; dazwischen in der proximalen Interna das Aneurysma mit Thromben und einer fibrösen Lumeneinengung am Aneurysmaende. Die A. carotis externa ist mit blauem Zügel angeschlungen.

5.5.5
Arteria vertebralis: Verlauf und Normalbefund

5.12
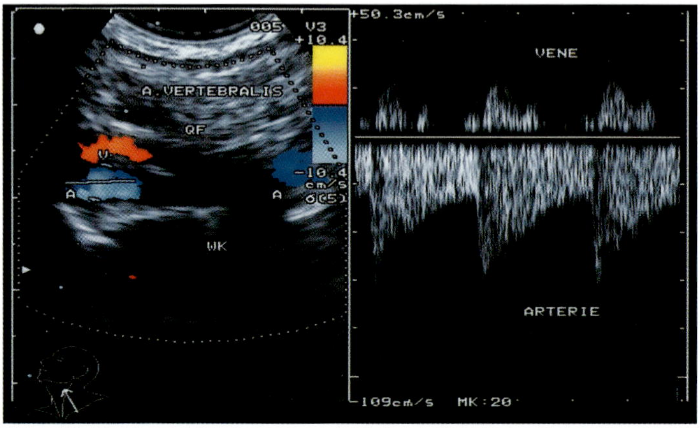

5.13
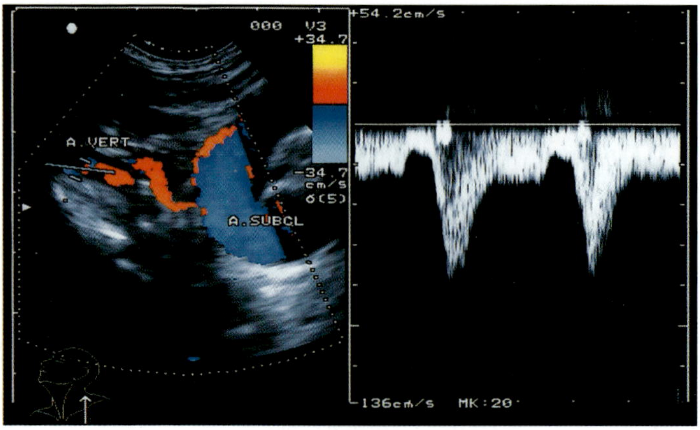

Abb. 5.12.
A. vertebralis – Normalbefund

A. vertebralis vor und nach dem Durchtritt durch den Processus transversus (Schallauslöschung). Schallkopfnah ist rotkodiert die Vene dargestellt, schallkopffern blaukodiert die Arterie. Im Dopplerfrequenzspektrum ist oberhalb der Mittellinie (auf den Schallkopf zu) die Vene und unterhalb die Arterie abgebildet.

Abb. 5.13.
A. vertebralis Abgang – Gefäßelongation

Bei generalisierter Gefäßelongation Kinking (ohne Stenose) der A. vertebralis am Abgang aus der elongierten A. subclavia [Farbumschlag (blau) durch diastolischen Rückfluß].

5.5.6 Vertebralarterienstenose

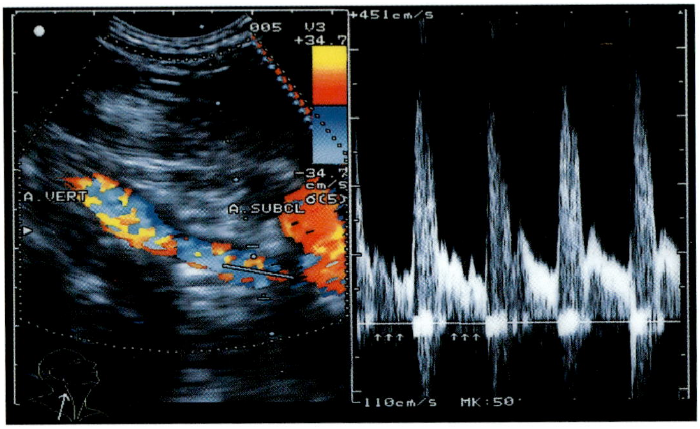

5.14a

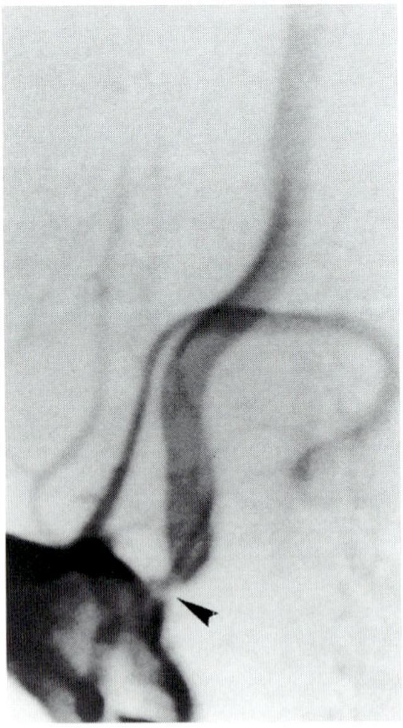

5.14b

Abb. 5.14 a, b.
Vertebralisabgangsstenose

a Am Abgang der A. vertebralis (nach links im Bild ziehend) aus der A. subclavia (*rechts* im Bild) zeigt sich farbduplexsonographisch ein Aliasing mit Turbulenzen. Am Abgang selbst ist durch eine Plaque mit Schallauslöschung keine farbliche Kodierung im Gefäßlumen zu erreichen. Im Dopplerfrequenzspektrum ist die Stenose durch die Zunahme der systolischen Spitzengeschwindigkeit auf 320 cm/s systolisch und 80 cm/s enddiastolisch dokumentiert. Um eine Verwechslung mit dem Truncus thyreocervicalis, der ein ähnliches Strömungsprofil zeigen kann, zu vermeiden, wird rhythmisch auf die A. vertebralis distal, unterhalb des Mastoids, geklopft und die Fortleitung im Dopplerfrequenzspektrum beobachtet (*Pfeile* im ersten abgebildeten Herzzyklus).

b Angiographie: Abgangsstenose (*Pfeil*) der A. vertebralis.

5.5.7
Subclavian-steal-Syndrom

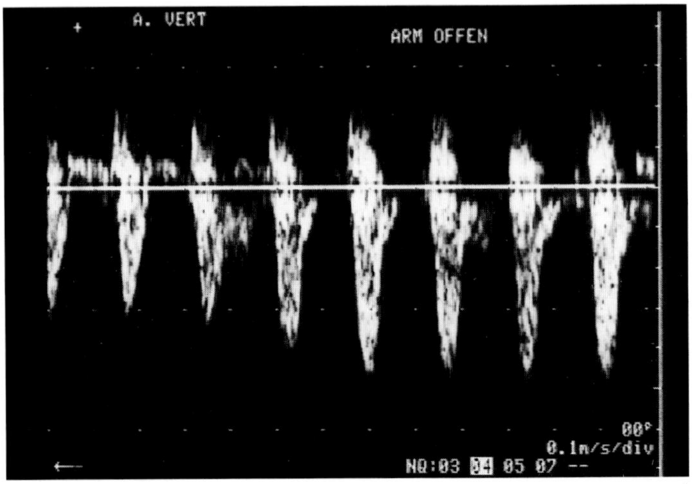

5.15 a

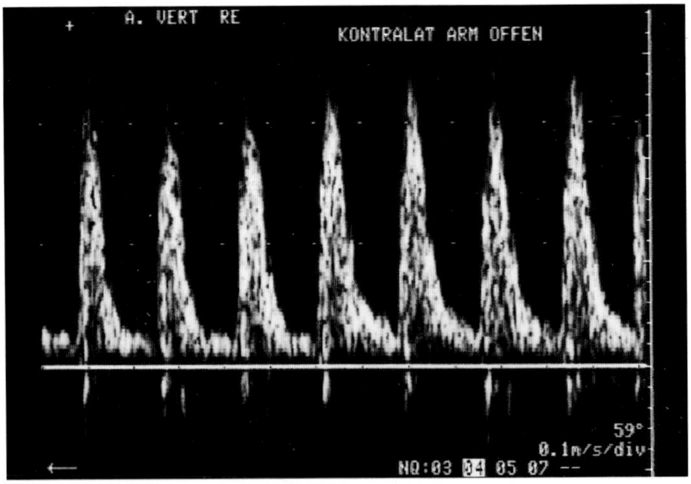

5.15 b

Abb. 5.15 a–e.
Subclavian-steal-Syndrom

a Bei einer hochgradigen A.-subclavia-Stenose (vgl. Abb. 2.29 a) wird in der A. vertebralis das Vorliegen eines Subclavian-steal-Syndroms durch eine provozierte Hyperämie im ipsilateralen Arm geprüft. In der ipsilateralen A. vertebralis ist bei Kompression der A. brachialis auf über 250 mm Hg ein Pendelfluß im Dopplerfrequenzspektrum sichtbar. Auf die am Vertebralisabgang abgeleiteten retrograden systolischen Flußanteile folgt ein orthograder diastolischer Flußanteil. Nach Öffnen der Manschette verschwindet der orthograde diastolische Flußanteil, und es kommt systolisch zu einer retrograden Geschwindigkeitszunahme und zu einer Umkehr (*rechts* im Bild) der enddiastolischen Flußrichtung von orthograd nach retrograd.

b Bei provozierter Hyperämie (nach Lösen einer Oberarmkompressionsmanschette) im ipsilateralen Arm der Subklaviastenose kommt es in der kontralateralen A. vertebralis zu einer Flußzunahme (von links nach rechts dargestellt) als Zeichen eines vertebrovertebralen Überlaufs. Im vorliegenden Fall ist die Bedeutung der kontralateralen A. vertebralis als Kollaterale gering, die Strömungszunahme nach der provozierten Ischämie ist nicht ausgeprägt.

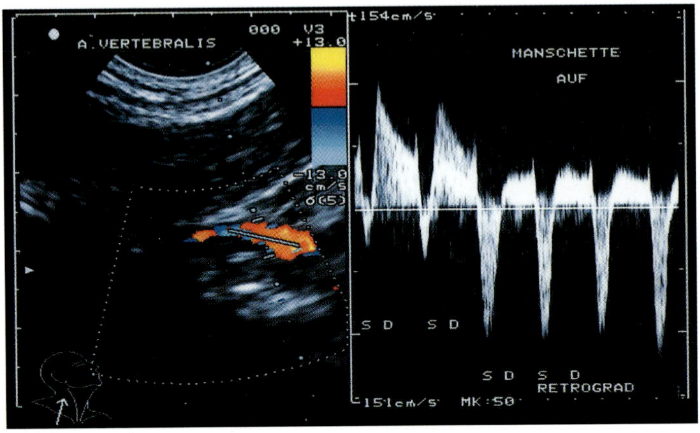

5.15 c

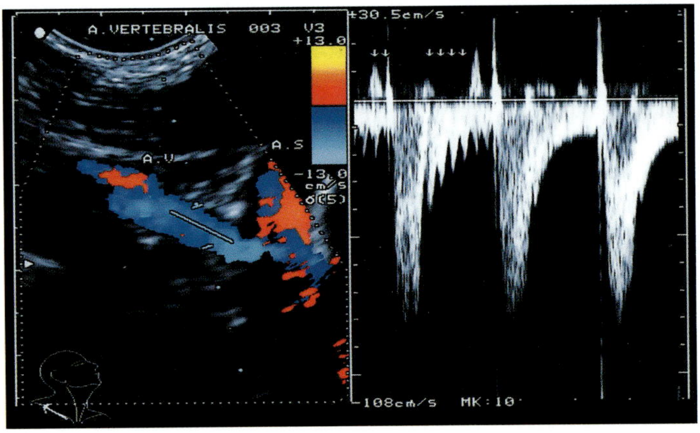

5.15 d

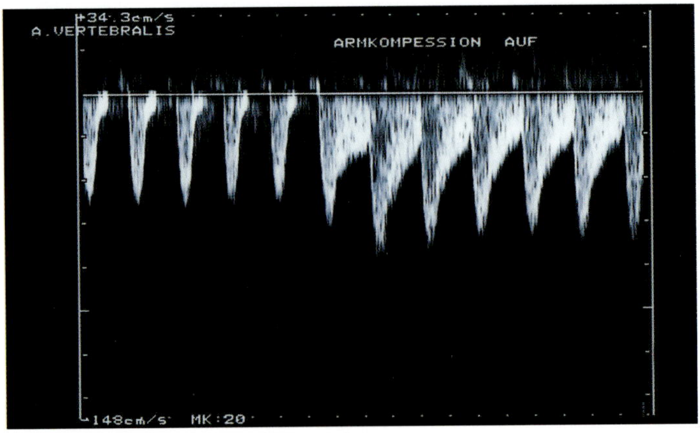

5.15 e

Abb. 5.15 c–e.

c Je nach Ausprägung der Subklaviastenose und der Kollateralkreisläufe sowie der Rolle der A. vertebralis in der Kollateralisierung kommt es nach einer provozierten Ischämie durch Lösen einer Armmanschette zu einer unterschiedlichen Ausprägung im Steal-Phänomen, das sich in den Dopplerfrequenzspektren unterschiedlich ausdrückt. So kann die Pendelströmung erhalten bleiben und lediglich von einem primär kranial gerichteten Blutfluß zu einem primär zentral (zur A. subclavia) gerichteten Blutfluß wechseln. Bei Kompression des ipsilateralen Armes ist ein ausgeprägter diastolischer Fluß nach kranial gerichtet, und nur in der Systole kommt es zu einem geringen retrograden Fluß. Nach Lösen der Armmanschette wechselt die Pendelströmung, und es zeigen sich dann ein hoher retrograder systolischer Fluß (*S*) und ein geringer orthograder diastolischer Fluß (*D*).

d Das Steal-Syndrom kann so ausgeprägt sein, daß schon in Ruhe in der ipsilateralen A. vertebralis (*AV*) ein retrograder Fluß (blaukodiert) in die A. subclavia (*AS*) detektiert werden kann. Das Dopplerfrequenzspektrum bestätigt dies, und die eindeutige Identifikation der A. vertebralis erfolgt durch Nachweis der Fortleitung im Dopplerfrequenzspektrum bei rhythmischem Klopfen am Mastoid. Proximal des Vertebraliszuflusses ist die A. subclavia verschlossen.

e Nach einer durch Lösen der Armkompression provozierten Ischämie kommt es zu einer deutlichen Strömungszunahme des retrograden Flusses im Dopplerfrequenzspektrum, insbesondere in der Diastole.

Kapitel 6

Viszerale und retroperitoneale Gefäße 6

6.1 Bauchaorta, Viszeralarterien und Nierenarterien

6.1.1 Gefäßanatomie

Aorta

Die *Bauchaorta* beginnt am Zwerchfellschlitz in Höhe des 12. BWK und verläuft ventrolateral etwas links versetzt zur LWS. Sie verjüngt sich von kranial nach kaudal und ist 25–20 mm weit. Bei älteren Personen ist wegen der altersbedingten Dilatation ein Durchmesser bis 3 cm noch als normal anzusehen. Ein sicheres Kriterium ist jedoch die 1,5fache Zunahme des erweiterten Abschnitts gegenüber dem proximalen unauffälligen Abschnitt als Zeichen eines Aneurysmas. Die Bauchaorta teilt sich in Höhe von LWK 4/5 in die beiden *Aa. iliacae communes* auf. Das Intestinum wird aus den 3 großen, ventral der Aorta abgehenden viszeralen Ästen versorgt; ihr Versorgungsmuster ist komplex und zeigt zahlreiche Varianten. Nach lateral gehen neben den Lumbalarterien nach retroperitoneal die beiden Nierenarterien ab. Von kranial nach kaudal gehen im einzelnen von der Bauchaorta die nachfolgend beschriebenen Arterien ab.

Viszeralarterien

Kurz nach Durchtritt der Aorta durch den Zwerchfellschlitz geht nach ventral der *Truncus coeliacus* aus der Aorta ab und teilt sich nach 2–3 cm in die Hauptäste, die A. hepatica und A. lienalis, auf. Die *A. hepatica communis* verläuft nach ihrem Abgang zwischen Pankreaskopf und Leberunterrand ins Lig. hepatoduodenale, gibt dort die A. gastroduodenalis als bedeutende Kollaterale zur A. mesenterica superior ab und zieht als *A. hepatica propria* weiter zur Leber. Die *A. lienalis* verläuft z.T. stark geschlängelt am Oberrand des Pankreas zum Milzhilus und versorgt neben der Milz auch Pankreaskorpus und Pankreasschwanz sowie die große Kurvatur des Magens.

Etwa 0,5–2 cm unterhalb des Truncus coeliacus entspringt die *A. mesenterica superior* aus der Aorta in Höhe von LWK 1/2 nach ventral. Sie geht in einem spitzen Winkel von ca. 15–30° aus der Aorta ab und verläuft im proximalen Abschnitt dorsal des Pankreas und ventral der Nierenvene parallel zur Aorta. Nach 4–5 cm gehen rechts die A. pancreaticoduodenalis inferior und die A. colica media ab, die das proximale Kolon bis etwa quer Kolonmitte versorgen. Im weiteren Verlauf teilt sich die A. mesenterica superior in die A. jejunalis, die Aa. ilei und die A. ileocolica zur Versorgung des Dünndarms auf.

Anatomische Varianten sind zahlreich; neben dem Normalverlauf des Truncus (ca. 70% der Fälle) kann die A. hepatica oder auch die A. lienalis aus der A. mesenterica superior abgehen und damit zu einer veränderten Hämodynamik in den entsprechenden Gefäßen führen. Selten ist der gemeinsame Abgang von A. hepatica, A. lienalis und A. mesenterica superior aus der Aorta. In ca. 24% der Fälle wird die Leber aus der A. mesenterica superior versorgt. Durch Kollateralen der viszeralen Arterien können chronische proximale Verschlüsse einzelner Viszeralarterien folgenlos toleriert werden.

Die *A. mesenterica inferior* entspringt in Höhe LWK 3, ca. 4–5 cm oberhalb der Aortenbifurkation und verläuft etwas links ventrolateral der Aorta nach kaudal. Wegen ihres geringen Kalibers von ca. 2–4 mm ist sie nicht regelmäßig darstellbar.

Nierenarterien

Etwa 1–2 cm distal des Mesenterialarterienabgangs entspringen die Nierenarterien rechtwinklig aus der Aorta in Höhe von LWK 2. Die rechte Nierenarterie verläßt die Aorta etwas kranial der linken und unterkreuzt die V. cava inferior. Die linke Nierenarterie verläßt die Aorta etwas mehr kaudal und zieht nahezu horizontal zum linken Nierenhilus. In ca. 25% der Fälle ist eine Mehrfachgefäßversorgung der Nieren nachweisbar. Die Nierenhauptarterie gibt auf jeder Seite kurz vor dem Nierenhilus die Segmentarterien ab, die sich in Interlobararterien aufteilen, aus denen die Aa. arcuatae hervorgehen.

6.1.2
Untersuchungstechnik, Meßparameter, diagnostische Möglichkeiten und Wertigkeit

Eine aussagekräftige und valide duplexsonographische Untersuchung der Viszeralarterien erfordert die Auswahl der entsprechenden Sendefrequenz des Schallkopfs sowie die der Schallintensität, Empfangssensibilität und Bildaufbaurate adäquate Geräteeinstellung, entsprechend der Tiefe des zu untersuchenden Gefäßes. Je nach Bauchumfang des Patienten sind Schallköpfe von 5–3,5 mHz, selten bis 2 mHz geeignet. Sektorschallköpfe oder Curved-array-Schallköpfe mit engem Radius erleichtern die Einstellung von verwertbaren Dopplereinstrahlwinkeln.

Wie auch bei der Untersuchung der Extremitätenarterien sollte zur Untersuchung der Bauchaorta und der Viszeralarterien eine ausreichende Ruhepause vor Untersuchungsbeginn eingehalten werden, um physiologische Hyperämiephasen abklingen zu lassen. Vor Untersuchungsbeginn sollte dann mit dem Patienten das Atmen in einer Atemmittellage eingeübt werden, mit kurzzeitigen Pausen in Inspirations- oder Exspirationsstellung, um bei der atemabhängigen Verschiebung der Viszeralarterien Flußmessungen durchführen zu können. Bei Flußmessungen in der A. mesenterica superior und dem Truncus coeliacus ist die letzte Nahrungsaufnahme zu berücksichtigen, weil der Blutfluß in diesen

Arterien davon abhängig stark variiert. Wenn möglich, sollte eine Untersuchung im Nüchternzustand angestrebt werden.

Die *Lokalisation* der einzelnen Viszeralarterien, ihre Abgänge und Beziehungen zueinander lassen sich orientierend zunächst in Transversalschnitten am besten darstellen. Danach muß für die Beurteilung von Stenosen oder Aneurysmen sowie für Flußmessungen das zu untersuchende Gefäß im Längsschnitt eingestellt werden. Durch die ausgeprägte Variabilität von Strömungsprofil und maximaler Flußgeschwindigkeit, je nach zu vorsorgendem Organ, sind die Stenosekriterien für jedes Gefäß separat zu bestimmen.

Bei *Aneurysmen* ist der maximale Querdurchmesser im Transversalschnitt auszumessen, wobei im Wechsel zwischen Längs- und Querschnitt eine orthograde Beschallung kontrolliert werden muß, um die Ergebnisse reproduzieren und eine Größenzunahme im Verlauf beurteilen zu können. Im Longitudinalschnitt wird die Längenausdehnung des Aneurysmas gemessen und die Beziehung zu den übrigen Gefäßen bzw. Gefäßabgängen dargestellt.

Für die quantitative Bestimmung des *Blutflusses* ist neben der Bestimmung der mittleren Geschwindigkeit die genaue Bestimmung des Gefäßdurchmessers notwendig. In eigenen Untersuchungen an der A. mesenterica superior zeigten sich zwischen Systole und Diastole Schwankungen von ca. 10 %, was zu einer Kreisflächenzunahme von bis zu 35 % führte. Daraus ergibt sich die Notwendigkeit, bei exakten Blutflußmessungen den systolischen und den diastolischen Gefäßdurchmesser getrennt zu bestimmen und nach einer Näherungsformel gewichtet zu verrechnen:

Mittlerer Gefäßdurchmesser R = 1/3 · (2 · R diastolisch + R systolisch).

Die exakteste Bestimmung des Gefäßdurchmessers geschieht bei Durchmessern bis 12 mm nach der Leading-edge-Methode (s. S. 10) unter Einstellung einer schwachen Sendeleistung am Gerät. So kommt es zu einer geringen Überschätzung des Gefäßdurchmessers; bei Durchmessern bis zu 1 cm ist die Überschätzung jedoch geringer als die Unterschätzung bei Messung von Innenwand zu Innenwand, und die Messung erlaubt eine Systematisierung des Meßfehlers, was bei Verlaufsmessungen bedeutungsvoll ist.

Die *Farbduplexsonographie* erleichtert das Aufsuchen und Lokalisieren der mesenterialen Arterien und der Nierenarterien. Nach Einstellen des Gefäßes wird die Hämodynamik anhand des Dopplerfrequenzspektrums beurteilt. Bei guter Beschallbarkeit kann schon das farbduplexsonographische Bild Hinweise für Stenosen liefern, die jedoch dopplersonographisch verifiziert werden müssen. An den Gefäßabgängen sollte bei entsprechender Fragestellung auf jeden Fall das *Dopplerfrequenzspektrum* abgeleitet werden, da hier meist die Stenosen lokalisiert sind.

Truncus coeliacus, A. hepatica und A. lienalis

Trotz der Seltenheit einer Truncusstenose gehört zur Diagnostik einer Angina abdominalis die Beurteilung des Truncus coeliacus. Durch seinen ventralen Abgang aus der Aorta lassen sich sehr spitze Dopplerwinkel einstellen. Im *Querschnitt* ist der Verlauf mit der möwenschwingenartigen Aufzweigung der A. hepatica und A. lienalis darstellbar. Die winkelkorrigierte maximale systolische Flußgeschwindigkeit beträgt nüchtern zwischen 100 und 160 cm/s. Bei systolischen Werten über 200 cm/s ist von einer über 50%igen Stenose auszugehen, bei systolischen Werten über 280 cm/s von einer über 75%igen Stenose (mod. nach Moneta 1991). Nach der Aufzweigung des Truncus coeliacus kann die A. hepatica communis im Transversalschnitt vom epigastrischen Winkel aus verfolgt werden, die A. hepatica propria ist in ihrem Verlauf ventrokranial der V. portae darstellbar.

Ebenfalls im *Transversalschnitt* kann die A. lienalis in ihrem Verlauf zum Milzhilus eingestellt werden. A. hepatica und A. lienalis zeigen im Dopplerfrequenzspektrum als parenchymversorgende Organe einen relativ hohen diastolischen Fluß. Klinisch relevant ist bei der Beurteilung dieser Gefäße eigentlich nur die Suche nach Aneurysmen. Von den insgesamt relativ selten vorkommenden Viszeralarterienaneurysmen ist die A. lienalis am häufigsten betroffen, gefolgt von der A. hepatica.

Aneurysmen der A. hepatica sind wegen der hohen Rupturgefahr gefürchtet (44%). Therapie der Wahl ist die chirurgische Resektion oder die Embolisation nach selektiver Sondierung. Sonographisch erkennt man ein echoarmes Areal, in dem sich duplexsonographisch Strömungssignale mit Turbulenzen nachweisen lassen. Für die Operationsplanung ist die genaue Lokalisation des Aneurysmas wichtig. Liegt das Aneurysma in der A. hepatica communis vor der Einmündung der A. gastroduodenalis, so ist die einfache Resektion ohne Rekonstruktion möglich, weil die Versorgung der Leber über den Kollateralkreislauf der A. gastroduodenalis gewährleistet ist. Bei einem Aneurysma in der A. hepatica propria muß nach der Resektion eine Rekonstruktion der Arterie durchgeführt werden.

Prädilektionsorte von arteriosklerotischen Stenosen der Viszeralarterien sind die Abgänge aus der Aorta. Lediglich bei Diabetikern führt die generalisierte Mediasklerose zur Mitbeteiligung der peripheren Äste. Wenn eine arteriosklerotische Stenose lediglich einen der 3 Viszeralarterienabgänge hochgradig einengt, führt die Erweiterung der physiologisch angelegten *Kollateralen* meist zu einer ausreichenden Durchblutung. Hauptkollateralen zwischen dem Truncus coeliacus und der A. mesenterica superior sind die A. gastroduodenalis mit den Pankreasarkaden, Hauptkollateralen zwischen der A. mesenterica inferior und der A. mesenterica superior ist die Riolan-Anastomose; weiterhin sind Kollateralen aus dem Stromgebiet der A. iliaca interna von Bedeutung. Durch die Erweiterung lassen sich diese Kollateralen duplexsonographisch lokalisieren und verfolgen.

Die Kompression des Truncus coeliacus durch das Lig. arcuatum mediale des Diaphramas kann zu einer angiographisch und sonographisch feststellbaren Gefäßeinengung führen. Ob die unspezifischen abdominellen Symptome auf eine gestörte Hämodynamik oder eher auf eine mechanische Irritation des Plexus coeliacus zurückzuführen sind, wird kontrovers diskutiert. Bei der reichhaltigen Kollateralisierung ist eine primär vaskuläre Komponente des Kompressionssyndroms selten anzunehmen. Das Lig. arcuatum-Syndrom führt zu einer angiographisch charakteristischen, konkaven Einschnürung des Truncus-coeliacus-Abgangs von kranial. Die Einschnürung verursacht ein farbduplexsonographisch nachweisbares, atemabhängiges Stenosesignal im Truncus coeliacus. Bedingt durch die atemabhängige Zwerchfellbewegung nimmt die Stenose in Exspiration zu, in Inspiration ab und kann in tiefer Inspiration ganz aufgehoben sein.

Arteria mesenterica superior

Im Longitudinalschnitt stellt man die A. mesenterica superior an ihrem Abgang ein und bildet ihren Verlauf parallel zur Aorta möglichst langstreckig ab. Durch Verschieben des Schallkopfs nach kaudal unter Beibehalten des Mesenterialarterienabgangs im Bild wird ein spitzerer, für quantitative Messungen geeigneter Dopplerwinkel erzielt.

In einer eigenen Untersuchung (1987) bei 30 gefäßgesunden Probanden ergaben sich in der A. mesenterica superior eine maximale systolische Spitzengeschwindigkeit von 134 ± 22,8 cm/s und eine diastolische Spitzengeschwindigkeit von 20,8 ± 4,4 cm/s. Die mittlere Flußgeschwindigkeit betrug 23,4 ± 5,6 cm/s. Eine Stunde postprandial stiegen die maximale systolische Spitzengeschwindigkeit durch die verdauungsbedingte physiologische Hyperämie auf 196 ± 25 cm/s und die diastolische Spitzengeschwindigkeit auf 47,5 ± 8,3 cm/s an. Die mittlere Flußgeschwindigkeit betrug postprandial durchschnittlich 46 ± 7,4 cm/s. Der Gefäßdurchmesser der A. mesenterica superior variierte in der Time-motion-Darstellung durchschnittlich zwischen systolisch 8,04 und diastolisch 7,4 cm. Postprandial zeigte der Durchmesser einen Anstieg auf systolisch 8,4 und diastolisch 7,8 cm (Graphik 6.1). Bei den 30 Probanden ergab sich so ein Anstieg des Blutvolumens von 639 ml/min nüchtern auf postprandial 1447 ml/min (Zunahme um durchschnittlich 126%).

Neben mechanischen, metabolischen und neuralen Mechanismen wird die Mesenterialarteriendurchblutung auch durch *vasoaktive Substanzen* beeinflußt. Hier sind insbesondere die gastrointestinalen Hormone wie Gastrin, Sekretin, Glukagon sowie auch vasoaktive Hormone wie Katecholamine, Histamin, Bradychinin zu nennen. Die Beeinflußbarkeit der mesenterialen Durchblutung durch Medikamente wie Nitrate, Ergotamin, Narkotika oder Kalziumantagonisten läßt sich in duplexsonographischen Flußmessungen nachweisen. So ergab eine eigene Untersuchung (1987) unter Nifedipin einen Anstieg der mittleren Blutflußgeschwindigkeit von 23,9 cm/s auf 41,8 cm/s, was einer Steigerung von 75% entspricht. Der Pourcelot-Index sank dabei von 0,84 auf 0,77. Eine ähnliche Veränderung des Pourcelot-Index läßt sich auch bei Messungen von nüchtern zu postprandial nachweisen. Dies zeigt, daß die vermehrte mesenteriale Durchblutung vor allem durch einen erniedrigten peripheren Widerstand im Mesenterialstromgebiet zustande kommt (s. Übersicht).

Ab maximalen systolischen Geschwindigkeiten von über 200 cm/s bei nüchternen Patienten ist von einer *Abgangsstenose der A. mesenterica superior* auszugehen. Proportional zum Stenosegrad nimmt die systolische Spitzengeschwindigkeit zu (>280 cm/s, entspricht >75%igen Stenose). Angiographisch gesicherte Stenosen über 70% führten in einer prospektiven Studie an über 100 Patienten bei einer Grenzgeschwindigkeit von 275 cm/s (maximale systolische Spitzengeschwindigkeit) in der A. mesenterica superior zu einer Sensitivität der Duplexsonographie von 92% und einer Spezifität von 96% (Moneta et al. 1991 und 1993). Im Truncus coeliacus betrugen die Sensitivität 87% und die Spezifität 80% bei einer maximalen systolischen Spitzengeschwindigkeit von über 200 cm/s als Grenzgeschwindigkeit für eine angiographisch gesicherte Stenose von mehr als 70% (Moneta et al. 1993). Diese Untersuchungen gelten nur bei nüchternen Patienten und bei normaler Gefäßversorgung.

Physiologische und pathologische Veränderung des Dopplerfrequenzspektrums in der A. mesenterica superior in Abhängigkeit vom peripheren Widerstand

Abnahme des Widerstandindex (Pourcelot) mit absoluter oder relativer Zunahme des diastolischen Strömungsanteils

- mit Zunahme der mittleren Strömungsgeschwindigkeit:
  - postprandial
  - durch Medikamente bedingt
  - entzündlich
  - tumorbedingt
- mit Abnahme der mittleren Strömungsgeschwindigkeit:
  - distaler mesenterialer Arterienverschluß (Dilatation der Kollateralen)

Zunahme des Widerstandsindex (Pourcelot) mit Abnahme des relativen oder absoluten diastolischen Strömungsanteils

- Diabetes mellitus (Mediasklerose)
- akute, ausgedehnte Mesenterialvenenthrombose

Bei Gefäßvarianten (z.B. Abgang der A. hepatica aus der A. mesenterica superior) sind andere Grenzgeschwindigkeiten anzunehmen. Ebenso verändert sich die Hämodynamik in der A. mesenterica superior (Kollateralfunktion) bei obstruktiven Veränderungen des Truncus coeliacus.

Neben der Suche nach einer Mesenterialarterienabgangsstenose, bei den klinischen Symptomen einer Angina abdominalis, hat die Duplexsonographie noch Bedeutung in der Diagnose des *Mesenterialinfarkts.* Abgangsverschlüsse in den ersten 5 cm lassen sich sicher diagnostizieren; nach der duplexsonographischen Diagnose kann die Operationsindikation ohne Angiographie gestellt werden. Die Schwierigkeit besteht in der Diagnose von *peripheren Verschlüssen.* Die Aufteilung der A. mesenterica superior in ihre Äste (Aa. iliocolica, jejunalis und colica dextra) ist bei guten Schallbedingungen möglich.

Die Frage nach dem akuten Mesenterialinfarkt stellt sich beim akuten Abdomen mit oft suboptimalen Schallbedingungen. Diese Gefäßverschlüsse sind daher nicht sicher zu beurteilen. Es gibt jedoch *indirekte Kriterien* im abgeleiteten Dopplerfrequenzspektrum in der offenen proximalen A. mesenterica superior bei distalem Verschluß größerer Gefäßareale.

Das Frequenzspektrum zeigt eine erniedrigte systolische Maximalgeschwindigkeit und eine im Vergleich dazu noch relativ hohe diastolische Flußgeschwindigkeit. Der daraus errechenbare erniedrigte Pourcelot-Index resultiert aus der Weitstellung der z.T. als Kollateralgefäße fungierenden, noch offenen Mesenterialarterienäste.

Die indirekten Kriterien lassen sich nicht in Zahlen fassen und sollten Anlaß für eine weitergehende Diagnostik (Angiographie) oder für die Laparatomie bei entsprechender Klinik sein. *Hypotonie* und *Tachykardie*, wie z.B. im septischen Schock, oder eine generalisierte *Peritonitis* führen jedoch auch zu einer

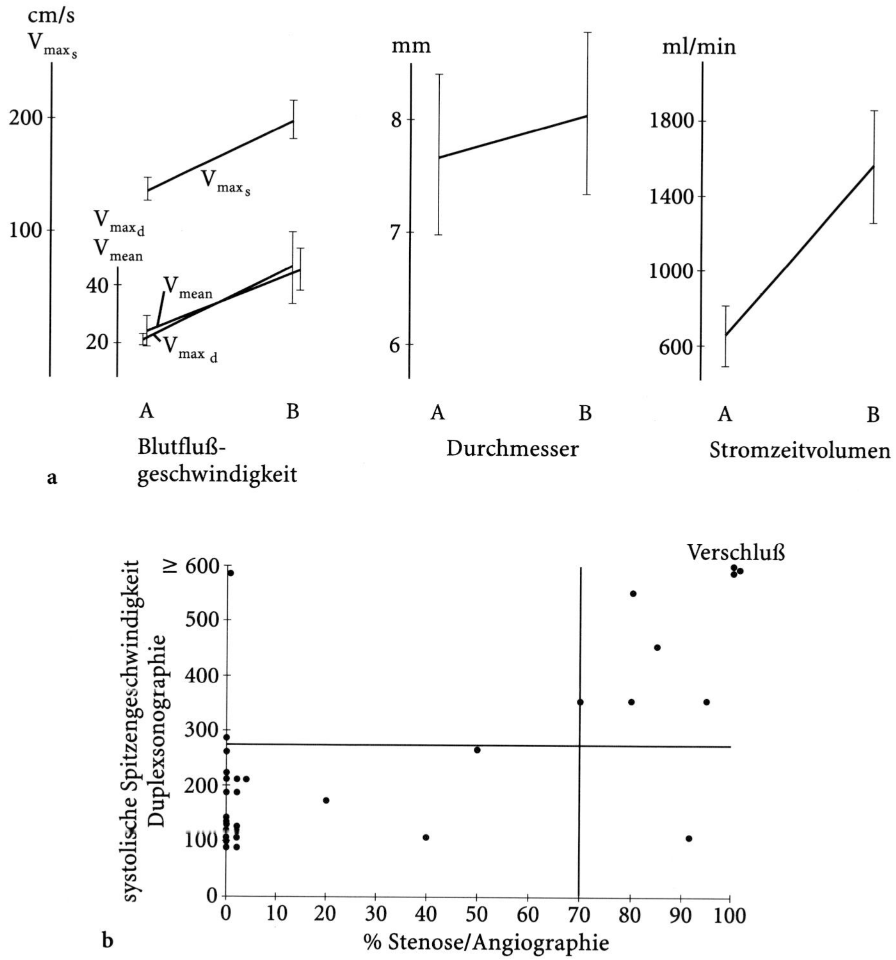

Graphik 6.1 a, b.
a Präprandiale (*A*) und postprandiale (*B*) Mittelwerte (± 15) der maximalen systolischen spätdiastolischen und mittleren ($V_{max\ s}$) spätdiastolischen ($V_{max\ d}$) und mittleren (V_{mean}) Blutströmungsgeschwindigkeit in der A. mesenterica superior.
Daneben sind jeweils die zugehörigen prä- und postprandialen Meßwerte für den Gefäßdurchmesser und das Stromzeitvolumen dargestellt.
b Duplexsonographie vs. Angiographie in der Diagnostik von Abgangsstenosen der A. mesenteria mesenterica superior. (Aus Moneta 1991)
Als Grenzgeschwindigkeit für eine angiographisch nachgewiesene 70%ige Stenose ist eine maximale systolische Geschwindigkeit von 275 cm/s markiert. Am rechten oberen Bildrand sind die duplexsonographisch richtig diagnostizierten Mesenterialarterienverschlüsse markiert. In der retrospektiven Studie war die Sensitivität der Duplexsonographie gegenüber der Angiographie 89% und die Spezifität 92% (n = 34)

Duplexsonographie pathologischer Befunde in der A. mesenterica superior

- *Stenose*
  - Systolische Spitzengeschwindigkeit > 280 cm/s (nüchtern)
- *Verschluß proximal*
  - fehlendes Strömungssignal
- *Verschluß distal*
  - Bei guten Schallbedingungen fehlendes Strömungssignal im verschlossenen Mesenterialarterienast
  - Indirekte Hinweise im proximal abgeleiteten Dopplerfrequenzspektrum: bei hämodynamisch relevanter Strömungsveränderung
    - reduzierte systolische Spitzengeschwindigkeit
    - Erniedrigung des Widerstandsindex
    - kurz vor Verschluß Stumpfsignal

völlig veränderten Hämodynamik in den Mesenterialgefäßen mit pathologischem Dopplerfrequenzspektrum; in die Bewertung des Dopplerfrequenzspektrums muß daher die gesamte Klinik mit einfließen.

Bei der *akuten Intestinalischämie* sind weiterhin die B-bild-sonographischen Zeichen mit einzubeziehen. Das rasch zunehmende Wandödem führt zu einem Kokardenphänomen im Dünndarm. Im weiteren Krankheitsverlauf kommt es zur Darmwandnekrose und einem Sistieren der Peristaltik. Sonographisch stellt sich neben einer weiteren Zunahme der Darmwandstärke freie Flüssigkeit um die Darmschlingen dar; im Spätstadium finden sich in Darmwand und Pfortader Luftbläschen, die sonographisch zu erkennen sind (Seitz u. Rettenmaier 1994).

Eine *chronische Intestinalischämie* mit dem Beschwerdebild einer Angina abdominalis tritt meist erst bei Verschluß oder Stenose mehrerer Visceralarterien oder bei schlechter Kollateralisierung auf. Typisches Symptom ist der postprandiale Schmerz. Bei *kalzifizierten Plaques* lassen sich Stenosen schon im B-Bild vermuten, beweisend ist jedoch die Flußbeschleunigung mit Turbulenzen oder das fehlende Flußsignal beim Verschluß.

Beim chronischen Mesenterialarterienverschluß lassen sich die Hauptkollateralen oft auch sonographisch nachweisen (A. gastroduodenalis, A. lienalis, A. mesenterica inferior). Das gesamte Bild und die Wertigkeit der Kollateralisierung läßt sich jedoch besser in der Angiographie erfassen.

Die *nichtokklusive Darmischämie* mit ihrer schlechten Prognose tritt häufig bei multimorbiden Patienten auf und ist eine wichtige Differentialdiagnose gegenüber dem proximalen Mesenterialarterienverschluß. Vor allem Kreislaufinsuffizienz, Sepsis und Diabetes mellitus spielen in der Genese eine Rolle. Wegen des Verschlusses der kleinen, distalen Mesenterialarterienäste bei offener A. mesenterica superior sowie der proximalen Hauptäste hat die duplexsonographische Diagnostik keine Bedeutung. Die Diagnose erfolgt angiographisch, vor einem Behandlungsversuch mit vasodilatativen intraarteriellen Substanzen.

Die *diagnostische Wertigkeit der Farbduplexsonographie* bei Leber-, Milz- oder Niereninfarkten infolge eines peripheren akuten arteriellen Verschlusses muß sich erst noch zeigen. Das Ausmaß hängt von der Lokalisation und der Kollateralversorgung ab. B-bild-sonographisch finden sich unscharf begrenzte, inhomogene, echoarme Areale, die jedoch dem akuten Ergebnis 1–3 Tage hinterherhinken (Seitz u. Rettenmaier 1994). Farbduplexsonographische Falldarstellungen von Nieren- oder Milzinfarkten werden beschrieben; die Bedeutung der Sonographie stellt sich jedoch erst in der Behandlung von möglichen Komplikationen, z.B. in der sonographisch gesteuerten Abszeßdrainage bei einer Superinfektion der Nekrose.

Aneurysmen der A. mesenterica superior sind selten. Noch seltener sind sie in der A. gastroduodenalis, der A. pancreaticoduodenalis oder der A. mesenterica inferior zu finden. Sie sind meist mykotischer Genese (Staphylokokken, Salmonellen); für die Diagnostik ihrer Lage und Größe gelten die gleichen Kriterien wie bei Aneurysmen anderer Lokalisationen. Für die Planung des operativen Procedere ist jedoch der genaue Verlauf bzw. die Beziehung zu anderen Gefäßen wichtig. Viszerale Aneurysmen scheinen häufiger bei Verlaufsanomalien der Gefäße aufzutreten.

Die Diagnostik der A. mesenterica inferior hat keine wesentliche klinische Relevanz. In einer eigenen Untersuchung zeigte sie am Abgang winkelkorrigiert bei 20 Probanden durchschnittlich eine systolische Maximalgeschwindigkeit von 109 cm/s und eine diastolische Maximalgeschwindigkeit von 10 cm/s, jedoch mit großer Variabilität. Das Flußprofil ähnelt dem der A. mesenterica superior; der diastolische Flußanteil ist jedoch meist geringer.

Neben der B-bild-sonographischen Darstellung von entzündlichen Darmwandveränderungen durch eine Wandverdickung kann die Aktivität der entzündlichen Darmerkrankung wegen einer Erhöhung der systolischen Spitzengeschwindigkeit und vor allem der diastolischen Flußgeschwindigkeit beurteilt werden.

Nierenarterien

Die Nierenarterien lassen sich sonographisch am besten am Abgang aus der Aorta im Transversalschnitt auffinden. Darmluft kann die kontinuierliche Beschallung bis zum Nierenhilus erschweren, aber durch Kompression mit dem Schallkopf weggedrückt werden. Durch Verschieben des Schallkopfs sollte versucht werden, am Ableitungspunkt des Dopplerfrequenzspektrums möglichst spitze Dopplerwinkel zu erreichen.

Bei 102 in der angiographischen Kontrolle unauffälligen Nierenarterien wurden eine durchschnittliche maximale Flußgeschwindigkeit von 84,7 ± 13,9 cm/s und eine enddiastolische Geschwindigkeit von 31,2 ± 7,8 cm/s ermittelt. Der Pourcelot-Index betrug 0,66 ± 0,07 (eigene Untersuchungsergebnisse 1988). Die Darstellung des proximalen und mittleren Drittels der Nierenarterien gelingt in 85–90% der Fälle. In 10–15% der Fälle verhindern Adipositas oder Darmgasüberlagerung die Untersuchbarkeit. Dopplerfrequenzspektren im Nierenhilus lassen sich von lateral regelmäßig ableiten.

Auf der Suche nach einer *Nierenarterienstenose* bei der Abklärung einer Hypertonie ist bei älteren Patienten mit arteriosklerotischen Gefäßveränderungen vor allem die Beschallung des Nierenarterienabgangs aus der Aorta wichtig, da die Nierenarterienstenose in über 95% hier zu erwarten ist. Bei jüngeren Patienten muß wegen der möglichen Ursache einer fibromuskulären Hyperplasie der gesamte Verlauf der Nierenarterie sorgfältig abgesucht werden, weil fibromuskuläre Hyperplasien vor allem im mittleren Drittel der Nierenarterie lokalisiert sind. Die Validität der Untersuchungsmethode zur Abklärung von Nierenarterienstenosen haben zahlreiche Untersuchungen gezeigt.

Eigene Untersuchungsergebnisse (1988) zeigen bereits mit konventioneller Duplexsonographie im Vergleich zur intraarteriellen Katheterangiographie eine Sensitivität von 86% und eine Spezifität von 83%.

44 von 170 angiographisch kontrollierten Nierenarterienstenosen hatten eine hämodynamisch relevante (> 50%) Stenose. Die vergleichsweise hohe Prävalenz der Nierenarterienstenosen in unserem Patientenkollektiv war durch die starke Selektion der Patienten (angiologische Schwerpunktklinik) bedingt.

In einer ROC-Kurve legten wir damals die Grenzgeschwindigkeit zwischen Normalbefund und geringgradiger Stenose zu hämodynamisch wirksamer Stenose bei 140 cm/s fest (Graphik 6.2). In späteren Untersuchungen, insbesondere mit farbduplexsonographischer Unterstützung zur Festlegung des adäquaten Dopplereinstrahlwinkels, wurde der Wert der maximalen systolischen Grenzgeschwindigkeit auf 180 cm/s korrigiert. In einer Untersuchung von Karasch et al. (1993) von 185 angiographisch kontrollierten Nierenarterien wurde für die Farbduplexsonographie eine Sensitivität von 92% und eine Spezifität von 91% ermittelt.

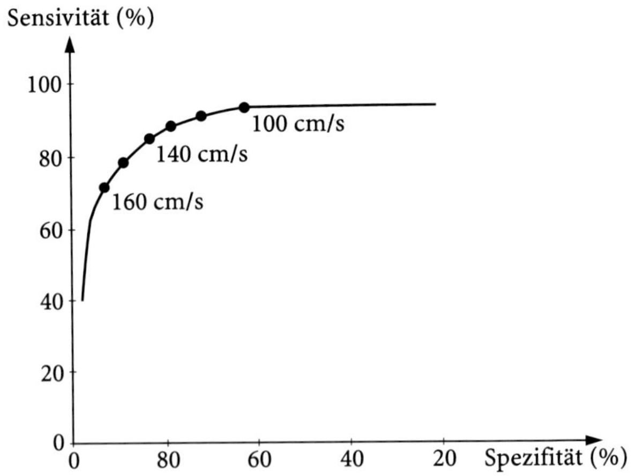

Graphik 6.2. Receiver-operating-characteristic-(ROC-)Kurve zur Ermittlung der optimalen Grenzgeschwindigkeit (systolische Spitzengeschwindigkeit) zwischen einer unauffälligen bzw. geringgradig stenosierten Nierenarterie mit hämodynamisch wirksamer Stenose (> 50%).
Bei einer Geschwindigkeit von 140 cm/s ist die Sensitivität 86% und die Spezifität 83%, bei 160 cm/s ist die Sensitivität 75% und die Spezifität 93% (n = 170 Nieranarterien, davon 44 stenosiert).

Andere Untersuchergruppen (Berland et al. 1990; Desberg et al. 1990; Breitenseher et al. 1992) haben die Grenzgeschwindigkeit zwischen geringgradiger und hämodynamisch relevanter Stenose bei 100 – 120 cm/s (orientiert an der A. carotis interna) angesetzt. Die Ergebnisse dieser Untersuchergruppen aus den frühen 90er Jahren müssen jedoch nach jüngeren Untersuchungsergebnissen korrigiert werden.

Auch der *Stenosegrad* selbst läßt sich duplexsonographisch anhand der zunehmenden systolischen Spitzengeschwindigkeit abschätzen. Die Korrelation zwischen duplexsonographisch gemessener systolischer Spitzengeschwindigkeit und röntgendensitometrisch gemessenem Stenosegrad war in einer eigenen Untersuchung mit R = 0,84 gut (Schäberle et al. 1993 (Graphik 6.3).

Der Vergleich zweier Untersuchungsverfahren mit unterschiedlichen Bewertungskriterien führt zwangsläufig zu einer gewissen Befunddiskrepanz. Die Angiographie wertet primär morphologische Befunde aus, während die Duplexsonographie die Funktion bzw. die hämodynamische Relevanz von Stenosen beurteilt.

Die maximale systolische Geschwindigkeit wie auch die diastolische Geschwindigkeit und der Pourcelot-Index hängen von der Gefäßelastizität und dem peripheren Widerstand ab. Weiterhin sind diese Größen noch beeinflußt durch den systemischen Blutdruck. Bei Diabetikern zeigen sich durch Mediasklerose mit reduzierter Gefäßwandelastizität und durch Parenchymveränderungen ein erniedrigter diastolischer Fluß und ein erhöhter Pourcelot-Index. Die systolische Maximalgeschwindigkeit ist im Vergleich zu Gefäßgesunden ebenfalls etwas erhöht.

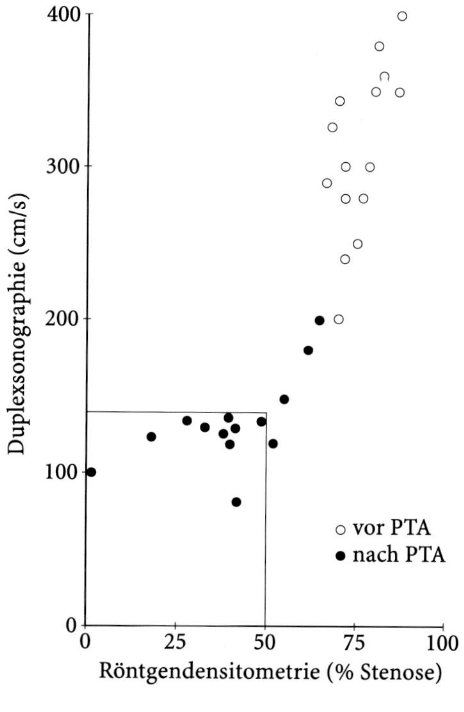

Graphik 6.3. Beziehung zwischen duplexsonographischen und röntgendensitometrischen Meßergebnissen bei 14 Patienten vor und nach PTA (Korrelation r = 84). Die Grenze zur hämodynamisch wirksamen Stenose ist bei duplexsonographisch 140 cm/s und röntgendensitometrisch 50 % Stenose markiert

Um diese Einflußgrößen auszuschalten, verwenden andere Autoren den Parameter *RAR* (Renal Aortic Ratio) zur Abklärung einer stenosierten Nierenarterie. Die RAR ist das Verhältnis zwischen maximaler systolischer Geschwindigkeit in der proximalen Nierenarterie und maximaler systolischer Geschwindigkeit in der Bauchaorta und sollte normalerweise < 3,5 sein. Eine hämodynamisch wirksame Nierenarterienstenose weist einen RAR-Wert > 3,5 auf. Die Treffsicherheit dieses Parameters im Vergleich von konventioneller Duplexsonographie zur Angiographie war 93 % (Taylor et al. 1988).

Bei einer im mittleren Drittel der Nierenarterien angesiedelten Nierenarterienstenose ist zwischen prä- und poststenotisch ein Abfallen des Pourcelot-Index zu erwarten. Poststenotisch ist durch die reduzierte systolische Flußgeschwindigkeit und den vergleichsweise hohen diastolischen Anteil bei einer hochgradigen Stenose ein erniedrigter Pourcelot-Index zu finden. Einige Arbeitsgruppen (Bönhof et al. 1990; Schwerk et al. 1994) haben als indirekten Hinweis auf eine hämodynamisch relevante Nierenarterienstenose einen Pourcelot-Index < 0,5 oder eine im Vergleich zur Gegenseite einseitige Verminderung des Pourcelot-Index um 5–10 % gewertet (s. Übersicht). Die Dopplerfrequenzspektren werden dabei im Nierenhilus abgeleitet.

Methode der Wahl für Verlaufskontrollen nach Beseitigung von Nierenarterienstenosen (z. B. durch PTA) ist die Duplexsonographie (Schäberle et al. 1993).

Aorta

In der Beurteilung der Aorta ist vor allem die Suche nach einem *Aneurysma* relevant. Bei älteren Patienten gilt ein Durchmesser bis zu 3 cm noch als normal. Eine Zunahme des betroffenen Arterienabschnitts auf das 1,5fache zum proximalen unauffälligen Abschnitt ist als Kriterium für ein Aneurysma zu werten.

Wichtig für das therapeutische Procedere ist neben dem Querdurchmesser die Längsausdehnung. Für das operative Procedere ist wichtig, ob es sich um ein infrarenales Aortenaneurysma (Beginn unterhalb der Nierenarterie) handelt und ob die Iliakalarterienabgänge in das Aneurysma miteinbezogen sind. Oft sind Aortenaneurysmen von wandständigen Thromben ausgekleidet.

Der Vorteil der Sonographie gegenüber der Angiographie besteht in der Möglichkeit, die gesamte Ausdehnung des Aortenaneurysmas darzustellen und

Nierenarterienstenose

- V_{max} > 140 cm/s (Schäberle 1988, Duplexsonographie)
  Sensitivität 86 %, Spezifität 83 %
- V_{max} > 180 cm/s (Karasch et al. 1993, Farbduplexsonographie)
  Sensitivität 92 %, Spezifität 91 %
- „renal aortic ratio" (RAR); Stenose > 3,5 (Taylor 1988, Duplexsonographie)
  Treffsicherheit 93 %
- Einseitige Verminderung des RI-Index (Pourcelot) > 5–10 % (Bönhof 1990; Schwerk 1994)

in Relation zum durchflossenen Gefäßquerschnitt zu setzen. In Verlaufskontrollen muß der maximale Querdurchmesser bestimmt und möglichst senkrecht zur Gefäßwand ausgemessen werden. Ein Aneurysmadurchmesser < 4 cm rechtfertigt insbesondere bei älteren Patienten eine Verlaufsbeobachtung. Bei einer Größenzunahme auf > 4 cm und bei raschem Wachstum des Aneurysmas in halbjährlichen Verlaufskontrollen sollte die Resektion des Aneurysmas angestrebt werden.

Unabhängig von der Größe sollte die *Operationsindikation* bei *embolisierenden Aortenaneurysmen* und bei einem ausgeprägt *sakkulären Charakter* des Aneurysmas gestellt werden. Daher ist sonographisch neben der Größenausdehnung die Charakterisierung des Aneurysmas wichtig und bei embolischen Verschlüssen der Beinarterien die gezielte Suche nach einer Emboliequelle, wie z.B. ein partiell thrombosiertes Aortenaneurysma. Bei beidseitigen *Claudicatio-intermittens-Beschwerden* kann auch eine distale Aortenstenose die Ursache sein; sie sollte bei poststenotisch veränderten Flußspektren in der A. iliaca gezielt aufgesucht werden.

Die *Verlaufskontrolle* nach einer Stentimplantation, einer chirurgischen Resektion eines Aneurysmas oder einer Patchplastik bei Aortenstenose ist ein Indikationsgebiet der Duplexsonographie, um mögliche Komplikationen frühzeitig zu erkennen (Nahtaneurysma, Anastomosenstenose, Rezidivstenose, Abszeß).

6.2 Viszerale und retroperitoneale Venen

6.2.1 Gefäßanatomie

Vena cava

Die V. cava inferior verläuft rechts paravertebral parallel zur Aorta. Als kapazitives Gefäß hat sie einen ovalen Querschnitt und kann je nach Atemphase im a.-p.-Durchmesser um 0,5–2,5 cm variieren. Der Zusammenfluß aus den Vv. iliacae communes liegt in Höhe von L4/L5 etwas kaudaler als die Aortenbifurkation.

Varianten und Anomalien der V. cava inferior werden in 1,5–4,0% der Fälle gefunden und meist zufällig entdeckt. Die Ursache liegt in der komplexen embryonalen Entwicklung, wobei die Entwicklung vom Übergang des bilateral symmetrisch angelegten Venensystems zum rechtsbetonten asymmetrischen sekundären System gestört ist. Die kongenitalen Anomalien wurden nach Chuang et al. bereits 1974 klassifiziert und kommen jeweils mit einer Häufigkeit von 0,5–3% vor (Tabelle 6.1).

Vena renalis

Die *rechte* Nierenvene zieht ventral parallel zur Nierenarterie und mündet nach 3–4 cm in die V. cava in Höhe des 1. LWK. Die *linke* Nierenvene verläuft ventral etwas kranial der Nierenarterie und zieht dann in einem bogenförmigen Ver-

Tabelle 6.1. Kongenitale Anomalien der V. cava inferior. (Klassifikation nach Chuang et al. 1974)

Grad	Segment	
I	Postrenal	
	Typ A:	Persistenz der rechten V. cardinalis posterior („retro- bzw. zirkumaortaler Ureter")
	Typ B:	Persistenz der rechten V. supracardinalis („normale V. cava inferior")
	Typ C:	Persistenz der linken V. supracardinalis („linksseitige V. cava inferior)
	Typ BC:	Persistenz beider Vv. supracardinales („gedoppelte V. cava inferior")
II	Renal Persistenz des renalen Venenringes („zirkumaortaler Ureter")	
III	Prärenal bzw. hepatisches Segment Fehlen des hepatischen Segments („V. azygos" oder „V. hemiazygos continuation")	

lauf zwischen Aorta und A. mesenterica superior dorsocaudal vom Pankreaskopf zur V. cava inferior. In die linke V. renalis münden die V. ovarica bzw. spermatica, die rechts direkt in die V. cava münden.

Als *Varianten* kommen sowohl Doppelanlagen der Nierenvenen als auch Mündungsvarianten bis in die V. iliaca communis vor. Im Rahmen der komplexen embryonalen Entwicklung kann es zu einer Anomalie mit retroaortalem Verlauf der linken Nierenvene kommen.

Portales System und Lebervenen

Die *Pfortader* ist normalerweise 6–8 cm lang, der Durchmesser queroval und a.-p. 8–12 mm, selten bis 16 mm weit. Sie ist physiologisch relativ großen Schwankungen unterworfen und zieht im Lig. hepatoduodenale dorsal der A. hepatica propria schräg nach lateral zur Leberpforte. Intrahepatisch verläuft sie zusammen mit den Ästen der A. hepatica und den Gallengängen. Die Segmenteinteilung der Leber orientiert sich an der Aufzweigung der V. portae.

Die *V. lienalis* zieht dorsal des Pankreas vom Milzhilus zur Mündung in die V. portae. Die Konfluenz zwischen V. lienalis und V. mesenterica superior zur V. portae liegt linksdorsal des Pankreaskopfes etwas lateral und kaudal des Mesenterialarterienursprungs. Die *V. mesenterica superior* verläuft rechtslateral der A. mesenterica superior und ventral der Aorta.

Der venöse Abstrom aus der Leber erfolgt aus den Segmentästen in die 3 großen Hauptvenen, die direkt in die V. cava inferior münden.

6.2.2 Untersuchungstechnik, diagnostische Möglichkeiten und Wertigkeit

Vena cava

Die komplexe embryonale Entwicklung des venösen Systems verursacht zahlreiche, jedoch jeweils seltene Varianten und Malformationen. Für die V. cava kommen dabei alle Möglichkeiten zwischen Aplasie und Doppelanlage in Betracht.

Bei seltenen Varianten und atypischen Gefäßverläufen ermöglicht die *Farbduplexsonographie* durch die farbliche Darstellung des durchflossenen Lumens die Differenzierung von retroperitonealen Lymphknoten sowie die Identifikation der einzelnen Gefäße. Häufigste Ursache einer Kavakompression sind retroperitoneale Lymphknoten oder Tumoren, Aortenaneurysmen oder eine retroperitoneale Fibrose. Selten vorkommende Leiomyome oder Leiomyosarkome der venösen Gefäßwand können auch aus der glatten Muskulatur der V. cava hervorgehen.

Für die retroperitonealen und viszeralen Venen sind wegen der fehlenden oder nur bedingten Anwendbarkeit der Kompressionssonographie zur Thrombosediagnostik die *Duplexsonographie* und in noch höherem Maße die *farbkodierte Duplexsonographie* eine Bereicherung. Es gibt jedoch auch im *Grauwertbild* Kriterien für eine *Thrombose* interabdomineller oder retroperitonealer Venen.

Neben der evtl. direkten Darstellung eines echoreichen Thrombus ist bei einer Thrombose die für größere retroperitoneale Venen typische atemabhängige Kaliberschwankung aufgehoben. Insbesondere die V. cava zeigt als kapazitives Gefäß zwischen Inspiration und Exspiration ausgeprägte Kaliberschwankungen. Eine aufgedehnte V. cava mit reduzierter bis fehlender Kaliberschwankung kann jedoch auch durch eine Rechtsherzinsuffizienz verursacht sein. Der Ausschluß einer Thrombose sollte immer *farbduplexsonographisch* mit adäquater Geräteeinstellung (niedrige Pulsrepetitionsfrequenz, hohes Gain) oder durch die Ableitung des *Dopplerfrequenzspektrums* geführt werden. Venöse Abflußstörungen können außer durch Thrombosen auch durch eine Tumorkompression, eine Tumorinfiltration oder gar das intravasale Wachstum eines Tumorzapfens verursacht sein.

Die klinische Symptomatik einer Thrombose ist abhängig von der Lokalisation, dem zeitlichen Ablauf und der Kollateralisation. Insbesondere Thrombosen in Beckenvenen und V. cava zeigen eine Emboliegefahr. Die *Kavathrombose* ist meist die Folge einer aszendierenden Thrombose aus der Becken-Bein-Etage oder verursacht durch einen Tumorthrombuszapfen, z. B. aus der Nierenvene bei Hypernephrom. Frische aszendierende Thrombosen sind sonographisch meist echoarm und bei adipösen Patienten im Grauwertbild schwer zu erkennen. Im zeitlichen Verlauf tritt eine Hyalinisierung ein, der Thrombus wird inhomogen. Die Organisation durch einsprossende Zellen aus der Gefäßwand und die Retraktion der Fibrinfäden führt zu einer zunehmenden Echogenität und einer schlechteren Abgrenzbarkeit der Venenwand. Bei sehr alten Thromben kann es sogar zu partiellen Verkalkungen kommen.

Durch die vielfältigen Umgehungskreisläufe kommt es selbst beim Kavaverschluß manchmal zu einer auffallend geringen klinischen Symptomatik. Der venöse Abstrom erfolgt in erster Linie über den Plexus paravertebralis und das Vena lumbalis-acendens-, Vena azygos-System sowie über oberflächliche Venen der Bauchwand und den portalen Kollateralkreislauf. Die Darstellung der Kollateralisierungswege bei einer Kavathrombose oder Beckenvenenthrombose ist farbduplexsonographisch oft eindrücklich, jedoch meist ohne klinische Relevanz.

Vena renalis

Wie in der V. cava inferior lassen sich bei ausreichenden Schallbedingungen *Thrombosen* und zentral gelegene *Tumorthromben* in der V. renalis darstellen, so daß präoperativ vor einer Tumornephrektomie eine *farbduplexsonographische Untersuchung* der Nierenvenen ausreicht. Eine der Duplexsonographie vergleichbare Aussagekraft hat die Phlebographie nur als Kavographie im Preßversuch. Im klinischen Alltag kommt als alternatives bildgebendes Verfahren zur Farbduplexsonographie daher primär die kontrastmittelgestützte *CT* in Betracht.

Neben dem nephrotischen Syndrom bei Glomerulonephritis als Hauptursache einer Nierenvenenthrombose sind Antithrombin/III-Mangel, Sepsis, Schwangerschaft sowie Einnahme von Kontrazeptiva, Kortikoidtherapie, Kollagenosen und Amyloidosen begünstigende Faktoren. Abflußbehinderungen durch retroperitoneale Tumoren, Aortenaneurysmen oder Kavathrombosen können eine Nierenvenenthrombose sekundär verursachen, ebenso wie intravenöse Tumorzapfen bei Nierentumoren.

Schon im B-Bild kann die Nierenvenenthrombose durch das erweiterte Lumen mit echoarmem, teilweise inhomogenem Inhalt auffallen. Beweisend ist jedoch die Farbduplexsonographie, mit der auch eine partielle Thrombose diagnostiziert werden kann. Als indirektes Zeichen für eine akute Nierenvenenthrombose kann im arteriellen Spektrum der diastolische Fluß deutlich reduziert bis vorübergehend negativ werden und, bedingt durch die reflektorische Vasokonstriktion, einen ähnlichen Befund wie bei Abstoßung einer Transplantatniere zeigen.

Vor einer Tumornephrektomie ist eine sonographische Darstellung der Nierenvenen notwendig, um das entsprechende operative Procedere anhand der *Stadieneinteilung* planen zu können:

- Das *Stadium I* ist gekennzeichnet durch das knopfartige Vorspringen des Tumorzapfens aus der Nierenvenenmündung in die V. cava.
- Im *Stadium II* ragt der Tumorzapfen in die V. cava vor, das Ende liegt jedoch unterhalb der Lebervenenmündung.
- Im *Stadium III* hat der Tumorzapfen den Abgang der Lebervenen erreicht.
- Im *Stadium IV* hat der Tumorzapfen den Vorhof erreicht.

In den Stadien I und II ist das Herauslösen des Tumorzapfens bei der Nephrektomie meist noch möglich.

Vena mesenterica

Selten kann es zur Darmnekrose durch eine Mesenterialvenenthrombose kommen. Bei klinischer Symptomatik sollte daher neben dem Ausschluß des Me-

Mesenterialvenenthrombose

- *Risikofaktoren*
  Portale Hypertension
  Sepsis
  Divertikulitis
  Paraneoplastisch
  Autoimmunerkrankung
  Gerinnungsstörung
- *Klinik*
  Unspezifisch bis akutes Abdomen (je nach Ausdehnung und Kollateralisierung)
- *Duplexsonographisches Bild*
  Echoreicher Thrombus
  Erweiterte Vene
  Kein Strömungssignal im Lumen
  Eventuell reduzierter diastolischer Fluß in der A. mesenterica superior
  Verdickte Darmschlingen im Grauwertbild

senterialarterienverschlusses immer auch die V. mesenterica duplexsonographisch mitbeurteilt und eine mögliche Thrombosierung ausgeschlossen werden. Auffallend sind dabei auch im Grauwertbild verdickte Darmwände in Folge des Darmwandödems.

Als Auslöser der Mesenterialvenenthrombosen kommen hämatologische Erkrankungen, Gerinnungsstörungen, Abszeß oder Sepsis sowie Tumorokklusion in Frage. Neben dem akuten Bild mit Darmnekrose kann die Thrombosierung auch chronisch verlaufen und mit uncharakteristischen Beschwerden wie Fiber, Leukozytose oder Thrombozytose einhergehen.

Verlaufsanomalien der V. mesenterica superior weisen auf eine Malrotation hin. Liegt die V. mesenterica superior links der A. mesenterica superior, so ist von einer Malrotation auszugehen; liegt sie ventral der A. mesenterica superior, so ist in einem Drittel der Fälle eine Malrotation anzunehmen. Diese indirekten Zeichen einer Malrotation lassen sich duplexsonographisch einfach nachweisen.

Vena portae

Die normale V. portae ist im Grauwertbild mit einem echofreien, glatt begrenzten Lumen subhepatisch darstellbar und zeigt im Gegensatz zur V. cava nur geringe atemabhängige Kaliberschwankungen. Farbduplexsonographisch ist der Fluß leberwärts gerichtet und respiratorisch moduliert. Die Strömungsgeschwindigkeit liegt zwischen 10 und 25 cm/s (Seitz u. Kubale 1988). Postprandial kann es zu einer Strömungszunahme auf über 35 cm/s kommen.

Atresien und Hypoplasien in der V. portae sind selten, ebenso Lagevarianten und Fehlbildungen. So wird beim extrahepatischen kongenitalen portokavalen Shunt das portalvenöse Blut aus dem Mesenterium und der Milz direkt in die V.

cava inferior drainiert. Neben der direkten Verbindung des Konfluenz zwischen V. lienalis und V. mesenterica superior und der V. cava im Grauwertbild wird im Dopplerfrequenzspektrum die kardiale Modulation, die sich in der V. cava nachweisen läßt, in die V. mesenterica fortgeleitet. Auch *Venenaneurysmen* der Portalvene sind selten; zur Differentialdiagnose gegenüber Pankreaspseudozysten, Choledochuszysten oder Leberzysten beweist der farbduplexsonographische Strömungsnachweis das Aneurysma.

Die *portale Hypertension* kann präsinusoidal, sinusoidal oder postsinusoidal verursacht sein und zu komplexen Veränderungen der Zirkulation führen. Der Druck in der V. portae, der normalerweise 2–4 mm Hg über dem Druck in der V. cava inferior liegt, ist bei der portalen Hypertension längerfristig auf mehr als 11 mm Hg erhöht. *Indirekte Kriterien* sind die erweiterte V. mesenterica superior mit fehlender respiratorischer Modulation und der Nachweis der V. coronaria ventriculi mit einem erhöhten Durchmesser (>4 mm) oder die hochdurchströmte wiedereröffnete Umbilikalvene. Bei der großen Variabilität des portalen Venenlumens ist die Venenweite selbst als Kriterium der portalen Hypertension nicht hilfreich; lediglich der Verlust des zumeist ovalen Querschnitts kann als indirektes Zeichen herangezogen werden.

Die portale Hypertension führt im Dopplerfrequenzspektrum zu einer reduzierten mittleren Strömungsgeschwindigkeit, respiratorische Kaliberschwankungen sind aufgehoben. Je nach Ausprägung der portalen Hypertension ist der Fluß entweder antegrad mit reduzierter Flußgeschwindigkeit als Pendelfluß oder bei über 30 mm Hg als retrograder Fluß im Dopplerfrequenzspektrum nachweisbar. Die Lebervenen verlieren beim zirrhotischen Umbau ihr physiologisch triphasisches Flußmuster.

Sonographische Befunde bei portaler Hypertension

B-Bild	◆ Aszites, Splenomegalie ◆ eventuell zirrhosetypische Veränderungen von Lebergefäßarchitektur und Parenchymbinnenstruktur ◆ Stauungszeichen der Gallenblasen- und Magenwand ◆ dilatierte und formveränderte (von oval nach rund) Portalvene ◆ portokavale Kollateralen ◆ Portalvenentrhombus (echogen)
Duplex	◆ Strömungsumkehr in V. portae ◆ verlangsamte Blutströmungsgeschwindigkeit (Flußvolumen) ◆ portokavale Kollateralen
Farbduplex	◆ portokavale Kollateralen ◆ stagnierender Blutfluß/Flußumkehr ◆ Portalvenenthrombose

Die Bedeutung der *farbkodierten Duplexsonographie* besteht vor allem in der Verlaufskontrolle der portalen Hypertension sowie in der frühzeitigen Diagnose von möglichen Komplikationen wie Thrombosen. Weiter ist die Duplexsonographie für die Abklärung der präsinusoidalen extrahepatischen portalen Hypertension von Bedeutung. Hier sind vor allem die primäre oder sekundäre Portalvenenthrombose durch Tumoreinbruch, entzündliche Erkrankungen oder Pankreatitis, aber auch durch Flußverlangsamung bei Leberzirrhose zu nennen. Je nach zeitlichem Verlauf und Kollateralisation kann die Portalvenenthrombose mit unspezifischen Bauchbeschwerden einhergehen, jedoch auch ein akutes Abdomen verursachen.

Für die Portalvene gelten dieselben *Thrombosekriterien* wie für die anderen venösen Abschnitte. Der Thrombus kann sich echoarm und inhomogen im Gefäßlumen darstellen, es fehlt die respiratorische Kaliberschwankung. Farbduplexsonographisch ist beim okkludierenden Thrombus kein Strömungssignal nachweisbar, umflossene Thromben erscheinen als Aussparung im farbkodierten Lumen.

Die Ausbildung von Kollateralen im Leberhilus sowie die partielle Rekanalisation der thrombosierten V. portae führen zu farbduplexsonographisch darstellbaren, geschlängelt verlaufenden, tubulären Strukturen, der kavernösen Transformation der Portalvene. In dem wurmartigen Geflecht ist die eigentliche V. portae nicht mehr zu identifizieren.

Die endoskopische Sklerosierung von Ösophagusvarizen und die *TIPSS* (transjugulär angelegte, intrahepatische portosystemische Shunts mit Stents) brachten einen Rückgang der portokavalen oder splenorenalen Shuntoperationen. Eine entscheidende präoperative Fragestellung ist die Offenheit von V. portae, V. mesenterica und V. lienalis. Angesichts der guten Beurteilbarkeit dieser Venen entwickelte sich die Farbduplexsonographie hierbei zur Methode der Wahl. In der Verlaufskontrolle läßt sich die Durchgängigkeit des Shunts direkt

Ätiologie von thrombotischen Veränderungen im Pfortadersystem

- Akute Pankreatitis
- Chronische Pankreatitis (ggf. mitPseudozyste)
- Karzinom (hepatozellulär, Metastasen, Pankreaskarzinom)
- Idiopathisch
- Infektionen im Abdominalbereich
- Kollagenosen
- Myeloproliferatives Syndrom
- Trauma
- Zustand nach Splenektromie
- Schwangerschaft
- Arzneimittel
- hepatologische Erkrankung, Zirrhose, Thrombozytose
- Antiphospholipidantikörper-Syndrom
- AT3-, Protein-C, Protein-S-Mangel

prüfen, und die kardiale Modulation der V. cava setzt sich über den portokavalen Shunt in die anastomosierte V. portae fort. Beim splenorenalen Shunt (Warren-Shunt) führt die Entlastung der V. portae zu einer Flußumkehr in der V. lienalis (hepatofugaler Fluß). Beim TIPSS, bei dem unter Ultraschallkontrolle eine Kurzschlußverbindung zwischen V. hepatica und Portalvene geschaffen wird, kann durch die Farbduplexsonographie der Funktionsweg verkürzt und in Verlaufskontrollen die Durchgängigkeit des eingesetzten Stents überprüft werden.

Ein sehr sensitives und *direktes Zeichen* für eine portale Hypertension ist der Nachweis von Kollateralkreisläufen entweder in Form von erweiterten Vv. gasticae breves oder der V. coronaria mit venösem Abfluß zum Plexus des Ösophagus oder aber in Form einer Wiedereröffnung der Umbilikalvene (Cruveilhier-von-Baumgarten-Syndrom). Weitere Kollateralen, die jedoch sonographisch weniger gut zugänglich sind, sind gastrorenale und splenorenale Anastomosen sowie peripankreatische Venen. Der Erfolg von therapeutischen Maßnahmen kann auch durch die sonographische Verlaufskontrolle der Kollateralkreisläufe dokumentiert werden.

In der Routinediagnostik der portalen Hypertension sind quantitative Bestimmungen des Blutflusses entbehrlich. Das variable und verzweigte Kollateralsystem verhindert eine enge Korrelation zwischen dem Ausmaß der portalen Hypertension und dem portalen Blutfluß.

Methodisch bedingte Probleme bei der Blutflußmessung in Venen entstehen vor allem durch die schwer quantifizierbaren Durchmesserschwankungen. Dies betrifft auch die V. portae mit ausgeprägten Schwankungen zwischen Inspiration und Exspiration. Besser als die Blutflußmessung, in die der Pfortaderdurchmesser eingeht, eignet sich die Bestimmung der mittleren Blutflußgeschwindigkeit in der V. portae zur Differenzierung Gesunder von Patienten mit portaler Hypertension. Zu berücksichtigen ist jedoch, daß auch die Messung der mittleren Blutflußgeschwindkeit vom Ausmaß des Kollatealflusses beeinflußt ist. So kann insbesondere die weitlumig durchstömte Paraumbilical-

Portokavale Kollateralen

Kranial drainierende Shunts

- Oesophagus-/Corpus-/Fundusvarizen (V. coronaria ventriculi – V. azygos; Vv. gastricae breves – V. azygos)
- gastrolienale Shunts
- portorenale und spenorenale Kollateralen
- Leber-/Milzkapsel-, Zwerchfellvenen

Kaudal drainierende Shunts

- paraumbilikale Venen (Cruveilhier-von Baumgarten-Syndrom)
- splenolumbale Shunts
- Mesenterialvenen (V. mes. sup./V. mes. inf., V. oracica, V. spermatica, Hämorrhoidalvenenplexus)

vene (Cruveilhier-von Baumgarten-Syndrom) normale Perfusionsverhältnisse der Leber vortäuschen, weil bei weitgehend normaler Strömungsgeschwindigkeit in der V. portae das Blut an den Sinusoiden vorbei über die wiedereröffnete Paraumbilicalvene abfließt. Obwohl die variable Kollateralisierung sowohl im intraindividuellen als auch im interindividuellen Vergleich eine große Streuung der Meßwerte der mittleren portalen Strömungsgeschwindkeit verursacht, lassen sich in der Mittelwertbildung größerer Kollektive signifikanter Unterschiede zwischen gesunden Probanden und Patienten mit portaler Hypertension nachweisen. So zeigen mehrere Studien bei größeren Kollektiven statistisch eine Reduktion der mittleren Blutflußgeschwindigkeit von 15 cm/s bei Gesunden auf die Hälfte bei Zirrhosepatienten (Seitz u. Kubale 1988).

Auch die kompensatorische Zunahme der arteriellen Perfusion aufgrund des verminderten portalen Blutflusses bei Zirrhosepatienten läßt sich sonographisch nachweisen; sie kann zu einer intra- und extrahepatischen Querschnittszunahme der Leberarterien führen.

Duplexsonographisch läßt sich auch die Abnahme der portalen Durchblutung durch Betablocker und Somatostatin sowie der Anstieg unter Nahrungsaufnahme und Glukagon erfassen. Bei Zirrhosepatienten führt die Testmahlzeit zu einem verminderten Anstieg der portalen Blutflußgeschwindigkeit. Weitere Studien sind nötig um zu zeigen, ob die medikamentös induzierte portale Blutflußänderung durch Glukagon einen Hinweis für die hämodynamische Reserve ergibt und ob die Messung der portalen Strömungsgeschwindigkeit nach Propanololgabe bei interindividuell sehr variablem Verhalten eine Patientenselektion für die Therapie des Pfortaderhochdrucks erlaubt.

In der Routinediagnostik ist die Duplexsonographie sowohl für die Erstdiagnose der portalen Hypertension als auch für die Beurteilung der portalen Hämodynamik und für die Verlaufsbeobachtung ein valides Verfahren. Radiologische Verfahren haben nur noch bei schlechten sonographischen Schallbedingungen (massiver Aszites, Meteorismus) und bei besonderen Fragestellungen Bedeutung. Die multivariante Schnittführung erlaubt neben den hämodynamischen Ergebnissen eine exakte topographische Zuordnung; dies führt zu Vorteilen gegenüber angiographischen Verfahren wie auch gegenüber der Kernspintomographie insbesondere hinsichtlich der Darstellung von Flußmenge und Flußrichtung.

6.3
Atlasteil: Viszerale und retroperitoneale Gefäße

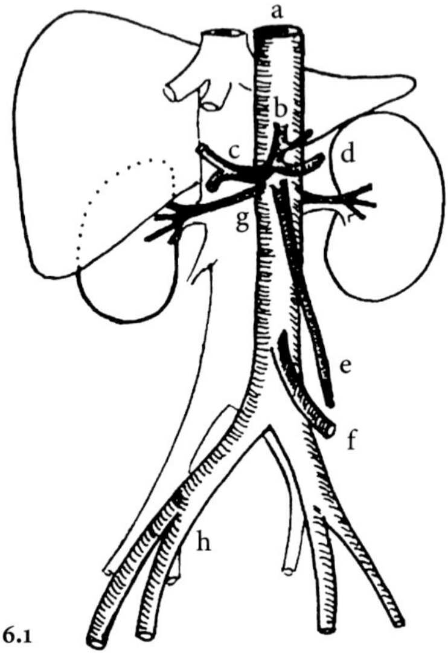

6.1

6.3.1
Aorta und Viszeralarterienabgänge: Verlauf und Normalbefund

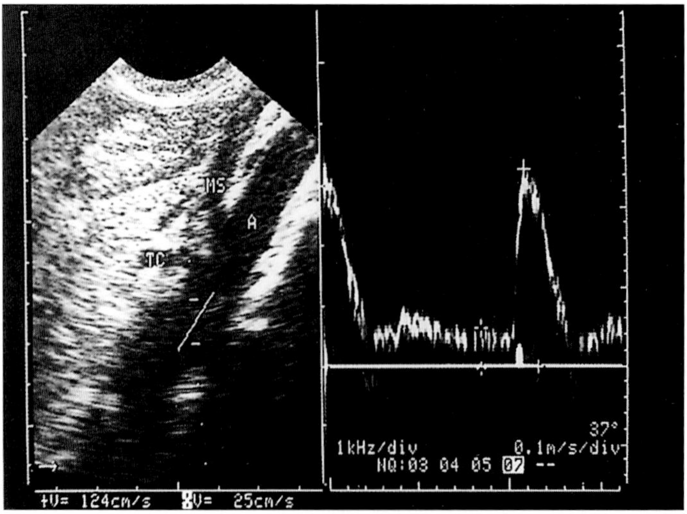

6.2 a

Abb. 6.1.
Schematische Darstellung der duplexsonographisch und gefäßchirurgisch bedeutsamen Viszeralarterien und retroperitonealen Arterien.
a Aorta, *b* Truncus coeliacus, *c* A. hepatica, *d* A. lienalis, *e* A. mesenterica superior, *f* A. mesenterica inferior, *g* A. renalis, *h* A. iliaca (communis, interna, externa).

Abb. 6.2 a, b.
Aorta mit Viszeralarterienabgängen

a Aorta mit nach ventral abgehenden Viszeralarterienästen: *TC* Truncus coeliacus, *MS* A. mesenterica superior. Proximal des Abgangs der Mesenterialarterienäste und der Nierenarterien ist das Flußprofil der Aorta (*A*) geprägt von der Versorgung der parenchymatösen Organe. Es zeigt nach der Systole und nach einer kurzen Inzisur einen deutlichen diastolischen Fluß. Das Strömungsprofil entspricht einem Mischtyp, bedingt durch die Versorgung parenchymatöser Organe (niedriger peripherer Widerstand) und der Extremitätenarterien (hoher peripherer Widerstand).

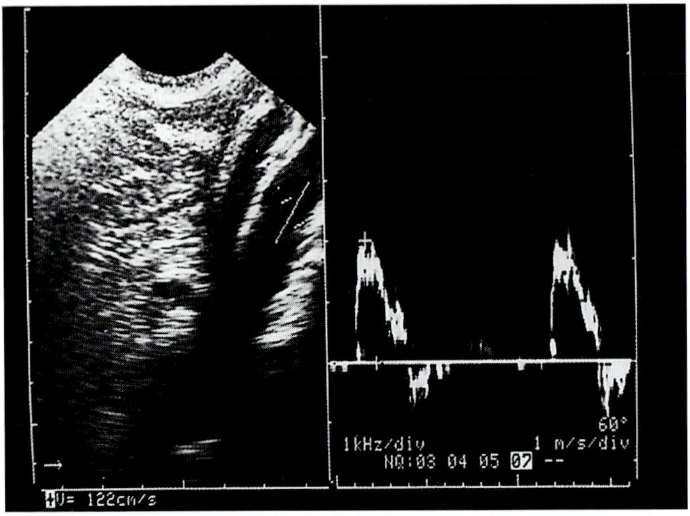
60°
1kHz/div
1 m/s/div
NQ:03 04 05 07 --
V= 122cm/s

6.2.b

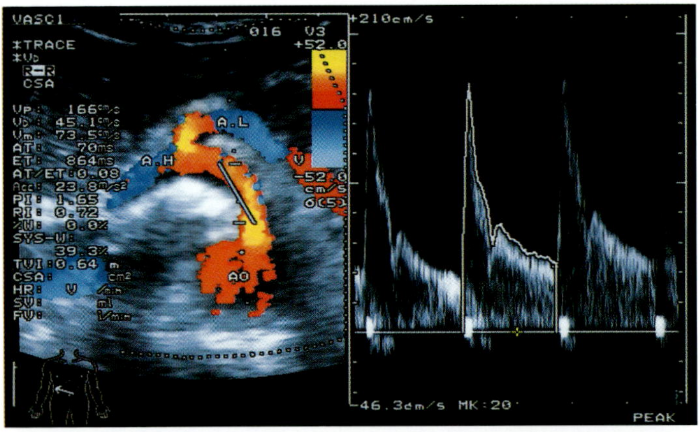
VASC1
016
V3
+52.0
+210cm/s
A.L
A.H
AO
-52.0
cm/s
-46.3cm/s MK:20
PEAK

6.3a

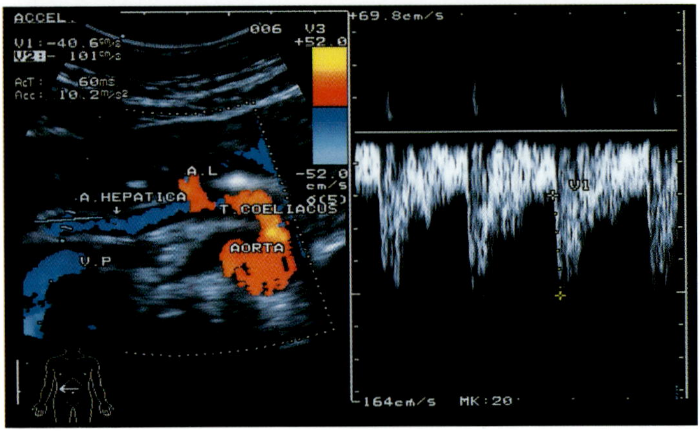
ACCEL
006
V3
+52.0
+69.8cm/s
A.L
A.HEPATICA
T.COELIACUS
AORTA
V.P
-52.0
cm/s
V1
-164cm/s MK:20

6.3b

Abb. 6.2.
b Distal des Abgangs der A. mesenterica superior und der Nierenarterie hat die Aorta einen dreiphasischen Fluß mit vernachlässigbarer diastolischer Flußkomponente. In der Abbildung ist das Sample volume in der Aorta knapp distal der Nierenarterienabgänge plaziert. Im Längsschnitt sind die Nierenarterienabgänge nicht dargestellt; nach ventral geht die A. mesenterica superior spitzwinklig ab.

Abb. 6.3 a–c.
Truncus coeliacus

a Der Truncus coeliacus mit seiner Aufzweigung in A. hepatica (*A.H*) und A. lienalis (*A.L*) stellt sich im Querschnitt aus der Aorte (*AO*) palmwedelartig dar; manche Autoren bezeichnen den Abgang als möwenschwingenartig.
Durch Versorgung der parenchymatösen Organe (Milz, Leber) haben Truncus coeliacus, A. hepatica und A. lienalis ein monophasisches Flußspektrum mit relativ hohem diastolischem Flußanteil, das mit dem der A. carotis interna vergleichbar ist. Aus der rotkodierten Aorta geht nach ventral rotkodiert der Truncus coeliacus ab. Die Farbaufhellung ist nicht stenose-, sondern winkelbedingt.
Das unauffällige Dopplerfrequenzspektrum mit einer systolischen Spitzengeschwindigkeit von 165 cm/s und einer enddiastolischen maximalen Geschwindigkeit von 45 cm/s bestätigt dies. Pulssynchron kommt es in der Frühsystole zu einem niederfrequenten Signal mit hoher Amplitude durch die Gefäßwandbewegung.

b Die A. hepatica verläuft dorsal des Leberunterrandes zum Leberhilus und zeigt durch ihre Flußrichtung vom Schallkopf weg eine blaue Kodierung. Der hohe diastolische Fluß ist bedingt durch den niedrigen peripheren Widerstand in der Leber. Die A. lienalis (*A.L*) verläuft in der Abbildung zunächst nach ventral (auf den Schallkopf zu, rotkodiert) und biegt dann nach dorsal (blaukodiert) zum Milzhilus ab.

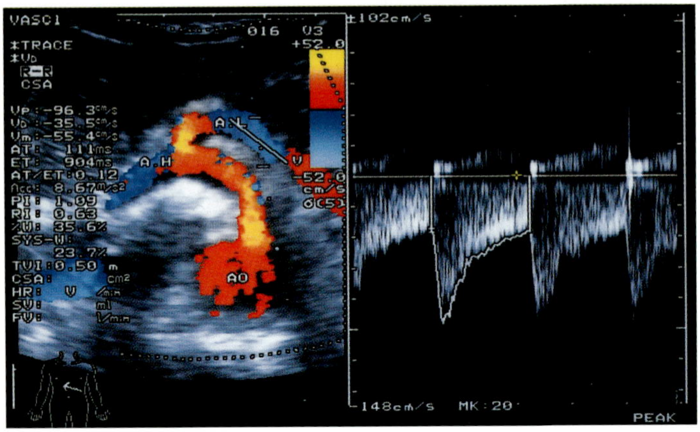

6.3 c

6.3.2 Mesenteriale Durchblutung

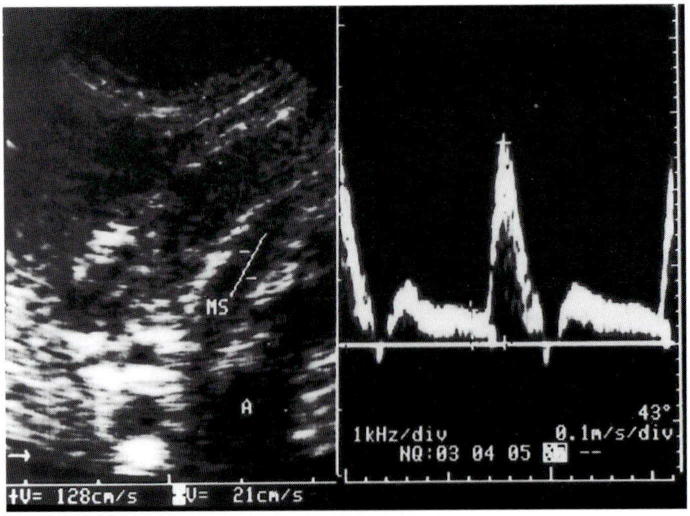

6.4 a

Abb. 6.3.
c Milzarterie mit typischem Dopplerfrequenzspektrum.

Abb. 6.4 a–e.
Mesenteriale Durchblutung

a A. mesenterica superior mit typischem Dopplerfrequenzspektrum vom sog. Mischtyp. Der enddiastolische Flußanteil liegt zwischen dem einer Extremitätenarterie und dem einer Arterie mit Versorgung eines parenchymatösen Organs.
24jähriger, nüchterner Proband: normale Durchblutung in der A. mesenterica superior kurz nach dem Abgang. Systolische Maximalgeschwindigkeit 128 cm/s, enddiastolische Maximalgeschwindigkeit 21 cm/s, pulsatile Strömung. Im Grauwertbild geht die A. mesenterica superior (*MS*) spitzwinkelig aus der Aorta (*A*) ab.

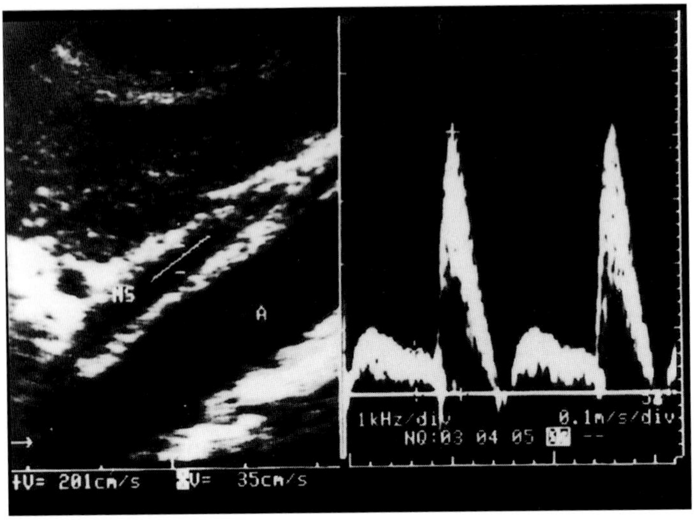

Abb. 6.4 b.
Gleicher Proband wie in **a.** Nach Abgabe von 20 mg Nifedipin nimmt die maximale Flußgeschwindigkeit systolisch auf 201 cm/s, enddiastolisch auf 35 cm/s zu.

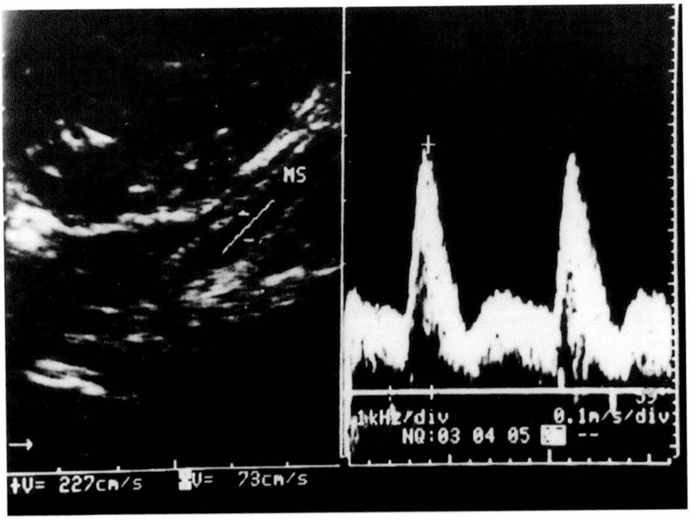

Abb. 6.4 c.
Postprandiale Zunahme der mesenterialen Durchblutung (maximale systolische Spitzengeschwindigkeit 227 cm/s, enddiastolische Geschwindigkeit 73 cm/s). Bei einer Grenzgeschwindigkeit von 200 cm/s für eine über 50 %ige Stenose hätte die Flußbeschleunigung unter Nifidipineinnahme und postpranial rein hämodynamisch einer 50- bis 60 %igen Stenose am nüchternen Patienten entsprochen.

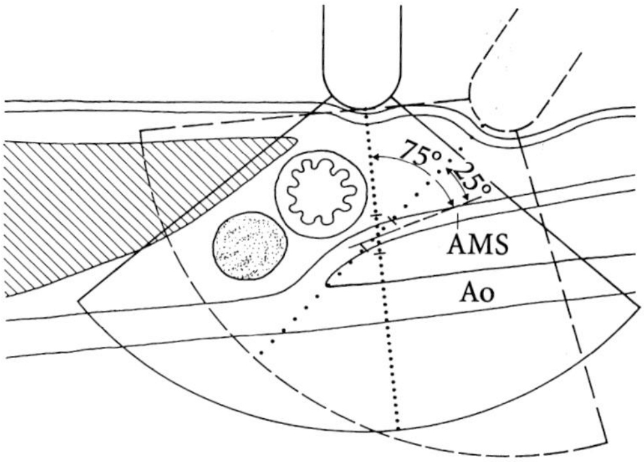

Abb. 6.4 d.
Schematische Darstellung des Abgangs der A. mesenterica superior (*AMS*) aus der Aorta (*Ao*). Durch Verschieben des Transducers nach distal und Kippen nach kranial kann im Beispiel eine Verbesserung des Dopplerwinkels von 75° auf 25° erreicht werden.

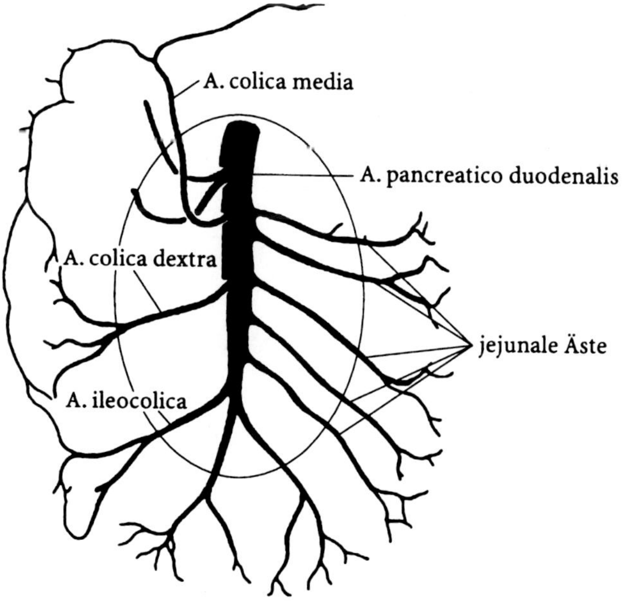

Abb. 6.4 e.
Aufzweigungen der A. mesenterica superior mit Nebenästen. Unter optimalen Bedingungen sind neben dem Hauptstamm die Aufteilung in jejunale Äste und die A. colica dextra sowie die A. ileocolica farbduplexsonographisch darstellbar (der sichtbare Bereich ist markiert). (Nach Kubale 1994)

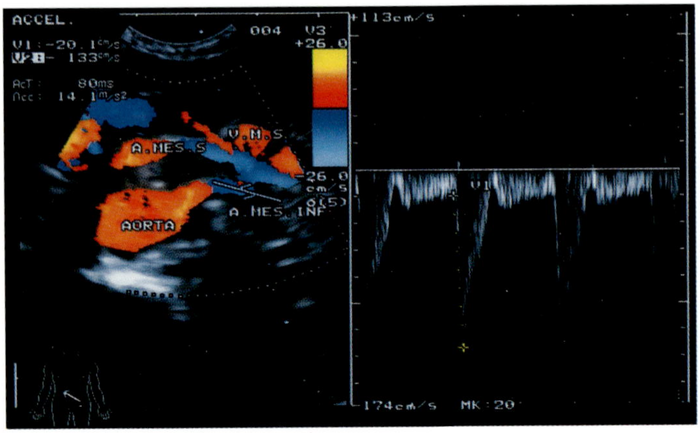
ACCEL.
A.MES.S
V.M.S
AORTA
A.MES.INF
+113cm/s
174cm/s MK:20

6.5 a

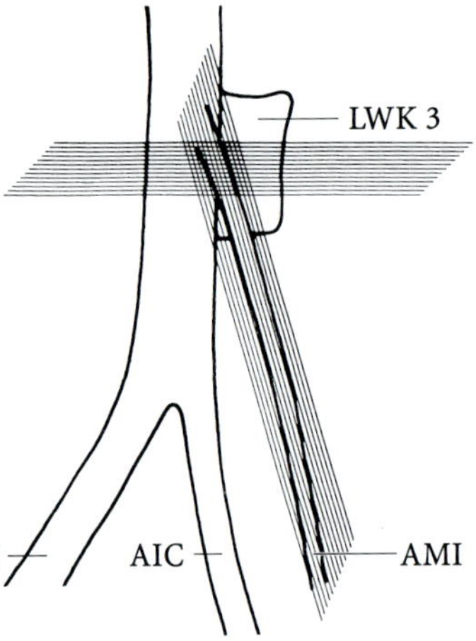
LWK 3
AIC
AIC
AMI

6.5 b

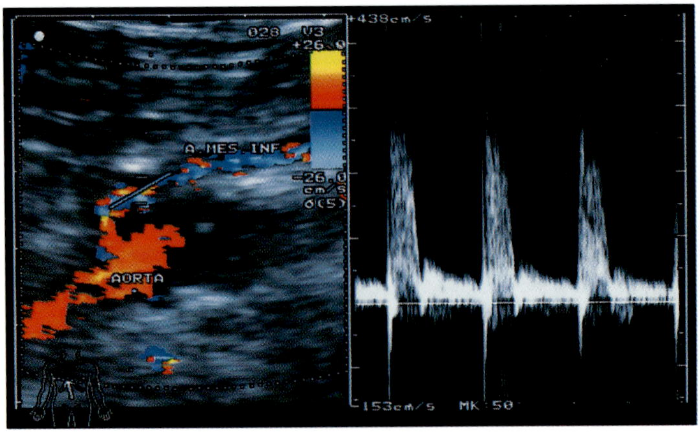
A.MES.INF
AORTA
+438cm/s
153cm/s MK:50

6.5 c

Abb. 6.5a–e.
A. mesenterica inferior

a A. mesenterica inferior am Abgang aus der Aorta. Das Dopplerfrequenzspektrum ähnelt dem der A. mesenterica superior, hat jedoch manchmal einen niedrigeren diastolischen Fluß und kann sogar einen enddiastolischen Nullfluß zeigen. Ventral der A. mesenterica inferior ist (blaukodiert, vom Schallkopf weg) ein jejunaler Ast nach Aufteilung der A. mesenterica superior erkennbar. Direkt ventral der Aorta verläuft (rotkodiert, gleiche Flußrichtung wie die Aorta) die sich in A. ileocolica und A. colica dextra aufteilende A. mesenterica superior. Direkt ventral des blaukodierten Jejunalarterienabganges ist die parallel verlaufende, in die V. mesenterica superior mündende jejunale Vene (rotkodiert, auf den Schallkopf zu, gegenläufig zur Arterie) abgebildet (*V.M.S*).

b Schematische Darstellung des A.-mesenterica-inferior-Abgangs ca. 3 cm oberhalb der Bifurkation nach ventral und linkslateral aus der Aorta. Um die A. mesenterica inferior (*AMI*) aufzusuchen, geht man mit dem Schallkopf von der Bifurkation im Querschnitt unter vorsichtiger Kompression nach kranial, bis man den proximalen Stamm der A. mesenterica inferior erkennt; nach Drehen des Schallkopfs läßt sich diese über 2–5 cm meist verfolgen. Bei schlechten Schallbedingungen ist sie allerdings nicht darstellbar.

c Wenn Mesenterialgefäße eine Kollateralfunktion übernehmen, können in einem nichtstenosierten Gefäß farbduplexsonographisch und im Dopplerfrequenzspektrum die Kriterien für eine Stenose auftreten. Bei einer distalen Aortenstenose ist in der kurz vor der Stenose abgehenden A. mesenterica inferior (*A.MES.INF*), die Kollateralfunktion übernimmt, farbduplexsonographisch die Strömung turbulent, und das Aliasing zeigt eine Strömungsbeschleunigung. Im Dopplerfrequenzspektrum ist die systolische Spitzengeschwindigkeit auf 300 cm/s erhöht.

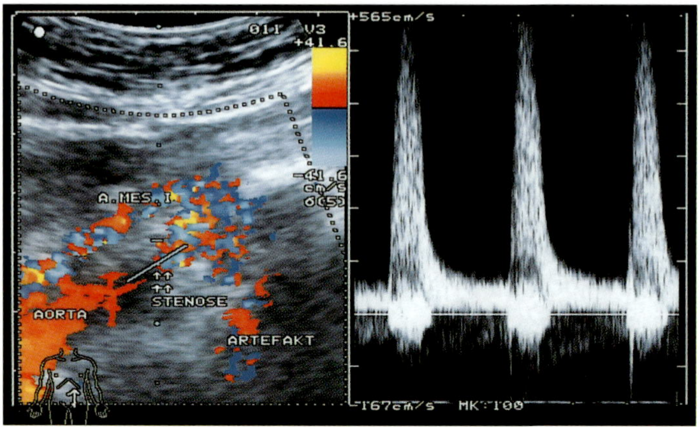

6.5.d

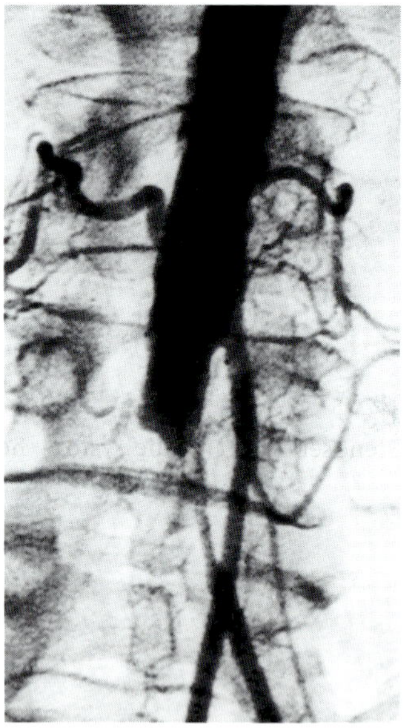

6.5e

Abb. 6.5 d – e.

d Beim Drehen des Transducers verläuft die Aorta (vgl. **c**) dorsal der A. mesenterica inferior (*A.MES.I*). Die Plaques führen zur partiellen Auslöschung der farbkodierten Signale, die Stenose wird durch Aliasing und perivaskuläre Vibrationen angezeigt (mosaikartiges Farbmuster). Dorsal der Aorta setzen sich die Artefakte fort. Im rechten Bildrand bewegt sich das Gefäß durch die Aortenbifurkation aus der Schnittebene. Stenosebedingt ist die systolische Spitzengeschwindigkeit der Aorta auf 570 cm/s beschleunigt und zeigt ausgeprägte Turbulenzen im Dopplerfrequenzspektrum.
Der Abgang der A. mesenterica inferior ist am linken Bildrand; durch die stenosebedingten perivaskulären Vibrationen in der Aorta ist (Bildmitte) das Lumen der A. mesenterica inferior nicht von den Vibrationsartefakten zu differenzieren.

e Angiographie: Distale Aortenstenose mit Abgangsstenose der A. iliaca communis links und Verschluß der A. iliaca communis rechts. Die kaliberstarke A. mesenterica inferior übernimmt Kollateralfunktion über A.-iliaca-interna-Äste.

6.3.3
Mesenterialarterienstenose und -verschluß

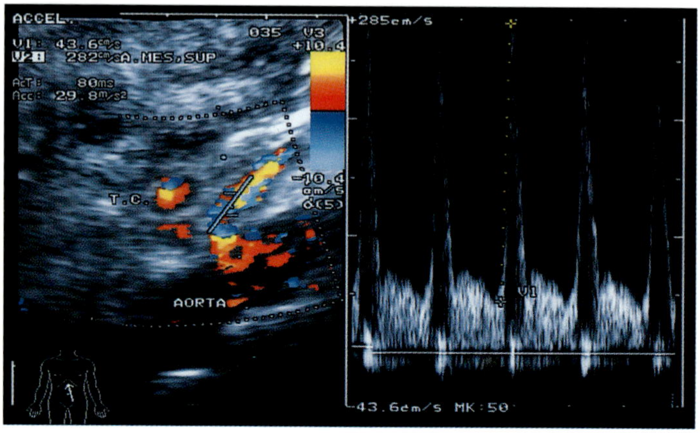

6.6 a

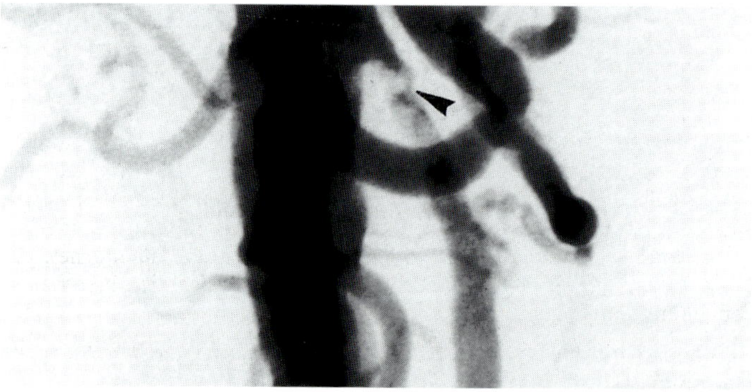

6.6 b

Abb. 6.6 a, b.
Mesenterialarterienstenose

a Nach ventral geht die A. mesenterica superior spitzwinklig aus der Aorta ab. Der Abgang ist im Grauwertbild etwas eingeengt und zeigt farbduplexsonographisch ein Aliasing mit einem Farbumschlag von rot über gelb auf blau als Zeichen einer deutlichen Flußbeschleunigung. Im Dopplerfrequenzspektrum ist neben Turbulenzen eine Steigerung der Flußgeschwindigkeit auf systolisch 285 cm/s und enddiastolisch 43 cm/s feststellbar. Bei dem nüchternen Patienten entspricht dies einer ca. 70 %igen Stenose. Farbduplexsonographisch ist links neben dem Mesenterialarterienabgang der Truncus coeliacus (*T.C*) angeschnitten.

b Angiographie: Mittelgradige A. mesenterica superior-Abgangsstenose. (*Pfeil*) Kaliberstarke A. mesenterica inferior als Kollaterale.

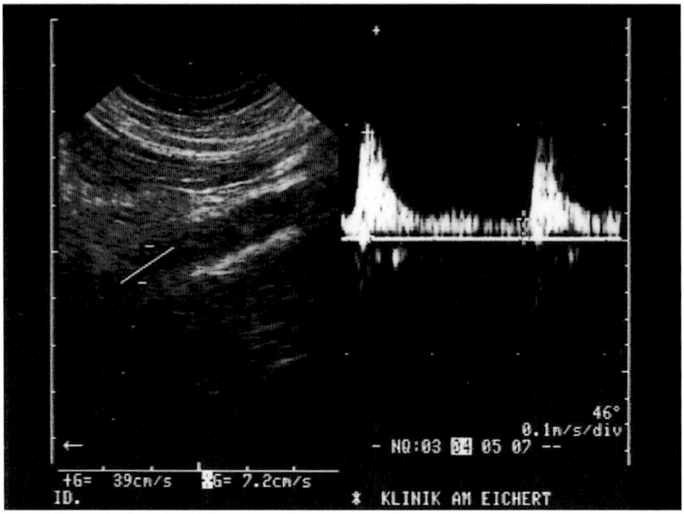
46°
0.1m/s/div
- NQ:03 04 05 07 --
+6= 39cm/s
6= 7.2cm/s
ID.
KLINIK AM EICHERT

6.7 a

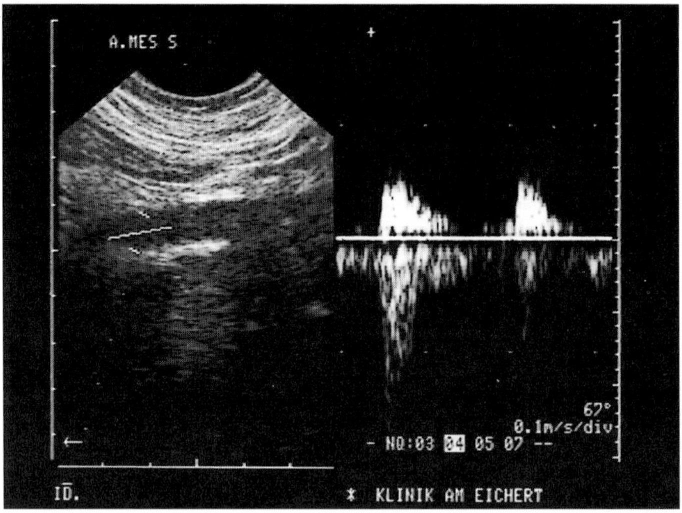
A.MES S
67°
0.1m/s/div
- NQ:03 04 05 07 --
ID.
KLINIK AM EICHERT

6.7 b

Abb. 6.7 a–g.
Mesenterialarterienverschluß, akut

a Patient mit akutem Abdomen: Im Dopplerfrequenzspektrum in der A. mesenterica superior am Abgang ein pathologisches Dopplerfrequenzspektrum mit einer Reduktion der maximalen systolischen Spitzengeschwindigkeit auf 39 cm/s; die enddiastolische Spitzengeschwindigkeit beträgt 7,2 cm/s. Der Pourcelotindez ist erniedrigt.

b Beim kontinuierlichen Untersuchen der A. mesenterica superior nach distal gleicht der Fluß immer mehr einer anstoßenden Strompulskurve mit reduzierter Strömungsgeschwindigkeit und kurz vor dem Verschluß fehlendem enddiastolischem Flußanteil. Der Fluß in der A. mesenterica superior ist, auf den Schallkopf zu, nach oben abgebildet. Das nach unten abgebildete Dopplerfrequenzspektrum ist aus der A. colica media abgeleitet, die ihren Abgang in Höhe des Sample volume hat.

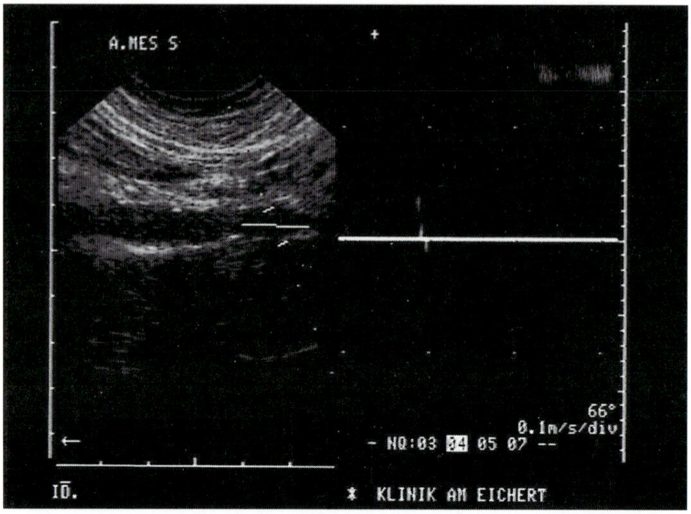
A.MES S
66°
0.1m/s/div
- NQ:03 04 05 07 --
KLINIK AM EICHERT

6.7c

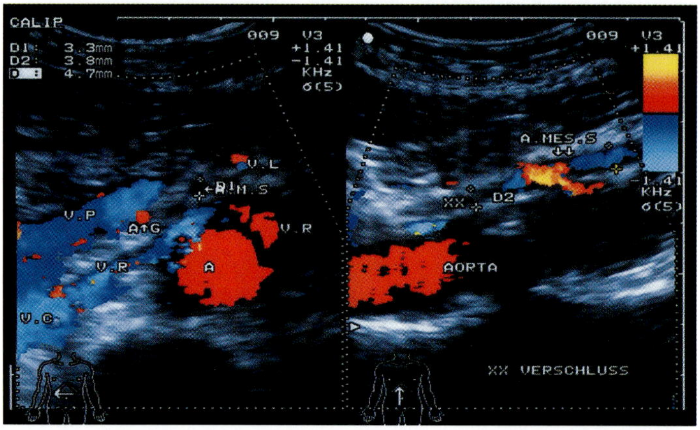
CALIP
D1: 3.3mm
D2: 3.8mm
D: 4.7mm
009 V3
+1.41
-1.41
KHz
V.L
V.P
V.R
A
V.C
009 V3
A.MES.S
D2
XX
AORTA
XX VERSCHLUSS

6.7d

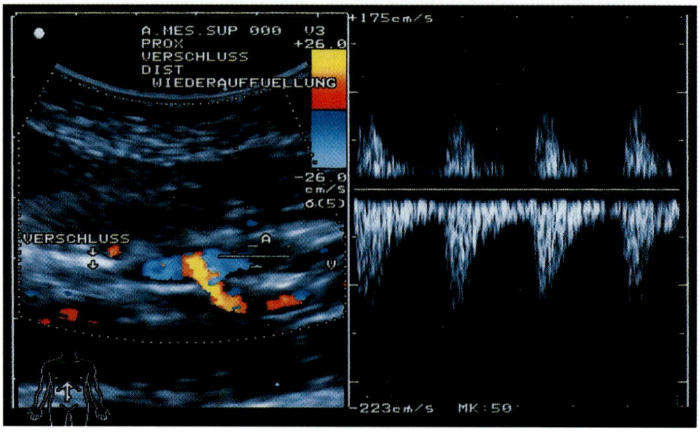
A.MES.SUP 000 V3
PROX
VERSCHLUSS
DIST
WIEDERAUFFUELLUNG
+26.0
-26.0
cm/s
+175cm/s
VERSCHLUSS
A
-223cm/s MK:50

6.7e

Abb. 6.7 c–e.
Mesenterialarterienverschluß, chronisch

c Kurz danach ist die A. mesenterica superior verschlossen und zeigt im Dopplerfrequenzspektrum trotz hohem Gain einen Nullfluß.

d Ursache der Angina-abdominalis-Symtomatik einer 50jährigen Patientin ist farbduplexsonographisch nachgewiesen ein proximaler Verschluß der A. mesenterica superior mit Wiederauffüllung (ca. 4 cm nach Abgang) über die A. gastroduodenalis und die A. pancreaticoduodenalis. Im Querschnitt (*linke Bildhälfte*) ist ventral der Aorta (*A*) die V. renalis (*V.R*) und weiter ventral die A. mesenterica superior (*A.M.S*) abgebildet. Die verschlossene A. mesenterica superior (3,3 mm) zeigt farbduplexsonographisch keinen Flußnachweis. Weiter ventral ist die V. lienalis (*V.L*) angeschnitten und links neben der quer angeschnittenen Aorta die längs und blaukodiert abgebildete V. renalis (*V.R*), die in die V. cava (*V.C*) mündet. Ventral davon, blaukodiert, die V. portae (*V.P*). Zwischen V. renalis und V. portae taucht rotkodiert im Querschnitt die A. gastroduodenalis an ihrem Übergang zur A. pancreaticoduodenalis auf. Sie ist am Unterrand der V. portae abgebildet und markiert. Bei der Untersuchung im Querschnitt läßt sich dieser Kollateralkreislauf bis zur Wiederauffüllung der A. mesenterica superior verfolgen.
Im Longitudinalschnitt (*rechte* Bildhälfte) ist die A. mesenterica superior (*A.MES.S*) ventral der schräg angeschnittenen Aorta (rotkodiert) abgebildet. Links im Bild zeigt sie keine Farbkodierung (XX), sondern ist als echoarme, tubuläre Struktur dargestellt. Im Verlauf nach rechts kommt von dorsolateral (rotkodiert, auf den Schallkopf zu) die A. pancreaticoduodenalis und füllt die A. mesenterica superior (blaukodiert, nach distal gerichtet) wieder auf. Nach proximal gerichtet zeigt sich ein kurzes retrogrades Signal bis zum Verschluß.

e Das Dopplerfrequenzspektrum in der A. mesenterica superior postokklusiv (blau markiert, nach distal gerichtet) ist mit einer postprandialen Strömungsgeschwindigkeit von maximalsystolisch 120 cm/s und enddiastolisch 30 cm/s relativ hoch durchströmt, was für eine gute Kollateralisierung aus der von dorsolateral (rotkodiert, auf den Schallkopf zu) mündenden A. gastropancreatico duodenalis spricht. Proximal (links) der einmündenden A. gastroduodenalis ist die verschlossene A. mesenterica superior am Abgang als echoarme, tubuläre Struktur dargestellt. Nahe der Kollateralmündung ist der Fluß in der A. mesenterica superior von deutlichen Turbulenzen geprägt. Das Dopplerfrequenzspektrum zeigt sich postokklusiv mit etwas verzögertem systolischem Anstieg, reduzierter Pulsatilität und erhöhtem enddiastolischem Flußanteil.

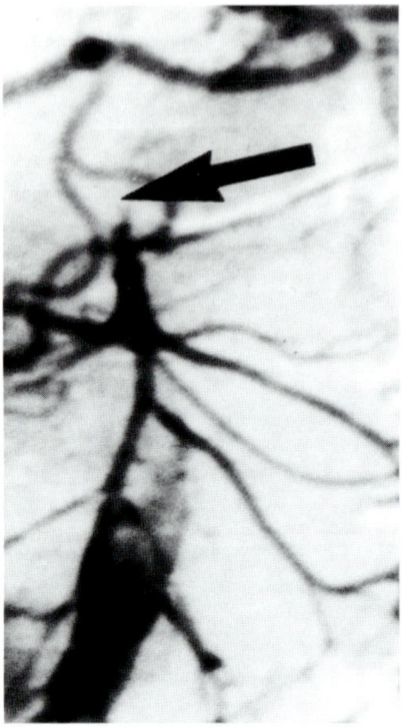

6.7f

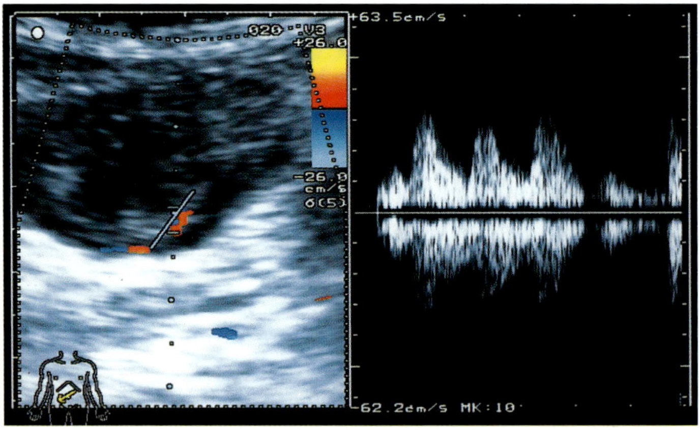

6.7g

Abb. 6.7 f–g.
f Angiographie: Verschluß der A. mesenterica superior am Abgang (*Pfeil*) mit Wiederauffüllung über die A. gastroduodenalis und A. pancreaticoduodenalis. Am Unterrand ist die A. mesenterica von der dorsal verlaufenden Aorta überlagert. Bedingt durch die Zeitverzögerung durch die Kollateralisierung ist nach kurzer Kontrastmittelgabe in Höhe von Truncus coeliacus und A.-mesenterica-superior-Abgang die Aorta schon wieder kontrastmittelfrei, bis Kontrastmittel in der wiederaufgefüllten A. mesenterica superior auftaucht.

g Akutes Abdomen, wandverdickte Darmschlinge im B-Bild. Durch den farbduplexsonographischen Strömungsnachweis in der Darmwand lassen sich durch eine akute Ischämie oder eine Mesenterialvenenthrombose bedingte kokardenartige, verdickte Darmwandstrukturen von entzündlich bedingten differenzieren. Der hohe diastolische Flußanteil im Dopplerfrequenzspektrum weist zusätzlich auf die entzündliche Komponente hin.

6.3.4 Viszeralarterienaneurysma

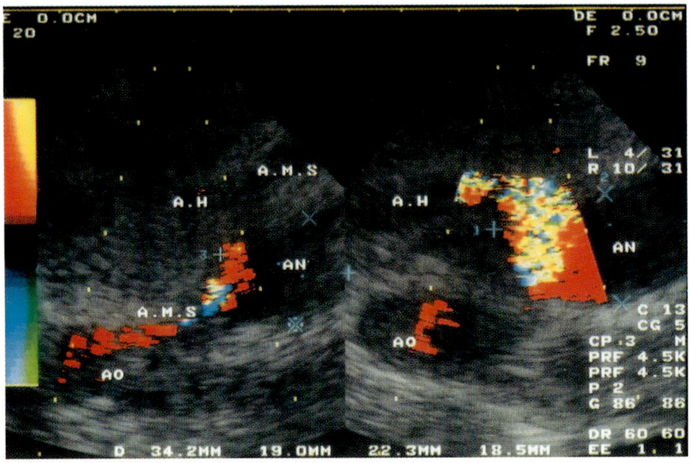

6.8 a

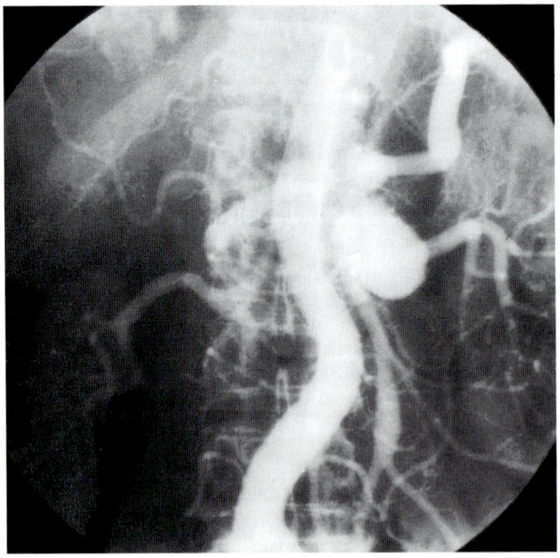

6.8 b

Abb. 6.8 a, b.
A. mesenterica superior Aneurysma

a Aus der Aorta (*AO*, *linke* Bildhälfte) geht rotkodiert die A. mesenterica superior (*A.M.S*) ab und zeigt nach ca. 2 cm eine aneurysmatische Erweiterung (*AN*). Weil das Farbfenster nur auf den zentralen Abschnitt eingestellt ist, sind die Gefäße im Randbereich nicht farblich kodiert. Beim Schwenken des Schallkopfs in einen Schrägschnitt (*rechte* Bildhälfte) kommt die Ausdehnung des Aneurysmas zur Darstellung. Durch das eingeschränkte Farbfenster ist nur der mediale Anteil farblich kodiert. Nach links ist aus dem Aneurysma (*AN*) die A. hepatica (*A.H*) mit ihrem Abgang zu erkennen. Die Strömung ist am Abgang turbulent. Als Verlaufsanomalie geht die A. hepatica aus der A. mesenterica superior und in diesem Fall direkt aus dem Aneurysma ab. Für das operative Procedere ist dies insofern von Bedeutung, als auch die A. hepatica rekonstruiert werden muß. Das Aneurysma hat einen Querdurchmesser von 22 mm und einen Längsdurchmesser von 34 mm.

b Angiographie: Aneurysma am Abgang der A. mesenterica superior. Durch Überlagerung der Aorta ist der Abgang der A. hepatica aus dem Aneurysma nicht eindeutig dargestellt. Die A. lienalis geht aus der Aorta ab.

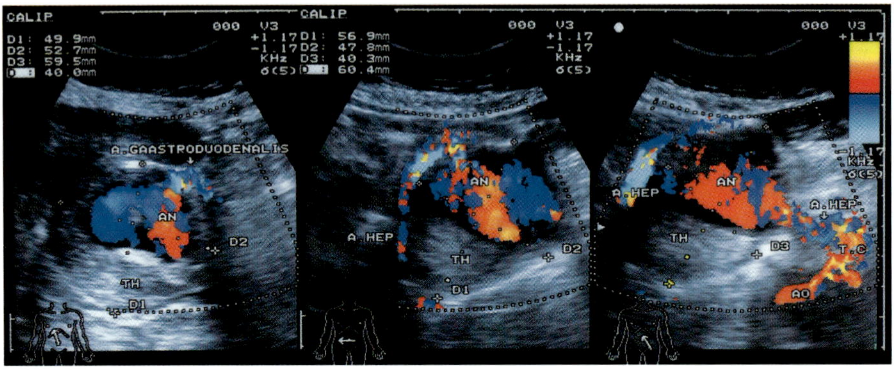
CALIP
D1: 49.9mm
D2: 52.7mm
D3: 59.5mm
40.0mm
A.GAASTRODUODENALIS
AN
D2
TH
D1
CALIP
D1: 56.9mm
D2: 47.8mm
D3: 40.3mm
60.4mm
A.HEP
AN
TH
D2
D1
A.HEP
AN
A.HEP
TH
D3
T.C
AO

6.9 a

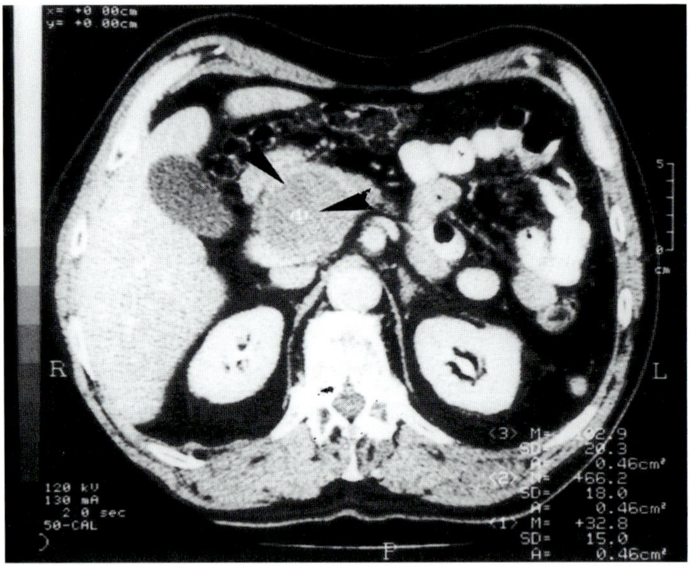
x= +0.00cm
y= +0.00cm
R
L
P
120 kV
130 mA
2.0 sec
50-CAL
(1) M= +32.8
SD= 15.0
A= 0.46cm²

6.9 b

Abb. 6.9 a–c.
A. hepatica Aneurysma

a In der Leberpforte befindet sich eine 6 × 5 cm große, gemischtechogene Struktur, die farbduplexsonographisch Strömungssignale abgibt. Nach dorsal erkennt man den Abscheidungsthrombus (*TH*) im Aneurysma. Wichtig für das operative Procedere ist die genaue Lokalisation der Zu- und Abgänge aus dem Aneurysma (*AN*), insbesondere die Beziehung zur A. gastroduodenalis (*linker* Bildteil: nach ventrokaudal aus dem Aneurysma blaukodiert abgehend). Die A. hepatica propria (*A.HEP*) schlingt sich elongiert um das Aneurysma (*Bildmitte*). Der Zufluß der A. hepatica communis (*A.HEP*) aus dem Truncus coeliacus (*T.C*) ist im *rechten* Bildteil von rechts dargestellt.
Weil das Aneurysma nicht nur auf die A. hepatica communis beschränkt ist, sondern die A. gastroduodenalis miteinbezieht, muß mit der Resektion des Aneurysmas eine Rekonstruktion der A. hepatica durchgeführt werden. Wäre das Aneurysma proximal der A. gastroduodenalis lokalisiert, würde durch diese die arterielle Versorgung der Leber gewährleistet.

b CT Oberbauch: subhepatische Raumforderung (*Pfeil*): A.-hepatica-Aneurysma, partiell thrombosiert (*Pfeil*).

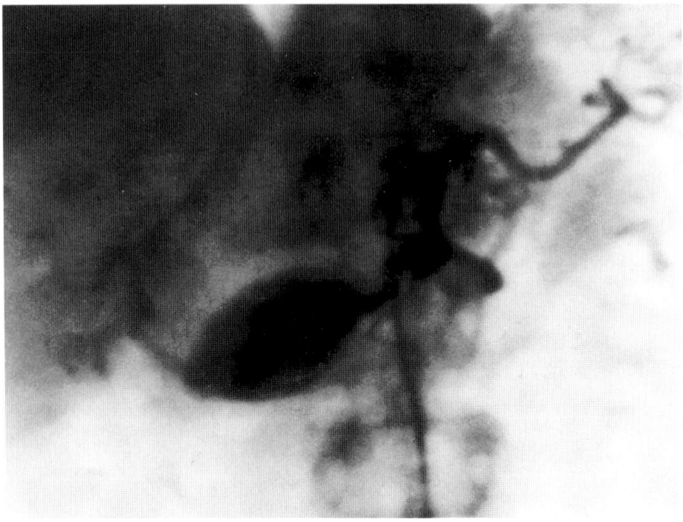

6.9 c

6.3.5 Nierenarterien: Normalbefund und Varianten

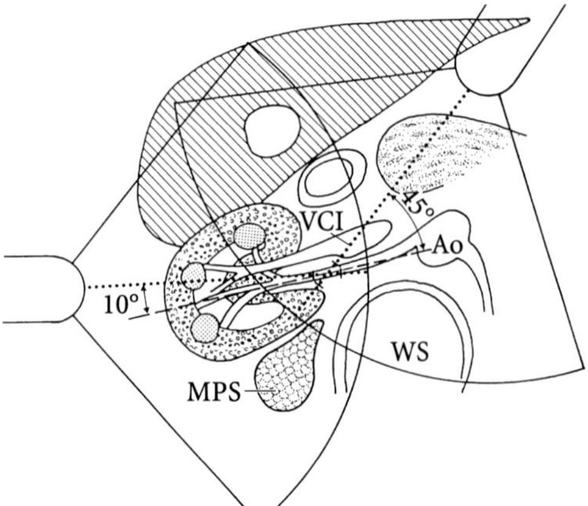

6.10 a

Abb. 6.9.
c Angiographie: A.-hepatica-Aneurysma (Bildmitte).

Abb. 6.10 a – f.
Nierenarterienverlauf

a Schematische Darstellung der Nierenarterie rechts aus der Aorta (*AO*) und der in die V. cava inferior (*VCI*) mündenden Nierenvene. Ventrale Schallkopfposition mit einem Dopplerwinkel von 45°, laterale Schallkopfposition mit einem Dopplerwinkel von 10°.

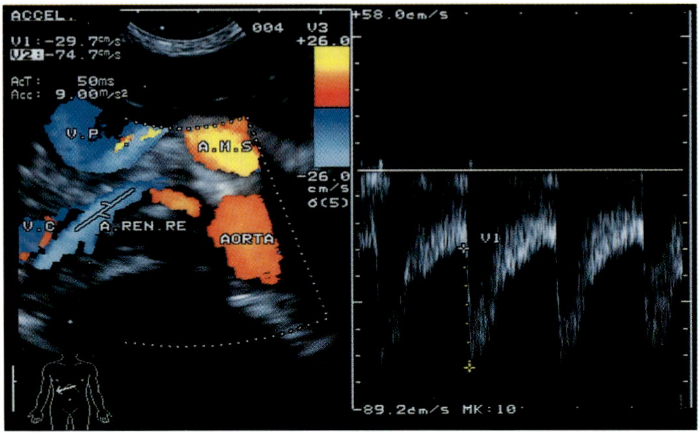

6.10 b

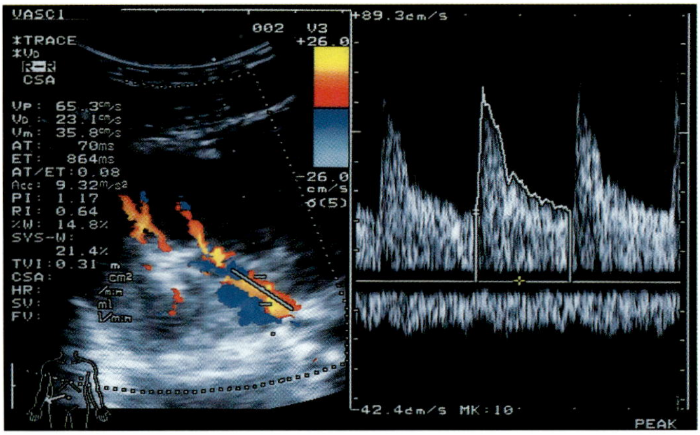

6.10 c

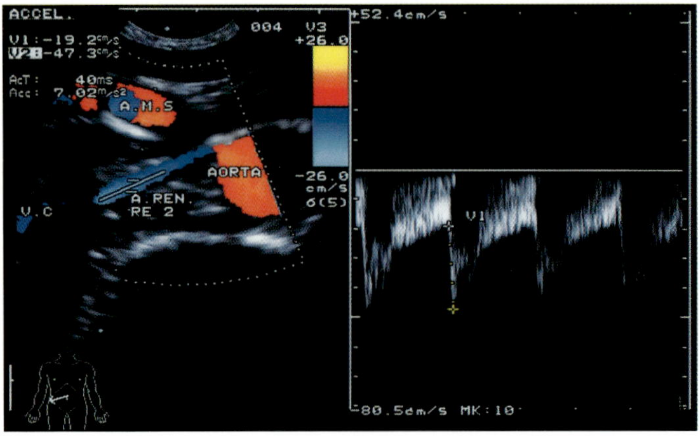

6.10 d

Abb. 6.10 b – d.

b Um eine valide Diagnostik der Nierenarterienstenose durchzuführen, ist die genaue Darstellung des Verlaufs notwendig. Im Querschnitt verläuft die A. renalis rechts (*A.REN.RE*) bogenförmig aus der Aorta (zunächst rotkodiert auf den Schallkopf zu, danach blaukodiert vom Schallkopf weg) unterhalb der V. cava (*V.C*). Ventral sind A. mesenterica superior (rotkodiert, *A.M.S*) und V. portae (blaukodiert, *V.P*) abgebildet. Aus einer systolischen Spitzengeschwindigkeit von 74,7 cm/s und einer enddiastolischen Spitzengeschwindigkeit von 29,7 cm/s errechnet sich der Pourcelot-Index PI = 0,6; er entspricht damit dem von lateral am Nierenhilus gemessenen.

c Nierenarterie am Nierenhilus, von der Flanke aus im Querschnitt ziemlich orthograd getroffen, mit gleichem Dopplerfrequenzspektrum wie am Abgang und gleichem Pourcelot-Index. Dies ist ein Hinweis darauf, daß keine hämodynamisch relevante Stenose zwischen Abgang und Nierenhilus besteht.

d Weil die Nieren in 25% der Fälle eine Doppelversorgung zeigen und die Abgangsstenose der 2. Nierenarterie für eine Hypertonie verantwortlich sein kann, muß immer durch Verschieben des Schallkopfs im Querschnitt nach dorsal der Abgang einer 2. Nierenarterie gesucht werden; im vorliegenden Fall ist 1 cm nach Abgang eine 2., blaukodierte, aus der Aorta abgehende Arterie zu finden. Die eindeutige Identifizierung geschieht durch Ableitung des für Nierenarterien typischen Dopplerfrequenzspektrums.

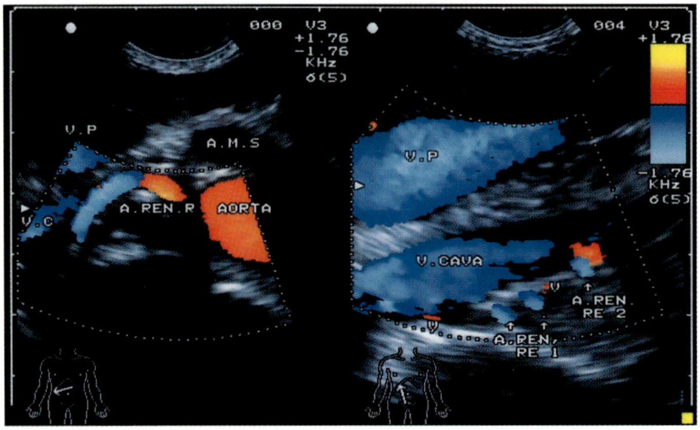
000 V3
+1.76
-1.76
KHz
δ(5)
004 V3
+1.76
-1.76
KHz
δ(5)
V.P
A.M.S
V.C
A.REN.R
AORTA
V.P
V.CAVA
A.REN
RE 2
A.REN.
RE 1

6.10 e

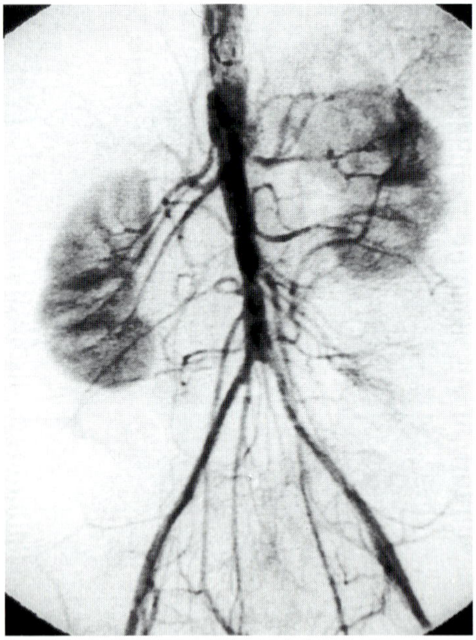

6.10 f

Abb. 6.10 e – f.
e Im Längsschnitt können die Nierenarterien dorsal der V. cava aufgesucht werden. Sie sind blaukodiert, dorsal der ebenfalls blaukodierten V. cava anliegend. Bedingt durch eine frühe Aufteilung der kaudalen Nierenarterie sind 3 blaukodierte Arterienäste unterhalb der V. cava abgebildet.

f Angiographie: Aus der Aorta gehen rechts 2 Nierenarterien ab, wobei sich die kaudale Nierenarterie frühzeitig aufteilt.

6.3.6
Nierenarterienstenose

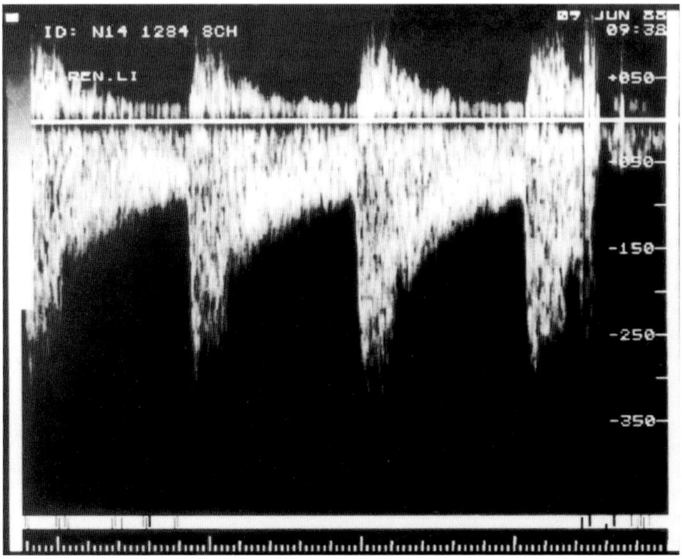

6.11 a

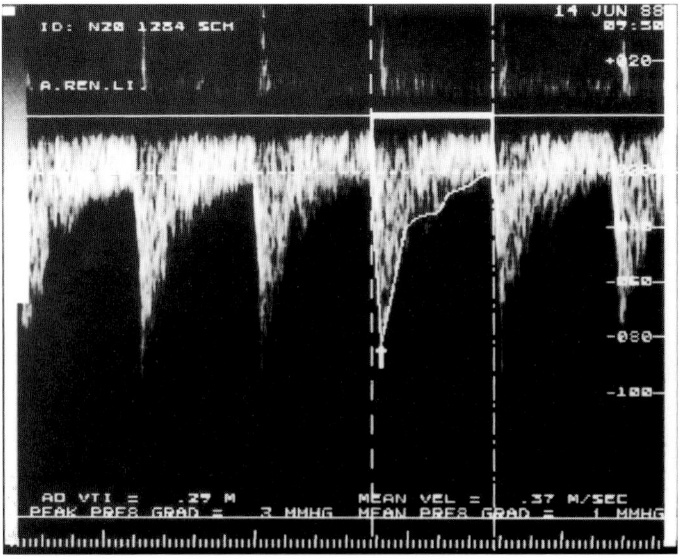

6.11 b

Abb. 6.11 a–d.
Nierenarterienstenose – PTA

a Dopplerfrequenzspektrum einer mittel- bis hochgradig stenosierten Nierenarterie am Abgang mit ausgeprägten Turbulenzen und einer Spitzengeschwindigkeit von systolisch 310 cm/s und enddiastolisch 100 cm/s.

b Dopplerfrequenzspektrum derselben Nierenarterie wie in **a**, jedoch nach perkutaner transluminaler Angioplastie (PTA). Reduktion der Blutströmungsgeschwindigkeit auf Normalwerte (systolische Spitzengeschwindigkeit 80 cm/s).

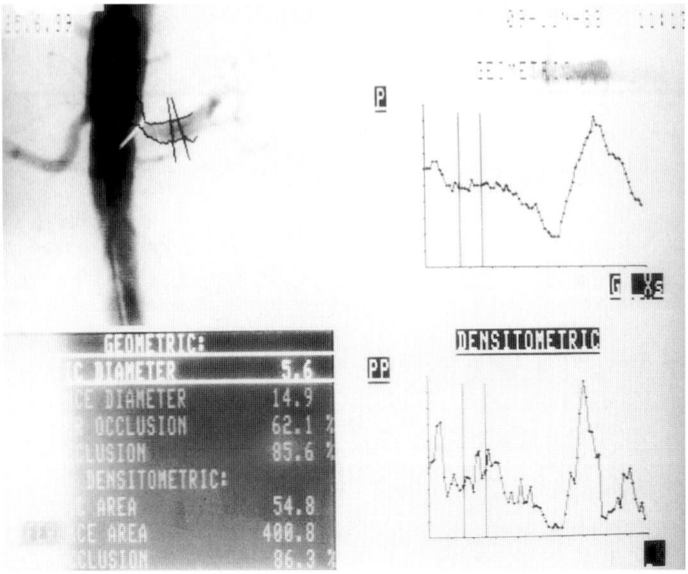
GEOMETRIC
P
G
DENSITOMETRIC
PP
GEOMETRIC:
C DIAMETER 5.6
CE DIAMETER 14.9
OCCLUSION 62.1 %
CLUSION 85.6 %
DENSITOMETRIC:
C AREA 54.8
CE AREA 400.8
CLUSION 86.3 %

6.11 c

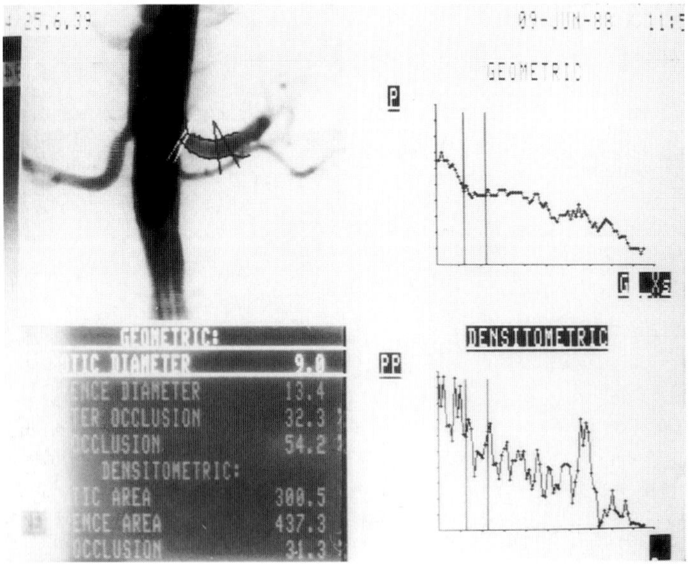
25.6.89
09-JUN-88
GEOMETRIC
P
G
DENSITOMETRIC
PP
GEOMETRIC:
TIC DIAMETER 9.0
ENCE DIAMETER 13.4
TER OCCLUSION 32.3
OCCLUSION 54.2
DENSITOMETRIC:
IC AREA 300.5
ENCE AREA 437.3
OCCLUSION 31.3

6.11 d

Abb. 6.11 c – d.
c Röntgendensitometrie (gleicher Patient wie in **a**, vor PTA): Die Vermessung zeigt eine Nierenarterienstenose der linken Nierenarterie am Abgang mit einer Area occlusion von 86,3 %.

d Röntgendensitometrie (gleicher Patient wie zuvor, jedoch nach PTA; zugehöriges Dopplerfrequenzspektrum in **b**): Reststenose mit einer 31,3 %igen Area occlusion. Dies entspricht der hämodynamisch nicht relevanten Reststenose mit der Spektralverbreiterung im Dopplerfrequenzspektrum, jedoch ohne Strömungsbeschleunigung.

6.3.7
Gefäßkompression

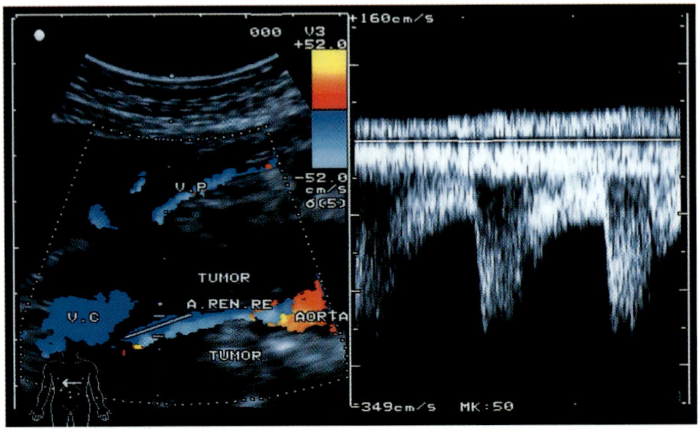

6.12 a

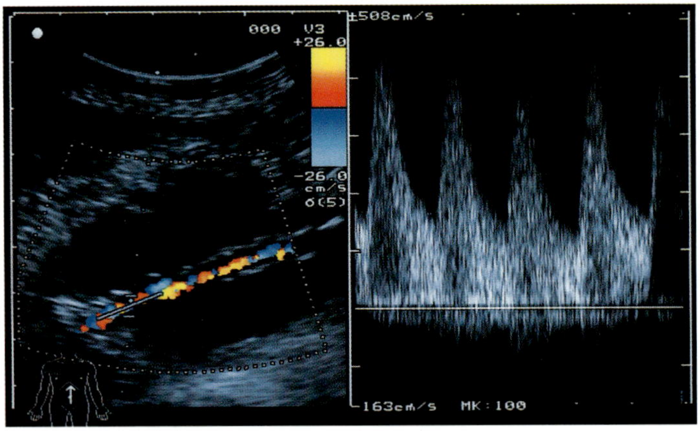

6.12 b

Abb. 6.12 a, b.
Gefäßkompression durch Tumor

a Ein Leiomyosarkom (durch sonographisch gesteuerte Stanzbiopsie gesichert) drängt retroperitoneal die V. cava (*V.C*) und die Aorta auseinander. Die langstreckig durch den Tumor verlaufende A. renalis (*A.REN.RE*) ist langstreckig mittelgradig stenosiert (maximale systolische Spitzengeschwindigkeit von 250 cm/s im Dopplerfrequenzspektrum). Vor sonographisch gesteuerter Stanzbiopsie werden die Gefäße farbduplexsonographisch dargestellt, um eine Gefäßläsion zu vermeiden. Ventral des Tumors ist auch die V. portae (*V.P*) durch den Tumor komprimiert.

b Der die Mesenterialwurzel ummauernde Tumor komprimiert auch die A. mesenterica superior langstreckig (450 cm/s maximale systolische Spitzengeschwindigkeit im Dopplerfrequenzspektrum).

6.3.8
Aortenaneurysma

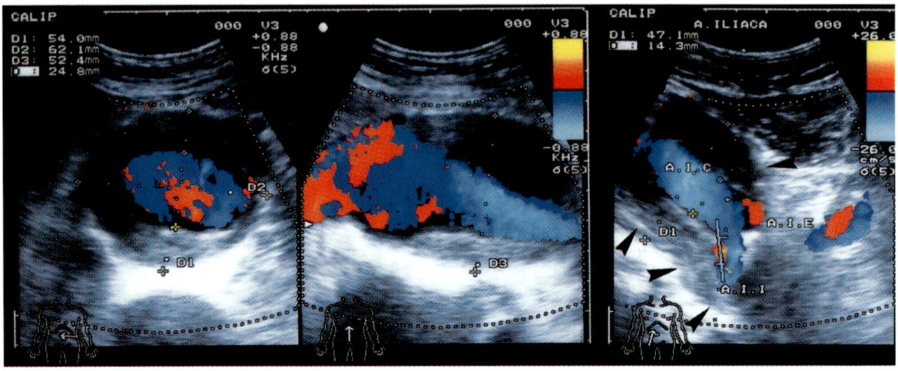

6.13 a

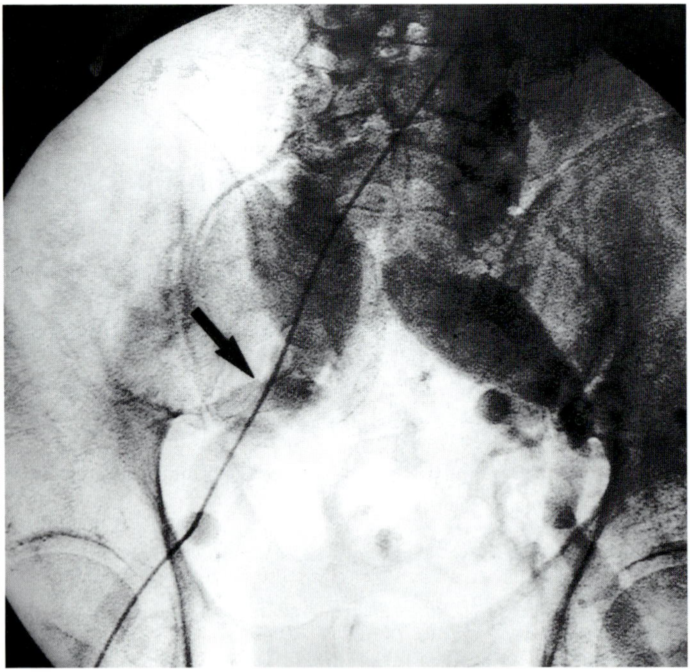

6.13 b

Abb. 6.13 a–c.
Aorten- und Iliakalarterienaneurysma

a Teilthrombosiertes Aortenaneurysma infrarenal im Querschnitt (*linker* Bildteil) und im Längsschnitt (*Bildmitte*). In der farbduplexsonographischen Darstellung ist die Bestimmung des durchflossenen Lumens erleichtert. Der Gesamtdurchmesser des Aneurysmas beträgt 6,2 cm. Die kreisförmige, wandständige Thrombosierung ist echoarm um das durchflossene Lumen abgebildet. Das Aneurysma (*rechter* Bildteil, *Pfeile*) reicht bis in die A. iliaca communis (*A.I.C*) und den A.-iliaca-interna-Abgang (*A.I.I*). Die elongierte A. iliaca externa (*A.I.E*) verläuft aus der Schnittebene. Bei einer Erweiterung des durchflossenen Lumens auf 14 mm beträgt der gesamte Aneurysmadurchmesser in der A. iliaca communis 47 mm, die wandständige Thrombosierung stellt sich echoarm um das durchflossene Lumen dar.

b In der Angiographie sind neben der Aorta die Aa. iliacae communes aneurysmatisch erweitert. Der Abgang der A. iliaca interna rechts (*Pfeil*) erscheint durch die wandständige Thrombosierung nicht aneurysmatisch erweitert.

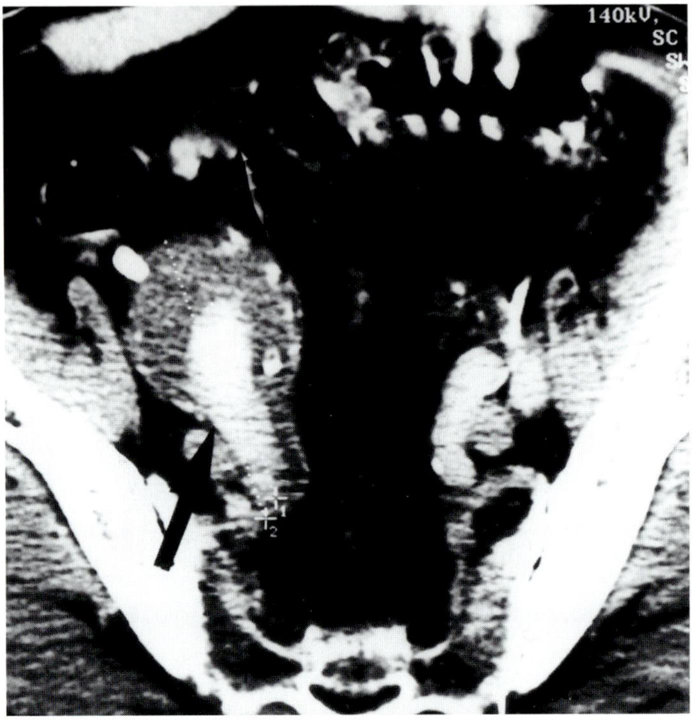
140kV,
SC
6.13 c

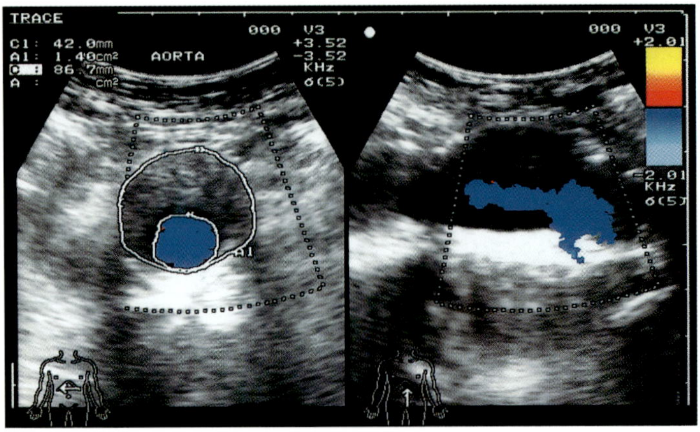
TRACE
C1: 42.0mm
A1: 1.40cm²
AORTA
000 V3
+3.52
-3.52
KHz
000 V3
+2.01
-2.01
KHz
6.14 a

Abb. 6.13.
c CT mit Kontrastmittel: Bis in den Abgang der A. iliaca interna hineinreichendes Aneurysma rechts (*Pfeil*) mit der wandständigen Thrombosierung um das durchflossene Lumen. Die A. iliaca interna geht nach dorsal aus der A. iliaca communis ab (vgl. **a**).

Abb. 6.14 a, b.
Aortenaneurysma mit arterio-arterieller Emboli

a Neben dem Perforationsrisiko, das mit dem Aneurysmadurchmesser korreliert, besteht unabhängig von der Aneurysmagröße (Thromben) ein Embolierisiko. Ein nur 4 cm großes sakkuläres Aneurysma mit thrombotischer Auskleidung, insbesondere des sakkulären Anteils bis auf das Normallumen, führte zu einer Embolisierung nach distal (vgl. **b**). Unabhängig von der Größe stellt sich hierbei die Operationsindikation. Weil das durchflossene Lumen die normale Weite der Aorta besitzt, ist die Angiographie unauffällig. Die Ausdehnung des Aneurysmas ist *links* im Bild eingekreist, *rechts* im Longitudinalschnitt ist die sakkuläre Ausbuchtung nach ventral mit thrombotischer Auskleidung zu erkennen.

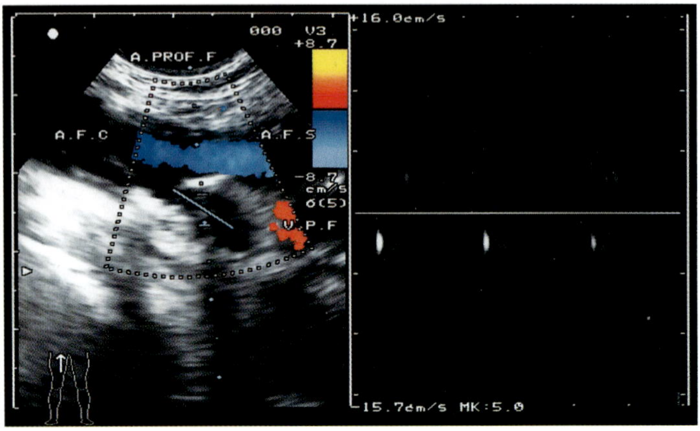

6.14 b

6.3.9 Aortendissektion

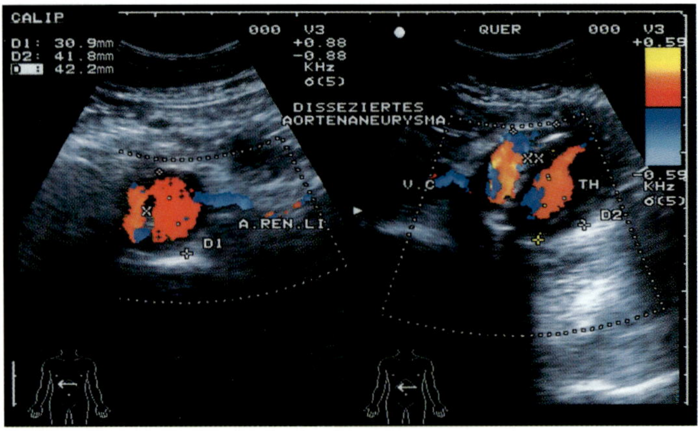

6.15 a

Abb. 6.14.
b Verschlüsse der A. profunda femoris sind bei offener A. femoralis superficialis (*A.F.S*) und A. femoralis communis (*A.F.C*) selten arteriosklerotisch, sondern meist embolisch (vgl. **a**) bedingt. Weder farbduplexsonographisch noch im Dopplerfrequenzspektrum ist ein Strömungssignal nachweisbar. Neben einer dorsalen Plaque mit Schallauslöschung ist aus der A. profunda femoris (*A.P.F*) in die Bifurkation hinein echoarmes, thrombembolisches Material im Grauwertbild sichtbar.

Abb. 6.15 a–g.
Aortendissektion

a Bei Aortendissektionen ist die Versorgung der Nierenarterie eine wichtige Fragestellung. In Höhe der Nierenarterien (*linke* Bildhälfte) sind beide Lumina der Aortendissektion orthograd durchströmt, die linke Nierenarterie (*A.REN.LI*) ist blaukodiert dargestellt. In der *rechten* Bildhälfte ist 5 cm weiter distal die Membran zwischen den beiden orthograd durchflossenen Lumina deutlich sichtbar. Der Gesamtdurchmesser ist aneurysmatisch auf 42 mm erweitert.

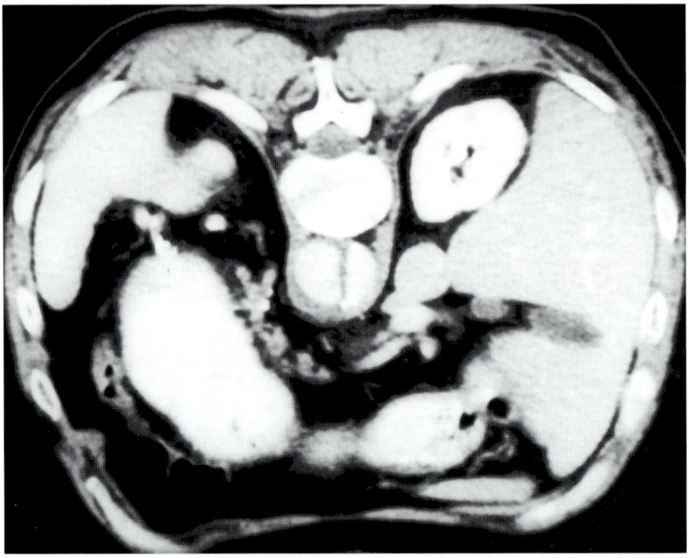

6.15 b

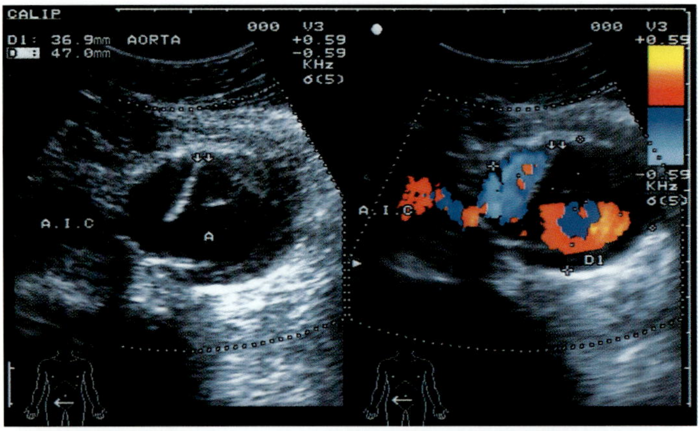

6.15 c

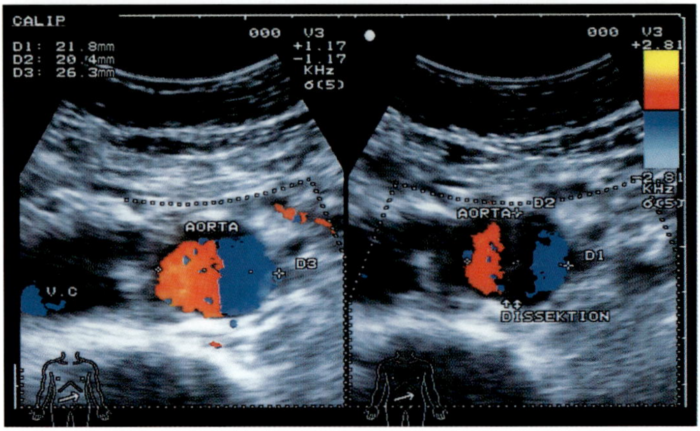

6.15 d

Abb. 6.15 b–d.
b Disseziertes Aortenaneurysma.

c Die 2. wichtige Fragestellung bei einer Aortendissektion ist die Beziehung zu den Iliakalarterienabgängen. Aus der erweiterten dissezierten Aorta mit thrombosierten Wandanteilen geht die A. iliaca communis (*A.I.C*) rechts ab, und das dissezierte Aneurysma (*A*) setzt sich in die linke A. iliaca communis fort. Im Grauwertbild (*linke* Bildhälfte) sind Dissektionsmembran und thrombosierte Anteile sichtbar, farbduplexsonographisch (*rechte* Bildhälfte) die durchströmten Lumina.

d Aortendissektion wie im vorangegangenen Beispiel, jedoch mit rotkodiert dargestelltem wahrem Lumen und retrograd (blaukodiert) durchströmtem falschem Lumen. Die Dissektionsmembran ist *links* im Bild etwa 3 cm unterhalb der Nierenarterienabgänge nicht sichtbar. Knapp oberhalb der Bifurkation *rechts* im Bild ist das falsche Lumen partiell thrombotisch ausgekleidet. Die Ursache dieser Konstellation liegt in einer extern durchgeführten Operation mit Verschluß des thorakalen „entry".

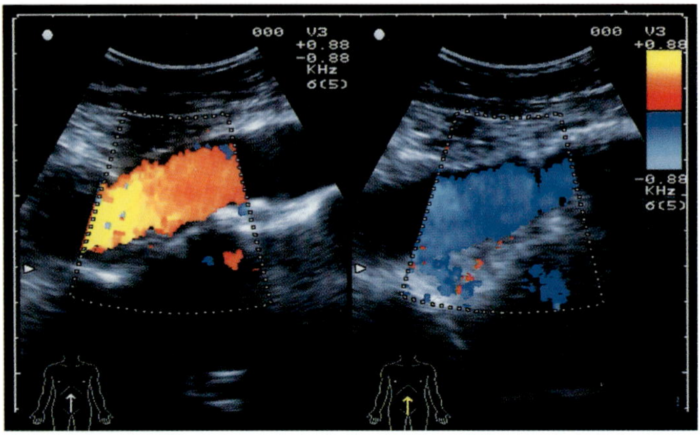

6.15 e

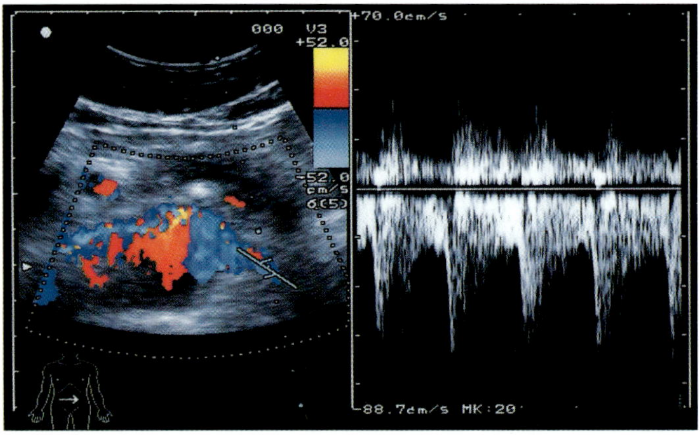

6.15 f

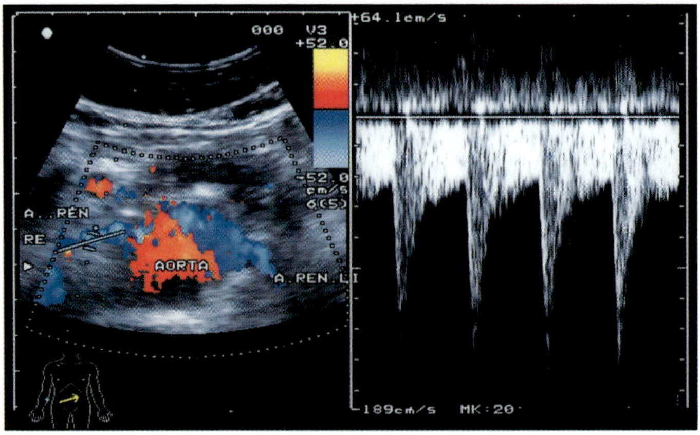

6.15 g

Abb. 6.15 e–g.
e Bedingt durch den Verschluß des thorakalen „entry" ist das falsche Lumen zur Versorgung der Nierenarterie über den abdominellen „re-entry" retrograd durchströmt. Im Längsschnitt zeigt sich *rechts* im Bild das wahre Lumen orthograd (rotkodiert), *links* im Bild retrograd (blaukodiert) das falsche Lumen (Verschieben des Transducers nach links lateral).

f Das falsche Lumen wird durch den Abstrom in die linke Nierenarterie offen gehalten. Aus dem blaukodierten falschen Lumen der Aortendissektion geht ebenfalls blaukodiert die linke Nierenarterie ab und zeigt im Dopplerfrequenzspektrum eine im Seitenvergleich erniedrigte Flußgeschwindigkeit (systolische Maximalgeschwindigkeit 60 cm/s).

g Aus dem wahren Lumen (rotkodiert) geht die A. renalis rechts (nach dorsal, blaukodiert) ab. Die systolische Maximalgeschwindigkeit beträgt 165 cm/s und die enddiastolische 45 cm/s.

6.3.10
Aortenstenose

6.16 a

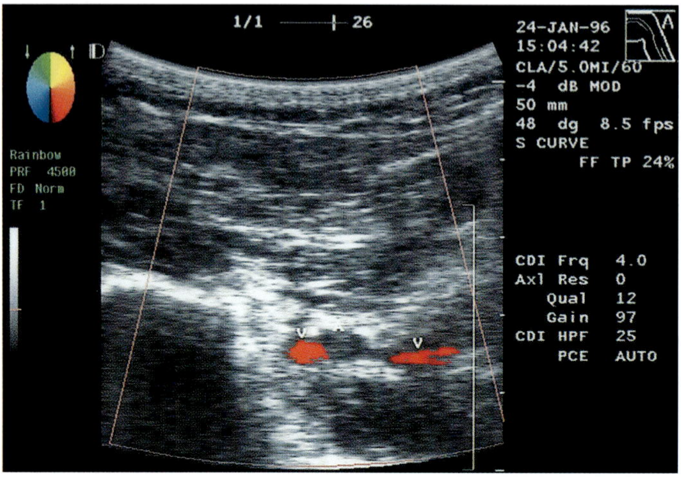

6.16 b

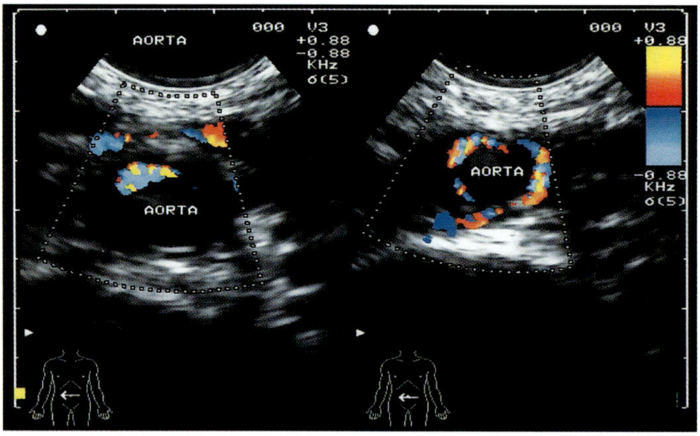

Abb. 6.16 a–g.
Aortenthrombus (Lyse) – Aortenstenose

a Heftigste akute Fuß- und Wadenschmerzen bds. bei einer 35jährigen Patientin. Ursache waren Verschlüsse der Unterschenkelarterien bds. Exemplarisch dargestellt ist der Verschluß der A. tibialis anterior im Querschnitt. Links und rechts der mit einem echoarmen Thrombembolus gefüllten Arterie ist rotkodiert die V. tibialis anterior (*V*) abgebildet. Die A. tibialis anterior zeigt keinen Strömungsnachweis. Links neben der rotkodierten V. tibialis anterior ist die Fibula am Schallschatten erkennbar.

b Ursache der embolischen Unterschenkelarterienverschlüsse ist ein Aortenthrombus in der distalen Aorta, kurz vor der Bifurkation. 4 cm oberhalb der Bifurkation (*linke* Bildhälfte, Querschnitt) ist der Thrombus dorsal fixiert und nur ventral umströmt (blaukodiert mit Aliasing).
In der *rechten* Bildhälfte ist der Thrombus in der Aorta kurz vor der Bifurkation allseitig umspült mit turbulenten, z. T. hochfrequenten Flußanteilen. Zentral in der Mitte ist der echoarme Thrombuszapfen erkennbar.

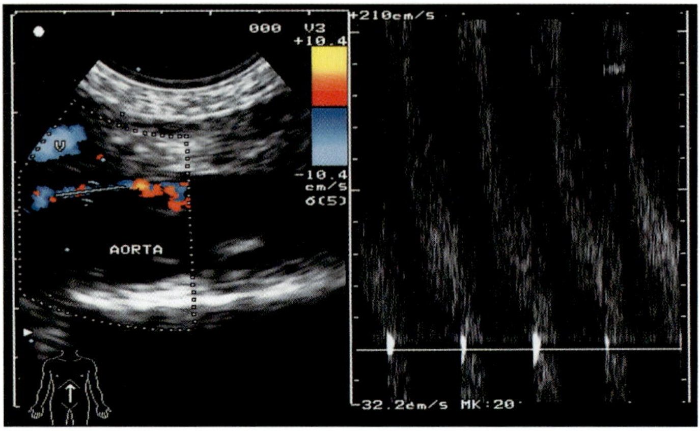

6.16 c

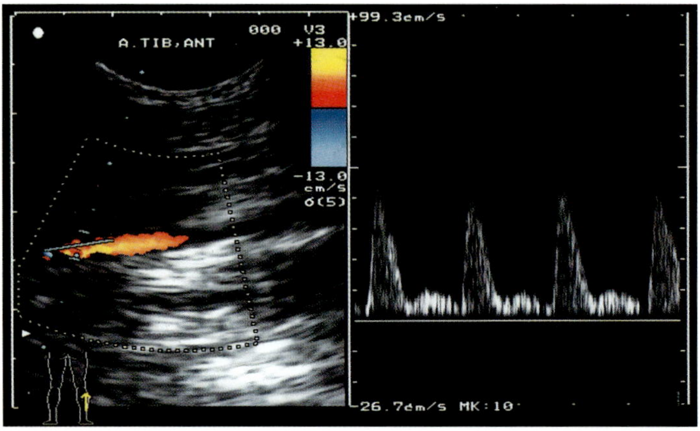

6.16 d

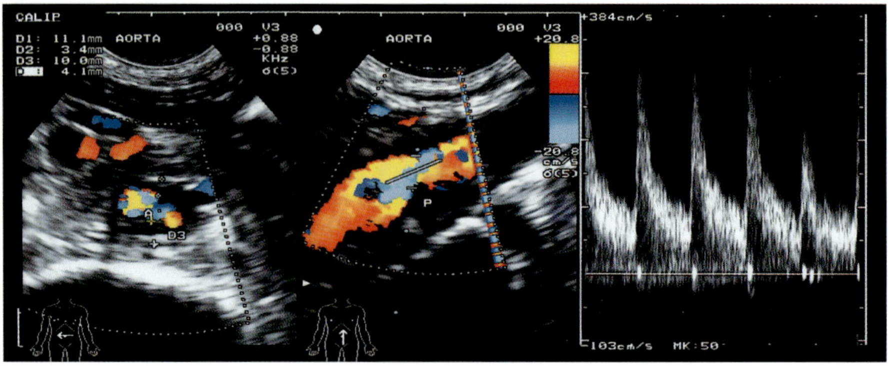

6.16 e

Abb. 6.16 c–e.
c Das Lumen der Aorta ist im Längsschnitt weitgehend durch den Thrombus verlegt und hier nur ventralseitig durchströmt. Im abgeleiteten Dopplerfrequenzspektrum ist die Blutflußgeschwindigkeit deutlich beschleunigt auf enddiastolisch 50 cm/s und systolisch auf 210 cm/s (Aliasing); das Spektrum ist monophasisch. (Durch das klein gewählte Farbfenster ist nur der proximale Anteil der Aorta im Bild farblich markiert).

d Aufgrund des duplexsonographischen Befunds wurde bei der Patientin aus **a** auf eine Angiographie der Aorta verzichtet, denn eine Angiographie hätte durch Manipulation eine weitere Embolie aus dem Aortenthrombus nach distal lösen können. Die aufgrund des sonographischen Befunds durchgeführte intraarterielle Lysetherapie bds. führte zu einer Auflösung des thrombembolischen Materials in den Unterschenkelarterien. Exemplarisch dargestellt ist das Dopplerfrequenzspektrum in der rekanalisierten A. tibialis anterior. Es ist jedoch durch die Reststenose in der Aorta und die reaktive Hyperämie pathologisch verändert und zeigt einen relativ hohen diastolischen Fluß.

e Die lokale Lyse hatte auch eine systemische Wirkung: dadurch kam es zu einer Lyse des Aortenthrombus. Duplexsonographisch besteht im Querschnitt (*linker* Bildteil) und im Längsschnitt (*Bildmitte*) jedoch noch thrombotisches wandständiges Material. Das durchflossene Lumen ist farblich kodiert, die Reststenose erzeugt ein Aliasing (gelb-hellblau). Im Dopplerfrequenzspektrum entspricht die Stenose mit einer systolischen Spitzengeschwindigkeit von 300 cm/s und dem monophasischen Flußverlauf einer hochgradigen Reststenose.

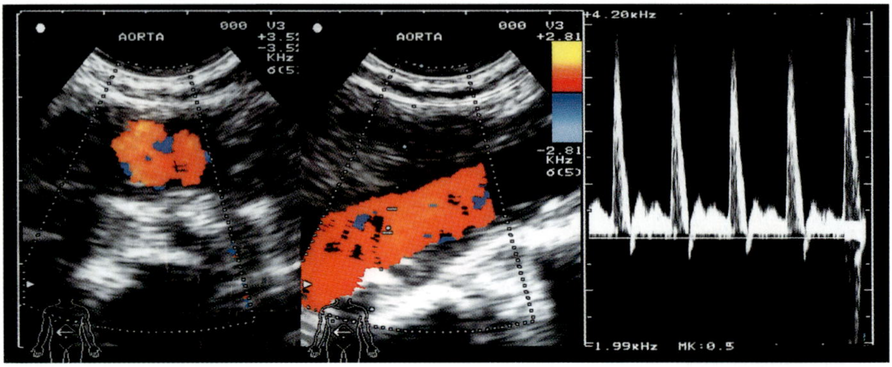

Abb. 6.16 f.
Die Patientin lehnte eine weitere Therapie ab. Eine Kontrolle 14 Tage später zeigte eine Autolyse des Restthrombus in der distalen Aorta; es verblieb nur noch eine echoreiche Plaque dorsal (*Bildmitte*, im Längsschnitt) und das Lumen wenig einengendes, echoarmes, thrombotisches Material an der linken Aortenwand. Im Dopplerfrequenzspektrum und farbduplexsonographisch war keine hämodynamisch relevante Stenose mehr nachweisbar.

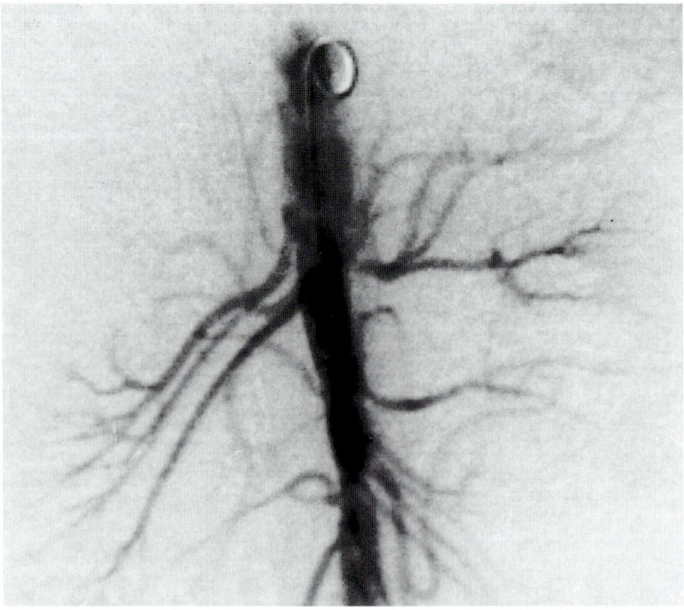

Abb. 6.16 g.
Angiographie: Reststenose in der distalen Aorta, jedoch mit einer Lumeneinengung < 50 %.

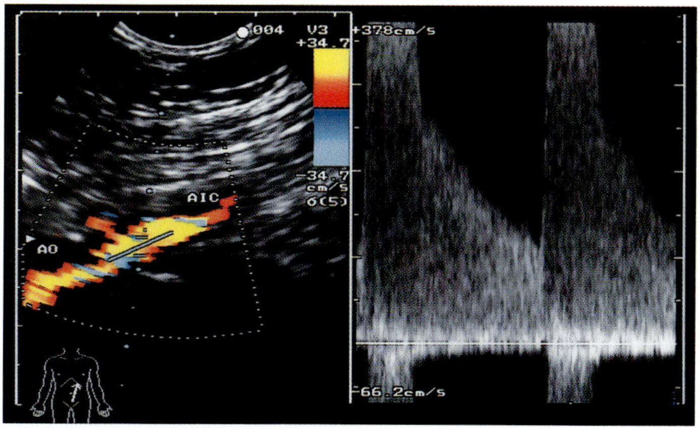

Abb. 6.17a.
Aortenbifurkationsstenose

Hochgradige Stenose am Übergang der Aorta (*AO*) in die A. iliaca communis (*AIC*) links. Das Aliasing in der Farbduplexsonographie und die Strömungsbeschleunigung auf enddiastolisch 120 cm/s und systolisch über 370 cm/s (Aliasing) drücken eine hochgradige Stenose aus. Das Flußprofil ist monophasisch.

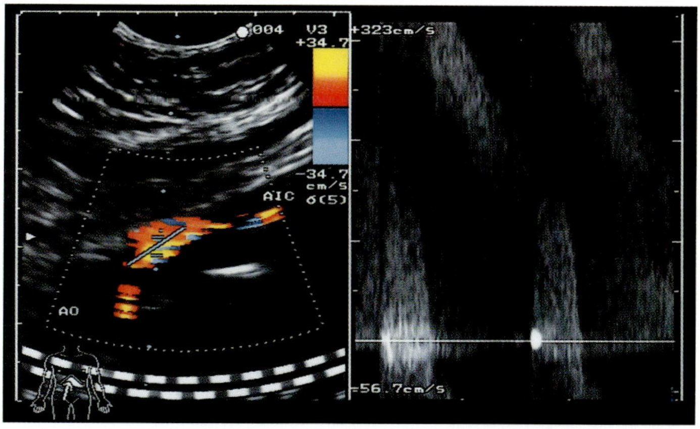

Abb. 6.17b.
Rechts ist (farb-)duplexsonographisch ebenfalls eine hochgradige A.-iliaca-communis-Abgangsstenose zu detektieren (Aliasing).

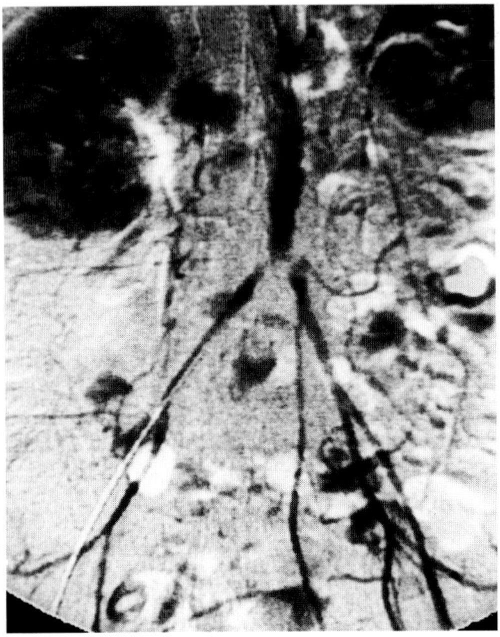

6.17 c

6.3.11
Viszerale und retroperitoneale Venen: Verlauf und normale Durchblutung

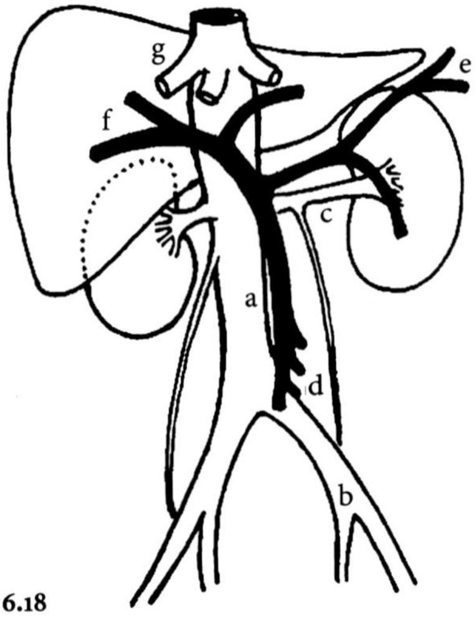

6.18

Abb. 6.17.
c Angiographie: Hochgradige Aortenbifurkationsstenose (vgl. **a** und **b**)

Abb. 6.18.
Schematische Darstellung der großen retroperitonealen und intraabdominellen (schwarz markiert) Venen.
a V. cava, *b* V. iliaca (communis, externa und interna), *c* V. renalis, *d* V. mesenterica superior, *e* V. lienalis, *f* V. portae, *g* Lebervenen.

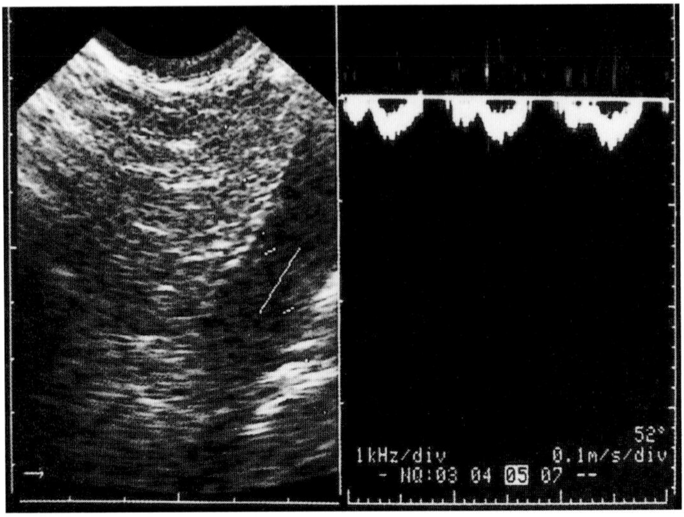
52°
1kHz/div
0.1m/s/div
- NQ:03 04 05 07 --

6.19a

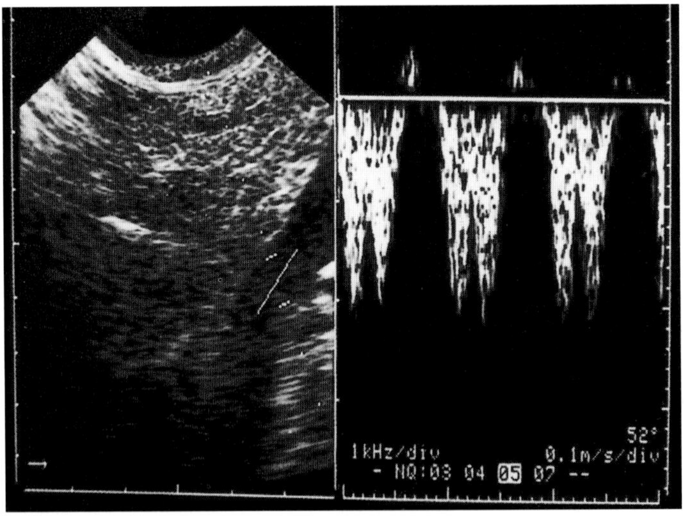
52°
1kHz/div
0.1m/s/div
- NQ:03 04 05 07 --

6.19b

Abb. 6.19 a, b.
V. cava

Querschnitt und Blutströmungsgeschwindigkeit der V. cava schwanken atemabhängig. In Inspiration kommt es zu einer deutlichen Zunahme der Blutströmungsgeschwindigkeit. Das Spektrum ist neben der atemabhängigen Schwankung kardial modelliert. Typischerweise ist das Dopplerspektrum zweigipfelig, mit einem 1. Gipfel während der Systole und einem 2. bei Öffnung der AV-Klappen. Während der Vorhofkontraktion vermindert sich der Fluß deutlich, er kann sistieren, selbst eine kurzzeitige Strömungsumkehr ist physiologischerweise möglich. V. cava inferior bei kaudal gekippter Transducerposition während der Exspiration (**a**) und während der Inspiration (**b**).

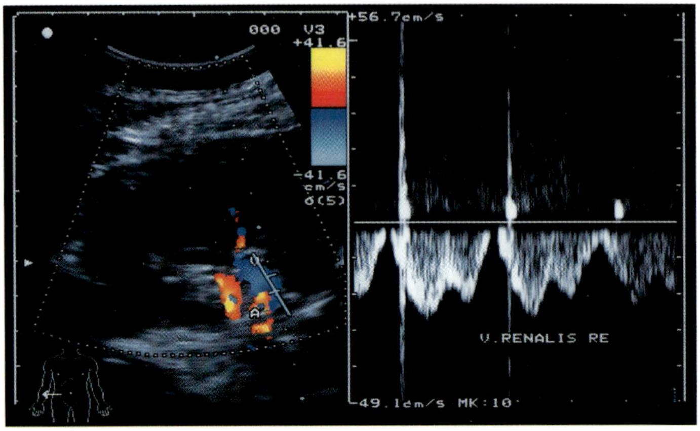

6.20

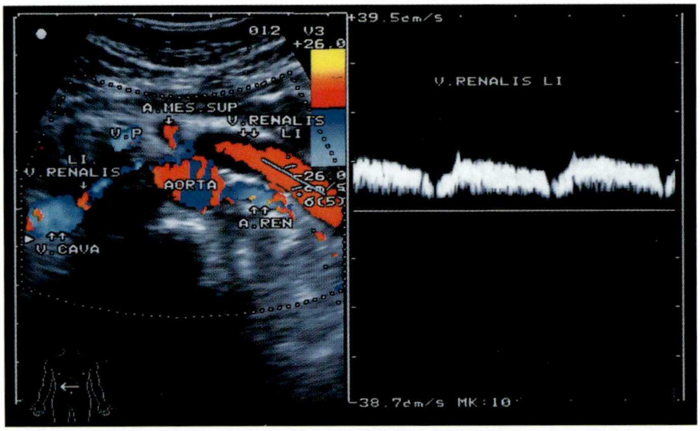

6.21 a

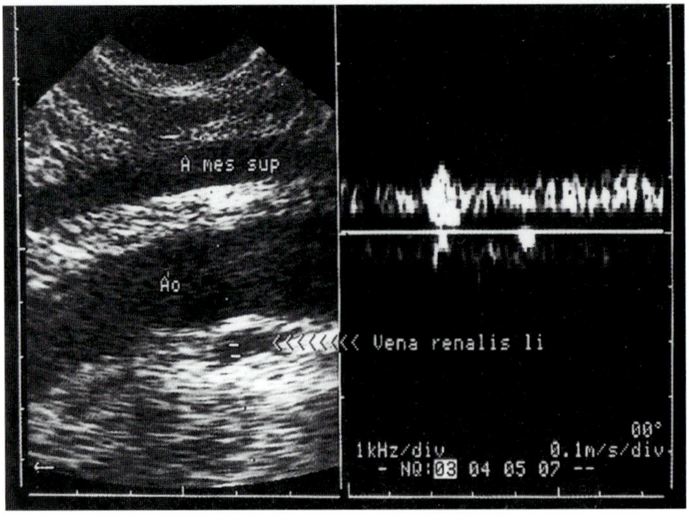

6.21 b

Abb. 6.20.
Nierenvene rechts

Die kardiale Modulation sowie die atemabhängige Schwankung sind bis in die rechte Nierenvene am Hilus fortgeleitet. (Vene: blau, Segmentarterie: rot).

Abb. 6.21 a, b.
Nierenvene links – Verlaufsvariante

a Bedingt durch die Enge zwischen A. mesenterica superior und Aorta hat die linke Nierenvene ihre kardiale Modulation meist verloren. Ihre Schwankung ist durch den aortalen Puls geprägt. Dorsal der rotkodiert abgebildeten V. renalis zeigt sich die blaukodiert dargestellte A. renalis. Vor der physiologischen Enge zwischen A. mesenterica superior und Aorta ist die V. renalis relativ weit, danach bis zur Mündung in die V. cava relativ schmalkalibrig (blaukodiert) abgebildet.

b Selten verläuft die linke Nierenvene retroaortal. Die V. renalis ist quer angeschnitten dorsal der im Längsschnitt abgebildeten Aorta zu finden. Das Sample volume liegt in der Nierenvene (venöses Flußspektrum).

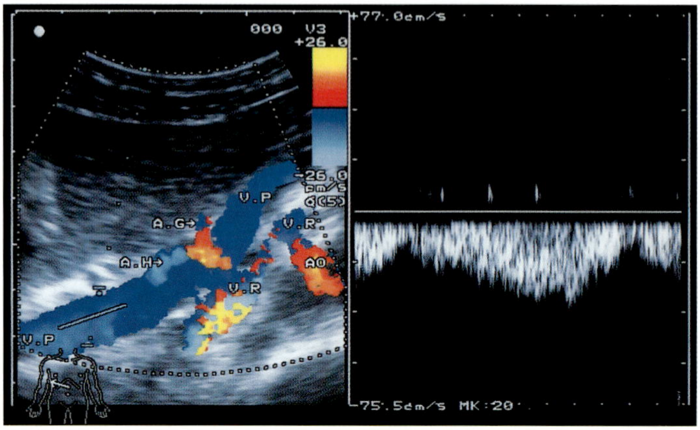

6.22 a

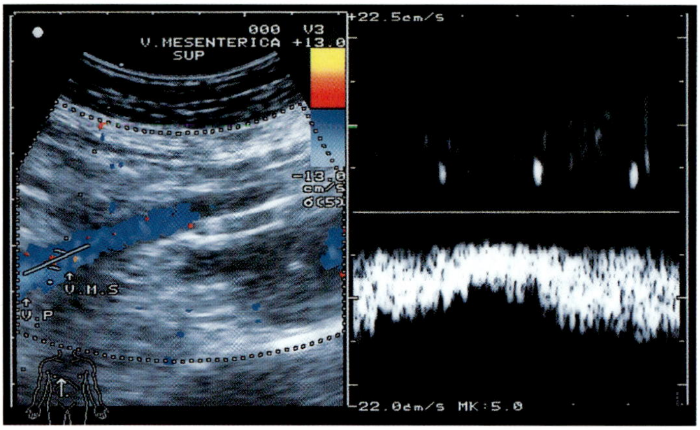

6.22 b

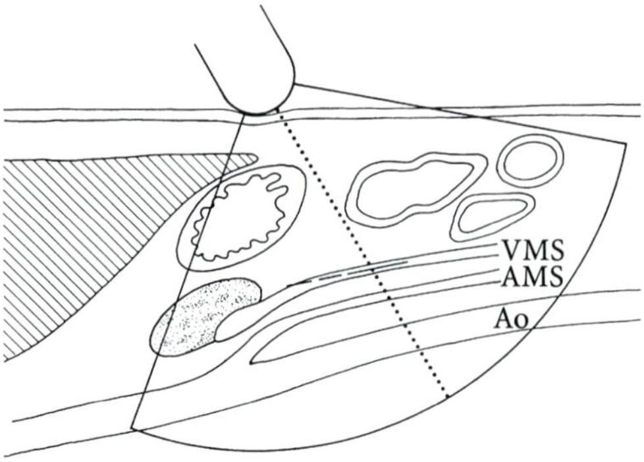

6.22 c

Abb. 6.22 a – e.
Portalvene und deren Zuflüsse

a Das portale Dopplerfrequenzspektrum ist relativ großen Schwankungen der Strömungsgeschwindigkeit unterworfen, jedoch normalerweise immer hepatozentral und inspiratorisch langsamer als exspiratorisch.

b Die inspiratorische und exspiratorische Schwankung der Blutströmungsgeschwindigkeit ist in die V. mesenterica superior fortgeleitet, die rechts lateral der A. mesenterica superior verläuft.

c Schematische Darstellung des Verlaufs der V. mesenterica superior (*VMS*; *AMS* A. mesenterica superior, *Ao* Aorta).

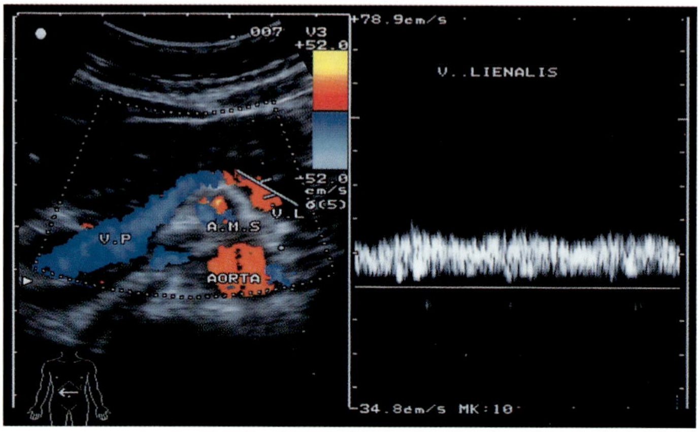

6.22 d

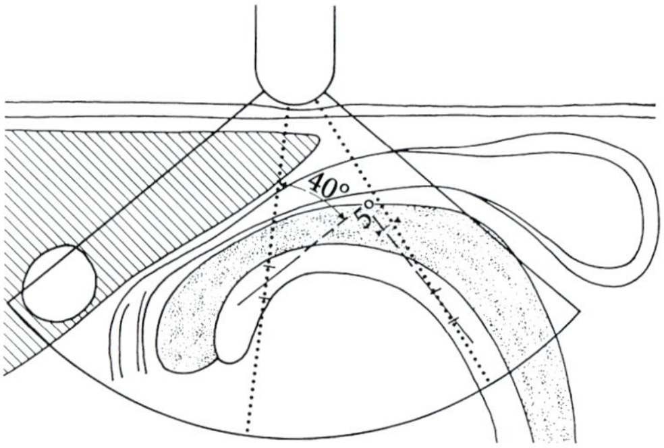

6.22 e

6.3.12 Mesenterialvenenthrombose

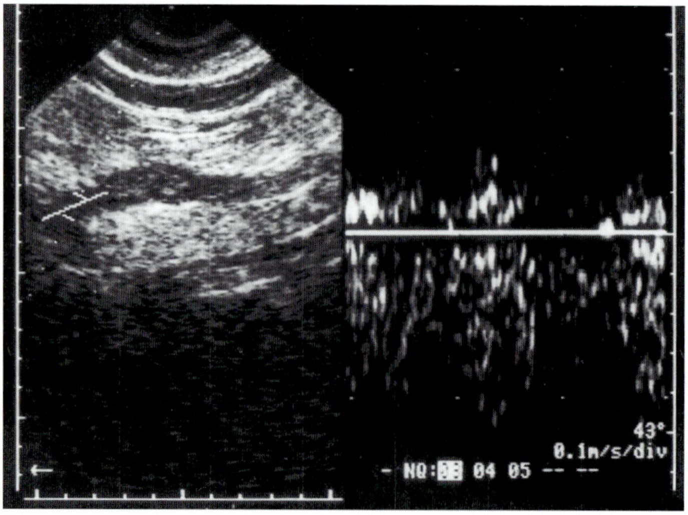

6.23 a

Abb. 6.22 d–e.
d Die V. lienalis (*V.L*) ist am Pankreasunterrand rotkodiert abgebildet; sie überkreuzt die Wurzel der A. mesenterica superior (*A.M.S*) und mündet dann (blaukodiert) in die V. portae (*V.P*). Die atemabhängige Schwankung der Strömungsgeschwindigkeit kann in die V. lienalis fortgeleitet sein.

e Verlauf der V. lienalis rechts und Mündung in die V. portae links unterhalb des Pankreaskopfes, im Querschnitt schematisch dargestellt.

Abb. 6.23 a–d.
Mesenterialvenenthrombose

a Je nach Ausmaß kann eine Mesenterialvenenthrombose von relativ unspezifischen Symptomen bis hin zu einem akuten Abdomen mit Darmnekrosen führen. Am Übergang von der V. mesenterica superior in die V. portae ist links am Bildrand noch ein venöses Blutströmungssignal nachzuweisen.

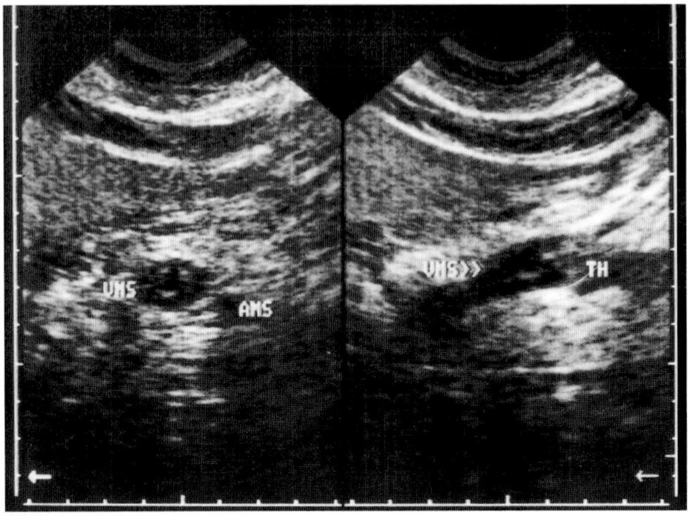

Abb. 6.23 b.
Im Querschnitt und im Längsschnitt hat die V. mesenterica superior (*VMS*) bis zur Mündung in die V. portae eine okkludierende Thrombose (*TH*). Im Querschnitt (*links* im Bild) verläuft neben der thrombosierten V. mesenterica superior die A. mesenterica superior (*AMS*).

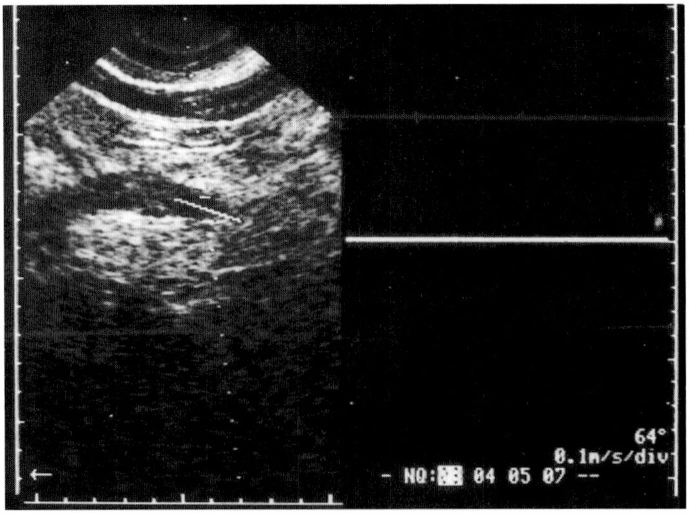

Abb. 6.23 c.
Im Längsschnitt hat die V. mesenterica im Dopplerfrequenzspektrum einen Nullfluß.

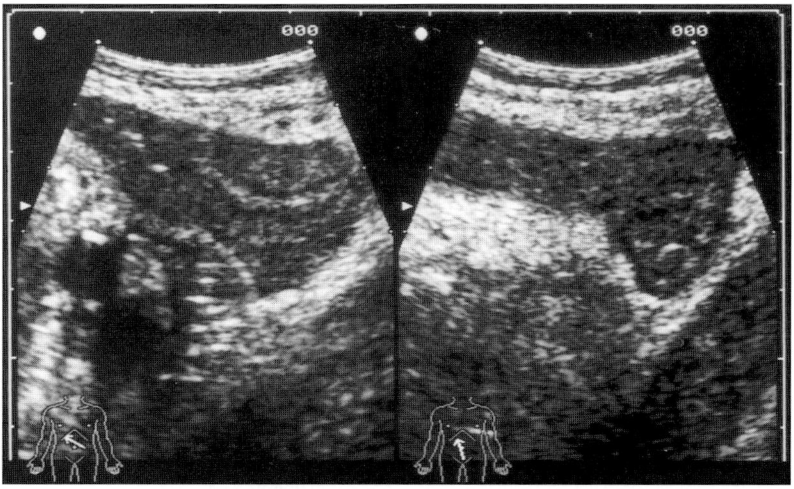

Abb. 6.23 d.
Ausdruck der venösen Stauung sind im Grauwertbild deutlich wandverdickte Dünndarmschlingen mit Kokardenphänomen. Das Ausmaß von Ausdehnung und Kollateralisierungsmöglichkeit einer Mesenterialvenenthrombose bestimmt die Klinik. Intraoperativ waren Teile des Dünndarms wandverdickt mit dem Bild einer ausgeprägten venösen Stauung und beginnender Nekrose.

6.3.13
Portalvenenstauung, -thrombose und Tumorkompression

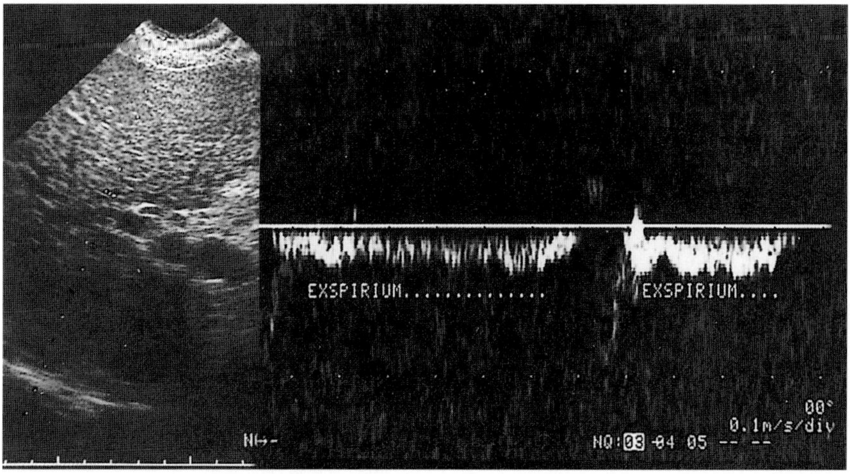

Abb. 6.24 a.
Portale Hypertension

Der aus der Leberpforte abgeleitete Portalvenenfluß zeigt bei einem Patienten mit langjähriger Leberzirrhose und portaler Hypertension einen reduzierten und hepatopetalen Fluß während der Exspiration (s. Markierung), während der Inspiration stagniert der Blutfluß.

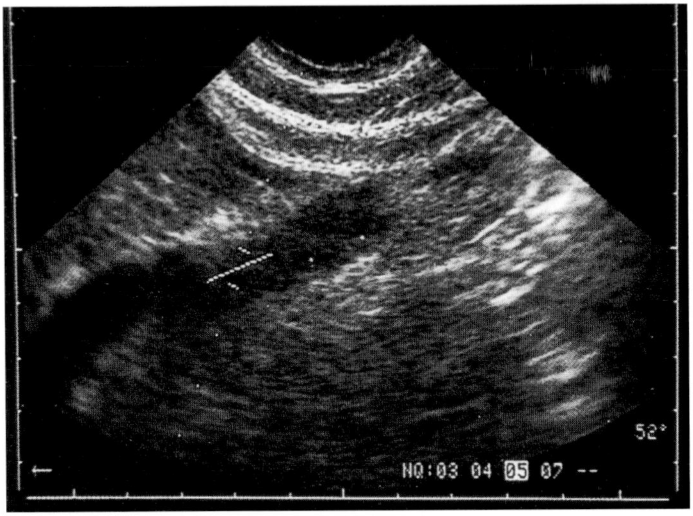

Abb. 6.24 b.
Umgehungskreisläufe bei portaler Hypertension

Hauptkollaterale kann bei portaler Hypertension die wiedereröffnete Umbilikalvene (Cruveilhier-von-Baumgarten-Syndrom) sein. Sie verläuft am Leberunterrand zur Bauchdecke und ist mit über 1,5 cm deutlich erweitert.

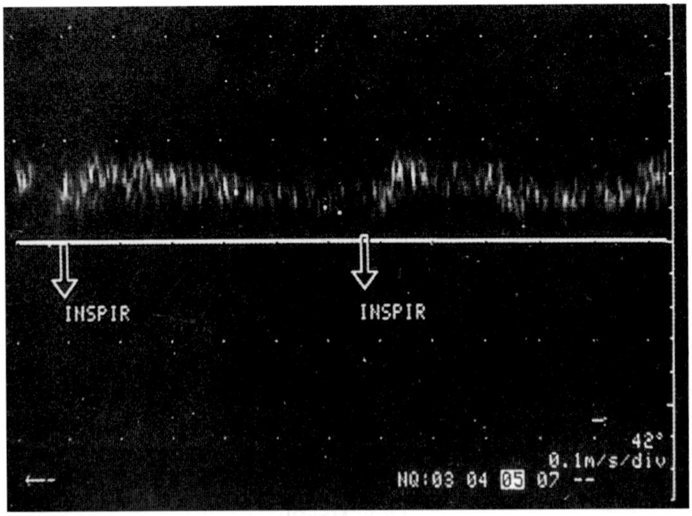

Abb. 6.24 c.
Erwartungsgemäß war in der Nabelvene ein hepatofugaler Blutfluß. Der Anstieg der Blutströmungsgeschwindigkeit während der Inspiration zeigt eine Verbindung zur V. cava inferior und spricht für ein hohes Shuntvolumen.

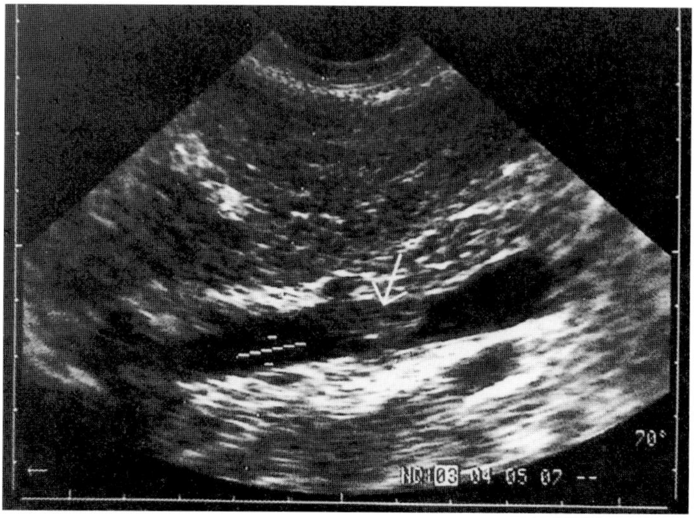

Abb. 6.25 a.
Portalvenenthrombus

Nach Splenektomie wegen Hyperspleniesyndrom bei portaler Hypertension entwickelte sich ein nicht okkludierender Portalvenenthrombus (*Pfeil*).

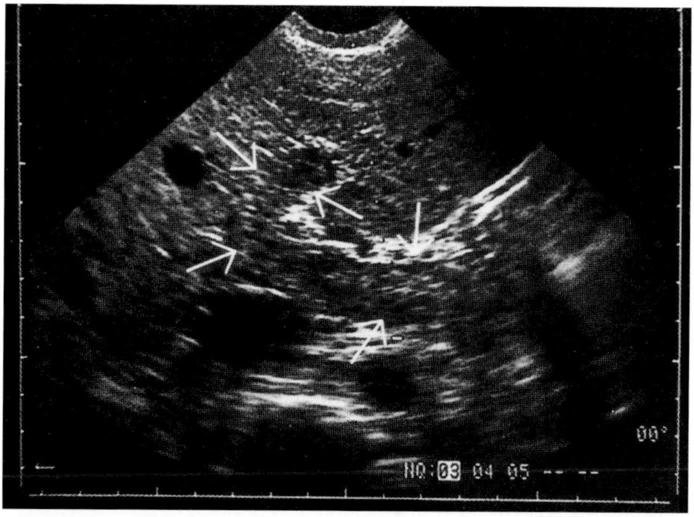

Abb. 6.25 b.
8 Tage später kam es zur okkludierenden Thrombosierung der Portalvene (*Pfeile*).

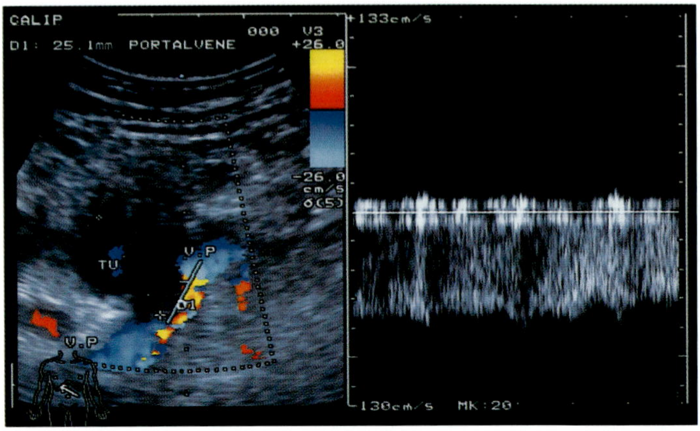

Abb. 6.26.
Tumorkompression

Ein Pankreaskopfkarzinom führt zum infiltrativen Wachstum in die Portalvene (*V.P*). Die Wand ist schlecht abgrenzbar und das Venenvolumen komprimiert. Dies führt farbduplexsonographisch (Aliasing) wie im Dopplerfrequenzspektrum zu einem Stenosesignal. Im Tumor selbst (*TU*) ist blaukodiert ein Tumorgefäß abgebildet.

6.3.14
Nierenvenenthrombose und Kavathrombose

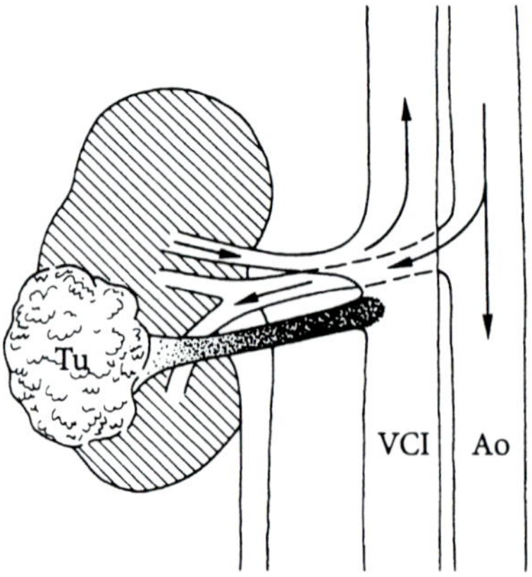

Abb. 6.27 a.
Schematische Darstellung der Nierenvenenmündung in die V. cava. Bei doppelter Anlage der Nierenvene ist schematisch bei Hypernephrom das Vorwachsen eines Thrombuszapfens bis in die Mündung abgebildet.

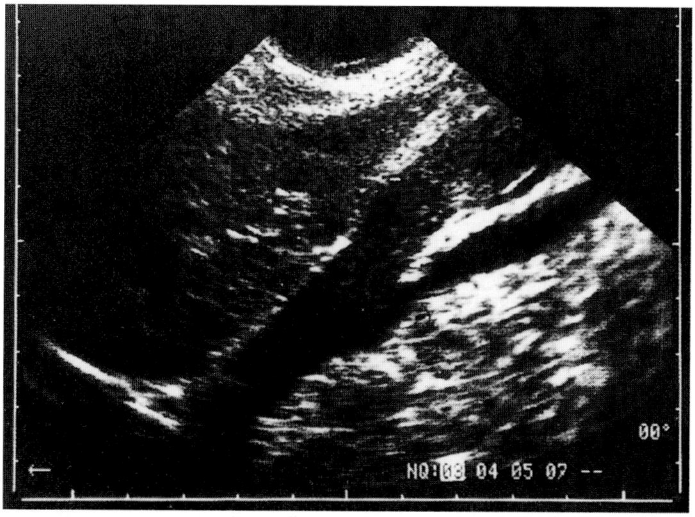

Abb. 6.27 b.
Nierenvenenthrombus

Gleicher Situs wie in **a.** Der Thrombus aus der rechten subhepatisch verlaufenden V. renalis okkludiert diese bis zur V.-cava-Mündung und zeigt hier einen kleinen, in die V. cava reichenden Zapfen (Stadium I).

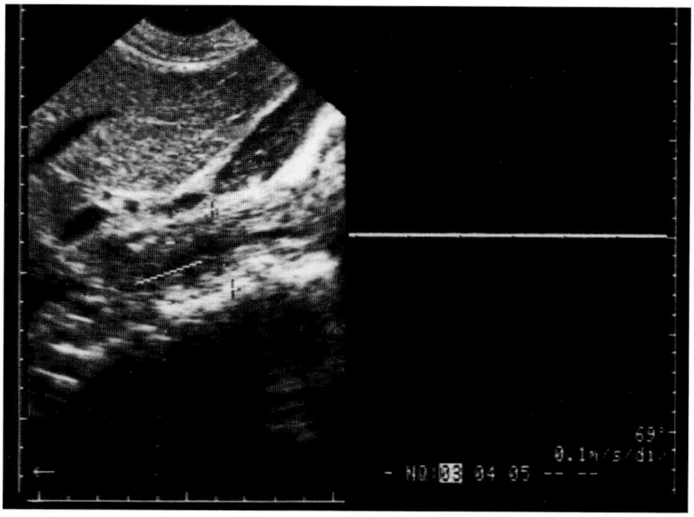

Abb. 6.28 a.
Kavathrombus

Die inhomogene, vorwiegend echoarme, tubuläre Struktur dorsal der Leber entspricht der komplett thrombosierten V. cava, aus der im Dopplerfrequenzspektrum kein Strömungssignal nachweisbar ist (Längsschnitt). Ursache ist eine paraneoplastische Beckenvenenthrombose, die bis zur Lebervenenmündung apositionell wuchs.

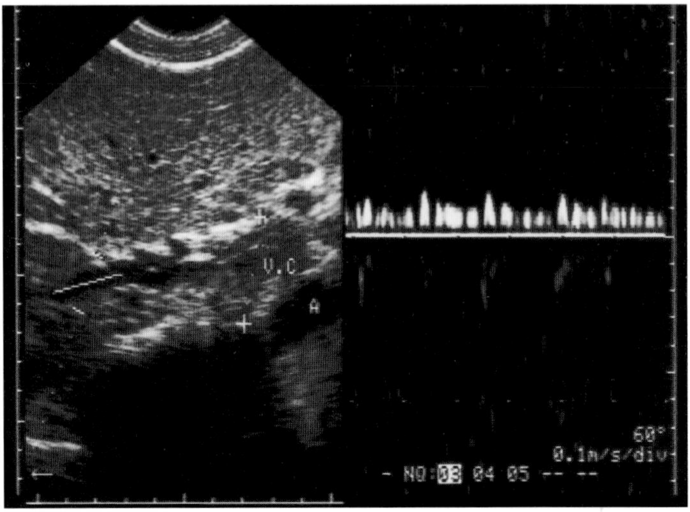

Abb. 6.28 b.
Klinisch bedeutend ist der Abfluß der Nierenvenen. Bei komplett thrombosierter V. cava (*V.C*, im Querschnitt) ist die V. renalis rechts mit dem Sample volume im Nierenhilus abgebildet. Die Blutströmung ist herzwärts gerichtet, sie geht über retroperitoneale Kollateralen (V. suprarenalis) und zeigt im Dopplerfrequenzspektrum eine Strömungsbehinderung.

Kapitel 7

Literatur

Periphere Arterien, Shunt, hirnversorgende Arterien, viszerale und retroperitonale Gefäße

Agrawal SK, Pinheiro L, Roubin GS et al. (1992) Nonsurgical closure of femoral pseudoaneurysms complicating cardiac catheterization and percutaneous transluminal coronary angioplasty. J Am Coll Cardiol 20/3:610–615

Avasthi PS, Voyles WF, Greene Er (1984) Noninvasive diagnosis of renal artery stenosis by echo-Doppler velocimetry. Kidney Int 25:824–829

Bandyk DF, Cato RF, Towne JB (1991) A low flow velocity predicts failure of femoropopliteal and femorotibial bypass grafts. Radiology 180:379–386

Bärlin F, Schäberle W, Seitz K (1988) In vitro Untersuchung zur Meßgenauigkeit der mittleren Blutflußgeschwindigkeit bei Duplexsonographiegeräten. Ultraschall Klin Prax Suppl 1:96 (Abstr)

Barnes RW (1991) Noninvasive diagnostic assessment of peripheral vascular disease. Circulation 83 [Suppl 2]:120–127

Bartels E (1992) Farbkodierte Dopplersonographie der Vertebralarterien. Vergleich mit der konventionellen Duplexsonographie. Ultraschall Med 13:59–66

Baumgartner I, Maier SE, Koch M et al. (1993) Magnetresonanzarteriographie, Duplexsonographie und konventionelle Arteriographie zur Beurteilung der peripheren arteriellen Verschlußkrankheit. Fortschr Röntgenstr 159/2:167–173

Beach KW (1992) 1975–2000: a quarter century of ultrasound technology. Ultrasound Med Biol 18:377–388

Becker HM, Kortmann H (1987) Nahtaneurysmen. In: Heberer G, Van Dongen RJAM (Hrsg) Gefäßchirurgie. Springer, Berlin Heidelberg New York Tokyo (Kirschnersche allgemeine und spezielle Operationslehre, Bd 11, S 178–184

Benvegna S, Cassina I, Giuntini G, Rusignuolo F, Talarico F, Florena M (1990) Atherothrombotic microembolism of the lower extremities (the blue toe syndrome) from atherosclerotic non-aneurysmal aortic plaques. J Cardiovasc Surg 31:87–91

Berland LL, Koslin DB, Routh WD, Keller FS (1990) Renal artery stenosis: prospective evaluation of diagnosis with color duplex US compared with angiography – work in progress. Radiology 174:421–423

Beven EG (1991) Thoracic outlet syndroms. In: Young JR, Graor RA, Olin JW, Bartholomew JR (eds) Peripheral vascular diseases. Mosby, St. Louis, pp 497–509

Blackshear WM, Phillips DJ, Chikos PM et al. (1980) Carotid artery velocity patterns in normal and stenotic vessels. Stroke 11:67–71

Bluth EL, Kay D, Merritt CRB et al. (1986) Sonographic characterization of carotid plaque: detection of hemorrhage. Am J Roentgenol 44:1061–1065

Bluth EI, Stavros AT, Marich KW, Wetzner SM, Aufrichtig D, Baker JD (1988) Carotid duplex sonography: a multiventer recommendation for standardized imaging and Doppler criteria. Radiographics 8:487–506

Bock RW, Gray-Weale AC, Mock PA et al. (1993) The natural history of asymptomatic carotid artery disease. J Vasc Surg 17:160–171

Bönhof JA, Meairs SP, Wetzler H (1990) Duplex- und Farbdoppler-sonographische Kriterien von Nierenarterienstenosen. Ultraschall Klin Prax 5:187 (Abstr)

Bonnefous O, Pasque P (1986) Time domain formulation of pulse-Doppler Ultrasound and blood velocity estimation by cross correlation. Academic Press, pp 73–85. (Ultrasonic Imaging 8)

Bouhoutsos J, Martin P (1974) Popliteal aneurysma, a review of 116 cases. Br J Surg 61:469–475

Brandl R, Orend KH, Becker HM (1993) Rekonstruktionsprinzipien bei peripherer arterieller Verschlußkrankheit der unteren Extremitäten. Dt Ärztebl 37:1616–1620

Breitenseher M, Kainberger F, Huebsch P, Tratting S, Baldt M, Barton P, Karnel F (1992a Screening von Nierenarterienstenosen. Erste Ergebnisse zur Aussagekraft der Farbdopplersonographie. Fortschr Röntgenstr 156:228–31

Breitenseher M, Kainberger F, Hübsch P, Trattnig S, Baldt M, Barton P, Karnel F (1992b) Screening von Nierenarterienstenosen. Fortschr Röntgenstr 156:228–231

Brescia MJ, Cimino JE, Appel K, Hurwich BJ (1966) Chronic hemodialysis using venipuncture and a surgically created arteriovenous fistula. N Engl J Med 275:1189–1192

CASANOVA Study Group (1991) Carotid surgery versus medical therapy in asymptomatic carotid stenosis. Stroke 22:1229–1235

Chuang VP, Mena CE, Hoskins PA (1974) Congenital anomalies of the inferior vena cava. Review of embryogenesis and presentation of a simplified classification. Br J Radiol 47:206–213

Cossmann DV, Ellison JE, Wagner WH et al. (1989) Comparison of contrast arteriography to arterial mapping with color-flow duplex imaging in the lower extremities. J Vasc Surg 10:522–529

Crawfort ES, Hess KR (1989) Abdominal aortic surgery. N Engl J Med 321:1040–1042

Desberg AL, Paushter DM, Lammert GK et al. (1990) Renal artery stenosis: evaluation with color Doppler flow imaging. Radiology 177:749–753

De Smet AA, Kitslaar PJ (1990) A duplex criterion for aorto-iliac stenosis. Eur J Vasc Surg 4:275–278

Disselhof B, Buth J, Jakimowicz J (1989) Early detection of stenosis of femoro-distal grafts. A surveillance study using colour-duplex scanning. Eur J Vasc Surg 3:43–48

Do DD, Zehender T, Mahler F (1993) Farbkodierte Duplexsonographie bei iatrogenen Aneurysmata spuria in der Leiste. Dtsch Med Wochenschr 118:656–660

Dunant JH, Eugenidis N (1973) Cystic degeneration of the popliteal artery. Vasa 2:156–159

ECST European Carotid Surgery Trialists Collaborative Group (1991) MRC European Carotid Surgery Trial: interim results for symptomatic patients with severe (70–90%) or with mild (0–29%) carotid stenosis. Lancet 337:1235–1243

Faught WE, Mattos MA, van Bemmelen PS et al. (1994) Color-flow duplex scanning of carotid arteries: new velocity criteria based on receiver operator characteristic analysis for threshold stenoses used in the symptomatic and asymptomatic carotid trials. J Vasc Surg 19:818–828

Fell G, Phillips DJ, Chikos PM, Harley JD, Thiele BL, Strandness DE (1981) Ultrasonic duplex scanning for disease of the carotid artery. Circulation 64:1191–1195

Fellmeth BD, Roberts AC, Bookstein JJ et al. (1991) Post-angiographic femoral artery injuries: nonsurgical repair with US-guided compression. Radiology 178:671–675

Flanigan DP, Burnham SJ, Goodreau JJ et al. (1979) Summary of cases of adventitial cystic disease of the popliteal artery. Ann Surg 189:165

Flückiger F, Steiner H, Rabl H, Waltner F (1991) Zystische Adventitia-Degeneration der Arteria poplitea: Sonographische Sicherung der Diagnose. Ultraschall Med 12:84–87

Foley WD (1991) Color Doppler flow imaging. Andover, Boston

Föllinger O (1982) Laplace- and Fourier-Transformation. AEG-Telefunken

Forster S, Embree PM, O'Brien WD (1990) Flow velocity profile via time-domain correlation: error analysis and computer simulation. IEEE Trans Ultrason Ferroelectr Freq Control 37/2:164–175

Garth KE, Carroll BA, Sommer FG, Oppenheimer DA (1983) Duplex ultrasound scanning of the carotid arteries with velocity spectrum analysis. Radiology 147:823–827

Giyanani VL, Krebs CA, Nall LA, Eisenberg RL, Parvey HR (1989) Diagnosis of abdominal aortic dissection by image-directed Doppler sonography. J Clin Ultrasound 17:445–448

Gooding GAW, Perez S, Rapp JH, Drupski WC (1991) Lower-extremity vascular grafts placed for peripheral vascular disease. Prospective evaluation with duplex Doppler sonography. Radiology 180:379–386

Gray-Weale AC, Graham JC, Burnett JR et al. (1988) Comparison of preoperative B-mode ultrasound appearance with carotid endarterectomy specimen pathology. J Cardiovasc Surg 29:676–681

Grigg MJ, Wolfe JHN, Tovar A, Nicolaides AN (1988) The reliability of duplex derived haemodynamic measurements in the assessment of femoro-distal grafts. Eur J Vasc Surg 2:177–181

Grosser S, Kreymann G, Kühns A (1991) Duplex-sonographisch quantifiziertes Shuntvolumen und dessen klinische Relevanz. Angio Arch 22:74–77

Hamann H, Cyba-Altunbay S, Schäfer H, Vollmar JF (1986) Asymptomatic carotid artery stenosis. Surgery versus medical treatment (Casanova-Study). In: Maurer PC, Becker HM, Heidrich H, Hoffmann G, Kriessmann A, Müller-Wiefel H (eds) What is new in Angiology? Zuckschwerdt, München, pp 305 ff)

Heberer G, van Dongen RJAM (Hrsg) (1987) Gefäßchirurgie. Springer, Berlin Heidelberg New York Tokyo (Kirschnersche allgemeine und spezielle Operationslehre, Bd 11)

Heinrich U (1993) In-vitro-Untersuchungen an Gefäßstenosen mit der farbkodierten Duplexsonographie unter besonderer Berücksichtigung der Stenosegradbestimmung. Med Diss, Universität Würzburg

Hendrickx PH, Roth U, Brassel F et al. (1990) Phantomuntersuchungen zur Wertigkeit der farbkodierten Doppler-Sonographie bei der arteriellen Verschlußkrankheit der unteren Extremitäten. Fortschr Röntgenstr 152/1:1–5

Hendrickx PH, Roth U, von der Lieth H (1991) Wertigkeit der Angiodynographie zur Verlaufskontrolle chirurgischer Gefäßprothesen. Ultraschall Med 12:188–192

Hennerici M, Neuerburg-Heusler D (1988) Gefäßdiagnostik mit Ultraschall. Thieme, Stuttgart

Hust MH, Schuler A (1992) Farb Doppler gesteuerte Kompressionstherapie eines großen Aneurysma spurium der Arteria femoralis nach Linksherzkatheterisierung. Dtsch Med Wochenschr 117:1675–1678

Insua JA, Young JR, Humphries AW (1970) Popliteal artery entrapment syndrome. Arch Surg 101:771–775

Ishikawa K (1987) Cystic adventitial disease of the popliteal artery and of other stem vessels in the extremities. Jpn J Surg 17:221

Jäger K (1989) Neuere diagnostische Methoden zur Nichtinvasiven Lokalisation und hämodynamischen Beurteilung arterieller Obstruktionen. Internist 30:397–405

Jäger KA, Ricketts HJ, Strandness DE (1985) Duplex scanning for the evaluation of lower limb arterial disease. In: Bernstein EF (ed) Noninvasive diagnostic techniques in vascular disease. Mosby, St. Louis

Jäger K, Bollinger A, Siegenthaler W (1986a) Duplex-Sonographie in der Gefäßdiagnostik. Dtsch Med Wochenschr 111:1608–1613

Jäger K, Bollinger A, Valli C, Ammann R (1986b) Measurement of mesenteric blood flow by duplex scanning. J Vasc Surg 3:462–469

Kamps J, Kleuren B, Karasch T, Strauss A (1992) Einfluß von Respiration und Valsalva-Test auf den Resistance-Index RI in der A. carotis interna, A. renalis und A. hepatica. Vasa 21:444 (Abstr)

Karasch TH, Veit J, Hermann F, Neuerburg-Heusler D (1990) Diplexsonographische Messungen der maximalen und mittleren Strömungsgeschwindigkeit im interapparativen und interindividuellen Vergleich am Modell der Arteria poplitea. Vasa Suppl 32:167–171

Karasch T, Rieser R, Grün B, Strauss AL, Neuerburg-Heusler D, Roth F-J, Rieger H (1993a) Bestimmung der Verschlußlänge in Extremitätenarterien. Farbduplexsonographie versus Angiographie. Ultraschall Med 14:247–254

Karasch T, Strauss AL, Grün B, Worringer M, Neuerburg-Heusler D, Roth F-J, Rieger H (1993b) Farbkodierte Duplexsonographie in der Diagnostik von Nierenarterienstenosen. Dtsch Med Wochenschr 118:1429–1436

Karasch T, Neuerburg-Heusler D, Strauss A, Rieger H (1994) Farbduplexsonographische Kriterien zur Diagnose arteriosklerotischer Nierenarterienstenosen und -verschlüsse. In: Keller E, Krumme B (Hrsg) Farbkodierte Duplexsonographie in der Nephrologie. Springer, Berlin Heidelberg New York Tokyo

Kasai C, Namekawa K, Koyano R, Omoto R (1985) Real-time two-dimensional blood flow imaging using a autocorrelation technique. IEEE Trans Son Ultrason SU-32:458–463

Kathrein H (1991) Duplexsonographie von Dialyseshunts. Springer, Berlin Heidelberg New York Tokyo

Katz ML, Johnson M, Pomajzl MJ et al. (1983) The sensitivity of real time B-mode carotid, imaging in detection of ulcerated plaque. Bruit 8:13–16

Koennecke HC, Fobbe F, Hamed MM, Wolf KJ (1989) Diagnostik arterieller Gefäßerkrankungen der unteren Extremitäten mit der farbkodierten Duplexsonographie. Fortschr Röntgenstr 151:42–46

Kohler TR (1990) Evaluation of lower limb vessels. Clin Diagn Ultrasound 26

Kohler TR, Nance DR, Cramer MM et al. (1987) Duplex scanning for diagnosis of aortoiliac and femoropopliteal disease: a prospective study. Circulation 76:1074–1080

Kubale R (1994) Abdominelle und retroperitoneale Gefäße. In: Rettenmaier G, Seitz KH (Hrsg) Sonographische Differentialdiagnostik. Chapman & Hall, Weinheim, S. 865 ff

Labs K-H (1991) Die Aussagekraft der Dopplerspektralanalyse für die praktische Diagnostik. Vasa Suppl 32:72–84

Landwehr P, Lackner K (1990) Farbkodierte Duplexsonographie vor und nach PTA der Arterien der unteren Extremität. Fortschr Röntgenstr 152/1:35–41

Landwehr P, Tschammler A, Höhmann M (1990) Gefäßdiagnostik mit der farbkodierten Duplexsonographie. Dtsch Med Wochenschr 115:343–351

Langholz J, Schlief R, Heidrich H (1992) Verbesserung der farbcodierten Duplexsonographie durch Kontrastmittelgabe bei schwer untersuchbaren Regionen der peripher-arteriellen Becken-Bein-Strombahn. Ultaschall Med 13:234–238

Langholz J, Maul R, Heidrich H (1994) Was ist eine „hypoplastische“ A. vertebralis? Überlegungen auf der Basis duplexsonographischer Untersuchungen. Vasa Suppl 43:50 (Abstr)

Langsfeld M, Gray-Weale AC, Lusby RJ (1989) The role of plaque morphology and diameter reduction in the development of new symptoms in asymptomatic carotid arteries. J Vasc Surg 9:548–557

Larch E (1993) Farbcodierte Duplexsonographie zur Beurteilung der Unterschenkelarterien bei peripherer arterieller Verschlußkrankheit. Vasa Suppl 41:14

Leu HJ, Bollinger A, Pouliadis G, Brunner U, Soyka P (1977) Pathologie, Klinik, Radiologie und Chirurgie der zystischen Adventitia-Degeneration peripherer Blutgefäße. Vasa 6:94–99

Lewis BD, James EM, Charboneau JW et al. (1989) Current applications of color Doppler imaging in the abdomen and extremities. Radiographics 9/4:599–631

Luska G, Risch U, Pellengahr M, Boetticher Hv (1990) Farbcodierte dopplersonographische Untersuchungen zur Morphologie und Hämodynamik der Arterien des Beckens und der Beine bei gesunden Probanden. Fortschr Röntgenstr 153:246–251

Merritt CRB, Bluth EI (1992) Ultrasound identification of plaque composition. In: Labs KH et al. (eds) Diagnostic vascular ultrasound. Arnold, London, pp 213–223

Metz V, Braunsteiner A, Grabenwöger F et al. (1988) Farbcodierte Doppler-Sonographie der Becken-Bein-Arterien: Überprüfung der Wertigkeit der Methode im Vergleich zur Angiographie. Fortschr Röntgenstr 149/3:314–316

Metz V, Dock W, Grabenwöger F et al. (1992) Wertigkeit unterschiedlicher klinischer und bildgebender Verfahren für die postoperative Verlaufskontrolle extraanatomischer Bypasses. Fortschr Röntgenstr 154/2:172–175

Millner R (Hrsg) (1987) Ultraschalltechnik. Physik, Weinheim, 41–46

Mödder U (1992) Farbcodierte Duplexsonographie (Angiodynographie). Fortschr Röntgenstr 157/3:204–209

Moll R, Habscheid W, Landwehr P (1991) Häufigkeit des Aneurysma spurium der Arteria femoralis nach Herzkatheteruntersuchung und PTA. Fortschr Röntgenstr 154/1:23–27

Moneta GL, Taylor DC, Helton WS, Mulholland MW, Strandness DE (1988) Duplex ultrasound measurement of postprandial intestinal blood flow: effect of meal composition. Gastroenterology 95:1294–1301

Moneta GL, Yeager RA, Dalman R et al. (1991) Duplex ultrasound criteria for the diagnosis of splanchnic artery stenosis or occlusion. J Vasc Surg 14:511–520

Moneta GL, Yeager RA, Antonovic R, Hall LD, Caster JD, Cummings CA, Porter JM (1992) Accuracy of lower extremity arterial duplex mapping. J Vasc Surg 15:275–284

Moneta GL, Lee RW, Yeager RA et al. (1993) Mesenteric duplex scanning: a blinded prospective study. J Vasc Surg 17:79–86

Monzer MAY, Wiese JA, Shamma AR (1987) The to-and-fro-sign: Duplex doppler evidence of femoral artery pseudoaneurysm. Am J Roentgenol 150:632–634

Moucka J, Jäger K (1990) Rationelle Abklärung bei peripherer arterieller Verschlußkrankheit. Schweiz Rundsch Med Prax 79/50:1553–1559

Müller-Schwefe CH, Klinggräf G von, Riepe G, Schröder A (1991) Das inflammatorische Bauchaortenaneurysma. Ultraschall Med 12:158–163

Mulligan SA, Matsuda T, Tanzer P et al. (1991) Peripheral arterial occlusive disease: prospective comparison of MR angiography and color duplex US with conventional angiography. Radiology 178:695–700

NASCET North American Symptomatic Carotid Endarterectomy Trial Collaborators (1991) Beneficial effect of carotid endarterectomy in symptomatic patients with high-grade carotid stenosis. Engl J Med 325:445–453

Neuerburg-Heusler D (1984) Dopplersonographische Diagnostik der extrakraniellen Verschlußkrankheit. Vasa Suppl 12:59–70

Neuerburg-Heusler D, Karasch TH (1991) Farbkodierte Duplex-Sonographie – Erweiterung der gefäßdiagnostischen Möglichkeiten? In: Maurer PC, Dörrler J, von Sommogy ST (Hrsg) Gefäßchirurgie im Fortschritt. Thieme, Stuttgart

Petrick J, Schlief R, Zomack M, Langholz J, Urbank A (1992) Pulsatiles Strömungsmodell mit elastischen Gefäßen für duplexsonographische Untersuchungen. Ultraschall Med 13:277–282

Polak JF (1992) Peripheral vascular sonography: a practical guide. Williams & Wilkins, Baltimore

Polak JF, Magruder CD, Whittemore AD et al. (1990) Pulsatile masses surrounding vascular prostheses: real-time US color flow imaging. Radiology 170/2:363–366

Polak JF, Donaldson MC, Dobkin GR et al. (1990 a) Early detection of sphenous vein arterial bypass graft stenosis by color-assisted duplex sonography: a prospective study. AJR 154:857–861

Polak JF, Mitchell MI, Mannick JA, O'Leary DH, Donaldson MC, Whittemore AD (1990 b) Determination of the extent of lower-extremity peripheral arterial disease with color-assisted duplex sonography. Am J Roentgenol 155:1085–1089

Polak KF, Karmel MI, Meyerowitz JA (1991) Accuracy of color Doppler flow mapping for evaluation of the severity of femoropopliteal arterial disease, a prospective study. J Vasc Interv Radiol 2/4:471–476

Polak JF, Bajakian RL, O'Leary DH, Anderson MR, Donaldson MC, Jolesz FA (1992) Detection of internal carotid artery stenosis: comparison of MR angiography, color Doppler sonography, and arteriography. Radiology 182:35–40

Ranke C, Hendrickx PH, Brasel F et al. (1990) Duplexsonographie: Genauigkeit, Reproduzierbarkeit und Fehlermöglichkeiten. Dtsch Med Wochenschr 115:528–533

Reilly LM (1990) Carotid intraplaque hemorrhage: noninvasive detection and clinical significance. In: Bernstein EF (ed) Noninvasive diagnostic technique in vascular disease. Mosby, St. Louis, pp 99–107

Richtlinien für die Durchführung doppler- und duplexsonographischer Untersuchungen peripherer Arterien und Venen, extrakranieller hirnversorgender Halsarterien und intrakranieller Arterien des Arbeitskreises Gefäßdiagnostik der DEGUM 81991) Mitt Angiologie 1:10–17

Riehl J, Clasen W, Schmidt H, Kierdorf, H, Sieberth HG (1989) Altersabhängige Veränderungen der renalen Hämodynamik: Untersuchungen mittels Duplex-Sonographie. Ultraschall Klin Prax [Suppl] 1:129

Sabba C, Ferraioli G, Genecin P et al. (1991) Evaluation of postprandial hyperaemia in superior mesenteric artery and portal vein in healthy and cirrhotic humans: an operatorblind echo-Doppler study. Hepatology 13:114–118

Sacks D, Robinson ML, Marinelli DL, Perlmutter GS (1990) Evaluation of the peripheral arteries with duplex after angioplasty. Radiology 176:39–44

Schäberle W, Eisele R (1990) Duplexsonographische Kriterien eines distalen Mesenterialarterienverschlusses. Ultraschall Klin Prax 5:197 (Abstr)

Schäberle W, Eisele R (1992) Duplexsonographische Diagnostik der Fossa poplitea zur Differenzierung seltener arterieller und venöser Gefäßerkrankungen. Ultraschall Klin Prax 7:148

Schäberle W, Eisele R (1996) Die sonographische Diagnostik, Verlaufsform und Therapie der cystischen Adventitiadegeneration. Ultraschall Med 17:131–137

Schäberle W, Seitz K (1991) Duplexsonographische Blutflußmessung in der Arteria mesenterica superior. Ultraschall Med 12:277–282

Schäberle W, Bärlin E, Seitz K (1988) Meßmethodische Probleme zur Durchmesser- bzw. Querschnittsbestimmung für die duplexsonographische Stromzeitvolumenmessung, Ultraschall Klin Prax Suppl 1:68 (Abstr)

Schäberle W, Neuerburg-Heusler D, Roth FJ (1989) Wertigkeit der Duplexsonographie in der Diagnostik der Nierenarterienstenose. Klin Wochenschr 67 [Suppl 16]:177

Schäberle W, Strauss AW, Neuerburg-Heusler D, Roth FJ (1992a) Wertigkeit der Duplexsonographie in der Diagnostik der Nierenarterienstenose und ihre Eignung in der Verlaufskontrolle nach Angioplastie (PTA). Ultraschall Med 13/6:271–276

Schäberle W, Schock W, Eisele R (1992b) Der isolierte Poplitealarterienverschluß: Wertigkeit der Duplexsonographie in Differentialdiagnose und Therapieplanung. Vasa Suppl 35:69–70

Schäberle W, Ulrich CH, Meyer H, Eisele R (1995) Großes Aneurysma spurium der Arteria poplitea nach arthroskopischer Meniskektomie. Arthroskopie 8:41–43

Schoop W (1988) Praktische Angiologie. Thieme, Stuttgart

Schuler A, Wild K, Hofstätter F, Claussnitzer R, Blank W, Braun B (1993) Seltene Aneurysmalokalisationen - Farbdopplersonographische (FDS) Diagnostik. Ultraschall Klin Prax 8:201

Schürmann R, Balzer TH, Schlief R (1992) Diagnostisches Potential von Ultraschall-Kontrastmitteln in der Gefäßdiagnostik. Ultraschall Med 13:234–238

Schwartz RA, Kerns DB, Mitchell DG (1991) Color Doppler ultrasound imaging in iatrogenic arterial injuries. Am J Surg 162/1:4–8

Schwerk WB, Restrepo IK, Stellwaag M et al. (1994) Renal artery stenosis: grading with image-directed Doppler US. Evaluation of renal resistive index. Radiology 190:785–790

Seitz K, Kubale R (1988) Duplexsonographie der abdominellen und retroperitonealen Gefäße. VCH, Weinheim

Sitzer M, Fürst G, Fischer H, Siebler M et al. (1993) Between-method correlation in quantifying internal carotid stenosis. Stroke 24:1513–1518

Steckmeier B, Spengel FA, Küffer G et al. (1989) Richtlinien zur Diagnostik und Therapie des Kompressionssyndroms der A. poplitea. Angio 11/3:105–113

Steinke W, Kloetzsch C, Hennerici M (1990) Carotid artery disease assessed by color Doppler flow imaging: correlation with standard Doppler sonography and angiography. Am J Roentgenol 154:1061–1068

Stierli P, Aeberhard P, Livers M (1992) The role of colour flow duplex screening in infrainguinal vein grafts. Eur J Vasc Surg 6:293–298

Strauss AL, Schäberle W, Rieger H, Neuerburg-Heusler D, Roth F-J, Schoop W (1989) Duplexsonographische Untersuchungen der A. profunda femoris. Z Kardiol 78:567–572

Strauss AL, Scheffler A, Rieger H (1990) Dopplersonographische Bestimmung des Druckabfalls über peripheren Modellarterienstenosen. Vasa 19:207–211

Strauss AL, Schäberle W, Rieger H, Roth F-J (1991) Use of duplex scan in the diagnosis of arteria profunda femoris stenosis. J Vasc Surg 13:698–704

Strauss AL, Roth F-J, Rieger H (1993) Noninvasive assessment of pressure gradients across iliac artery stenoses: duplex and catheter correlative study. J Ultrasound Med 12:17–22

Strauss AL, Weber G, Karasch T et al. (1995) Quantifizierung hämodynamisch wirksamer Arterienstenosen mit Farbduplexsonographie. In: Ludwig M et al. (eds) Doppler-/Duplex-Sonographie in der Intensivmedizin. Kagerer Kommunikation, Bonn, S. 18 ff

Streifler JY, Benavente OR, Fox AJ for the NASCET Group (1991) The accuracy of angiografic detection of carotid plaque ulceration. Results from the NASCET Stroke 22:149

Tartarini G, Bertoli D, Baglini R, Balbarini A, Mariani M (1988) Diagnosis of aortic dissection by color-coded Doppler. J Nucl Med 32:127–130

Taylor DC, Kettler MD, Moneta GL et al. (1988) Duplex ultrasound in the diagnosis of renal artery: a prospective evaluation. J Vasc Surg 7:363–369

Taylor PR, Tyrell MR, Crofton M et al. (1992) Colour flow imaging in the detection of femorodistal graft and native artery stenosis: improved criteria. Eur J Vasc Surg 6:232–236

Tessler FN, Gehring BJ, Gomes AS, Perrella RR, Ragavendra N, Busuttil RW, Grant EG (1991) Diagnosis of portal vein thrombosis: value of color Doppler imaging. Am J Roentgenol 157:293–296

Thomas CHR, Röder H-U, Möser GH (1989) Diagnostische Wertigkeit der Angiodynographie bei pulsierenden Raumforderungen. Fortschr Röntgenstr 150/4:454–457

Tordoir JHM, De Bruin HG, Hoeneveld H, Eikelboom BC, Kitslaar PJ (1989) Duplex ultrasound scanning in the assessment of arteriovenous fistulas created for hemodialysis access: comparison with digital subtraction angiography. J Vasc Surg 10:122–128

Tranquet T, Bescos JM, Reparaz B (1989) Noninvasive methods in the diagnosis of isolated superior mesenteric vein thrombosis: US and CT. Gastrointest Radiol 14:321–325

Tratting S, Hübsch P, Schuster H, Pötzleitner D (1990) Color-coded Doppler imaging of normal vertebral arteries. Stroke 21:1222–1225

Tratting S, Schwaighofer B, Hübsch P, Schwarz M, Kainberger F (1991) Color-coded Doppler sonography of vertebral arteries. J Ultrasound Med 10:221–226

Tratting S, Hübsch P, Schwaighofer B, Karnel F, Eilenberger M (1991) Vaskuläre Raumforderungen der Arteria carotis – Nachweis mit der farbkodierten Dopplersonographie. Ultraschall Med 12:70–73

Tratting S, Plötzleitner D, Hübsch P, Kaha K, Matula CH, Magometschnigg H (1992) Nichtinvasive Verlaufskontrolle mittels farbkodierter Doppler-Sonographie nach operativen Eingriffen an den extrakraniellen hirnversorgenden Arterien. Fortschr Röntgenstr 156:224–227

Weber Gy, Strauss AL, Rieger H, Scheffler A, Eisenhoffer J (1992) Validation of Doppler measurement of pressure gradients across peripheral model arterial stenosis. J Vasc Surg 16:10–16

Wells DH (1992) Physical and technical aspects of colour flow ultrasound. In: Labs KH et al. (eds) Diagnostic vascular ultrasound. Arnold, London, pp 145–152

Widder B (1991) Doppler- und Duplexsonographie der hirnversorgenden Arterien. Springer, Berlin Heidelberg New York Tokyo

Widder B, Berger G, Bressmer H et al. (1988) Reproduzierbarkeit sonographischer Kriterien zur morphologischen Beurteilung von Karotisstenosen. Ultraschall Klin Prax 5 [Suppl 1]

Widder B, Arnolds B, Drews S (1990 a) Terminologie der Ultraschallgefäßdiagnostik. Ultraschall Med 11:214–218

Widder B, Paulat K, Hackspacher J et al. (1990 b) Morphological characterization of carotid artery stenoses by ultrasound duplex scanning. Ultrasound Med Biol 16:349–354

Widder B, Kleiser B, Hackspacher J, Reuchlin G, Dürr A (1992) Sonomorphological prediction of progressive carotid artery stenoses. In: Oka M et al. (eds) Recent advances in neurosonology. Elsevier, Amsterdam, pp 425–429

Wolf KJ, Fobbe F (1993) Farbkodierte Duplexsonographie. Thieme, Stuttgart

Woodcock JP, Fitzgerald DE, Labs KH et al. (1992) Consensus on problem areas in diagnostic vascular ultrasound. In: Labs KH et al. (eds) Diagnostic vascular ultrasound. Arnold, London, pp 321–325

Zwiebel WJ (1987) Spectrum analysis in carotid Doppler sonography. Ultrasound Med Diol 13:625–636

Periphere Venen

Aitken AGF, Godden DJ (1987) Real-time ultrasound diagnosis of deep vein thrombosis. A comparison with venography. Clin Radiol 38:309
Alanen A, Kormano M (1985) Correlation of the echogenicity and structure of clotted blood. J Ultrasound Med 4:421–425
Albrechtson LL, Olson QCG (1976) Thrombotic side effects of lower limb phlebography. Lancet II:723
Anderson IC, Baltaxe HA, Wolf GL (1979) Inability to show clot. One limitation of ultrasonography of the abdominal aorta. Radiology 132:693
Anjaria PD, Vaidya PN, Vahia VN et al. (1973) Venous aneurysms. J Postgrad Med 20:142–144
Appelman PT, de Jong TE, Lampman LE (1987) Deep venous thrombosis of the leg. Ultrasound findings. Radiology 163:747–746
Aprin H, Schwartz GB, Valderamma E (1987) Traumatic venous aneurysm. Clin Orthop 217:243–246
Baker WH, Stoney RJ (1972) Acquired popliteal entrapment syndrome. Arch Surg 105:780–781
Bärlin E, Schäberle W, Junge H, Seitz K, Rettenmaier G (1988) In-vitro-Untersuchung zur Meßgenauigkeit der mittleren Blutflußgeschwindigkeit bei Duplex-Geräten. Ultraschall Klin Prax Suppl 1:69 (Abstr)
Barnes RW (1985) Doppler ultrasonic diagnosis of venous disease. In: Bernstein EF (ed) Noninvasive diagnostic techniques in vascular disease. Mosby, Saint Louis, p 344
Barnes RW, Wu KK, Hoak JC (1975) Fallibility of the clinical diagnosis of venous thrombosis. J Am Med Ass 234:605
Barrelier MT (1993) Superficial venous thromboses of the legs. Phlebologie 46/4:633–639
Barwegen MGMH, van Dongen RJAM (1987) Neurovaskuläre Kompressionssyndrome an der oberen Thoraxapertur und ihre vaskulären Komplikationen. In: Heberer G, van Dongen RJAM (Hrsg) Gefäßchirurgie. Springer, Berlin Heidelberg New York Tokyo, S 571–584 (Kirschnersche allgemeine und spezielle Operationslehre, Bd 11)
Bettmann AM, Paulin S (1977) Leg phlebography. The incidence nature and modifications of undesirable side effects. Radiol Diagn 122:101
Bettmann M, Salzman E, Rosenthal D et al. (1980) Reduction of venous thrombosis complicating phlebography. AJR 134:1169–1172
Biemans RGM (1987) Kompressionssyndrom der Arteria poplitea. In: Heberer G, van Dongen RJAM (Hrsg) Gefäßchirurgie. Springer, Berlin Heidelberg New York Tokyo, S 593–599 (Kirschnersche allgemeine und spezielle Operationslehre, Bd 11)
Biland L, Lemgo E, Widmer LK (1987) Zur Epidemiologie der venösen Thromboembolie. Internist 28:285
Bollinger A (1979) Funktionelle Angiologie. Thieme, Stuttgart
Bollinger A, Franzeck UK (1982) Diagnose der tiefen Becken- und Beinvenenthrombose. Schweiz Med Wochenschr 112/16:550–556
Bork-Wölwer L, Wuppermann TH (1991) Verbesserung der nichtinvasiven Diagnostik der V. saphena magna- und der Vena saphena parva-Insuffizienz durch die Duplex-Sonographie. Vasa 20:343–247
Börner N (1991) Diagnostische und prognostische Bedeutung der Echomorphologie tiefer Becken-Bein-Venenthrombosen. Habilitationsschrift Mainz
Börner N, Todt M, Schuter CJ, Meyer J (1987) Sonographie in der Diagnostik venöser Thromben. Klin Wochenschr 65, Suppl 9:37
Bouchet C, Magne JL, Lacaze R, Lebrun D, Franco A (1986) L'anévrisme de la veine poplitée: une cause rare d'embolie pulmonaire à répétition. J Mal Vasc 11:190–193
Braun B, Scheffler P, Kiehl R, Wenzel E (1986) A duplex system for evaluation of venous function. In: Maurer PC, Becker HM, Heidrich H, Hoffmann G, Kriessmann A, Müller-Wiefel H, Prätorius C (eds) What is new in angiology? Trends and controversis, Proceedings. Zuckschwerdt, München
Cardella JF, Young AT, Smith TP et al. (1988) Lower extremity venous thrombosis. Comparison of venography, impedance plethysmography and intravenous manometry. Radiology 168:109

Chahlaoui J, Julien M, Nadeau P, Bruneau L, Roy P, Sylvestre J (1981) Popliteal venous aneurysm: a source of pulmonary embolism. AJR 136:415–416

Coelho JCU, Sigel B, Ryva JC, Machi J, Renigers SA (1982) B-mode sonography of blood clots. J Clin Ultrasound 10:323–327

Connell J (1978) Popliteal vein entrapment. Br J Surg 65:351

Cosgrove DO, Arger PH (1982) Intravenous echoes due to laminar flow – experimental observations. Am J Radiol 139:953–956

Cronan J (1993) Venous thromboembolic disease: the role of US. Radiology 186:619–630

Cronan J, Leen V (1989) Recurrent deep venous thrombosis: limitations of US. Radiology 170:739–742

Cronan JJ, Dorfman GS, Scola FH, Schepps B, Alexander J (1987) Deep venous thrombosis. Ultrasonographic assessment using vein compression. Radiology 162:191–194

Cronan JJ, Dorfman GS, Gusmark J (1988 a) Lower-extremity deep venous thrombosis: further experience with and refinements of ultrasound assessment. Radiology 168:101

Cronan JJ, Froehlich J, Dorfman GS, Scola FH, Schepps B (1988 b) Serial compression ultrasonography in a patient population at high risk for deep vein thrombosis. Radiology 169 [Suppl]:321 (Abstr)

Dahl JR, Freed TA, Burke MF (1976) Popliteal vein aneurysm with recurrent pulmonary thrombo-emboli. JAMA 236:3531–2532

Dauzat MM, Laroche J-R, Charras CC, Blin B, Domingo-Faye MM (1986) Real-time B-mode ultrasonography for better specificity in the noninvasive diagnosis of deep vein thrombosis. J Ultrasound Med 5:625–631

DEGUM, Arbeitskreis Gefäßdiagnostik (1986) Richtlinien für die Durchführung dopplersonographischer Untersuchungen der Becken- und Beinvenen. Deutsche Ges Angiologie, Mitt 3. Demeter, Gräfelfing

Diamaria G, Zittoun R, Reynes M (1981) Anévrisme veineux poplité révélé par une embolie pulmonaire. Ann Cardiol Angéiol 30:337–338

Donald IP, Edwards RD (1982) Fatal outcome from popliteal venous aneurysm associated with pulmonary embolism. Br J Radiol 55:930–931

Edmondson HT, Crowe JA (1972) Popliteal artery and venous entrapment. Am Surg 38:657–659

Effeney DJ, Fiedmann MB, Gooding GAW (1984) Iliofemoral venous thrombosis. Real-time ultrasound diagnosis. Normal criteria, and clinical application. Radiology 150:787–792

Eichlisberger R, Jäger K (1989) Beeinflussung der venösen Hämodynamik durch Venenpharmaka. Nachweis mittels Duplexsonographie. Was gibt es Neues in der Phlebologie (Kurzfassung)

Elias A, Le Corff G, Bouvier JL, Benichou M, Serradimigni A, (1987) Value of real time B-mode ultrasound imaging in the diagnosis of deep vein thrombosis of the lower limbs. Int Angio 6:175–182

Evers EJ, Wuppermann TH (1995) Ultraschalldiagnostik beim postthrombotischen Syndrom. Ultraschall Med 16:259–263

Falk RL, Smith DF (1987) Thrombosis of upper extremity thoracic inlet veins: diagnosis with duplex Doppler sonography. Am J Radiol 149:677–682

Fay JJ (1985) Anévrisme veineux poplité. Thèse Médicine, n° 78 Lille

Federman J, Anderson ST, Rosengarten DS, Pitt A (1977) Pulmonary embolism secondary to anomalies of deep venous system of the leg. Br Heart J 39:547–552

Fobbe F, Koennecke H-C, El Bedewi M, Heidt P, Boese-Landgraf J, Wolf K-J (1989) Diagnostik der tiefen Beinvenenthrombose mit farbkodierter Duplexsonographie. Fortschr Röntgenstr 151/5:569

Fobbe F, Ruhnke-Trautmann M, van Gemmeren D, Hartmann CA, Kania U, Wolf K-J (1991 a) Altersbestimmung venöser Thromben im Ultraschall. Fortschr Röntgenstr 155:344–348

Foley WD, Middleton WD, Lawson TL, Erickson S, Quiroz FA, Macrander S (1989) Color doppler ultrasound imaging of lower-extremity venous disease. Am Roentgenol 152:371–376

Francois GF, Jausseran JM, Giuly J (1988) Anévrisme veineux poplité. Presse Med 17:755

Fürst G, Kuhn F-P, Trappe RP, Mödder U (1990) Diagnostik der tiefen Beinvenenthrombose. Fortschr Roentgenstr 152/2:151

Gaitini D, Kaftori JK, Pery M, Weich YL, Markel A (1988) High-resolution real-time-ultrasonography in the diagnosis of deep vein thrombosis. Fortschr Roentgenstr 149:26

Gallacher JJ, Hageman JH (1985) Popliteal vein aneurysm causing pulmonary embolus. Arch Surg 120:1173–1175

Gerson L, Martin H (1981) Ectasie veineuse d'origine traumatique. Angiologie 33:275–278

Gorenstein A, Katz S, Schiller M (1987) Congenital aneurysms of the deep veins of the lower extremities. J Vasc Surg 5:765–768

Grassi CJ, Polak JF (1990) Axillary and subclavian venous thrombosis: follow-up evaluation with color doppler flow US ans venography. Radiology 175:651–654

Greenwood LH, Yrizarry JM, Hallett JW (1982) Peripheral venous aneurysms with recurrent pulmonary embolism: report of a case and review of the literature. Cardiovasc Intervent Radiol 5:43–45

Habscheid W (1988) Einsatz der Real-Time-Sonographie zur Diagnostik der tiefen Beinvenenthrombose auf einer internistischen Intensivstation. Intensivmed Notfallmed 25:326

Habscheid W, Landwehr P (1990) Diagnostik der akuten tiefen Beinvenenthrombose mit der Kompressionssonographie. Ultraschall Med 11:268–273

Habscheid W, Wilhelm T (1988) Diagnostik der tiefen Beinvenenthrombose durch Real-time-Sonographie. Dtsch Med Wochenschr 113:586

Habscheid W, Becker W, Höhmann M (1989) Diagnostik der tiefen Beinvenenthrombose. Dtsch Med Wochenschr 114:837

Habscheid W, Höhmann M, Klein S (1990) Kompressionssonographie als Verfahren zur Diagnose einer akuten tiefen Beinvenenthrombose. Med Klin 85:6

Hach W (1981) Spezielle Diagnostik der primären Varikose. Demeter, Gräfelfing

Hach W (1985) Phlebographie der Bein- und Beckenvenen, 3. Aufl. Schnetztor, Konstanz

Hach W, Girth E, Lechner W (1977) Einteilung der Stammvarikose der V. saphena magna in 4 Stadien. Phlebol Proktol 6:116–123

Hansen LG, Boris P (1986) Aneurysma der Vena femoralis und poplitea. Radiologe 26:210

Harolds JA, Friedman MH (1977) Venous aneurysms. South Med J 70:719–721

Hauser M, Brunner U (1994) Neue pathophysiologische und funktionelle Gesichtspunkte zur Insuffizienz der Vena saphena parva. Vasa 22:338–341

Herzog P, Anastasiu M, Wokkbrinkg W, Herrmann W, Holtermüller K-H (1991) Realtime-Sonographie bei tiefer Becken- und Beinvenenthrombose. Med Klinik 86:132–137

Hirschl M, Bernt R (1990) Normalwerte, Reproduzierbarkeit und Aussagekraft duplexsonographischer Kriterien in der Venenfunktionsdiagnostik. Ultraschall Klin Prax 5:81–84

Hull R, Hirsh, J, Sackett D et al. (1981) Clinical validity of a negativ venogramm in patients with clinically suspected venous thrombosis. Circulation 64:622–625

Hull R, Raskop G, Leclerc J, Jay R, Hirsh J (1984) The diagnosis of clinically suspected venous thrombosis. Clin Chest Med 5:439–456

Ikeda M, Fujimori Y, Tankawa H, Iwata H (1984) Compression syndrome of the popliteal vein and artery caused by popliteal cyst. Angiology 35:245–251

Insua JA, Young JR, Humphries AW (1970) Popliteal artery entrapmant syndrome. Arch Surg 101:771–775

Irninger W (1963) Histologische Altersbestimmung von Thrombosen und Embolien. Virchows Archiv Path Anat 336:220–237

Ishikawa K (1987) Cystic adventitial disease of the popliteal artery and of other stem vessels in the extremities. Jap J Surg 17:221–229

Iwai T, Sato S, Yamada T et al. (1987) Popliteal vein entrapment caused by the third head of the gastrocnemius muscle. Br J Surg 74:1006–1008

Jack CR, Sharma R, Vemuri RB (1984) Popliteal venous aneurysm as a source of pulmonary emboli in a male. Angiology 35:55–57

Jäger K (1987) Apparative Untersuchungen zur Diagnose der tiefen Venenthrombose. Internist 28:299–307

Jäger K, Bollinger A (1986) Blood flow velocity and diameter of the popliteal vein. Phlebology 85:260–263

Jäger K, Ricketts HJ, Strandness DE (1985) Duplex scanning for the evaluation of lower limb arterial disease. In: Bernstein EF (ed) Noninvasive diagnostic techniques in vascular disease. Mosby, St. Louis

Jäger K, Bollinger A, Siegenthaler W (1986) Duplex-Sonographie in der Gefäßdiagnostik. Dtsch Med Wochenschr 111:1608–1613

Jäger K, Seifert H, Bollinger A (1989) M-mode echovenography. A new technique for the evaluation of venous wall and venous valve motion. Cardiovasc Res 23:25–30

Jäger K, Eichlisberger R, Frauchiger B (1993) Stellenwert der bildgebenden Sonographie für die Diagnostik der Venenthrombose. Hämostaseologie 13:116–124

Jorgensen JO, Hanel KC, Morgan AM, Hunt JM (1993) The incidence of deep venous thrombosis in patients with superficial thrombophlebitis of the lower limbs. J Vasc Surg 18/1:70–73

Kakkar VV (1972) The diagnosis of deep vein thrombosis using. ^{125}I-fibrinogen test. Arch Surg 104:152–159

Kohler TR, Strandness jr DE (1986) Noninvasive testing for the evaluation of chronic venous disease. World J Surg 106:903–910

Koppenhagen K, Fobbe F (1993) Diagnostik der tiefen Beinvenenthrombose. Hämostaseologie Suppl 13:12–14

Kriessmann A, Bollinger A (Hrsg) (1978) Ultraschall-Doppler-Diagnostik in der Angiologie. Thieme, Stuttgart

Kriessmann A, Bollinger A, Keller H (Hrsg) (1982) Praxis der Doppler-Sonographie. Thieme, Stuttgart

Krings W, Adolph J, Diederich S, Urhahne S, Vassallo P, Peters PE (1990) Diagnostik der tiefen Becken- und Beinvenenthrombose mit hochauflösender real-time und CW-Doppler-Sonographie. Radiologe 30:525–531

Langsfeld M, Hershey FB, Thorpe L et al. (1987) Duplex B-mode imaging for the diagnosis of deep venous thrombosis. Arch Surg 122:587–591

Lanzer P, Yoganathan AP (1991) Vascular imaging by color Doppler and magnetic resonance. Springer, Berlin Heidelberg New York Tokyo

Lensing AWA, Prandoni P, Brandjes D et al. (1989) Detection of deep-vein thrombosis by real-time B-Mode ultrasonography. N Engl J Med 320:342–345

Lepore T, Savran J, van de Water J, Harrower H, Yablonski M (1978) Screening for lower extremity deep venus thrombosis. Am J Surg 135:529–534

Leu HJ (1973) Histologische Altersbestimmung von arteriellen und venösen Thromben und Embolie. Vasa 2:265–273

Leung A, Hampson SJ, Singh MP et al. (1983) Ultrasonic diagnosis of bilateral congenital internal jugular venous aneurysms. Br J Radiol 56:588–591

Lindquist R (1977) Ultrasound as a complementary diagnostic method in deep vein thrombosis of the leg. Acta Med Scand 201:435

Lohr JM, Kerr TM, Lutter KS, Cranley RD (1991) Lower extremity calf thrombosis: to treat or not to treat? J Vasc Surg 14:618–23

Ludwig M (1991) Quantitative Flußmessungen an Venen. Ultraschalldreiländertreffen, Lausanne

Marin J, Gosselin J, Khayat A (1978) A propos d'un cas d'anévrisme de la veine poplitée avec embolie pulmonaire. Phlébologie 31:433–438

Marshall M (1990a) Die Duplex-Sonographie bei phlebologischen Fragestellungen in Praxis und Klinik. Ultraschall Klin Prax 5:51–56

Marshall M (1990b) Sklerosierungsreaktion großer Varizen im hochauflösenden Ultraschallbild. Phlebol Proktol 19:205–214

May R, Mignon G (1976) Spindelförmiges Aneurysma der Vena fibularis. Fortschr Röntgenstr 25:563–564

May R, Nissl R (1968) Aneurysma der Vena poplitea. Fortschr Röntgenstr 108:402–403

May R, Nissl R (1973) Die Phlebographie der unteren Extremitäten. Thieme, Stuttgart

McLachan MSF, Thomson JG, Taylor DW, Kelly ME, Sackett DL (1979) Observer variation in the interpretation of lower limb venogramms. Am J Radiol 132:227–229

Meyer P, Rudofsky G, Nobbe N (1986) Das Histogramm des Okklusionsmaterials – ein neuer Prognoseparameter der thrombolytischen Therapie bei tiefer Beinvenenthrombose. In: Hansmann M, Koischwitz D, Lutz H, Trier HG (Hrsg) Ultraschalldiagnostik 86. Springer, Berlin Heidelberg New York Tokyo, S 138

Monreal M, Montserrat E, Salvador R, Bechini J, Donoso L, McCallegos J, Foz M (1989) Real-time ultrasound for diagnosis of symptomatic venous thrombosis and for screening of patients at risk. Correlation with ascending conventional venography. Angiology 39:527

Müller-Wiefel H (1974) Untersuchungen zur Hämodynamik in den Venen der unteren Extremität. Physiologische, phathophysiologische und klinische Aspekte. Schattauer, Stuttgart

Naidich JB, Feinberg AW, Karp-Harmann H, Ka Tyma CG, Stein HL (1988) Contrast venography. Reassessment of its role. Radiology 168:97

Neuerburg-Heusler D, Hennerici M (1995) Gefäßdiagnostik mit Ultraschall. Doppler- und farbcodierte Duplexsonographie. Thieme, Stuttgart

Noon GP, Jose LZ, Graig M et al. (1984) Popliteal vein pseudoaneurysma: a case report. Surgery 96:942–945

Norris CS, Greenfield LJ, Hermann JB (1985) Free-floating iliofemoral thrombus. Arch Surg 120:806–808

Owen WJ, Mc Coll I (1980) Venous aneurysm of the axilla simulating a soft tissue tumour. Br J Surg 67:577–578

Partsch H (197a6) „A-sounds“ or „S-sounds“ for Doppler ultrasonic evaluation of pelvic vein thrombosis. Vasa 5:16–19

Partsch H, Lofferer O (1972) Die Doppler-Detektoruntersuchung als Suchtest und Verlaufskontrolle von Bein-Beckenvenenthrombosen. Wien Klin Wochenschr 84:760–763

Partsch H, Mostbeck A (1979) Die Früherkennung der tiefen Unterschenkelvenenthrombophlebitis. Vasa 8:237–246

Perlin SJ (1992) Pulmonary embolism during compression US of the lower extremity. Radiology 184:165–166

Persson AV, Jones C, Zide R, Jewell Er (1989) Use of the triplex scanner in diagnosis of deep venous thrombosis. Arch Surg 124:593

Persson BG, Donner M, Peterson B, Eklof B, Wintzell K (1980) Aneurysm of the popliteas vein as a cause of pulmonary embolism. Acta Med Scand 208:407–410

Polak JF, Cutter SS, O'Leary DH (1988) Doppler color flow imaging of the calf veins. Description of method and preliminary results. Radiology 169 [Suppl]:318 (Abstr)

Polak JF, Culter S, O'Leary D (1989) Deep veins of the calf: assessment with color doppler flow imaging. Radiology 171:481–485

Quandalle P, Sandement A, Chambon JP, Wurtz A (1989) L'anévrisme des veines profondes des membres inférieurs. J Chir 126/11:586–590

Raghavendra BN, Rosen J, Lam S, Riles T, Horii SC (1984) Deep venous thrombosis. Detection by high-resolution real-time ultrasonography. Radiology 152:789

Raghavendra BN, Horii SC, Hilton S, Subramanyan BR (1986) Deep venous thrombosis. Detection by probe compression of the veins. J Ultrasound Med 5:89

Rich NM (1982) Popliteal entrapment and adventitial cystic disease. Surg Clin North Am 62:449–465

Rich NM, Hughes CW (1967) Popliteal artery and vein entrapment. Am J Surg 113:696–698

Rich NM, Collins GJ, Mc Donald PT, Kozloff L, Clagett GP, Collins JT (1979) Popliteal vascular entrapment. Arch Surg 114:1377–1384

Rollins DL, Semrow CM, Friedell ML, Buchbinder D (1987) Use of ultrasonic venography in the evaluation of venous valve function. Am J Surg 154:189–191

Rose SC, Zwiebel WJ, Nelson BD et al. (1990) Symptomatic lower extremity deep venous thrombosis: accuracy, limitations and role of color duplex flow imaging in diagnosis. Radiology 175:639–644

Rosner NM, Doris PE (1988) Diagnosis of femoropopliteal venous thrombosis: comparison of duplex sonography and plethysmography. Am J Roentgenol 150:623–627

Ross B, Sherriff L, Walton L (1984) Diagnosis of deep-vein thrombosis: comparison of clinical evaluation, ultrasound, plathysmography, and venoscan with X-ray venogram. Lancet: 716–719

Ross GJ, Violi L, Barber LW et al. (1988) Popliteal venous aneurysm. Radiology 168:721–722

Rotter W (1981) Gefäßveränderungen bei frischer und älterer Thrombose. In: Vinazzer H (Hrsg) Thrombose und Embolie. Anästhesie Intensivmed 134:171–177

Sandler DA, Duncan JS, Ward P et al. (1984) Diagnosis of deep vein-thrombosis. Comparison of clinical evaluation, ultrasound, plethysmography and venoscan with x-ray venogram. Lancet II:716

Sarap MD, Wheeler WE (1988) Venous aneurysms. J Vasc Surg 8:182–183

Schäberle W (1992) Diagnosis of venous aneurysm by ultrasound examination. In: Eurodop 92, Br Med Ultrasound Soc, London, p 157 (Abstr)

Schäberle W, Eisele R (1991) Duplexsonographie versus Phlebographie in der Diagnostik der tiefen Beinvenenthrombose. Phlebologie 5:45

Schäberle W, Eisele R (1992) duplexsonographische Untersuchung der Fossa poplitea zur Differenzierung seltener arterieller und venöser Gefäßerkrankungen. Ultraschall Klin Prax 3:148

Scharnke W, Claußnitzer R, Wild K, Schuler A (1995) Aneurysma der V. poplitea als Ursache von Lungenembolien. Diagnose mittels FDS. Ultraschall Med 16:114

Schatz IJ, Fine G (1962) Venous aneurysms. N Engl J Med 266:1310–1312

Schiff MJ, Feinberg W, Naidisch JB (1987) Noninvasive venous examinations as a screening test for pulmonary embolism. Arch Intern Med 147:505

Schild H, Berg S, Weber W, Schmied W, Steegmüller KW (1992) Das Venenaneurysma. Aktuelle Radiol 2:75–80

Schmidberger H, Hackl A, Ludwig G (1979) Aneurysma der Vena poplitea. Fortschr Röntgenstr 131:553–554

Schmitt HE (1974) Möglichkeiten und Grenzen der antegraden Phlebographie. Vasa 3:440–445

Schmitt HE (1977) Aszendierende Phlebographie bei tiefer Beinvenenthrombose. Huber, Bern

Schöllhorn J (1985) Cystic adventitia degeneration as a cause of dynamic stenosis of the popliteal artery: a case report: Angiology 36:809–814

Schönhofer B, Bechthold H, Renner R, Bundschu HD (1991) Asymptomatische Lungenembolie bei Varikophlebitis der V. saphena magna: Sonographische Dokumentation von Wachstum und Ablösung eines Appositionsthrombus. Phlebologie 20:48

Schönhofer B, Bechthold H, Renner R et al. (1992) Sonographische Befunde bei Varikophlebitis der Vena saphena magna. Dtsch Med Wochenschr 117:51–55

Schuler A, Claußnitzer R, Dinkelacker S, Blank B, Braun B (1995) Farbdopplersonographie bei ascendierenden Thrombophlebitiden der unteren Extremität. Ultraschall Med 16:76

Silvestri M, Villain P, Boursier JL, Elias A (1987) L'anévrisme veineux poplité: une cause rare d'embolie pulmonaire. Presse Med 16:2127

Stiegler H, Weichhain B, Chatzopulos D, Mathies R, Standl R, Mehnert H (1991) Untersuchungen zur Häufigkeit und Symptomatologie der Lungenembolie in Abhängigkeit von der Lokalisation der tiefen Beinvenenthrombose. Vasa 20:119–124

Stiegler H, Rotter G, Standl R, Mosavi S, von Kooten HJ, Wichenhain B, Baumann G (1994) Wertigkeit der Farbduplex-Sonographie in der Diagnose insuffizienter Vv. perforantes. Vasa 23:109–113

Strandness DE (1977) Thrombosis detection by ultrasound, plethysmography, and phlebography. Sem Nucl Med 7:213–218

Sullivan DE, Peter DJ, Cranley JJ (1984) Real-time B-mode venous ultrasound. J Vasc Surg 1:465

Sumner OS, Lamberth A (1979) Reability of Doppler ultrasound in the diagnosis of acute venous thrombosis both above and below the knee. Am J Surg 138:205

Thetter O (1987) Das Kompressionssyndrom des Arcus tendineus m. solei. In: Heberer G, Van Dongen RJAM (Hrsg) Gefäßchirurgie. Springer, Berlin Heidelberg New York, S. 600–602 (Kirschnersche allgemeine und spezielle Operationslehre, Bd 11)

Thomas ML, Mc Donald LM (1978) Complications of ascending phlebography of the leg. Br Med J 2:317

Vandendriessche M, Thiery L (1986) Aneurisma van de vena poplitea. Acta Chir Belg 86:37–40

Vitovec J (1976) Aneurysma venae poplitae. Cesk Radiol 30:328–340

Vogel P, Laing FD, Jeffrey jr RB, Wing VW (1987) Deep venous thrombosis of the lower extremity: US evaluation Radiology 163:747–751

Weinmann S, Sandbichler P, Flora G (1986) Aneurysma der Vena poplitea als Quelle der Lungenembolie. Langenbecks Arch Chir 367:107–112

Wheeler AHB (1985) Diagnosis of deep vein thrombosis. Am J Surg 150:7–14

Whelan TJ (1984) Popliteal artery entrapment. In: Rutherford RB (ed) Vascular surgery. Saunders, Philadelphia

Wuppermann T, Knospe E, Reiss HD, Mellmann J (1981) Diagnostik insuffizienter Venae perforantes: Trefferquoten verschiedener Untersuchungsmethoden bei der primären Varikosis. In: May R, Partsch H, Staubesand J (Hrsg) Venae Perforantes. Urban & Schwarzenberg, München

Wuppermann T (1986) Varizen, Ulcus cruris und Thrombose. Springer, Berlin Heidelberg New York Tokyo

Wuppermann T, Exler U, Mellmann J, Kestilä M (1981) Noninvasive quantitative measurement of regurgiation in sufficiency of the superior saphenous vein by Doppler-ultrasound: a comparison with clinical examination and phlebography. Vasa 10:24–27

Yao JST, Van Bellen B, Flinn WR, Bergan JJ (1982) Aneurysms of the venous system. In: Bergan JJ, Yao JST (eds) Aneurysms, diagnosis and treatment. Grune & Stratton, New York, pp 515–529

Yao JST, Flinn WR, McCarty WJ, Bergan JJ (1986) The role of noninvasive testing in the evaluation of chronic venous problems. World J Surg 10:91–918

Yurcel EK, Fisher JS, Egglin TK, Geller SC, Waltman AC (1991) Isolated calf venous thrombosis: diagnosis with compression ultrasound. Radiology 179:443–446

Zachrisson BE, Norback B (1974) Phlébographic diagnosis of a soleus vein aneurysm. Vasa 3:308

Sachverzeichnis